科学出版社"十四五"普通高等教育本科规划教材

中医内科学

第 2 版

石 岩 主编

科学出版社
北 京

内容简介

本书是第2版，是科学出版社"十四五"普通高等教育本科规划教材之一。全书分为总论和各论两个部分，总论部分介绍了中医内科学的学科定义、发展简史、病证辨证论治基本思路和方法以及临床基本医学文件；各论部分介绍了55个内科常见病证，另设文献摘录和文献推介以方便学生自主学习和拓展学习空间。书后有参考书目和方剂汇编便于学生快速查阅。

本书可供中医学、针灸推拿学、中西医临床医学、中药学、养生康复学等专业学生使用。

图书在版编目（CIP）数据

中医内科学 / 石岩主编. —2版. —北京：科学出版社，2022.7
科学出版社"十四五"普通高等教育本科规划教材
ISBN 978-7-03-072312-3

Ⅰ. ①中… Ⅱ. ①石… Ⅲ. ①中医内科学-高等学校-教材 Ⅳ. ①R25

中国版本图书馆 CIP 数据核字（2022）第 085196 号

责任编辑：国晶晶　郭海燕 / 责任校对：郑金红
责任印制：赵　博 / 封面设计：蓝正设计

科学出版社出版
北京东黄城根北街 16 号
邮政编码：100717
http://www.sciencep.com

石家庄继文印刷有限公司 印刷
科学出版社发行　各地新华书店经销

*

2017 年 6 月第　一　版　开本：787×1092　1/16
2022 年 7 月第　二　版　印张：25
2022 年 7 月第十一次印刷　字数：672 000
定价：69.80 元
（如有印装质量问题，我社负责调换）

《中医内科学》第2版编委会

主　编　石　岩

副主编　赵进喜　杨宇峰　肖　炜　刘良徛
　　　　　王　健　吴秋玲

编　委（按姓氏笔画排序）

丁邦晗　广州中医药大学
马晓燕　辽宁中医药大学
王　健　长春中医药大学
王小琴　湖北中医药大学
石　岩　辽宁中医药大学
刘　健　安徽中医药大学
刘　维　天津中医药大学
刘良徛　江西中医药大学
刘源香　山东中医药大学
闫咏梅　陕西中医药大学
闫翠环　河北中医学院
许　滔　贵州中医药大学
杨宇峰　辽宁中医药大学
肖　炜　南方医科大学
吴秋玲　山西中医药大学
张　玮　上海中医药大学
张　怡　成都中医药大学
张亚军　内蒙古医科大学

张琳琪　河南中医药大学
金　华　甘肃中医药大学
周红光　南京中医药大学
郑　峰　福建中医药大学
赵进喜　北京中医药大学
钦丹萍　浙江中医药大学
倪　青　中国中医科学院
徐京育　黑龙江中医药大学
高天舒　辽宁中医药大学
温伟波　云南中医药大学
谭　超　湖南中医药大学

秘　书　杨宇峰（兼）

编写说明

本书是第 2 版，是科学出版社"十四五"普通高等教育本科规划教材之一。适合于中医学、针灸推拿学、中西医临床医学、中药学、养生康复学等专业的本科生及研究生使用。

中医内科学是中医临床学科的主要课程，是中医临床各科的基础。为适应高等中医药教育发展的需要，落实教育事业发展"十四五"（2021~2025 年）规划和教育部等六部委《关于医教协同深化临床医学人才培养改革的意见》，本教材认真贯彻落实立德树人根本任务，坚持课程思政原则，充分体现以学生为中心，以传授专业知识为核心，以培养学生全面发展为目标，贯彻新的教育理念、教育思想，吸收和借鉴历版《中医内科学》教材编写的宝贵经验，反映当前中医内科学的发展成果，体现中医内科学的学术水平。

本教材本着培养学生掌握中医内科基本知识、基本理论，培养学生中医临床思维能力和临床实践能力，结合教育部颁布的《本科医学教育标准——中医学专业（暂行）》，坚持继承、创新的原则，确定教材内容；坚持科学、规范的原则，充分采用已颁布的国家和行业标准，使本教材的术语、诊疗标准等与现有标准一致，本书共引用诊断标准 41 项，病名及证候概念标准 267 个。坚持巩固经典、强化临床的原则，强化经典理论、经典方剂在临床病证中的应用。

本教材分为总论和各论两部分。总论分为四部分内容，第一部分介绍了中医内科学的学科定义，明确了学科范畴、学科性质及学科分类方法；第二部分介绍了中医内科学发展简史，让学生简要了解中医内科学的起源、奠基和发展的脉络和过程，了解各时期中医内科学的主要学术成果；第三部分介绍了中医内科病证辨证论治基本思路和方法，分别介绍了八纲辨证、外感六淫辨证、脏腑辨证、六经辨证、卫气营血辨证和三焦辨证等中医内科常见的辨证方法；第四部分介绍了中医内科临床基本医学文件的起草和书写。各论部分介绍了 55 个内科常见病证。鉴于历版教材科系分类的病证各有不同，虽然对知识体系分类有一定益处，但也造成学生对一些病证的分科产生质疑，内科学的病证多以五脏为核心，又常以五脏相关为病，为了不束缚学生的思维，更好使学生建立动态思维、辨证思维，本教材未对病证进行分类。关于各种出血病证均归在血证中讲述，各器官的癌症均归在癌病中讲述。各具体病证的编写内容包括概述、病因病机、诊断与鉴别诊断、辨证论治、预防调护、临证验案等，突出因、机、证、治的主线，以便学生全面系统学习中医内科学的基本理论、基本知识和基本技能；另设文献摘录和文献推介以便学生自主学习和拓展学习空间；增设了小结，对每个疾病进行系统总结归纳，起到提纲挈领的作用；书后有方剂汇编、参考书目、医家信息及中医内科临证方剂歌诀，便于学生查阅学习。本教材编写分工：总论及消渴由石岩编写，感冒、咳嗽由刘良徛编写，哮病、喘病由许滔编写，肺胀、肺痈由刘维编写，肺痨、肺痿由张亚军编写，心悸、痴呆由徐京育编写，胸痹、厥证由郑峰编写，不寐、痹证由谭超编写，癫病、狂病由闫翠环编写，痫病、癌病由高天舒编写，胃痛、胃痞由赵进喜编写，呕吐、眩晕由杨宇峰编写，呃逆、噎膈由钦丹萍编写，腹痛、痢疾由吴秋玲编写，泄泻、疟疾由张怡编写，便秘、颤证由金华编写，胁痛由刘健编写，黄疸、臌胀由张玮编写，积证、聚证由王健编写，头痛、汗证由刘源香编写，中风、痉证由闫咏梅编写，瘿病、痿证由倪青编写，水肿由马晓燕编写，淋证、血证由肖炜编写，癃闭、关格由王小琴编写，阳痿、虚劳由周红光编写，遗精、腰痛由张琳琪编写，郁证、痰饮由丁邦晗编写，内伤发热、肥胖由温伟波编写。刘良徛对感冒、咳嗽、哮病、喘病、肺胀、肺痈、肺痨、肺痿进行了统稿，杨宇峰对心悸、胸痹、不寐、厥证、癫病、狂病、痫病、痴呆、痹证、痿证、颤证、痉证、腰痛进行了统稿，赵进喜对胃痛、胃痞、呕吐、呃逆、噎膈、腹痛、痢疾、泄泻、便秘进行了统稿，王健对胁痛、黄疸、积证、聚证、臌胀、眩晕、头痛、中风、瘿病、疟疾进行了统稿，吴秋玲对水肿、淋证、癃闭、关格、阳痿、遗精进行了统稿，肖炜对郁证、血证、痰饮、消渴、内伤发热、汗证、肥胖、虚劳、癌病进行了统稿，石岩对全书进行了统稿。湖南中医药大学谭超教授特意为本书提供了"中医内科临证方剂歌诀"。为更好服务于中医药教学，满足线上、线下教学需求，建设表现力丰富的新形态教材，每个疾病新增了思维导图、PPT及复习思考题等数字化资源，本部分内容由肖炜进行了统稿。参考书目、医家信息、中医内科临证方剂歌诀及每章思维导图、PPT及复习思考题内容读者可扫描目录下方和各论部分的二维码分别获取。南方医科大学戴娇娇，辽宁中医药大学杨新莉、刘月、付子珊、王金曦、周方圆、陈胡蓉、沙菲、刘军彤、周晶、孙贵炎、李嘉鑫、田禄宇、王玮鼐、周莹、林萌、张爽、安琪、张帆在编写过程中协助编委进行了校稿及服务工作，在此特别感谢。

　　由于我们学术水平有限，参与编写人员较多，疏漏之处在所难免，敬请使用者及同道提出宝贵意见，以便进一步修订完善。

《中医内科学》编委会

2022年5月

目 录

总 论

第一节 中医内科学的学科定义 ... 3
第二节 中医内科学发展简史 ... 3
第三节 中医内科病证辨证论治基本思路和方法 ... 5
第四节 中医内科临床基本医学文件 ... 29

各 论

1 感冒 ... 33
2 咳嗽 ... 38
3 哮病 ... 45
4 喘病 ... 52
5 肺胀 ... 58
6 肺痈 ... 64
7 肺痨 ... 69
8 肺痿 ... 74
9 心悸 ... 79
10 胸痹 ... 85
  附：真心痛 ... 92
11 不寐 ... 93
  附：健忘、多寐 ... 99
12 厥证 ... 101
13 癫病 ... 108
14 狂病 ... 112
15 痫病 ... 117
16 痴呆 ... 123
17 胃痛 ... 129
  附：吐酸、嘈杂 ... 135
18 胃痞 ... 136
19 呕吐 ... 142
20 噎膈 ... 148
21 呃逆 ... 153
22 腹痛 ... 157
23 痢疾 ... 164
24 泄泻 ... 170
25 便秘 ... 176

26	胁痛	182
	附：胆胀	186
27	黄疸	188
	附：萎黄	196
28	积证	196
29	聚证	201
30	臌胀	205
31	眩晕	212
32	头痛	217
33	中风	224
34	瘿病	232
35	疟疾	237
36	水肿	242
37	淋证	250
	附：尿浊	257
38	癃闭	258
39	关格	264
40	阳痿	269
41	遗精	274
	附：早泄	279
42	郁证	281
43	血证	287
44	痰饮	297
45	消渴	304
46	内伤发热	310
47	汗证	316
48	肥胖	321
49	虚劳	327
50	癌病	336
51	痹证	347
52	痿证	354
53	颤证	360
54	痉证	365
55	腰痛	372

附录一　方剂汇编 378
附录二　参考书目
附录三　医家信息（按姓氏笔画排序）
附录四　中医内科临证方剂歌诀

附录二至附录四
（请扫二维码获取内容）

思维导图、PPT和复习思考题
（请扫二维码获取内容）

总 论

第一节　中医内科学的学科定义

中医内科学是运用中医学理论和中医临床思维方法，阐述内科所属病证的病因病机、辨证论治及预防康复规律的一门临床学科。

中医内科学研究的疾病范围很广，可分为外感病和内伤病两大类。外感病主要指《伤寒论》及《温病学》所涉及的伤寒、温病等病证，多以外感六淫及疫疠之气为主要病因，按照六经、卫气营血和三焦的病理变化进行证候归类和辨证论治。内伤病主要指《金匮要略》及后世内科专著所述的脏腑、经络、气血津液等病证，其病因主要以外邪、七情、饮食、劳倦等因素为主，常按照脏腑、经络、气血津液的病理变化进行证候归类和辨证论治。外感病与内伤病，既有区别又有联系，内伤疾病容易感受外邪，而外感邪气亢盛或邪气稽留、迁延日久又可导致内伤疾病，或加重内伤疾病。随着时代的发展，学术的进步，内科学学科也在不断分化，原属于中医内科学范畴的外感病如伤寒、温病等热性病已成为独立的学科；内科的部分急重病则归入到了中医急诊学。

本教材主要以因、机、证、治为主线，介绍中医内科学的基础理论、常见病证的基本知识及辨证论治规律。以讨论内伤病证为主，涉及部分外感病。内科病证的分类方法很多，最早的是《黄帝内经》，按病因、病机、主症、病位进行分类，如"病机十九条"以病机、病位分类；《伤寒杂病论》则按病因病机把疾病分为伤寒和杂病两类，在此基础上又按六经分为六类，按脏腑病机将杂病进一步分类；《诸病源候论》按病因、病位、症状对各种疾病进行分类；《三因极一病证方论》以病因为分类依据，把疾病归属于内因、外因、不内外因三大类；《三法六门》也按病因病机把疾病分为风、寒、暑、湿、燥、火六类。这些分类方法反映了不同医家的不同学术思想，也反映了他们对内科疾病本质的认识，为内科疾病的分类奠定了基础。

中医内科学既是一门临床课，是中医学、针灸推拿学、中西医临床医学等专业的主要课程，也是中医基础理论联系临床实践的桥梁，是中医临床各科的基础，具有非常重要的地位。中医内科学的水平在很大程度上反映了中医临床医学的发展水平。

第二节　中医内科学发展简史

殷商时期为中医内科学的萌芽时期，春秋战国至秦汉为形成时期，晋唐宋是内科学的发展时期，金元时期，中医内科学得到了空前繁荣，明清时期，中医内科学不断完善，日渐成熟。《黄帝内经》体现整体概念和辨证论治，《伤寒杂病论》创立理、法、方、药六经辨证和脏腑经络辨证论治理论体系，魏晋至金元时期充实了病因学、症状学、治疗学；《内科摘要》是第一部以"内科"命名的著作，标志着学科成形。内科疾病具有发病缓慢，初期不易察觉，受制于患者体质、情感、行为及外界环境转变等特点，研究范围包括七情六欲、奇经八脉、五脏六腑等，古代医家常称内科为"杂医""大方脉"。

一、殷周时期

早在殷商的甲骨文中，已有关于疾病的记载，如"疾首""疾身""疾足""疾风""疟疾""蛊"

等一些内科疾病的记载。殷商时期已发明汤液药酒治疗疾病。周朝对医学进行分科，有了疾医、疡医、食医、兽医分工不同的医师，其中的疾医就是最早的内科医生，可见，内科在周朝已单独成为了一个科目。

二、春秋战国至秦汉时期

此期出现了《脉法》《五十二病方》《治百病方》等医学著作，医学体系逐步形成，始于战国而成于两汉的《黄帝内经》全面总结了秦汉以前的医学成就，其中记载 200 多种内科病证，从病因、病机、治则、转归、传变及预后等方面加以论述，突出了中医整体观念和辨证论治的特点，对后世医学的发展产生了深远的影响。东汉时期在内科学上，亦有着突出的成就。汉·张仲景的《伤寒论》和《金匮要略》创立了包括理、法、方、药在内的六经和脏腑辨证论治理论体系，为中医内科学的形成奠定了基础。

三、晋至唐宋时期

这一时期中医内科理论和临床诊疗水平不断得到提高与发展。晋·王叔和除了整理《伤寒杂病论》外，更著有《脉经》一书，把古代医书里叙述的脉象，分成 24 种，并将其所反映的病证排列出来，对内科疾病的诊断起到了很大的作用。在病因学方面，隋·巢元方所著《诸病源候论》是一部最早的病因病理学著作，对不少疾病的病因观察与认识已经比较深入，明确提出寸白虫候（绦虫病）的感染途径是饮食不当，生食猪肉；瘿病的发生与水土和情志有关。晋·葛洪所著的《肘后备急方》对尸注（结核病）、癞（麻风病）、沙虱（恙虫病）等传染病的发病也有较深刻的认识。宋·陈言的《三因极一病证方论》在病因上首分内因、外因、不内外因三类。在症状学方面，《诸病源候论》记载的病候已达 784 条，对许多疾病的症状学特征描述详细、准确，如描写石淋"石淋者，淋而出石也"，描写膏淋"膏淋者，淋而有肥，状似膏"。唐·王焘《外台秘要》认识到消渴病"每发即小便至甜"的证候特征。这一时期，对伤寒、疟疾、肺痨等传染病都在症状学上有详细的论述，对中风、痹证、心痛、虚劳、脚气、水肿等内科疾病的认识水平和辨证论治均有较大的提高。在治疗方面，有些病证的治疗在当时已很先进，如晋代《肘后备急方》用青蒿治疗疟疾，用海藻、昆布治疗瘿病。唐代《备急千金要方》和《外台秘要》记载的内科病治疗方法更加丰富。《备急千金要方》肯定了《神农本草经》用常山、蜀漆治疗疟疾；《金匮要略》用白头翁治疗痢疾，并提出用苦参治疗痢疾、槟榔治疗寸白虫候、谷皮煎汤煮粥治疗脚气病等。北宋《太平圣惠方》《圣济总录》是政府颁行的内科方书，收集整理了大量治疗内科疾病的有效方药，反映了当时的研究水平和成就。此外，宋代把内科改称为"大方脉"，另有"风科"，其中有些病证，也属于内科。

四、金元时期

这一时期中医学术繁荣，流派纷呈，有许多创新和发展。其中最突出的医家代表是刘完素、张从正、李东垣和朱丹溪，被后世称为"金元四大家"。刘完素倡火热病机学说，治疗主用寒凉；张从正力主攻邪治病，善用汗、吐、下三法；李东垣论内伤而重脾胃，治疗多用补脾升阳之法；朱丹溪创"阳常有余，阴常不足"学说，而主养阴。他们在不同方面的独到认识和治疗经验，充实和丰富了中医内科学的理论和实践，促进了中医内科学的创新和发展。

五、明清时期

明·薛己的《内科摘要》是首先用"内科"命名的著作。王纶在《明医杂著》中指出"外感法仲景，内伤法东垣，热病用完素，杂病用丹溪"，这是对当时内科学术思想的很好总结，反映当时内科的学术理论已成体系。王肯堂的《证治准绳》、张介宾的《景岳全书》、秦景明的《症因脉治》、李中梓的《医宗必读》等著作，对许多内科病证都有深刻的认识，如《景岳全书》的阴阳互补学说和《医宗必读》的治泻九法等，对内科的辨证论治有重要的贡献。清代以内科为主体的医学著作精彩纷呈，如《古今图书集成·医部全录》《医宗金鉴》《张氏医通》《临证指南医案》《杂病源流犀烛》《沈氏尊生书》等。还有简明实用的《证治汇补》《医学心悟》《类证治裁》《医林改错》《血证论》等，均对中医内科学的发展起到了很大的促进作用。如王清任在《医林改错》中创立的血府逐瘀汤、补阳还五汤等系列活血化瘀方剂，被后世广为使用。温病学说的形成和发展更体现了中医内科学在这一时期的伟大成就，如叶天士创立了卫气营血辨证，吴鞠通创立了三焦辨证，丰富了辨证论治内涵，完善了中医内科热病学术体系。明清时期对于内科，仍称"大方脉"，另有"伤寒科"也属内科。

新中国成立以后中医内科学有了更新的发展。在20世纪五六十年代建立了新的中医内科学教材体系，《中医内科学》统编教材经过几次修订和使用，促进了中医内科学理论体系的系统化和规范化。屠呦呦的新型抗疟药——青蒿素和双氢青蒿素获2015年诺贝尔生理学或医学奖、基于络病理论的通心络胶囊治疗冠心病研究、丹参滴丸治疗冠心病研究及中医药在白血病治疗方面的突破等都体现了中医内科学的新发展。

第三节 中医内科病证辨证论治基本思路和方法

中医内科病证诊疗的基本思路是从症状入手，抓住病机，以辨证为核心，遣方用药。审察病机、病证结合、辨证论治、防病防变是中医内科临床的基本思路和方法。辨证论治是核心，辨证，即分析、辨认疾病的证候，是认识和诊断疾病的主要过程和方法。辨，即辨认，辨别，也就是分析。证，即证候，是机体在致病原因和条件作用下，机体与环境之间，脏腑、经络、气血津液之间关系紊乱的综合表现，所以，明确了某一证候，即是对疾病发展阶段中的病因、病位、邪正斗争的强弱、阴阳的偏盛偏衰等病理情况的概括。辨证的过程，是以脏腑、经络、气血津液、病因等理论为依据，通过对望、闻、问、切四诊所搜集的症状、体征等资料进行综合、归纳、分析、推理、判断，辨明其内在联系，以及各种病变相互之间的关系，从而认识疾病，作出正确的诊断。辨证和论治，是中医理、法、方、药理论体系在临床上的具体应用，两者相互联系，不可分割。辨证是认识疾病，论治是针对病证采取相应的治疗手段和方法。辨证是治疗的前提和依据，论治是辨证的目的和检验辨证正确与否的客观标准。

"症"是指单个的症状，中西医认识是一致的，如头痛，发热，咳嗽，心慌，恶心等。

"病"是指病名，中医所说的病名中只有少数与西医病名是一致的，如麻疹、白喉、破伤风、哮喘、痢疾、中暑等，而大部分的叫法是不同的。由于中西医的理论体系不同，对疾病的认识是不一样的。西医对疾病的认识是建立在人体解剖学、病理生理学的基础上，临床诊断疾病的依据是患者的自觉症状、体格检查、化验检查；中医认为疾病是人体阴阳偏盛偏衰的结果，临床辨证主要依据患者的症状和体征（舌象、脉象等），诊断时不一定要确定病名，而是要明确是什么"证"。

"证"即证据、证候的简称，它不单纯是症状或主观感觉，而是一组症候群，也是中医对疾病的诊断。"证"是一组特定的临床表现（症状、体征等），并包含着病因、病变部位、病变性质、正邪双方力量对比状况等方面的综合概念。"证"是从分析症状和体征着手，归纳成为比症状更能说明疾病本质的概念。

这里重点介绍中医内科病证常见的几种辨证方法。

一、八纲辨证思路与方法

八纲辨证是运用阴阳、表里、寒热、虚实八纲，对病证进行分析、归纳，为治疗提供依据的辨证方法。

表里辨病位的浅深；寒热辨病证的性质；虚实辨邪正的盛衰；阴阳则是统摄其他六纲的总纲。表、热、实属阳，里、寒、虚属阴。八纲的四对矛盾，是相对的、互相联系的、互相转化的。临床上错综复杂的证候都可以用它作分析归纳的基本方法。八纲辨证是中医各种辨证的总纲。

八纲辨证是根据四诊取得的材料进行综合分析，以探求疾病的性质、病变部位、病势的轻重、机体反应的强弱、正邪双方力量的对比等情况，归纳为阴、阳、表、里、寒、热、虚、实八类证候，是中医辨证的基本方法，各种辨证的总纲，也是从各种辨证方法的个性中概括出的共性，在诊断疾病过程中，起到执简驭繁，提纲挈领的作用。

疾病的表现尽管极其复杂，但基本都可以归纳于八纲之中，疾病总的类别，有阴证、阳证两大类；病位的深浅，可分在表在里；阴阳的偏颇，阳盛或阴虚则为热证，阳虚或阴盛则为寒证；邪正的盛衰，邪气盛的叫实证，正气衰的叫虚证。因此，八纲辨证就是把千变万化的疾病，按照表与里、寒与热、虚与实、阴与阳这种朴素的两点论来加以分析，使病变中各个矛盾充分揭露出来，从而抓住其在表在里、为寒为热、是虚是实、属阴属阳的矛盾，这就是八纲辨证的基本精神。

表　里

表里是辨别病变部位深浅和病情轻重的两纲。一般地说，皮毛、肌肤和浅表的经络属表；脏腑、血脉、骨髓及体内经络属里。表证，即病在肌表，病位浅而病情轻；里证即病在脏腑，病位深而病情重。

（一）表证

表证是病位浅在肌肤的证候。一般为六淫外邪从皮毛、口鼻侵入机体后，邪留肌表，出现正气（卫气）拒邪的一系列症状，多为外感病初起阶段。表证具有起病急、病程短、病位浅和病情轻的特点。常见于外感热病的初期，如上呼吸道感染、急性传染病及其他感染性疾病的初起阶段。

以发热恶寒（或恶风）、头痛、舌苔薄白、脉浮为基本证候，常兼见四肢关节及全身肌肉酸痛、鼻塞、咳嗽等症状。

由于外邪有寒热之分，正气抗御外邪的能力有强弱不同，表证又分为表寒、表热、表虚、表实证。

1. 表寒证

症状：恶寒重，发热轻，头身疼痛明显，无汗，流清涕，口不渴。舌质淡红，苔薄白而润，脉浮紧。

病机：寒邪束于肌表或腠理，正邪相争，故恶寒发热，邪气侵犯体表经络，致卫气营血运行不畅，故头身肢体酸痛。正邪相争于表，故脉浮。

治法：辛温解表。

方药：麻黄汤。

2. 表热证

症状：发热重，恶寒轻，头痛，咽喉疼痛，有汗，流浊涕，口渴。舌质稍红，苔薄白不润，脉浮数。

病机：邪正相争于表，故发热，恶寒。热邪犯卫，汗孔失司，则汗外泄。热伤津而口渴。热邪在表，故脉浮数。

治法：辛凉解表。

方药：银翘散。

3. 表虚证

症状：恶风，恶寒有汗。舌质淡，舌苔薄白，脉浮而无力。

病机：体质素虚，卫阳不固，故恶风、汗出，脉浮而无力。

治法：调和营卫，解肌发表。

方药：桂枝汤。

4. 表实证

症状：发热，恶寒，身痛，无汗。舌质淡红，舌苔薄白，脉浮有力。

病机：邪盛正不衰、邪束肌表，正气抗邪，肌表汗孔固密，故发热恶寒而无汗，脉浮而有力。

治法：辛温解表。

方药：麻黄汤。

辨别表寒证与表热证，以恶寒发热的轻重和舌象脉象为依据。表寒证是恶寒重发热轻，表热证是发热重恶寒轻，表寒证舌苔薄白而润，脉浮紧，表热证舌苔薄白而不润，脉浮数。此外，风寒之邪可以郁而化热，由表寒证变成表热证，外邪侵入肌表后容易入里化热，表寒证（或表热证）可以转化为里热证。

辨别表虚证与表实证，结合患者体质，以有汗无汗为依据。表实证为表证而无汗，年青体壮者多见；表虚证为表证而有汗，年老体弱或久病者多见。

（二）里证

里证是与表证相对而言，是病位深于内（脏腑、气血、骨髓等）的证候。

里证的成因，大致有三种情况：一是表证进一步发展，表邪不解，内传入里，侵犯脏腑而成；二是外邪直接入侵内脏而发病，如腹部受凉或过食生冷等原因可致里寒证；三是内伤七情、劳倦、饮食等因素，直接引起脏腑机能障碍而成，如肝病的眩晕、胁痛，心病的心悸、气短，肺病的咳嗽、气喘，脾病的腹胀、泄泻，肾病的腰痛、尿闭等。因此，里证的临床表现是复杂的，凡非表证的一切证候皆属里证。外感病中的里证还需结合病因辨证、卫气营血辨证，而内伤杂病中，则以脏腑辨证为主。里证要辨别里寒、里热、里虚、里实（在寒热、虚实辨证中讨论）。

辨别表证与里证，多依据病史的询问，病证的寒热及舌苔、脉象的变化。一般地说，新病、病程短者，多见于表证；久病、病程长者，常见于里证。发热恶寒者，为表证；发热不恶寒或但寒不热者，均属里证。表证舌苔常无变化，或仅见于舌边尖红；里证常有舌苔的异常表现。脉浮者，为表证；脉沉者，为里证。

（三）半表半里证

病邪既不在表，又未入里，介于表里之间，而出现的既不同于表证，又不同于里证的证候，称为半表半里证。

症状：寒热往来，胸胁胀满，口苦咽干，心烦，欲呕，不思饮食，目眩。舌尖红，苔黄白相兼，脉弦。

病机：邪正相争于半表半里，互有胜负，故寒热往来。邪犯半表半里，胆经受病，故胸胁胀满，口苦。胆热而肝胃不和，故心烦，目眩，欲呕，不思饮食。

治法：和解表里。

方药：小柴胡汤。

（四）表里同病（表里夹杂）

表里同病是指表证和里证在同一个时期出现，常见的有三种情况：一是初病即见表证又见里证；二是发病时仅有表证，以后由于病邪入里而见里证，但表证未解，也称为表里同病；三是本病未愈，又兼表病，如原有内伤，又感外邪，或先有外感，又伤饮食等，也属表里同病。治疗原则为表里双解。

寒　热

寒热是辨别疾病性质的两纲，是用以概括机体阴阳盛衰的两类证候，一般地说，寒证是机体阳气不足或感受寒邪所表现的证候，热证是机体阳气偏盛或感受热邪所表现的证候。所谓"阳盛则热，阴盛则寒""阳虚则寒，阴虚则热"。辨别寒热是治疗时使用温热药或寒凉药的依据，所谓"寒者热之，热者寒之"。

（一）寒证

寒证是感阴寒之邪（如寒邪、湿邪）或阳虚阴盛、脏腑阳气虚弱、机能活动衰减所表现的证候，可分为表寒证和里寒证，表寒证已在表证讨论，这里所指为里寒证。

症状：畏寒、形寒肢冷，口不渴或渴喜热饮，面色白，咳白色痰，腹痛喜暖，大便稀溏，小便清长。舌质淡，苔白，脉沉迟。

病机：阳虚阴盛，患者寒化，故畏寒肢冷，脾胃寒冷，故腹痛喜暖，阳气不振而脉沉迟。

治法：温中祛寒。

方药：附子理中汤。

（二）热证

热证是感受阳热之邪（如风邪、热邪、火邪等）或阳盛阴虚、脏腑阳气亢盛和阴液亏损、机能活动亢进所表现的证候，可分为表热证和里热证，表热证已在表证讨论，这里所指为里热证。

症状：发热，不恶寒，烦躁不安，口渴喜冷饮，面红目赤，咳痰黄稠，腹痛喜凉，大便燥结，小便短赤。舌质红，苔黄，脉数。

病机：阳热偏盛，故发热喜凉，热伤津液而口渴喜饮，小便短赤，大便燥结。热盛故见脉数。

治法：清热。

方药：白虎汤等。

（三）实热与虚热

感受热邪所形成的实热证，与机体阴液亏损或机能亢进所致的虚热证，其临床表现及治则不尽相同。

实热证发病急，病程短。高热，怕热，大汗出。神昏谵语，甚则发狂。烦渴引饮。咳吐黄稠痰、脓痰或咳血。大便秘结，小便短赤。面红目赤。舌红，苔黄厚，脉洪数。热邪炽盛，多由热邪引起（如感染），治以清热泻火。

虚热证发病缓慢，病程长。低热，骨蒸潮热，盗汗，五心烦热，失眠多梦。口干，但饮不多。痰少，痰黏或痰带血丝。大便量少，小便黄、量少。两颧绯红。舌红，少苔或无苔，脉细数。阴液亏耗，虚损内呈多由机能亢进所致，治以滋阴清热。

（四）寒热真假

在疾病发展到寒极或热极的危重阶段，可以出现一些"寒极似热""热极似寒"的假象，临床上把本质是热证而表现为寒象的称为"真热假寒"，本质是寒证而表现为热象的称为"真寒假热"。这种情况往往表示疾病比较严重，如果不能抓住本质，就会被假象所迷惑，而致误诊、误治。

1. 真寒假热 如慢性消耗性疾病患者常见身热、两颧潮红、躁扰不宁、苔黑、脉浮大等，表面上看似有热象，但患者却喜热覆被，精神萎顿淡漠，蜷缩而卧，舌质淡白，苔黑而润，脉虽浮大但无力。为阴盛于内，格阳于外，其本质仍是寒证，故称"真寒假热"。治疗上要温里回阳，引火归原。

2. 真热假寒 即内有真热而外见假寒的证候，如热性病中较重时可见表情淡漠、困倦懒言、手足发凉、脉沉细等，粗看好似寒证，但又有口鼻气热、胸腹灼热、口渴喜冷饮、大便秘结、小便短赤、舌红绛、苔黄干、脉虽沉细但数而有力，为阳热内郁不能外达，本质是热证，故称"真热假寒"。治疗上应清泻里热，疏达阳气。

一般来说，寒、热的表象属标，是一种假象；内、里的寒、热属本，是其本质。

辨别寒证与热证，不能孤立地根据某一症状或体征判断，应对疾病的全部表现进行综合观察，尤其是寒热、口渴与否、面色、四肢温凉、二便、舌象、脉象等几方面更为重要。即畏寒喜热为寒，发热、怕热喜冷为热；口淡不渴为寒，口渴喜饮为热；面色红为热；手足厥冷多为寒，四肢烦热多为热；小便清长、大便稀溏为寒，小便短赤、大便燥结为热；舌淡苔白为寒，舌红苔黄为热等。从寒证与热证的比较可以看出：寒证属阴盛，多与阳虚并见；热证属阳盛，常有阴液亏耗的表现。

虚　实

虚实是辨别人体的正气强弱和病邪盛衰的两纲。一般而言，虚指正气不足，虚证便是正气不足所表现的证候，而实指邪气过盛，实证便是邪气过盛所表现的证候。《素问·通评虚实论》曰："邪气盛则实，精气夺则虚。"若从正邪双方力量对比来看，虚证是虽正气不足，而邪气也不盛的证候；实证是虽邪气过盛，但正气尚未衰，正邪相争剧烈的证候。辨别虚实，是治疗上采用扶正（补虚）或攻邪（泻实）的依据，所谓"虚者补之，实者泻之"。

（一）虚证

虚证的形成，或因体质素弱（先天、后天不足），或因久病伤正，或因出血、失精、大汗，或因外邪侵袭损伤正气等原因而致"精气夺则虚"。

症状：面色苍白或萎黄，精神萎靡，神疲乏力，心悸气短，形寒肢冷或五心烦热，自汗盗汗，大便溏泄，小便频数失禁，舌少苔或无苔，脉虚无力等。

临床上由于气、血、阴、阳不足可分为气虚、血虚、阴虚、阳虚，由于脏腑的不足造成的各脏腑的虚证可分为肺气虚、心血虚、肝阴虚、脾气虚、肾阳虚等。下面说明气虚、血虚、阴虚、阳虚的证候及治则。脏腑的虚证在脏腑辨证中讨论。

气虚和阳虚的共同证候是：面色白或萎黄，精神萎靡，身疲乏力，声低懒言，自汗，纳少，舌淡胖，脉无力。不同的是气虚气短、乏力、动则气急等症明显，脉虚无力，治法为益气，常用四君子汤等。阳虚畏寒，形寒肢冷，小便清长，下利清谷，脉迟，治法为补阳，常用肾气丸、参茸丸等。

血虚和阴虚的共同证候是：消瘦，头晕，目眩，失眠，心悸，脉细。不同的是血虚面色苍白无华或萎黄，手足麻木，口唇指甲淡白，舌质淡，脉细弱无力，治法为养血，常用四物汤等。阴虚低热或潮热，颧红，五心烦热，口干，咽燥，盗汗，舌红绛，质瘦或有裂纹，无苔或少苔，脉细数，治法为滋阴，常用六味地黄丸等。

从上面可以看出：气虚和阳虚，属阳气不足，故临床表现相似而都有面色白，神疲乏力，自汗等症状，但二者又有区别，气虚是虚而无"寒象"，阳虚是虚而有"寒象"——怕冷、形寒肢冷、脉迟等。血虚和阴虚属阴液不足，故临床表现相似而都有消瘦、头晕、心悸、失眠等症状，但二者又有区别，血虚是虚而无"热象"，阴虚是阴液亏损不能约束阳气而导致阳亢，故为虚而有"热象"——低热或潮热、口干、咽燥等。

（二）实证

实证的形成，或是由患者体质素壮，因外邪侵袭而暴病，或是因脏腑气血机能障碍引起体内的某些病理产物，如气滞血瘀、痰饮水湿凝聚、虫积、食滞等而致病。

由于病邪的性质及其侵犯的脏腑不同而呈现不同证候，其特点是邪气盛，正气不衰，正邪相争处于激烈阶段。常见症状为高热，面红，烦躁，谵妄，声高气粗，腹胀满疼痛而拒按，痰涎壅盛，大便秘结，小便不利，或有瘀血肿块，水肿，食滞，虫积，舌苔厚腻，脉实有力等。

治法：泻实攻邪是治疗实证的主法，所谓"实则泻之"。泻火、通便、逐水、祛痰、理气、活血化瘀、消导和驱虫等不同的泻法用于不同病邪产生的各种实证，将在有关章节中讨论。

辨证虚证与实证可从下面几方面考虑：从发病时间上，新病、初病或病程短者多属实证，旧病、久病或病程长的多属虚证；从病因上，外感多属实证，内伤多属虚证；从体质上，年青体壮者多属实证，年老体弱者多属虚证；从临床症状与体征上，参考下面鉴别：

虚证面色苍白、萎黄无华、神疲乏力、声低懒言、隐痛喜按、舌淡苔白或少苔、脉虚无力。治法为补虚。

实证面红、烦躁谵语、声高气粗、剧痛拒按、舌红苔黄厚腻、脉实有力。治法为泻实。

阴　阳

阴阳是辨别疾病性质的两纲，是八纲的总纲，即将表里、寒热、虚实再加以总的概括。《类经·阴阳类》曰："人之疾病……必有所本，或本于阴，或本于阳，病变虽多，其本则一。"指出了证候虽然复杂多变，但总不外阴阳两大类，而诊病之要也必须首先辨明其属阴属阳，因此阴阳是八纲的总纲，一般表、实、热证属于阳证，里、虚、寒证属于阴证。阴证和阳证的临床表现、病因病机、治疗等已述于表里、寒热、虚实六纲之中。但临床上阴证多指里证的虚寒证，阳证多指里证的实热证。

（一）阴证

阴证是体内阳气虚衰、阴偏盛的证候。一般而言阴证必见寒象，以身畏寒、不发热、肢冷、精神萎靡、脉沉无力或迟等为主症。由脏腑器官功能低下、机体反应衰减而形成，多见于年老体弱或久病，呈现一派虚寒的表现。

（二）阳证

阳证是体内阳气亢盛，正气未衰的证候。一般而言阳证必见热象，以身发热、恶热、肢暖、烦躁口渴、脉数有力等为主症。由脏腑器官机能亢进而形成，多见于体壮者、新病、初病，呈现一派实热的表现。

（三）亡阴与亡阳

亡阴与亡阳，是疾病过程中两种危险证候，多在高热、大汗不止、剧烈吐泻、失血过多有阴液或阳气迅速亡失情况下出现，常见于休克患者。亡阴亡阳虽属虚证范围，但因病情特殊且病势危笃，而又区别于一般虚证。

亡阴与亡阳的临床表现，除原发疾病的各种危重症状外，均有不同程度的汗出。但亡阴之汗，汗出热而黏，兼见肌肤热、手足温、口渴喜饮、脉细数疾而按之无力等阴竭而阳极的证候；亡阳之汗，大汗淋漓，汗凉不黏，兼见畏寒倦卧、四肢厥冷、精神萎靡、脉微欲绝等阳脱而阴盛的证候。由于阴阳是互根的，阴液耗竭则阳气无所依附而散越，阳气衰竭则阴液无以化生而枯竭，所以亡阴与亡阳的临床表现，难以截然割裂，其间可迅速转化，相继出现，只是有先后主次的不同而已。

亡阴与亡阳的治疗都以扶正固脱为主。亡阴者，应益气敛阴、救阴生津、大补元气以生阴液而免致亡阳，常用方有生脉散；亡阳者，应益气固脱、回阳救逆，常用方有独参汤、参附汤等。

表里、寒热、虚实、阴阳八纲的区分并不是单纯的、彼此孤立、静止不变的，而是错综复杂、互相联系、互相转化的。归纳起来，八纲之间存在着"相兼""夹杂""转化"的关系。

1. **相兼关系**　"相兼"即指两个纲以上的症状同时出现，如外感热病初期，见有表证，还须进一步辨其兼寒或兼热，故可分为表寒证和表热证；久病多虚证，当进一步辨其属虚寒证或虚热证。相兼证的出现，不能平均看待，而是有主次和从属关系，如表寒、表热证都是以表证为主，寒或热从属于表证，治疗当以解表为主，分别用辛温解表或辛凉解表；虚寒、虚热证都是以虚证为主，寒或热也从属于虚证，治疗时当以补虚为主，分别用补阳或滋阴的方法。至于表里相兼时，以何证为主，须视具体病情而定。

2. **夹杂关系**　"夹杂"即指患者同时出现性质互相对立的两纲症状，如寒热夹杂、虚实夹杂、表里夹杂（习惯上称表里同病）。另外，在疾病发展过程中，还会出现一些假象，如真热假寒、真寒假热等。所以，在辨证过程中，要细心观察，全面分析，去伪存真，抓住本质，以免造成误诊、误治，延误病情。

3. **转化关系**　"转化"即指某一纲的症状向其对立的一方转化。表里之间、寒热之间、虚实之间、阴阳之间既是相互对立的，又可在一定条件下相互转化。如外感风寒见恶寒发热、头痛等表寒证，若因病情发展或治疗不当，则病邪可由表入里，病变性质可由寒转热，最后由表寒证转化为里热证；实证可因误治、失治等原因，致病程迁延，虽邪气渐去，而正气亦伤，逐渐转化为虚证，虚证可由于正气不足，不能布化，以致产生痰饮或水湿、气滞或血瘀等实邪，而出现种种实证。转化在一定条件下才能发生，辨证时必须随时审察病机的转变，及时诊断治疗，避免疾病向恶化方向发展，促进疾病向痊愈方向转化。

八纲辨证运用时，首先辨别表里，确定病变的部位；然后辨别寒热、虚实，分清病变性质，了解正邪双方力量对比状况；最后可以用阴阳加以总的概括。

二、外感六淫辨证思路与方法

在正常情况下，风、寒、暑、湿、燥、火是自然界六种不同的气候变化，统称为"六气"。在异常情况下，如气候突变或人体抵抗力下降，机体不能及时应变，六气就成为外感病的致病因素，即风、寒、暑、湿、燥、火六种邪气，统称为六淫病邪。

六淫引起的疾病，具有一定的季节性。如夏季多暑病，冬季多寒病，秋季多燥病，然早秋燠热，感邪多发温燥，而晚秋清凉，感邪多发凉燥。

由于气候变化的复杂性，以及人体的个体差异，虽在同一季节里，也可感受不同的病邪而发生不同的疾病。如夏令虽多发暑病，但如素体阳虚，又贪凉饮冷，也可发生寒病。六淫致病，可以是单一的，更多是混合的，如风、寒、湿三气杂至合而为痹之类。

六淫之邪侵入人体后，在一定条件下可发生转化，如寒可郁而化热，温热可以化燥等。所以，对于外感六淫病证辨证时必须根据不同的临床表现，审证求因，然后确立治法，选方用药。

风

风为六淫之首，一般外感为病，常以风为先驱，其他邪气多依附于风而侵犯人体，如风寒、风热、风温、风燥之类。

风邪的致病特点有四：

风性轻扬：易于侵犯人体的上部和肌表，故临床常见头痛，感冒等病证。如《素问·太阴阳明论》说："伤于风者，上先受之。"

风性疏泄：其侵袭人体，可使肌腠开泄，故多见恶风、自汗等症状。

风性善动：其临床表现多见动摇不定，所谓"风胜则动"（《素问·阴阳应象大论》）。如痉证的四肢抽搐、颈项强直甚至角弓反张，即属于风。

风性善行而数变：其症多游走不定，变化迅速，如痹证中风邪偏盛的行痹，常见游走性关节肌肉疼痛等。

1. 风寒

症状：恶寒，发热，无汗，头痛身痛，鼻流清涕，咳嗽，痰稀。舌苔白润，脉浮而紧。

病机：风寒束表，肺卫不宣。

治法：疏风散寒。

方药：荆防达表汤加减。

2. 风热

症状：发热，微恶风寒，少汗或无汗，头痛，咳嗽，痰黏或痰黄，鼻流浊涕，咽痛口渴。苔薄，舌边尖红，脉浮数。

病机：风寒袭表，肺失清肃。

治法：疏风清热。

方药：桑菊饮或银翘散加减。

3. 风入经络

症状：肢体关节游走疼痛，或拘急不利，项强，口眼歪斜，甚则四肢抽搐，角弓反张，牙关紧闭。舌苔薄白，脉浮弦。

病机：风邪入络，络脉痹阻。

治法：祛风通络。

方药：防风汤，牵正散，玉真散等。

寒

寒为冬令主气，寒邪为冬令常见病因，但也可以在其他季节引起疾病。如盛夏贪凉，寒邪可侵袭人体而发病，即前人所谓"阴暑"或"夏日伤寒"之类。

寒邪的致病特点有二：

寒为阴邪，易伤阳气：寒邪由外而入，致病又有伤寒与中寒之别。寒邪伤肌表，卫阳被遏，称为伤寒；寒邪直中脏腑，导致阴盛阳伤，称为中寒。

寒主收引，其性凝滞：所谓"收引"是指寒邪入侵经络关节而致筋脉拘急、挛缩、伸屈困难，如痹证中的痛痹；或寒邪侵袭，使毛窍收缩，腠理闭塞，从而出现恶寒、无汗、头痛等症。此即《素问·举痛论》所说"寒则气收"。所谓"凝滞"是指凝结、阻滞之义。血得温则行，得寒则凝。如寒邪入侵人体，损伤阳气，使气血凝结，阻滞不通，不通则痛，而引起胃痛、腹痛等痛证。

1. 伤寒

症状：恶寒，发热，无汗，头痛项强，身痛或骨节疼痛，痛处不移，得热痛减，遇冷痛剧，筋脉拘急不利。舌苔薄白，脉浮紧。

病机：寒邪伤表，肺卫不宣。

治法：辛温发汗，散寒解表。

方药：麻黄汤加减。

2. 中寒

症状：恶寒战栗，肢体冰冷，挛痛面青，咬牙，神志迟钝，昏迷僵直，呼吸缓慢，口鼻气冷，皮肤隐紫。舌苔白滑，脉沉伏。

病机：寒邪直中，伤及阳气。

治法：助阳破阴，温里祛寒。

方药：四逆汤加味。

暑

暑为夏令主气，系火热所化，暑邪致病有明显的季节性，暑病多发于暑季。暑邪致病特点有三：

暑为阳邪，其性炎热，善发散：暑邪致病可致人体阳气亢盛，腠理开泄，而致汗液过度外泄，津伤气耗。

暑气通心：若暑热内犯心营，心神被扰，可出现高热昏迷，不省人事等。

暑多夹湿：由于盛夏时节，天暑下迫，地湿上蒸，湿热蒸腾，故常见暑热夹湿的症状。

1. 中暑

症状：头昏胀痛，胸闷，恶心欲吐，身热烦渴，短气，四肢无力，或皮肤干燥，色红而热，少汗或汗多肤冷，尿短赤，甚则突然昏倒，谵语，抽搐。舌红少津，脉细数无力。每发生于盛夏或高温作业之时。

病机：暑热蒙心，气阴两伤。

治法：清暑生津。

方药：人参白虎汤加减。

2. 暑热

症状：入夏时常发热，肌肤灼热，汗少，或午后热甚，口渴引饮，食少，倦怠乏力。舌苔薄白或薄黄，舌质微红，脉细数。

病机：暑热亢盛，耗气伤津。

治法：清暑益气，养阴生津。

方药：王氏清暑益气汤加减。

3. 暑湿

症状：身热不扬，恶风少汗，胸闷腹胀，恶心，纳少，口苦或淡，大便溏薄，肢体酸困。舌苔腻，脉浮数。

病机：暑热夹湿，郁于肌表。

治法：清暑化湿。

方药：藿香正气散加减。

湿

湿是长夏（夏秋之交）的主气。湿病多由气候潮湿，或涉水淋雨，或伤于雾露，或水中作业，久居湿地等原因，使湿邪侵袭人体而引起。

湿邪致病特点有四：

湿为阴邪，黏滞固着，不易速去：故湿邪为病，往往起病缓慢，病程较长，缠绵难愈。

湿性重浊：①"重"即沉着，重着：湿邪困遏，阻滞气机的升降出入，清阳不升，在上则为头重如裹，昏蒙眩晕；在中则胸脘痞闷，胃纳不香；湿滞经络则四肢沉重，倦怠乏力。②"浊"即秽浊：湿邪伤阳，气化不利，易出现水湿浊秽的病证，症见面垢眵多，大便黏滞不爽，小便混浊，妇女带下稠浊，舌苔垢腻等。

湿性趋下："伤于湿者，下先受之"（《素问·太阴阳明论》），故湿邪为病，多见淋浊、带下、脚气、足肿等下部病证。但外湿伤人，又可与风邪相合，郁遏卫表，而致肢体酸重，肿痛。如湿毒浸淫肌肤，可出现多种皮肤病。

湿邪侵犯人体，最易伤害脾胃：因"脾恶湿"，湿盛则伤脾，故外湿与内湿有一定的联系，可以互为因果。

1. 湿困卫表

症状：身热不甚，迁延缠绵，微恶风寒，汗少而黏，头痛如裹，肢体酸重疼痛，或兼见胸膈闷胀，脘痞泛恶，口中黏腻，大便稀溏，面色淡黄。舌苔白腻，脉浮数。

病机：湿邪困表，卫气被郁。

治法：芳香化湿。

方药：藿香夏苓汤加减。

2. 湿滞经络

症状：关节酸痛重着，固定不移，或腰膝关节漫肿，转侧屈伸不利，或下肢肿胀。舌苔白滑或白腻，脉濡缓。

病机：湿邪袭络，留着关节。

治法：祛湿通络。

方药：薏苡仁汤加减。

3. 湿毒浸淫

症状：皮肤疥癣，疮疖，疱疹，脚生湿气，局部瘙痒，流黄水或见尿浊，女子带下腥臭。舌苔黄腻，脉滑数。

病机：湿毒郁表，浸淫肌肤。

治法：祛湿清热。

方药：二妙丸加味。

燥

燥为秋令主气，故燥邪为病，多发生于气候干燥、湿度较低的秋季。外感燥邪有温燥和凉燥之别。

温燥，初秋有夏火之余气，燥与热合，出现类似风热的症状；凉燥，深秋有近冬之寒气，燥与寒合，出现类似风寒的症状。

燥邪既具有外感病临床表现的一般特征，又有燥邪上犯上焦肺，耗伤津液的症状。

1. 温燥

症状：头痛发热，微恶风寒，咳嗽少痰，咯痰不畅或痰中带血，口渴喜饮，唇干咽燥，心烦，大便干结。舌红少苔，脉细数。

病机：燥邪袭肺，肺津受伤。

治法：清宣凉润。

方药：桑杏汤加减。

2. 凉燥

症状：头痛鼻塞，恶寒发热，无汗，咽干唇燥，干咳痰少，痰质清稀。舌干苔薄，脉浮弦。

病机：凉燥束表，肺气不利。

治法：宣肺达表，化痰润燥。

方药：杏苏散加减。

火

外感之火由直接感受温热邪气所致，火邪甚于温热，有"温为热之渐，火乃热之极"说法。而风、寒、暑、湿、燥入里皆可化火，称为"五气化火"，如四时感邪，春伤风、夏伤暑、长夏伤湿、秋伤燥、冬伤寒，蕴结不解，均可化火。

火邪的致病特点有三：

火为阳邪，发病急骤，变化较多，病势较重，表现为热证、实证，且最易耗伤阴津：可见高热面赤，口渴引饮，烦躁不寐。

火性阳热，易生风动血：如火热燔灼肝经，耗伤阴液，使筋脉失养，而致肝风内动，称热极生风，可见高热，抽搐，项强，角弓反张等症状；火热太盛，灼伤脉络，迫血妄行，可引起各种出血证，如吐血、衄血、咯血等。

火性躁动，可扰乱神明：如内陷心包可见神昏谵妄，不省人事等症；火热内扰，心神失守，可出现烦躁不安等精神失常症状。

火热炽盛

症状：高热烦躁，面目红赤，气粗，口渴饮冷，口臭，便秘，溲赤，斑疹，吐衄，或神昏谵语，直视，痉厥。舌色红绛，舌苔黄腻，或燥黄起刺，脉滑数或脉实。

病机：火热壅盛，充斥三焦。

治法：泻火解毒。

方药：黄连解毒汤加减。

三、脏腑辨证思路与方法

脏腑辨证是指以脏腑为纲，根据脏腑生理功能和病理变化辨析病证的部位、性质，以确定临床诊断，指导临床治疗的临床思维方法。脏腑辨证是中医内科学常用的一种辨证方法。

脏腑是构成人体的一个有密切联系的整体，五脏之间有生克乘侮的关系，脏腑之间有互为表里的联系，因此，在进行脏腑辨证时一定要从整体观念出发，不仅要考虑一脏一腑的变化，还必须注意脏腑间的联系和影响，这样才能既把握某一脏腑病的本证，又抓住病变的全局。

五脏六腑通过经络将四肢百骸、五官九窍、皮肉筋脉等联结成一个有机整体，所以脏腑的病证，与十二经脉有着密切的关系，脏腑的病证应联系经络的循经部位，综合分析。

气血津液由脏腑化生、输布，而脏腑又赖之以进行正常的生理活动，脏腑发生病变则可影响气血津液的化生和输布，而气血津液的病变也可影响到脏腑的功能，所以气血津液的病变不能离开脏腑的病变而孤立存在。

脏腑病证，既涉及气血津液，又与经络密切相关，虽然错综复杂，但归纳其证候性质，仍不出八纲辨证的范围，脏腑病变有八纲中阴阳表里寒热虚实的变化，八纲的变化本质上是反映脏腑的病理变化过程。

下面讲脏腑的基本病证。

肺（大肠）

（一）虚证

1. 肺气亏虚

症状：咳喘无力，少气短息，动则益甚，咳痰清稀，语声低怯，或有自汗、畏风，易于感冒，神疲体倦，面色淡白，舌淡苔白。

治法：补肺益气。

方药：补肺汤加减。

2. 肺阴亏耗

症状：干咳少痰，或痰少而黏，不易咯出，口燥咽干，形体消瘦，五心烦热，午后潮热，盗汗，颧红，或痰中带血，声音嘶哑，舌红少津。

治法：滋养肺阴。

方药：沙参麦冬汤、百合固金汤加减。

（二）实证

1. 风寒束表

症状：恶寒发热，头痛身楚，无汗，鼻塞流涕，咳痰稀薄。苔薄白，脉浮紧。

治法：发散风寒。

方药：三拗汤或小青龙汤加减。

2. 风热袭肺

症状：恶风，发热汗出，鼻流浊涕，咳声洪亮，咳痰黄稠，大便干结，小便黄赤。苔薄黄，脉浮数。

治法：疏风清热肃肺。

方药：桑菊饮加减。

3. 风燥伤肺

症状：咳嗽痰少，或带血丝，咳时胸部隐痛，口干而渴，唇燥咽痛；或兼鼻塞，头痛，恶寒发热。舌质红，脉细数。多发于秋季。

治法：疏风清肺，润燥止咳。

方药：桑杏汤或杏苏散加减。

4. 痰浊阻肺

症状：咳嗽气喘，喉中痰鸣，痰多黏稠，胸胁支满疼痛，倚息不得卧。苔腻色白，脉滑。

治法：化痰降气，涤痰去壅。

方药：三子养亲汤加减。

5. 痰热蕴肺

症状：咳嗽气粗，痰黄质稠量多，咯吐不爽，或有腥味，或吐血痰，胸胁胀满，咳时痛著，或有身热，口干欲饮。舌苔黄而腻，脉滑数。

治法：清热化痰肃肺。

方药：清金化痰汤加减。

6. 气火犯肺

症状：咳呛气逆，咳甚咯血，面赤咽干，常感痰滞咽喉，咯之难出，胸胁胀痛，口干口苦。苔薄黄少津，脉弦数。

治法：清肺降火平肝。

方药：泻白散加减。

7. 痰瘀阻肺

症状：咳嗽痰多，色白或黄，质稠，喉间痰鸣，喘息不能平卧，胸部膨满，憋闷如塞，面色灰白而暗，心悸不宁，唇甲紫绀。舌质暗，或暗紫，苔腻或浊腻，脉结滑。

治法：涤痰祛瘀，泻肺平喘。

方药：涤痰汤合桃仁红花煎加减。

（三）兼证

1. 脾虚及肺

症状：纳呆便溏，咳嗽痰多，倦怠乏力，甚则面足浮肿。苔白，脉濡弱。

治法：培土生金。

方药：四君子汤加减。

2. 肺肾双亏

症状：咳嗽夜剧，腰腿酸软，动则气促，骨蒸潮热，盗汗遗精。舌红苔少，脉细数。

治法：滋阴养肺。

方药：生脉散。

『附：大肠』

1. 寒邪内蕴

症状：腹痛肠鸣，大便溏泄，溲清。苔白滑，脉缓。

治法：散寒止痛。

方药：胃苓汤合良附丸加减。

2. 热滞大肠

症状：口燥唇焦，大便秘结或大便腐臭，肛门灼热肿痛，小便短赤。苔黄燥，脉数。

治法：通便泻热。

方药：凉膈散加减。

3. 虚寒滑脱

症状：久痢泄泻，肛门下脱，四肢欠温。舌淡苔薄，脉细数。

治法：厚肠固涩。

方药：真人养脏汤加减。

4. 腑实热结

症状：腹痛拒按，或发热呕逆便秘，或便而不爽。苔黄，脉沉实。

治法：清热导滞。

方药：大承气汤加减。

心（小肠）

（一）虚证

1. 心气不足

症状：心悸，气短，精神疲惫，活动后加重，面色淡白，或有自汗，舌质淡。

治法：益气养心。

方药：养心汤加减。

2. 心血亏虚

症状：心悸，头晕，失眠多梦，健忘，面色淡白或萎黄，唇、舌色淡。

治法：养血宁心。

方药：归脾汤加减。

3. 心阴亏虚

症状：心烦心悸，失眠、多梦，或见五心烦热，午后潮热，盗汗，两颧发红，舌红少津。

治法：滋养心阴。

方药：天王补心丹加减。

4. 心阳不足

症状：心悸怔忡，心胸憋闷或痛，气短，自汗，形寒畏冷，面色白，或面唇青紫，舌质淡胖或紫暗，苔白滑。

治法：温补心阳。

方药：参附汤、四逆汤加减。

（二）实证

1. 心火炽盛

症状：心悸阵作，烦热躁动不安，寐多噩梦，面赤目红，口干苦，喜凉饮，口舌糜烂肿痛，小便黄赤灼热。舌尖红绛，苔黄或起芒刺，脉数有力。

治法：清心泻火。

方药：朱砂安神丸或导赤散加减。

2. 痰迷心窍

症状：心悸，癫狂，不寐，舌质红赤或干裂，苔黄，脉滑数。其心悸为时时动悸，胸中躁动烦热；癫狂的特点为神志痴呆，语无伦次，甚则哭笑无常，如癫如狂；不寐多见噩梦纷纭，躁扰难寝；或见面赤，口渴喜冷饮，吐血，衄血，小便热赤，溲血淋痛等症。

治法：清心豁痰。

方药：黄连温胆汤或礞石滚痰丸加减。

3. 痰阻心脉

症状：胸中窒闷而痛，或胸痛放射至肩背，咳喘，痰多，气短，形体偏胖。苔浊腻，脉滑。

治法：通阳泄浊，豁痰宣痹。

方药：瓜蒌薤白半夏汤加减。

4. 心血瘀阻

症状：心悸，脸色闷而痛，多为钝痛或绞痛，痛引肩背，口唇及指甲紫绀。舌质暗红，或见紫斑点，脉细涩，或结代。

治法：活血通脉。

方药：丹参饮或血府逐瘀汤加减。

5. 水饮凌心

症状：心悸，眩晕，呕吐，舌苔白腻，脉滑或沉紧。其心悸为悸而胸闷；眩晕多伴泛恶欲吐；呕吐皆为痰涎。兼见畏寒、痞满、肠鸣。

治法：温阳化饮。

方药：苓桂术甘汤加减。

6. 热陷心包

症状：高热烦躁，神昏谵语，直视狂乱，面赤，斑疹，口渴。舌质红绛，苔黄，脉数。

治法：清心开窍。

方药：安宫牛黄丸加减。

（三）兼证

1. 心脾两虚

症状：面色萎黄，食少倦怠，气短神怯，健忘，怔忡，少寐，妇女月经不调。脉细软无力，舌淡苔白。

治法：补益心脾。

方药：归脾汤加减。

2. 心肾不交

症状：虚烦不眠，夜寐梦遗，潮热盗汗，咽干，目眩，耳鸣，腰酸腿软，夜间尿多。舌红无苔，脉虚数。

治法：交通心肾。

方药：黄连阿胶汤或交泰丸加减。

3. 痰瘀互结

症状：心烦不寐，多梦善惊，纳呆泛恶，头晕目眩，胸脘痞满，胸中刺痛，胸痛彻背。舌质紫黯或有瘀斑，苔腻，脉滑。

治法：化痰祛瘀。

方药：温胆汤合丹参饮加减。

『附：小肠』

1. 小肠虚寒

症状：小腹隐痛喜按，肠鸣溏泄，小便频数不爽。舌苔薄白，脉细而缓。

治法：温通小肠。

方药：吴茱萸汤加减。

2. 小肠实热

症状：心烦口疮，咽痛耳聋，小便赤涩，或茎中痛，脐腹作胀，矢气后稍快。舌苔黄，脉滑数。

治法：清利实热。

方药：导赤散或凉膈散之类。

脾（胃）

（一）虚证

1. 中气不足

症状：腹胀纳少，食后胀甚，大便溏薄，肢体倦怠，神疲乏力，少气懒言，形体消瘦，面色萎黄，或见肥胖、浮肿，舌淡苔白。

治法：补中益气。

方药：补中益气汤加减。

2. 脾阳虚衰

症状：纳少腹胀，腹痛绵绵，喜温喜按，形寒气怯，四肢不温，面白不华或虚浮，口淡不渴，大便稀溏，或见肢体浮肿，小便短少，或见带下量多而清稀色白。舌质淡胖或有齿痕，苔白滑。

治法：温中健脾。
方药：理中汤加减。

（二）实证

1. 寒湿困脾
症状：纳呆，中脘满闷，口甜而黏，头身困重，便不实或泄泻。苔白腻，脉濡细。
治法：健脾化湿。
方药：胃苓汤加减。

2. 湿热内蕴
症状：脘胁痞胀，不思饮食，身重体困，面目身黄，皮肤发痒，小便色赤不利。苔黄而腻，脉濡数。
治法：清热利湿。
方药：茵陈蒿汤或四苓散之类。

（三）兼证

1. 脾胃不和
症状：胃脘痞满，隐痛绵绵，食入难化，嗳气作呃，恶心呕吐，大便不实或便次多。苔薄白，脉细。
治法：益气运中，调和脾胃。
方药：半夏泻心汤加减。

2. 脾肾阳虚
症状：少气懒言，怯寒肢冷，自汗，大便溏泄或五更泄泻，腰膝酸软。舌淡苔薄白，脉沉细。
治法：健脾温肾。
方药：理中汤合四神丸加减。

3. 脾湿犯肺
症状：咳吐痰涎，胸闷气短，胃纳不佳。苔白微腻，脉滑。
治法：燥湿化痰。
方药：二陈汤或平胃散。

『附：胃』

1. 胃寒
症状：胃脘胀满疼痛，绵绵不止，喜热喜按，泛吐清水，呕吐呃逆。苔白滑，脉迟。
治法：温胃散寒。
方药：良附丸之类。

2. 胃热
症状：口渴思冷饮，消谷善饥，呕吐嘈杂，或食入即吐，口臭，牙龈肿痛，腐烂或出血。舌红苔黄少津，脉滑数。
治法：清胃泻火。
方药：清胃散之类。

3. 胃虚
症状：胃脘痞满，食谷不化，时作嗳气，大便不实。苔少，脉软弱。

治法：益气健脾。
方药：四君子汤加减。

4. 胃实

症状：食滞胃脘，脘腹胀满，大便不爽，口臭嗳腐，或呕吐。苔薄黄，脉滑。
治法：消导化滞。
方药：保和丸加减。

5. 胃络瘀阻

症状：脘痛如刺，固定不移，拒按，夜间痛甚，或有呕血、便血史。舌暗或有瘀斑，脉弦。
治法：活血祛瘀。
方药：丹参饮或失笑散加减。

肝（胆）

（一）虚证

1. 肝血虚证

症状：头晕目眩，面白无华，爪甲不荣，视物模糊或夜盲，或见肢体麻木，关节拘急不利，手足震颤，肌肉瞤动，或见妇女月经量少，色淡，甚则闭经，舌淡。
治法：养血柔肝。
方药：归芍地黄汤加减。

2. 肝阴虚证

症状：头晕眼花，两目干涩，视力减退，面部烘热或颧红，口咽干燥，五心烦热，潮热盗汗，或见手足蠕动，或胁肋隐隐灼痛，舌红少津。
治法：养阴柔肝。
方药：一贯煎加减。

（二）实证

1. 肝郁气滞

症状：情志抑郁，胸胁或少腹胀满窜痛，善太息，或觉咽部异物感，或见瘿瘤、瘰疬，或见胁下癥块。妇女可见乳房作胀疼痛，痛经，月经不调，甚则闭经。
治法：疏肝理气。
方药：柴胡疏肝散加减。

2. 肝阳上亢

症状：眩晕耳鸣，头目胀痛，面红目赤，急躁易怒，失眠多梦，腰膝酸软，头重脚轻，舌红少津。
治法：清肝泻火。
方药：龙胆泻肝汤或天麻钩藤饮加减。

3. 瘀血阻络

症状：胁肋刺痛，固定不移，或有外伤史，甚则胁下积块。舌暗有瘀斑，脉弦。
治法：活血化瘀，散结通络。
方药：血府逐瘀汤或化积丸。

4. 寒滞肝脉

症状：少腹胀痛，睾丸坠胀或阴囊收缩。舌润滑，苔白，脉沉弦或迟。

治法：温经暖肝。

方药：暖肝煎之类。

5. 肝阳妄动

症状：昏厥，痉挛，麻木，眩晕，头痛。舌体歪斜颤动。舌质红，苔薄黄，脉弦。

治法：平肝息风。

方药：羚角钩藤汤之类。

（三）兼证

1. 肝气犯胃

症状：胸脘痞闷时痛，两胁走窜，食入不化，嗳气吐酸。苔薄黄，脉弦。

治法：泄肝和胃。

方药：四逆散合左金丸。

2. 肝脾不和

症状：不思饮食，腹胀肠鸣，便溏。苔白腻，脉弦缓。

治法：调和肝脾。

方药：逍遥散之类。

3. 肝胆不宁

症状：虚烦不眠，或噩梦惊恐，遇事易惊或善恐，短气乏力，目视不明，口苦。苔薄白，脉弦细。

治法：养肝清胆宁神。

方药：酸枣仁汤或温胆汤。

4. 肝肾阴虚

症状：面色憔悴，两颧嫩红，头眩目干，腰膝酸软，咽喉干痛，盗汗，五心烦热或大便艰涩，男子遗精，女子经水不调或带下。舌红无苔，脉细。

治法：滋阴降火。

方药：杞菊地黄丸加减。

5. 肝火犯肺

症状：胸胁刺痛，咳嗽阵作，咳吐鲜血，性急善怒，烦热，口苦，头眩目赤。舌红苔薄，脉弦数。

治法：清肝泻肺。

方药：黛蛤散或泻白散之类。

『附：胆』

1. 胆虚证

症状：头晕欲吐，易惊少寐，视物模糊。苔薄滑，脉弦细。

治法：养心神，和肝胆。

方药：酸枣仁汤加减。

2. 胆实证

症状：目眩耳鸣，头晕，胸满胁痛，口苦，呕吐苦水，心烦易怒，寐少梦多，或往来寒热。舌苔黄，脉弦数。

治法：清胆泻热。
方药：龙胆泻肝汤或黄连温胆汤。

肾（膀胱）

（一）虚证

1. 肾气不固
症状：面色淡白，腰脊酸软，听力减退，小便频数色清，甚则失禁，滑精早泄，尿后余沥。舌淡苔白，脉细弱。
治法：固摄肾气。
方药：大补元煎加减。

2. 肾阳不足
症状：面色白或黧黑，腰膝酸冷，形寒肢冷，尤以下肢为甚，神疲乏力，男子阳痿、早泄、精冷，女子宫寒不孕，性欲减退，或见便溏，五更泄泻，或小便频数、清长，夜尿多，舌淡，苔白。
治法：温补肾阳。
方药：金匮肾气丸或右归丸。

3. 肾阴虚证
症状：腰膝酸软而痛，眩晕耳鸣，齿松发脱，男子遗精，早泄，女子经少或经闭，或见崩漏，失眠，健忘，口咽干燥，五心烦热，潮热盗汗，或骨蒸发热，午后颧红，形体消瘦，小便黄少，舌红少津，少苔或无苔。
治法：滋养肾阴。
方药：六味地黄丸或左归丸。

（二）兼证

1. 肾虚土衰
症状：大便溏泄，完谷不化，滑泄难禁，腹胀少食，神疲形寒，肢软无力。舌淡苔薄，脉沉迟。
治法：补火生土。
方药：四神丸之类。

2. 肾水凌心
症状：心悸不宁，水肿，胸腹胀满，咳嗽短气，不能平卧，唇甲青紫，四肢厥冷。舌淡，苔薄，脉虚数。
治法：温化水气。
方药：真武汤之类。

『附：膀胱』

1. 虚证
症状：小便频数，淋漓不尽，或遗尿。舌淡苔润，脉沉细。
治法：固摄肾气。
方药：桑螵蛸散之类。

2. 实热

症状：小便短赤不利，尿色黄赤，或浑浊不清，尿时茎中热痛，甚则淋沥不畅，或见脓血砂石。舌红苔黄，脉数。

治法：清利湿热。

方药：八正散之类。

四、六经辨证思路与方法

六经辨证，以六经（太阳经、阳明经、少阳经、太阴经、少阴经、厥阴经）为纲，将外感病演变过程中所表现的各种证候，总结归纳为三阳病（太阳病、阳明病、少阳病），三阴病（太阴病、少阴病、厥阴病）六类，分别从邪正盛衰、病变部位、病势进退及其相互传变等方面阐述外感病各阶段的病变特点。凡是抗病能力强、病势亢盛的，为三阳病证；抗病力衰减、病势虚弱的，为三阴病证。

六经病证，是经络、脏腑病理变化的反映。其中三阳病证以六腑的病变为基础；三阴病证以五脏的病变为基础。所以说六经病证基本上概括了脏腑和十二经的病变。运用六经辨证，不仅局限于外感病的诊治，对内伤杂病的论治，也同样具有指导意义。

（一）太阳病证

太阳病证，是指邪自外入或病由内发，致使太阳经脉及其所属脏腑功能失常所出现的临床证候。太阳，是阳气旺盛之经，主一身之表，统摄营卫，为一身之藩篱，包括足太阳膀胱经和手太阳小肠经。外邪侵袭人体，大多从太阳而入，卫气奋起抗邪，正邪相争，太阳经气不利，营卫失调而发病；病由内发者，系在一定条件下，疾病由阴转阳，或由表出里。由于患者体质和病邪传变的不同，同是太阳经证，却又有中风与伤寒的区别。

1. 太阳经证　太阳经证，是指太阳经受外邪侵袭，邪在肌表，经气不利而出现的临床证候。可分为太阳中风证和太阳伤寒证。

（1）太阳中风证

症状：发热，汗出，恶风，头痛，脉浮缓，有时可见鼻鸣干呕。

病机：寒邪束表，营卫不和。

治法：调和营卫。

方药：桂枝汤类。

（2）太阳伤寒证

症状：发热，恶寒，头项强痛，体痛，无汗而喘，脉浮紧。

病机：寒邪袭表，邪正相争。

治法：辛温解表。

方药：麻黄汤类。

2. 太阳腑证　太阳腑证，是指太阳经邪不解，内传入腑所表现出的临床证候。

（1）太阳蓄水证

症状：小便不利，小腹胀满，发热烦渴，渴欲饮水，水入即吐，脉浮或浮数。

病机：膀胱气化不利。

治法：解表利水。

方药：五苓散类。

（2）太阳蓄血证

症状：少腹急结，硬满疼痛，如狂或发狂，小便自利或不利，或大便色黑，舌紫或有瘀斑，脉沉涩或沉结。

病机：外邪侵袭太阳，入里化热，营血被灼。

治法：破血逐瘀。

方药：桃核承气汤为主。

（二）阳明病证

阳明病证为外感病的极期阶段，以身热汗出，不恶寒，反恶热为基本特征。病位主要在肠胃，病性属里、热、实。根据邪热入里是否与肠中积滞互结，而分为阳明经证和阳明腑证。

1. 阳明经证

症状：身大热，大汗出，大渴引饮，脉洪大；或见手足厥冷，喘促气粗，心烦谵语，舌质红，苔黄腻。

病机：邪入阳明，燥热亢盛。

治法：清热泻火。

方药：白虎汤类。

2. 阳明腑证

症状：日晡潮热、手足汗出，脐腹胀满疼痛，大便秘结，或腹中转矢气，甚者谵语，狂乱，不得眠，舌苔多厚黄干燥，边尖起芒刺，甚至焦黑燥裂。脉沉迟而实，或滑数。

病机：热结大肠。

治法：泻热通腑。

方药：承气汤类。

（三）少阳病证

少阳病证，是指人体受外邪侵袭，邪正分争于半表半里之间，少阳枢机不利所表现出的临床证候。少阳病从其病位来看，是已离太阳之表，而又未入阳明之里，正是半表半里之间，因而在其病变的机转上属于半表半里的热证。可由太阳病不解内传，或病邪直犯少阳，或三阴病阳气来复，转入少阳而发病。

症状：往来寒热，胸胁苦满，嘿嘿不欲饮食，心烦喜呕，口苦，咽干，目眩。苔薄白，脉弦。

病机：邪犯少阳，邪正交争于半表半里。

治法：和解少阳。

方药：小柴胡汤类。

（四）太阴病证

症状：腹满而吐，食不下，自利，口不渴，时腹自痛。或舌苔白腻，脉沉缓而弱。

病机：脾胃虚寒，寒湿内聚。

治法：温中散寒。

方药：理中汤类。

（五）少阴病证

1. 少阴寒化证
症状：无热，恶寒，脉微细，但欲寐，四肢厥冷，下利清谷，呕不能食，或食入即吐；或脉微欲绝，反不恶寒，甚至面赤。
病机：阴寒内盛。
治法：回阳救逆。
方药：四逆汤类。

2. 少阴热化证
症状：心烦不寐，口燥咽干，小便短赤。舌红，脉细数。
病机：阴虚火旺。
治法：滋阴清热。
方药：黄连阿胶汤类。

（六）厥阴病证

症状：消渴，气上冲心，心中疼热，饥不欲食，食则吐蛔。
病机：上热下寒，寒热错杂，气机逆乱，厥热胜复。
治法：温清并用。
方药：乌梅丸为主。

五、卫气营血辨证思路与方法

卫气营血辨证是将外感温热病在其病程发展过程中所表现出的证候，进行分析、归纳，概括为卫、气、营、血四个不同阶段的证候类型，用以说明其病位深浅、病情轻重，以及各阶段的病理变化及其传变规律，为临床治疗提供依据。

卫分证是温病的初期阶段，为温热病邪侵袭肌表，卫气功能失调所表现出来的证候。主要表现为发热、微恶风寒、脉浮数。属八纲证候中的表热证。

气分证是指温热病邪内入脏腑，为正盛邪实，正邪剧争，阳热炽盛的里证。其特点是病变范围广泛。凡温热病邪不在卫分，又未入营血，皆属于气分范围，以热盛阳明多见。证候特点：发热不恶寒，口渴，苔黄。传入途径有二：一是从卫分传入；二是温热病邪直入气分。

营分证是指温热之邪，内陷心营，以实质性损害为主要病机变化。营分证以营热伤阴，心神被扰的病变为主，其病位在心和心包。

血分证是温热病发展到最后阶段，温热之邪，已入血分，以动血耗血，瘀热内阻为主要病机变化。

1. 卫分证
症状：发热，微恶风寒，头痛，无汗或少汗，咳嗽，口微渴。舌边尖红，苔薄白，脉浮数。
病机：邪郁卫表，肺失宣降，正气抗邪，邪正相争。
治法：辛凉解表。
方药：银翘散加减。

2. 气分证

（1）卫传入气（热邪伤肺）

证候　大热，大汗，大渴，喜冷饮，面赤，心烦，舌红苔黄燥，脉洪大。

病机：邪正剧争，里热蒸津，热炽津伤。

治法：清热生津。

方药：白虎汤加减。

（2）热邪直中（热结阳明）

证候　日晡潮热，大便燥结，腹满硬痛，拒按，舌苔黄燥，脉沉实。

病机：热结肠道，津液耗伤。

治法：峻下热结。

方药：大承气汤加减。

3. 营分证

证候　身热夜甚，口干不欲饮，心烦不寐，或神昏谵语，斑疹隐隐，舌红绛，脉细数。

病机：热入营分，耗伤营阴。

治法：清营解毒，透热养阴。

方药：清营汤加减。

4. 血分证

症状：身热，躁扰不安，神昏谵语，吐血，衄血，便血，尿血，斑疹密布，舌质深绛，脉数。

病机：动血耗血，瘀热内阻。

治法：凉血散瘀。

方药：犀角地黄丸加减。

六、三焦辨证思路与方法

吴鞠通根据温病发生、发展的一般规律及症状变化的特点，以上焦、中焦、下焦为纲，对温病过程中的各种临床表现进行综合分析和概括，以区分病程阶段、识别病情传变、明确病变部位、归纳证候类型、分析病机特点、确立治疗原则并推测预后转归的辨证方法。三焦辨证的创立，使温病辨证在前人基础上又有了进一步的发展。

三焦辨证反映了邪气侵犯人体后发展变化的三个不同阶段，据病邪种类，大致可分上焦温热、上焦湿热、中焦温热、中焦湿热、下焦温热、下焦湿热等证候。

上焦温热即温邪侵犯上焦肺与心包的证候。温邪袭肺，外则卫气郁闭，内则肺气不宣，临床表现为发热，微恶风寒，头痛，口渴，咳嗽，苔薄白，脉浮数。这一证候多见于温病初期，属表证。若表邪入里，邪热壅肺，肺气闭郁，则表现为身热汗出，口渴，咳嗽，气喘，苔黄，脉数等。肺经之邪不解，邪热内陷，致心窍阻闭，则为逆传心包，见舌质红绛，神昏谵语，或昏愦不语，舌謇肢厥等症。这一证候虽属上焦，见于温病初期，但病情危重。

上焦湿热即湿热侵犯上焦，病位在肺与皮毛的证候，为湿温病的初期阶段。见恶寒重，发热轻，或午后发热，头重如裹，肢体困重，胸闷无汗，口黏不渴，舌苔白腻，脉濡缓等症。由于湿与脾胃关系密切，故上焦湿热常兼见湿困脾胃之胸闷，不思饮食，肠鸣便溏等症。若湿热郁蒸，酿成痰浊，蒙蔽心包，则以表情淡漠，神识痴呆，时昏时醒为特点。

中焦温热即温邪传入中焦，病及手足阳明的病变。阳明主燥，邪入阳明多从燥化而成里热燥实证。若邪热在胃，多为无形之热。由于胃经热盛，熏蒸于外，而见发热，不恶寒，反恶热，面目红赤，汗出，口渴，气粗，苔黄燥，脉浮洪等。若邪入大肠，多为有形热结，腑气不通，症见午后热盛，大便秘结，小便不畅，语声重浊，苔黄黑焦燥，脉沉有力等。

中焦湿热为湿热病邪犯及中焦脾胃的证候。脾主运化并主四肢肌肉，胃主受纳，脾胃受邪，症见身热，有汗不解，午后热盛，胸脘痞闷，恶心欲吐，身重肢倦，苔腻，脉濡等。因患者体质有异，湿与热相合轻重有别。素体阳虚、湿邪偏盛者，多表现为湿重于热；素体阳盛、热邪偏盛者，多表现为热重于湿；也有湿郁热蒸、湿热并重之证。

下焦温热为温病末期，病变累及肝肾的概称。肾主藏精，为元阴之本，邪热久留不去，肾阴耗损，可见身热颧红，口燥咽干，脉虚神倦等。肝为风木之脏，赖肾水以滋养，若肾阴被耗，则水不涵木，肝失所养而致虚风内动，症见手足蠕动，甚或痉挛，神倦肢厥，心中悸动不安，舌绛苔少，脉虚弱等。应指出的是，就三焦划分人体部位而言，肝并不属下焦，但肝肾阴虚、虚风内动多见于温病末期，在温病辨证中统属于下焦证候。

下焦湿热以湿热蕴结膀胱，气化失职，湿阻大肠，腑气不通为主要病理变化。症见小便不利，渴不多饮，或大便不通，小腹硬满，头胀昏沉，苔灰白黄腻，脉濡数。

第四节　中医内科临床基本医学文件

从事中医内科临床工作，必须掌握临床基本医学文件的起草和书写，这个医学文件主要指的就是病历，它是中医理论与临床实践相结合过程中医生的思维与诊疗行为的原始记录，它详细记载了整个疾病过程中病情演变，治疗方案及效果，各项检查、各级医师诊疗及会诊意见等内容，是正确进行辨证论治和推测疾病预后转归的重要依据，是医疗、教学、科研和卫生保健等工作不可缺少的宝贵资料，又可作为业务考核和行政、司法机关的重要参考资料。

中医病历书写的一般要求（卫生部、国家中医药管理局制定的《中医病历书写基本规范》）：

（1）病历是指医务人员在医疗活动过程中形成的文字、符号、图表、影像、切片等资料的总和，包括门（急）诊病历和住院病历。

（2）中医病历书写是指医务人员通过望、闻、问、切及查体、辅助检查、诊断、治疗、护理等医疗活动获得有关资料，并进行归纳、分析、整理形成医疗活动记录的行为。

（3）病历书写应当客观、真实、准确、及时、完整、规范。

（4）病历书写应当使用蓝黑墨水、碳素墨水，需复写的病历资料可以使用蓝或黑色油水的圆珠笔。计算机打印的病历应当符合病历保存的要求。

（5）病历书写应当使用中文，通用的外文缩写和无正式中文译名的症状、体征、疾病名称等可以使用外文。

（6）病历书写应规范使用医学术语，中医术语的使用依照相关标准、规范执行。要求文字工整，字迹清晰，表述准确，语句通顺，标点正确。

（7）病历书写过程中出现错字时，应当用双线划在错字上，保留原记录清楚、可辨，并注明修改时间，修改人签名。不得采用刮、粘、涂等方法掩盖或去除原来的字迹。

上级医务人员有审查修改下级医务人员书写的病历的责任。

（8）病历应当按照规定的内容书写，并由相应医务人员签名。

实习医务人员、试用期医务人员书写的病历，应当经过本医疗机构注册的医务人员审阅、修改并签名。

进修医务人员由医疗机构根据其胜任本专业工作实际情况认定后书写病历。

（9）病历书写一律使用阿拉伯数字日期和时间，采用 24 小时制记录。

（10）病历书写中涉及的诊断，包括中医诊断和西医诊断，其中中医诊断包括疾病诊断与证候诊断。

中医治疗应当遵循辨证论治的原则。

对需取得患者书面同意方可进行的医疗活动，应当由患者本人签署知情同意书。

患者不具备完全民事行为能力时，应当由其法定代理人签字；患者因病不能签字时，应当由其授权的人员签字；为抢救患者，在法定代理人或被授权人不能及时签字的情况下，可由医疗机构负责人或者授权负责人签字。

因实施保护性医疗措施不宜向患者说明情况的，应当将有关情况告知患者近亲属，由患者近亲属签署知情同意书，并及时记录。患者无近亲属的或者患者近亲属无法签署同意书的，由患者的法定代理人或者关系人签署同意书。

（石　岩）

各 论

思维导图
（请扫二维码获取内容）

PPT
（请扫二维码获取内容）

复习思考题
（请扫二维码获取内容）

1 感　冒

感冒是由邪犯肺卫，卫表不和引起的，以鼻塞、流涕、喷嚏、咳嗽、头痛、恶寒、发热、全身不适等为主要临床表现的病证，是最常见的外感病之一。本病四季均可发生，尤以春、冬两季为多。病情轻者多为感受当令之气，称为伤风、冒风、冒寒；病情重者多为感受非时之邪，称为重伤风。在一个时期内广泛流行、病情相类似者，称为时行感冒。

《黄帝内经》对感冒的病因病机及症状早有论述，指出其病因与外感风邪有关，外感风邪、肺卫不和是主要病机。《素问·骨空论》说："风者，百病之始也……风从外入，令人振寒，汗出头痛，身重恶寒。"《伤寒论》中论述太阳病时，以桂枝汤治表虚证，以麻黄汤治表实证，认为感冒风寒有轻重的不同，为感冒的辨证治疗奠定了基础。宋·杨士瀛《仁斋直指方论·诸风》最早提出"感冒"之病名，指出："治感冒风邪，发热头疼，咳嗽声重，涕唾稠黏。"元·朱丹溪《丹溪心法》指出本病病位在肺，治疗应分立辛温、辛凉两大法则。

明清时期多将感冒与伤风互称，并对虚人感冒有进一步的认识，提出扶正达邪的治疗原则。随着温热病学说的兴起与发展，不少医家认识到本病的发生与感受时行之气相关，如清·林珮琴《类证治裁》明确提出了"时行感冒"之名。清·徐灵胎《医学源流论》指出感冒乃属触冒时气所致。

西医学中的普通感冒、流行性感冒及其他上呼吸道感染以鼻塞、流涕、喷嚏、咳嗽、头痛、恶寒、发热、全身不适等为主要表现者属于本病范畴，可参照本病辨证论治。

一、病 因 病 机

（一）病因

1. 外感六淫　风、寒、暑、湿、燥、火均能侵袭人体而致病，但因风为六淫之首，流动于四时之中，故外感为病，常以风为先导。《临证指南医案·风》云："盖六气之中，惟风能全兼五气。如兼寒则曰风寒，兼暑则曰暑风，兼湿曰风湿，兼燥曰风燥，兼火曰风火。盖因风能鼓荡此五气而伤人，故曰百病之长也。"

2. 时行疫毒　四时六气失常，非其时而有其气，伤人致病者，一般较感受当令之气为重。而非时之气夹时行疫毒伤人，则病情重而多变，往往相互传染，造成广泛流行，且不限于季节性。《诸病源候论·时气病诸候》云："夫时气病者，此皆因岁时不和，温凉失节，人感乖戾之气而生病者，多相染易。"

（二）病机

感冒的基本病机是邪犯肺卫，卫表不和。外邪侵袭人体是否发病，关键在于卫气之强弱，同时与感邪的轻重有关。《灵枢·百病始生》曰："风雨寒热不得虚，邪不能独伤人。"若正不胜邪，邪犯卫表，即可致病。如气候突变，冷热失常，六淫病邪猖獗，卫外之气失于调节应变，则发病率升高。或因生活起居不当，寒温失调，以及劳累过度，以致腠理不密，外邪侵袭，营卫失和为病。

本病的病位主要在肺卫。外邪侵犯肺卫的途径有二，或从口鼻而入，或从皮毛内侵。风性轻扬，为病多犯上焦，故《素问·太阴阳明论》云："伤于风者，上先受之。"肺处胸中，位于上焦，主呼吸，气道为出入升降的通路，喉为其系，开窍于鼻，外合皮毛，职司卫外，为人身之藩篱，故外邪从口鼻、皮毛入侵，肺卫首当其冲，感邪之后，随即出现卫表不和及肺系症状。因病邪在外、在表，故尤以卫表不和为主。感冒的病理性质常人多属实，虚体感冒则属虚实夹杂。由于感受四时之气的不同和禀赋素质的差异，感冒临床证候表现有风寒、风热及夹湿、夹暑、夹燥、夹虚的不同。

二、诊断与鉴别诊断

（一）诊断依据

（1）本病临证以卫表及鼻咽症状为主，可见鼻塞、流涕、喷嚏、咽痒、咽痛、周身酸楚、恶风或恶寒，或有发热等。若风邪夹暑、夹湿、夹燥，还可兼见相关症状。

（2）时行感冒多呈流行性，在同一时期发病人数剧增，且症状相似，常表现为突然起病，恶寒发热，多为高热，周身酸痛，疲乏无力。病情一般较普通感冒重。

（3）本病病程一般3~7天。普通感冒一般不传变，时行感冒少数可传变入里，变生他病。

（4）本病四季皆可发病，而以冬、春两季为多。

（二）鉴别诊断

1. **风温** 本病与风温早期症状相类似，尤其是风热感冒与风温初起颇为相似。但风温病势急骤，寒战发热甚至高热，汗出后热虽暂降，但脉数不静，身热旋即复起，咳嗽胸痛，头痛较剧，甚至出现神志昏迷、惊厥、谵妄等传变入里的证候。而感冒一般发热不高或不发热，病势轻，不传变，服解表药后，多能汗出身凉脉静，病程短，预后良好。

2. **鼻渊** 感冒与鼻渊均可见鼻塞流涕、头痛等症状。但鼻渊多流腥臭浊涕，眉额胀痛，一般外无表证，且病程漫长，反复发作；而感冒鼻流清涕，多有外感表证，病程短暂，治疗后症状很快消失。

三、辨证论治

（一）辨证要点

1. **辨风寒、风热** 风寒感冒者，以恶寒重，发热轻，头身疼痛，鼻塞流清涕，口不渴，咽不痛不肿，咽痒，苔白，脉浮紧为特征；风热感冒者，以发热重，恶寒轻，有汗，口渴，鼻塞流黄稠涕，咽痛或红肿，苔白少津或薄黄，脉浮数为特征。

2. **辨兼夹证** 夹湿者，多见于梅雨季节，以身热不扬，头胀如裹，骨节重痛，胸闷，口淡或黏为特征；夹暑者，多见于长夏，以身热汗出，心烦口渴，小便短赤，舌苔黄腻为特征；夹燥者，多见于秋季，以身热头痛，鼻燥咽干，咳嗽无痰或少痰，口渴，舌红为特征；夹虚者，阳虚易受风寒，阴虚易受风热、燥热。

3. **辨普通感冒与时行感冒** 普通感冒病情较轻，全身症状不重，少有传变。在气候变化时发病率可以升高，但无明显流行特点。若感冒1周以上不愈，发热不退或反见加重，应考虑感冒继发他病，传变入里。时行感冒病情较重，发病急，常突然恶寒，甚则寒战、高热，周身酸痛，全身症状明显,且可化热入里,继发或合并他病,具有广泛的传染性、流行性。

(二) 治疗原则

感冒,邪在肺卫,治疗上应因势利导,从表而解,遵《素问·阴阳应象大论》"其在皮者,汗而发之"之义,采用解表达邪的治疗原则。风寒治以辛温发汗;风热治以辛凉清解;暑湿夹杂者又当清暑祛湿解表;虚体感邪应解表与扶正并施,不可专行发散,重伤肺气,在疏散药物中酌加补正之品。

(三) 分证论治

1. 常人感冒

(1) 风寒束表证

症状:恶寒重,发热轻,无汗,头痛,肢节酸痛,鼻塞声重,时流清涕,咽痒,咳嗽,痰稀薄色白,口不渴或渴喜热饮。舌苔薄白而润,脉浮或浮紧。

分析:恶寒、发热、无汗为风寒之邪外束肌表,卫阳被郁;头痛,肢节酸痛为清阳不展,络脉失和;鼻塞流涕、咽痒、咳嗽为风寒上受,肺气不宣;口不渴或喜热饮为寒为阴邪。苔薄白而润,脉浮紧,俱为表寒之征。

治法:辛温解表。

方药:荆防达表汤或荆防败毒散加减。两方均为辛温解表剂,前方疏风散寒,用于风寒感冒轻证;后方辛温发汗,疏风祛湿,用于时行感冒,风寒夹湿。

荆芥、防风辛温散寒;柴胡解表退热;川芎活血散风以治头痛;桔梗、前胡、枳壳、茯苓、甘草宣肺理气,化痰止咳;羌活、独活祛风散寒,兼能除湿,为治肢体酸痛之要药。

若表寒加重,头身疼痛,憎寒发热,无汗者,酌配麻黄、桂枝以增强发表散寒之功用;便溏、苔白腻者,加苍术、厚朴、半夏;头痛甚者,配白芷、藁本散寒止痛;身热较甚者,加柴胡、薄荷疏表解肌。

(2) 风热犯表证

症状:身热较著,微恶风,汗泄不畅,头胀痛,咳嗽,痰黏或黄,咽燥,或咽喉乳蛾红肿疼痛,鼻塞,流黄浊涕,口渴欲饮。舌苔薄白微黄,舌边尖红,脉浮数。

分析:身热、微恶风、汗出不畅为风热犯表,热郁肌腠,卫表失和;头胀痛为风热上扰;咽喉肿痛,咽燥口渴,鼻流浊涕为风热之邪熏蒸清道;咳嗽,咳痰黄黏稠为风热犯肺,肺失清肃。舌苔薄白微黄,舌边尖红,脉浮数,为风热侵袭肺卫之征。

治法:辛凉解表。

方药:银翘散或葱豉桔梗汤加减。两方均有辛凉解表,轻宣肺气功能,但前者长于清热解毒,适用于风热表证热毒重者;后者重在清宣解表,适用于风热袭表,肺气不宣者。

金银花、连翘辛凉透表;薄荷、荆芥、淡豆豉疏风解表,透热外出;桔梗、牛蒡子、甘草宣肺祛痰,利咽散结;竹叶、芦根甘凉轻清,清热生津以止渴。

若风热上壅,头胀痛较甚者,加桑叶、菊花以清利头目;咳嗽痰多者,加贝母、前胡、杏仁化痰止咳;咳痰黄稠者,加黄芩、知母、瓜蒌皮清化痰热;热毒壅阻咽喉,乳蛾红肿疼痛甚者,加一枝黄花、马勃、玄参清热解毒利咽;时行热毒症状明显者,配大青叶、蒲公英等清热解毒。

(3) 暑湿伤表证

症状:身热,微恶风,汗少,肢体酸重或疼痛,头昏重胀痛,咳嗽痰黏,鼻流浊涕,心烦,口渴,或口中黏腻,渴不多饮,胸闷,泛恶,腹胀,大便或溏,小便短赤。舌苔薄黄而腻,脉濡数。

分析：夏季感冒，感受当令之暑邪，暑多夹湿。身热，微恶风，汗少，肢体酸痛为暑湿伤表，表卫不和；头昏重胀痛为风暑夹湿上犯清窍；咳嗽痰黏、鼻流浊涕为暑湿犯肺，肺气不清，窍道不利；心烦，口渴，小便短赤为暑热内扰，热灼津伤；胸闷，泛恶，腹胀，大便或溏，口中黏腻，渴不多饮为湿热中阻，气机不展。舌苔薄黄而腻，脉濡数，为暑热夹湿之征。

治法：清暑祛湿解表。

方药：新加香薷饮加减。

金银花、连翘清解暑热，香薷发汗解表，厚朴、扁豆化湿和中。

若暑热偏盛者，加黄连、青蒿，酌配鲜荷叶、鲜芦根清暑泄热；湿困卫表者，加豆卷、藿香、佩兰芳化宣表；里湿偏盛，口中黏腻，胸闷脘痞，泛恶，腹胀，便溏者，加苍术、白蔻仁、半夏、陈皮和中化湿；小便短赤甚者，加六一散、赤茯苓清热利湿。

2. 虚体感冒

（1）气虚感冒

症状：恶寒较甚，发热，无汗，身楚倦怠，咳嗽，咳痰无力，气短懒言。舌淡苔白，脉浮而无力。

分析：老年人或体虚久病者，气虚卫表不固，恶寒较甚、发热、无汗为风寒之邪外束肌表，卫阳被郁；身楚酸痛为清阳不展，络脉失和；倦怠乏力，气短懒言，咳痰无力为素体气虚体弱。舌淡苔白，脉浮无力，为气虚邪在卫表之征。

治法：益气解表。

方药：参苏饮加减。

人参多用党参代替，茯苓、甘草补气以祛邪；苏叶、葛根、前胡疏风解表；半夏、枳壳、桔梗宣理肺气，化痰止咳；陈皮、木香理气和中。

若气虚较甚，可加黄芪，也可用补中益气汤加苏叶等益气升阳解表；若表虚自汗，易伤风邪者，可常服玉屏风散以益气固表，以防感冒；若见恶寒重，发热轻，四肢欠温，语音低微，舌质淡胖，脉沉细无力，为阳虚外感，当温阳解表，用再造散或麻黄附子细辛汤加减。

（2）阴虚感冒

症状：身热，微恶风，少汗，头晕，心烦，手足心热，干咳少痰，口干。舌红少苔，脉细数。

分析：身热，微恶风为素体阴虚，感受风热之邪所致；头晕、心烦、手足心热为虚火上扰，心神不安；干咳少痰为肺阴不足，气失宣肃；口干为阴虚津少，津不上乘。舌红少苔，脉细数，均为阴虚内热之征。

治法：滋阴解表。

方药：加减葳蕤汤化裁。

玉竹滋阴生津，以滋汗源；甘草、大枣甘润和中；豆豉、薄荷、葱白、桔梗疏表散邪；白薇清热和阴。

若阴伤较重，口渴咽干明显者，加沙参、麦冬；若产后或月经淋漓，失血过多等出血病后，症见头痛身热，微寒无汗，面色不华，唇甲色淡，心悸头晕，舌淡苔白，脉浮细或无力，属血虚感冒，治当养血解表，宜选葱白七味饮治疗。

四、预 防 调 护

在季节变化之时及流行季节需积极防治本病。冬春风寒当令季节，平素体质虚弱易患感冒者，可服玉屏风散增强免疫力。在流行季节，应尽量少去人口密集的公共场所，戴口罩，勤洗手，防止交叉感染。生活上慎起居，适寒温，冬春尤当注意防寒保暖，盛夏亦不可贪凉露宿，不可过度劳累，调畅情志，避免精神紧张和忧虑。注意锻炼身体，增强体质，以御外邪。

治疗期间应认真护理，加强观察，注意煎药及服药要求，煎药宜于轻煎，不可过煮，乘温热服，服后避风覆被取汗，或吃热稀饭、米汤以助药力，得汗为病邪外达之象，无汗是邪尚未祛。出汗后尤应避风保暖，以防复感，并应多饮开水，适当休息。对时感重症及老年、婴幼儿、体虚者，须加强观察，注意病情变化。

五、小　　结

感冒是由邪犯肺卫，卫表不和引起的，以鼻塞、流涕、喷嚏、咳嗽、头痛、恶寒、发热、全身不适等为主要临床表现的病证。本病四季均可发生，尤以春、冬两季为多。基本病机是邪犯肺卫，卫表不和。感冒的病理性质常人多属实，虚体感冒则属虚实夹杂。根据四时六气不同，以及体质的差异，临床常见风寒、风热、暑湿三证，治疗采用解表达邪的原则。风寒治以辛温发汗，风热治以辛凉清解，暑湿夹杂者又当清暑祛湿解表。虚体感冒除表证外，还可见正虚的表现，应解表与扶正并施。普通感冒病情较轻，全身症状不重，少有传变，预后较好。时行感冒病情较重，发病急，甚或变生他病。虚体感冒，病情常缠绵难愈。若病情反复不已，须加强观察，注意病情变化。

 临证验案

邓某，女，41岁。

感冒两日，鼻塞声重，流涕，咽痛咳嗽，痰吐不爽，发热不高，身痛不适。舌苔正常，脉浮数。辨证属风热外受，自表及肺，上呼吸道感染之症均现。拟予辛凉解表清肺为治。

炙前胡 5g　白苇根 15g　金银花 6g　炙白前 5g　白茅根 15g　金银藤 6g　炙苏子 5g　苦桔梗 5g　牛蒡子 6g　马勃（黛蛤散6g同布包）5g　炒杏仁 6g　冬桑叶 18g　薄荷梗 5g　青连翘 10g　嫩桑枝 18g　凤凰衣 10g　粉甘草 3g

2剂，每日1剂，早晚各一次。

二诊：患者服药后热退咳止，咽痛身痛均瘥，尚余鼻塞流涕，嘱服银翘解毒丸不必再服汤药。

按　此类病型属外感风热，当以辛凉解表法治之，取方化裁银翘散合普济消毒饮，施师每用此方治上呼吸道感染，风热咳嗽，数剂即效。

（祝谌予，翟济生，施如瑜，等．现代著名老中医名著重刊丛书第一辑——施今墨临床经验集[M]．北京：人民卫生出版社．2005）

文献摘录

（1）《伤寒论·太阳病脉证并治》："太阳中风，阳浮而阴弱。阳浮者，热自发；阴弱者，汗自出。啬啬恶寒，淅淅恶风，翕翕发热，鼻鸣干呕者，桂枝汤主之。"

（2）《景岳全书·伤风》："皮毛为肺之合，而上通于鼻，故其在外则为鼻塞声重，甚者并连少阳、阳明之经，而或为头痛，或为憎寒发热；其在内则多为咳嗽，甚则邪实在肺而为痰、为喘。有寒胜而受风者，身必无汗而多咳嗽，以阴邪闭郁皮毛也；有热胜而受风者，身必多汗恶风而咳嗽，以阳邪开泄肌腠也。有气强者，虽见痰嗽，或五六日，或十余日，肺气疏则顽痰利，风邪渐散而愈也；有气弱者，邪不易解，而痰嗽日甚，或绵延数月，风邪犹在，非用辛温必不散也。有以衰老受邪，而不慎起居，则旧邪未去，新邪继之，多致终身受其累，此治之尤不易也。"

（3）《类证治裁·伤风》："其症恶风有汗，脉浮，头痛，鼻塞声重，咳嗽痰多，或憎寒发热。惟其人卫气有疏密，感冒有深浅，故见症有轻重……凡体实者，春夏治以辛凉，秋冬治以辛温，解其肌表，风从汗散；体虚者，固其卫气，兼解风邪……如初起风兼寒，宜辛温发表。郁久成热，又宜辛凉疏解。忌初用寒凉，致外邪不得疏散，郁热不得发越，重伤肺气也。"

（4）《证治汇补·伤风》："如虚人伤风，屡感屡发，形气病气俱虚者，又当补中，而佐以和解。倘专泥发散，恐脾气益虚，腠理益疏，邪乘虚入，病反增剧也。"

（5）《医学心悟·论汗法》："汗者，散也……风寒初客于人也，头痛发热而恶寒，鼻塞声重而体痛，此皮毛受病，法当汗之……凡一切阳虚者，皆宜补中发汗。一切阴虚者，皆宜养阴发汗。"

文献推介

（1）李晨浩，李得民，樊茂蓉，等. 明通治伤风颗粒治疗风寒感冒患者50例多中心随机对照研究[J]. 中医杂志，2021，62（24）：2171-2175.

（2）龙玲，李点，姚欣艳，等. 熊继柏教授辨治感冒经验[J]. 中华中医药杂志，2014，29（07）：2253-2255.

2 咳　嗽

咳嗽是由肺失宣降，肺气上逆引起的，以发出咳声，或咯吐痰液为主要临床表现的病证。历代将有声无痰称为咳，有痰无声称为嗽。一般多为痰声并见，难以截然分开，故以咳嗽并称。咳嗽既是独立性的病证，又是多种肺系疾病的一个症状。

咳嗽病名最早见于《黄帝内经》，该书对咳嗽的成因、症状、证候分类、病理转归及治疗等作了较系统的论述。《素问·宣明五气论》云"五气所病……肺为咳"，指出咳嗽的病位在肺。《素问·咳论》指出咳嗽系由"皮毛先受邪气，邪气以从其合也"，除了外邪犯肺可诱发咳嗽外，脏腑功能失调，病及于肺，均能导致咳嗽，"五脏六腑，皆令人咳，非独肺也"。该篇依据咳嗽的不同表现，将其分为肺、肝、心、脾、肾、胃、大肠、小肠、胆、膀胱、三焦诸咳，从而确立了以脏腑分类的方法，为后世医家对咳嗽病证的研究奠定了理论基础。汉·张仲景治虚火咳逆的麦门冬汤，至今仍为临床应用。后世在张仲景的基础上，对咳嗽的治法方药提出了许多新的见解。隋·巢元方《诸病源候论》有十咳之称，虽然体现了辨证思想，但名目繁多，临床难以掌握。

明·张景岳执简驭繁，将咳嗽分为外感、内伤两大类，《景岳全书·咳嗽》指出："咳嗽一证，窃见诸家立论太繁，皆不得其要，多致后人临证莫知所从，所以治难得效。以余观之，则咳嗽之要，止惟二证。何为二证？一曰外感，一曰内伤而尽之矣……但于二者之中当辨阴阳，当分虚实耳。"至此，咳嗽的辨证分类渐趋成熟，切合临床实用。《景岳全书》提出外感咳嗽宜"辛温发散"为主，内伤咳嗽宜"甘平养阴"为主的治疗原则，丰富了辨证论治的内容。清·喻昌《医门法律》论述了燥的病机及其伤肺为病而致咳嗽的证治，创立温润、凉润治咳之法；针对新久咳嗽治疗中常见的问题，提出六条治咳之禁，至今对临床仍有参考价值。

西医学中的急慢性支气管炎、慢性咳嗽、上呼吸道感染、支气管扩张、肺炎等以咳嗽为主要表现者属于本病范畴，可参考本病辨证论治。

一、病因病机

（一）病因

1. 外感 六淫外邪，侵袭肺系。多因肺的卫外功能减退或失调，以致在天气冷热失常、气候突变的情况下，六淫外邪从口鼻或皮毛侵入，侵袭肺系，或因吸入烟尘、异味气体，肺气被郁，肺失宣降，导致咳嗽。《河间六书·咳嗽论》谓："寒、暑、湿、燥、风、火六气，皆令人咳。"风为六淫之首，其他外邪多随风邪侵袭人体，所以外感咳嗽常以风为先导，夹有寒、热、燥等邪，表现为风寒、风热、风燥相合为病，张景岳曾倡"六气皆令人咳，风寒为主"之说，认为风邪夹寒者居多。

2. 内伤 由脏腑功能失调，内邪干肺所致。可分其他脏腑病变涉及于肺和肺脏自病两种。《医学三字经·咳嗽》云："是咳嗽不止于肺，而亦不离乎肺也。"他脏及肺的咳嗽，可因情志刺激，肝失条达，气郁化火，气火循经上逆犯肺所致；或由饮食不当，嗜烟好酒，熏灼肺胃所致；或由过食肥厚辛辣，或脾失健运，痰浊内生，上干于肺所致。肺脏自病者常由肺系多种疾病迁延不愈导致，肺脏虚弱，阴伤气耗，肺的主气功能失常，肃降无权，而致气逆为咳。

（二）病机

咳嗽的基本病机为肺失宣降，肺气上逆。因肺主气，司呼吸，上连气道、喉咙，开窍于鼻，外合皮毛，内为五脏华盖，其气贯百脉而通他脏，不耐寒热，称为"娇脏"，易受内外之邪侵袭而为病。肺脏为祛邪外达，以致肺气上逆，冲击声门而发为咳嗽。《医学心悟·卷三》云："肺体属金，譬若钟然，钟非叩不鸣，风寒暑湿燥火六淫之邪，自外击之则鸣，劳欲情志，饮食炙煿之火，自内攻之则亦鸣。"《医学三字经·咳嗽》云："肺为五脏之华盖，呼之则虚，吸之则满。只受得本脏之正气，受不得外来之客气，客气干之，则呛而咳矣。亦只受得脏腑之清气，受不得脏腑之病气，病气干之，亦呛而咳矣。"提示咳嗽是内外病邪犯肺，肺脏祛邪外达的一种病理反应。

虽然五脏六腑皆令人咳，但主要病位在肺，与肝、脾、肾关系最为密切。他脏及肺者，多因实致虚。如肝火犯肺者，每见气火灼伤肺津，炼液为痰。痰湿犯肺者，多因湿困中焦，脾失健运，水谷不能化为精微上输以养肺，反而聚生痰浊，上干于肺，久延则肺脾气虚，气不化津，痰浊更易滋生，此即"脾为生痰之源，肺为贮痰之器"的道理。甚则病及于肾，以致肺虚不能主气，肾虚不能纳气，由咳致喘。如痰湿蕴肺，遇外感引触，痰从热化，则易耗伤肺阴。肺脏自病者，多因虚致实，如肺阴不足每致阴虚火炎，灼津为痰；肺气亏虚，气不化津，津聚成痰，甚则痰从寒化为饮。

本病的病理性质有虚实之分。外感咳嗽属于邪实，为外邪犯肺，肺气壅遏不畅所致。因于风寒者，肺气失宣，津液凝滞；因于风热者，肺气不清，热蒸液聚为痰；因于风燥者，燥邪灼津生痰，肺气失于润降，则发为咳嗽。若外邪未能及时解散，还可发生演变转化，如风寒久郁化热，风热灼津化燥，肺热蒸液成痰等。内伤咳嗽多属邪实与正虚并见。外感咳嗽与内伤咳嗽可相互影响为病。外感咳嗽如迁延失治，邪伤肺气，更易反复感邪，而致咳嗽屡作，肺脏益伤，逐渐转为内伤咳嗽。肺脏有病，卫外不强，易受外邪引发或加重，在气候转冷时尤为明显。久则肺脏虚弱，阴伤气耗，由实转虚。内伤咳嗽反复发作，积年累月，可使肺、脾、肾俱虚，影响气血之运行、津液之输布而变生他证。

二、诊断与鉴别诊断

（一）诊断依据

（1）临床以咳逆有声或伴喉痒咯痰为主要表现。

（2）外感咳嗽多起病急，病程短，常伴恶寒发热等表证；内伤咳嗽多为久病，常反复发作，病程较长，常伴其他脏腑失调的症状。

（二）鉴别诊断

1. **哮病** 虽然哮病也会兼见咳嗽，但哮病主要表现为喉中哮鸣有声，呼吸气促困难，甚则喘息不能平卧，发作与缓解均迅速，呈反复性发作，常因气候突变、饮食不当、情志失调、劳累等因素诱发，发作前多有鼻痒、喷嚏、胸闷、情绪不宁等先兆。

2. **喘证** 喘证也可兼有咳嗽症状，但主要以呼吸困难、甚至张口抬肩、鼻翼煽动、不能平卧为特征。咳嗽日久不愈，可转变为喘证。

3. **肺痨** 肺痨的主症为咳嗽、咯血、潮热、盗汗、身体逐渐消瘦等，是由于体质虚弱、气血不足、痨虫侵肺所致，本病是具有传染性的慢性虚损疾患。

4. **肺胀** 肺胀是多种肺系疾病反复迁延而致，除咳嗽症状外，并有胸部膨满，喘咳上气，烦躁心慌，甚则肢体浮肿，面色晦暗等。病情缠绵，日久不愈。

5. **肺痈** 以咳吐大量腥臭脓血痰为特征，多伴有咳嗽、胸痛、发热等症。病机为热壅血瘀、蕴毒化脓而成痈。根据病理演变过程，可分为初期、成痈期、溃脓期、恢复期。

三、辨证论治

（一）辨证要点

1. **辨外感内伤** 外感咳嗽，多为新病，起病急，病程短，常伴恶寒、发热、头痛等肺卫表证。内伤咳嗽，多为久病，常反复发作，病程长，可伴他脏病证。

2. **辨证候虚实** 外感咳嗽以风寒、风热、风燥为主，一般均属邪实。而内伤咳嗽多为虚实夹杂，其中痰湿、痰热、肝火多为邪实正虚；肺阴亏耗咳嗽则属正虚，或虚中夹实。应分清标本主次缓急。

3. **辨咳嗽特点** 包括辨时间、节律、性质、声音以及加重的有关因素。咳嗽时作，白天多于夜间，咳而急剧，声重，或咽痒者，多为外感风寒、风热或风燥引起；若咳声嘶哑，病势急而病程短者，为外感风寒、风热或风燥，病势缓而病程长者为阴虚或气虚；咳声粗浊者，多为风热或痰热伤津所致；早晨咳嗽，阵发加剧，咳嗽连声重浊，痰出咳减者，多为痰湿或痰热咳嗽；午后、黄昏咳嗽加重，或夜间有单声咳嗽，咳声轻微短促者，多属肺燥阴虚；夜卧咳嗽较剧，持续不已，少气或伴气喘者，为久咳致喘的虚寒证；咳而声低气怯者属虚，洪亮有力者属实；饮食肥甘、生冷加重者多属痰湿；情志郁怒加重者因于气火；劳累、受凉后加重者多为痰湿、虚寒。

4. **辨咳痰特点** 包括辨痰的色、质、量、味。咳而少痰者多属燥热、气火、阴虚；痰多者常属湿痰、痰热、虚寒；痰白而稀薄者属风、属寒；痰黄而稠者属热；痰白质黏者属阴虚、燥热；痰白清稀透明呈泡沫样者属虚、属寒；咳吐血痰者，多为肺热或阴虚；如脓血相兼者，为痰热瘀结痈之候；咳嗽，咳吐粉红色泡沫痰，咳而气喘，呼吸困难者，多属心肺阳虚，气不主血；咳痰有热腥味或腥臭气者为痰热，味甜者属痰湿，味咸者属肾虚。

（二）治疗原则

咳嗽的治疗应分清邪正虚实。外感咳嗽，多为实证，应祛邪利肺，按病邪性质分风寒、风热、风燥论治。内伤咳嗽，多属邪实正虚。标实为主者，治以祛邪止咳；本虚为主者，治以扶正补虚。并按本虚标实的主次酌情兼顾。同时，除直接治肺外，还应从整体出发，注意治脾、治肝、治肾等。

（三）分证论治

1. 外感咳嗽

（1）风寒袭肺证

症状：咳嗽声重，气急，咽痒，咳痰稀薄色白，常伴鼻塞，流清涕，头痛，肢体酸楚，恶寒，发热，无汗等表证。舌苔薄白，脉浮或浮紧。

分析：咳嗽声重，气急为风寒袭肺，肺气壅塞不得宣通；鼻塞流涕，咽喉作痒为风寒上受，肺窍不利；咯痰稀薄色白为寒邪郁肺，气不布津，凝聚为痰；头痛身楚，恶寒发热，无汗等表寒证为风寒外束肌腠；苔薄白，脉浮或浮紧，均为风寒在表之征。

治法：疏风散寒，宣肺止咳。

方药：三拗汤合止嗽散加减。前方重在宣肺解表，后方重在止咳化痰，两方合用，尤宜于风寒外束肌表，内郁肺气之咳嗽。

麻黄、杏仁、甘草宣肺散寒，适用于初起风寒闭肺。后方紫菀、百部润肺止咳；荆芥、桔梗、甘草、陈皮祛风宣肺，化痰利咽；白前降气祛痰，适用于外感咳嗽迁延不愈，表邪未净，或愈而复发，喉痒而咯痰不畅者。

若夹痰浊，咳而痰黏，胸闷，苔腻，加半夏、厚朴、茯苓以燥湿化痰；表寒未解，里有郁热，热为寒遏，咳嗽音哑，气急似喘，痰黏稠，口渴，心烦，或有身热，加生石膏、桑皮、黄芩以解表清里。

（2）风热犯肺证

症状：咳嗽频剧，气粗或咳声嘶哑，喉燥咽痛，咳痰不爽，痰黏稠或稠黄，咳时汗出，常伴鼻流黄涕，口渴，头痛，身楚，恶风，身热等表证。舌苔薄黄，脉浮数或浮滑。

分析：咳嗽频剧，气粗或咳声音哑为风热犯肺，肺失清肃；口渴，喉燥咽痛为肺热伤津；咯痰不爽，稠黏色黄为肺热内郁，蒸液成痰；鼻流黄涕，头痛，汗出，身楚，恶风，身热等表热证为风热犯表，卫表不和所致；舌苔薄黄，脉浮数，均为风热在表之征。

治法：疏风清热，宣肺止咳。

方药：桑菊饮加减。

桑叶、菊花、薄荷、连翘辛凉解表而清风热；桔梗、杏仁、甘草、芦根宣肺止咳，清热生津。

若肺热内盛，身热较著，恶风不显，口渴喜饮，加黄芩、知母清肺泄热；热邪上壅，咽痛，配射干、挂金灯、赤芍清热利咽；热伤肺津，咽燥口干，舌质红，加南沙参、天花粉清热生津；夏令夹暑湿者，加六一散、鲜荷叶清解暑热。

（3）风燥伤肺证

症状：干咳，连声作呛，喉痒，咽喉干痛，唇鼻干燥，无痰或痰少而粘连成丝，不易咯出，或痰中带有血丝，口干，初起或伴鼻塞、头痛、微寒、身热等表证。舌质红，苔薄白或薄黄，干而少津，脉浮数或小数。

分析：干咳作呛为风燥伤肺，肺失清润；咽喉口鼻干燥，痰黏不易咯出为燥热灼津；痰中夹血为燥热伤肺，肺络受损；舌质红，苔薄白或薄黄，干而少津，脉浮数，均属燥热之征。

治法：疏风清肺，润燥止咳。

方药：桑杏汤加减。

桑叶、豆豉疏风解表，杏仁、象贝母化痰止咳，南沙参、梨皮、山栀生津润燥清热。

若津伤较甚，配麦冬、玉竹滋养肺阴；热重者酌加石膏、知母清肺泄热；肺络受损，痰中夹血，配白茅根清热止血；另有凉燥证，乃燥证与风寒并见，表现干咳少痰或无痰，咽干鼻燥，兼有恶寒发热，头痛无汗，舌苔薄白而干等症，用药当以温而不燥，润而不凉为原则，方取杏苏散加减；若恶寒甚，无汗，可配荆芥、防风以散寒解表。

2. 内伤咳嗽

（1）痰湿蕴肺证

症状：咳嗽反复发作，咳声重浊，痰多，因痰而嗽，痰出咳平，痰黏腻或稠厚成块，色白或带灰色，每于早晨或食后则咳甚痰多，进甘甜油腻食物加重，胸闷，脘痞，呕恶，食少，体倦，大便时溏。舌苔白腻，脉濡滑。

分析：咳嗽痰多，咳声重浊，痰白黏腻或稠厚为脾湿生痰，上渍于肺，壅遏肺气；胸闷脘痞、呕恶为脾运不健，助湿生痰，湿痰中阻所致；食少、神倦、大便时溏为脾气虚弱；舌苔白腻，脉濡滑，为痰湿内盛之征。

治法：健脾燥湿，理气止咳。

方药：二陈平胃散合三子养亲汤加减。前方燥湿化痰，理气和中，适用于咳而痰多稠厚，胸闷，脘痞，苔腻者；后方降气化痰，用于痰浊壅肺，咳逆痰涌，胸满气急，苔浊腻者，两方同治痰湿。

半夏、茯苓燥湿化痰，陈皮、甘草理气和中，亦可加苍术、厚朴，加强燥湿化痰作用。后方用苏子、白芥子、莱菔子降气化痰止咳。

若寒痰较重，痰黏白如沫，怕冷，加干姜、细辛温肺化痰；久病脾虚，神倦，酌加党参、白术、炙甘草益气健脾。症情平稳后可服六君子汤调理。

（2）痰热壅肺证

症状：咳嗽气息粗促，或喉中有痰声，痰多、质黏厚或稠黄，咯吐不爽，或有热腥味，或吐血痰，胸胁胀满，咳时引痛，面赤，或有身热，口干欲饮。舌质红，苔薄黄腻，脉滑数。

分析：咳嗽气息粗促，痰多质黏稠、色黄，咯吐不爽为痰热壅阻肺气，肺失清肃；痰有腥味为痰热郁蒸；胸胁胀痛，咳时引痛，或咯吐血痰为热伤肺络；身热，口干欲饮为肺热内郁；舌质红，苔薄黄腻，脉滑数，均为痰热之征。

治法：清热肃肺，豁痰止咳。

方药：清金化痰汤加减。

桑白皮、黄芩、山栀、知母清泄肺热；贝母、瓜蒌、桔梗清肺止咳；麦冬、橘红、茯苓、甘草养阴化痰。

若痰热郁蒸，痰黄如脓或腥臭，酌加鱼腥草、金荞麦、冬瓜子、薏苡仁等清热化痰；胸满咳逆，痰涌，便秘，加葶苈子、大黄、芒硝泻肺通腑逐痰；痰热伤津，口干，舌红少津，加南沙参、天冬、天花粉养阴生津。

（3）肝火犯肺证

症状：上气咳逆阵作，咳时面赤，咽干口苦，常感痰滞咽喉，咯之难出，量少质黏，或痰如絮条，胸胁胀痛，咳时引痛，症状可随情绪波动而增减。舌质红，薄黄少津，脉弦数。

分析：气逆作咳，咳则连声为肝失条达，肝气郁结化火，上逆侮肺，肺失肃降所致；咳时面红，口苦咽干为肝火上炎；痰黏或成絮条，难以咯吐为木火刑金，炼液成痰，肺热津亏；胁肋为肝经循行之区域，胸胁胀痛，咳引胁痛为肝肺络气不和；舌质红，薄黄少津，脉弦数，皆为肝火肺热之征。

治法：清肺泻肝，顺气降火。

方药：黛蛤散合黄芩泻白散加减。前方清肝化痰，后方顺气降火，清肺化痰，二方相合，使气火下降，肺气得以清肃，咳逆自平。

青黛、海蛤壳清肝化痰；桑白皮、地骨皮、知母、黄芩、甘草清热泻火；桔梗、青皮、陈皮化痰顺气。还可酌加山栀、牡丹皮清肝泻火；苏子、竹茹、枇杷叶化痰降气。

若胸闷气逆，加枳壳、旋覆花利气降逆；胸痛配郁金、丝瓜络理气和络；痰黏难咯，加海浮石、贝母清热豁痰；火郁伤津，咽干口燥，咳嗽日久不减，酌加北沙参、麦冬、天花粉、诃子养阴生津敛肺。

（4）肺阴亏耗证

症状：干咳，咳声短促，痰少黏白，或痰中带血丝，或声音逐渐嘶哑，口干咽燥，或午后潮热颧红，手足心热，夜寐盗汗，起病缓慢，日渐消瘦，神疲。舌红少苔，脉细数。

分析：干咳、咳声短促为肺阴亏虚，虚热内灼，肺失润降；痰少黏白或见夹血为虚火灼津为痰，肺损络伤；咳声逐渐嘶哑，口干咽燥为阴虚肺燥，津液不能濡润上承所致；午后潮热，手足心热，颧红，夜寐盗汗为阴虚火旺；形瘦神疲为阴精不能充养；舌红少苔，脉细数，为阴虚内热之征。

治法：滋阴清热，润肺止咳。

方药：沙参麦冬汤加减。

沙参、麦冬、天花粉、玉竹、百合滋养肺阴；桑叶清散肺热；扁豆、甘草甘缓和中。可加川贝母、甜杏仁润肺化痰；桑白皮、地骨皮清肺泻火。

如咳而气促甚者，加五味子、诃子以敛肺气；阴虚潮热，酌加功劳叶、银柴胡、青蒿、鳖甲、胡黄连以清虚热；阴虚盗汗，加乌梅、瘪桃干、浮小麦收敛止涩；肺热灼津，咯吐黄痰，加海蛤粉、知母、黄芩清热化痰；热伤血络，痰中带血，加牡丹皮、山栀、藕节清热止血。

四、预防调护

对于咳嗽的预防，首应注意气候变化，防寒保暖，不宜食肥甘滋腻、辛辣及过咸之品，嗜酒及吸烟等不良习惯尤当戒除，避免有害气体伤肺。适当参加体育锻炼，提高机体卫外功能。平素易感冒者，可予玉屏风散服用。

至于咳嗽的调护，外感咳嗽，如发热等全身症状明显者，应适当休息。内伤咳嗽多呈慢性反复发作，尤其应当注意起居饮食的调护，可据病情适当选食梨、莱菔、山药、百合、荸荠、枇杷等。注意劳逸结合。缓解期应坚持"缓则治本"的原则，补虚固本以图根治。

五、小　　结

咳嗽是由肺失宣降，肺气上逆引起的，以发出咳声，或咯吐痰液为主要临床表现的病证。咳嗽分为外感和内伤，基本病机为肺失宣降，肺气上逆。临床辨证当分虚实两类。外感咳嗽多为邪实，应祛邪利肺，按病邪性质分风寒、风热、风燥论治。内伤咳嗽，多属邪实正虚。标实为主者，治以祛邪止咳；本虚为主者，治以扶正补虚，并按本虚标实的主次酌情兼顾。同时，除直接治肺外，还应从整体出发，注意治脾、治肝、治肾等。外感咳嗽与内伤咳嗽可相互影响为病。外感咳嗽如迁延失治，邪伤肺气，更易反复感邪，而致咳嗽屡作，肺脏益伤，逐渐转为内伤咳嗽。肺脏有病，卫外不强，易受外邪引发或加重，在气候转冷时尤为明显。久则肺脏虚弱，阴伤气耗，由实转虚。内伤咳嗽反复发作，积年累月，可使肺、脾、肾俱虚，影响气血之运行、津液之输布而变生他证。

临证验案

杨某，男，26岁。2002年2月18日初诊。

患者1周前下乡访友，外感风寒，头痛鼻塞，流清涕，微恶风寒，咳嗽声重，痰稀白不畅，胸闷咽痒，口不渴。自服维C银翘片、枇杷止咳露、感冒咳嗽冲剂等，症状未减，咳嗽仍频，遂来门诊治疗。症状如前所述，舌质淡红，舌苔白微腻，脉浮弦滑。此乃外感风寒，肺失宣畅之象。拟予疏散风寒，宣肺止咳为治。方用冬菀止咳汤（经验方）：

生麻黄10g　生姜10g　细辛3g　紫菀10g　款冬花10g　法半夏10g　苍耳子10g　辛夷(包煎)10g

5剂，水煎服，每日1剂。

二诊：患者诉服药1剂后咳嗽顿减，诸症明显减轻，服完5剂咳嗽已愈，感冒症状消失。续服5剂，以巩固疗效。

按　患者服用维C银翘片、枇杷止咳露、感冒咳嗽冲剂不效，分析其处方组成，药性以辛凉清润为主。但本案证候表现为典型风寒袭肺证，只宜辛温疏收、宣肺止咳，不宜辛凉清润、收敛肺气。这是本案用药不效和取效的关键所在。

冬菀止咳汤为洪广祥教授多年治疗急性支气管炎风寒袭肺证的经验方，临床用于风寒咳嗽证疗效显著。该方的主要特点是根据风寒咳嗽的病机为风寒袭肺，肺失宣肃，以及"肺开窍于鼻""鼻为肺之门户"的理论组建方药，以达"肺鼻同治"、双向调节、相得益彰的止咳功效。冬菀止咳汤已开发成为国家三类新中成药——冬菀止咳颗粒，填补了我国止咳中成药的设计空白。药效试验结果表明，冬菀止咳颗粒具有较强的镇咳、祛痰、抗炎、抗病毒解热作用和一定的抗菌作用。冬菀止咳颗粒具有祛风散寒、宣肺止咳、肺鼻同治的显著功效，用于急性支气管炎的风寒咳嗽证。

（刘良徛，等. 国医大师洪广祥医论医话[M]. 北京：中国中医药出版社. 2019）

文献摘录

（1）《素问病机气宜保命集·咳嗽论》："咳谓无痰而有声，肺气伤而不清也；嗽是无声而有痰，脾湿动而为痰也。咳嗽，谓有痰而有声，盖因伤于肺气，动于脾湿，因咳而为嗽也。"

（2）《景岳全书·咳嗽》："外感之邪多有余，若实中有虚，则宜兼补以散之。内伤之病多不足，若虚中挟实，亦当兼清以润之。"

（3）《医学入门·咳嗽》："新咳有痰者外感，随时解散；无痰者便是火热，只宜清之。久咳有痰者燥脾化痰，无痰者清金降火。盖外感久则郁热，内伤久则火炎，俱宜开郁润燥……苟不治本而浪用兜铃、粟壳涩剂，反致缠绵。"

（4）《医宗必读·咳嗽》："大抵治表者，药不宜静，静则流连不解，变生他病，故忌寒凉收敛。治内者，药不宜动，动则虚火不宁，燥痒愈甚，故忌辛香燥热。"

（5）《医学心悟·咳嗽》："凡治咳嗽，贵在初起得法为善。经云：微寒微咳，咳嗽之因，属风寒者十居其九。故初治必须发散，而又不可过散，不散则邪不去，过散则肺气必虚，皆令缠绵难愈。……久咳不已，必须补脾土以生肺金。此诚格致之言也。"

文献推介

（1）胡倩，王秋琴，段培蓓，等. 刮痧联合宣肺止嗽汤治疗感染后咳嗽风寒恋肺证临床观察[J]. 中国针灸，2016，36（12）：1257-1262.

（2）贾琳，李博林，张明泉. 李士懋论治咳嗽经验总结[J]. 中国中医基础医学杂志，2020，26（07）：993-994+1006.

3 哮 病

哮病是由痰阻气道，肺失宣降引起的，以喉中哮鸣有声，呼吸困难，甚者喘息不得平卧为主要临床表现的病证。

《黄帝内经》虽无哮病之名，但许多篇章都有关于哮病症状、病因病机的记载。如《素问·阴阳别论》云"阴争于内，阳扰于外，魄汗未藏，四逆而起，起则熏肺，使人喘鸣"，即与哮病的发作特点相似。汉·张仲景《金匮要略·肺痿肺痈咳嗽上气病脉证并治》曰："咳而上气，喉中水鸡声，射干麻黄汤主之。"又在《金匮要略·痰饮咳嗽病脉证并治》篇中指出："膈上病痰，满喘咳吐，发则寒热，背痛腰疼，目泣自出，其人振振身瞤剧，必有伏饮。"不仅具体描述了哮病发作时的典型症状，提出了治疗方药，而且将其病机归属于痰饮病中的"伏饮"，堪称后世顽痰伏肺为哮病夙根的渊薮。

此后医籍中还有呷嗽、哮吼、齁鲐等形象性的命名。元·朱丹溪首创哮喘病名，在《丹溪心法·哮喘十四》一书中作为专篇论述，并认为"哮喘必用薄滋味，专主于痰"，提出"未发宜扶正气为主，已发用攻邪为主"的治疗原则。明·虞抟《医学正传》则进一步对哮与喘作了明确的区别，指出"哮以声响言，喘以气息言"。

西医学中的支气管哮喘、嗜酸性粒细胞增多症引起的哮喘，以及肺系或其他疾病引起的哮喘等为主要表现者属于本病范畴，可参考本病辨证论治。

一、病 因 病 机

（一）病因

1. 外邪侵袭 外感风寒或风热之邪，未能及时表散，邪蕴于肺，壅阻肺气，气不布津，聚液生痰致哮病发作。《临证指南医案·哮》云："宿哮……沉痼之病……寒入背腧，内合肺系，宿邪阻气阻痰。"其他如吸入风媒花粉、烟尘、异味气体等，影响肺气的宣发，以致津液凝痰，阻塞气道，亦为哮病的常见病因。

2. 饮食不当 过食生冷，寒饮内停，或嗜食酸咸甘肥，积痰蒸热，或进食海膻发物，以致脾失健运，痰浊内生，上干于肺，壅阻肺气，亦可导致哮证。《医碥·喘哮》云："哮者……得之食味酸咸太过，渗透气管，痰入结聚，一遇风寒，气郁痰壅即发。"故古有"食哮""鱼腥哮""卤哮""糖哮""醋哮"等名。

3. **情志失调** 愤怒忧思，导致气机郁滞，肝失条达，气逆上冲于肺，引动伏痰。《症因脉治·哮病》云："痰饮留伏，结成窠臼，潜伏于内，偶有七情之犯，饮食之伤，或外有时令之风寒，束其肌表，则哮喘之症作矣。"

4. **体虚病后** 体质不强，有因家族禀赋而病哮者，如《临证指南医案·哮》指出有"幼稚天哮"。部分哮病患者因幼年患麻疹、顿咳，或反复感冒、咳嗽日久等病，以致肺气亏虚，气不化津，痰饮内生；或病后阴虚火旺，热蒸液聚，痰热胶固而病哮。体质不强多以肾虚为主，而病后所致者多以肺虚为主。

（二）病机

哮病的基本病机为痰阻气道，肺失宣降。病位在肺，与肝、脾、肾密切相关。病理因素以痰为主，痰的产生主要由于肺不能散布津液，脾不能运输精微，肾不能蒸化水液，以致津液凝聚成痰，伏藏于肺，成为发病的"夙根"，多因气候、饮食、情志、劳累等诱发，这些诱因每多相互关联，其中尤以气候为主。

本病发作时的基本病机为"伏痰"遇感引触，痰随气升，气因痰阻，相互搏结，壅塞气道，气道挛急，通畅不利，肺气宣降失常，引动停积之痰，而致痰鸣如吼，气息喘促。《证治汇补·哮病》云："哮即痰喘之久而常发者，因内有壅塞之气，外有非时之感，膈有胶固之痰，三者相合，闭拒气道，搏击有声，发为哮病。"《医学实在易·哮证》也认为哮病为邪气与伏痰："狼狈相因，窒塞关隘，不容呼吸，而呼吸正气，转触其痰，鼾齁有声。"由此可知，哮病发作时的主要病机为痰阻气闭，以邪实为主。由于病因不同，体质差异，又有寒哮、热哮、风痰哮之分。哮因寒诱发，素体阳虚，痰从寒化，属寒痰为患则发为冷哮；若因热邪诱发，素体阳盛，痰从热化，属痰热为患则发为热哮。或由痰热内郁，风寒外束，则为寒包火证。痰浊伏肺，肺气壅实，风邪触发则表现为风痰哮。寒痰内郁化热，寒哮亦可转化为热哮。若哮病反复发作，寒痰伤及脾肾之阳，痰热伤及肺肾之阴，则可从实转虚。

哮病为本虚标实之病，肺、脾、肾虚为本属虚，痰浊为标属实。因痰浊而导致肺、脾、肾虚衰；虚衰又促使痰浊生成，使伏痰益固，且正虚降低了机体抗御诱因的能力。本虚与标实互为因果，相互影响，故本病难以速愈和根治。发作时以标实为主，表现为痰鸣气喘；在缓解期以肺、脾、肾等脏器虚弱之候为主，表现为短气、疲乏，常有轻度哮症。若哮病大发作，或发作呈持续状态，邪实与正虚错综并见，肺肾两虚而痰浊又复壅盛，严重者因不能调节心血的运行，命门之火不能上济于心，则心阳亦同时受累，甚至发生"喘脱"危候。

二、诊断与鉴别诊断

（一）诊断依据

（1）发作时喉中哮鸣有声，呼吸困难，甚则张口抬肩，不能平卧，或口唇指甲紫绀，呈反复发作。

（2）有过敏史或家族史。

（3）常因气候突变、饮食不当、情志失调、劳累等因素诱发，发作前多有鼻痒、喷嚏、咳嗽、胸闷等先兆。

（二）鉴别诊断

1. 喘病　哮病和喘病都有呼吸急促、困难的表现，哮必兼喘，而喘未必兼哮。哮指声响言，以发作时喉中哮鸣有声为主要临床特征，是一种反复发作的独立性疾病；喘指气息言，以呼吸急促困难为主要临床特征，是多种急慢性疾病的一个症状。

2. 支饮　支饮虽然也有痰鸣气喘的症状，但多系部分慢性咳嗽经久不愈，逐渐加重而成，病势时轻时重，发作与间歇界限不清，咳和喘重于哮鸣。与哮病间歇发作，突然发病，迅速缓解，哮吼声重而咳轻，或不咳，两者有显著的不同。

三、辨证论治

（一）辨证要点

1. 辨病势　哮病特点呈发作性，发无定时，以夜间多见。发时痰鸣有声，呼吸困难，不能平卧。病势的轻重，发作频度的稀密，发作时间的长短，因人而异。发作短者仅几分钟，或几小时，甚者持续数天。一般来说，发作和缓解均迅速，多为突然而起，亦可有先兆症状，如鼻喉作痒，喷嚏，鼻流清涕，呼吸不畅，胸中不适，嗳气，呕吐，情绪不宁等。继则咽塞胸闷，微咳干呛，以至呼吸困难，呼气延长，喉中痰鸣有声，痰黏量少，咯吐不利，甚者张口抬肩，目胀睛突，不能平卧，端坐俯伏较舒，烦躁不安，面色苍白，唇甲青紫，额汗淋漓，或伴有寒热。若能将大量黏痰畅利地咳出，则窒闷之势得以渐减，呼吸渐感通畅，痰鸣气憋随之缓解，似如常人，或感疲劳，纳差。若病程日久，反复发作，导致身体虚弱，可常有轻度哮证，在大发作时甚至持续难平。

2. 辨虚实寒热　辨证总属邪实正虚，发作时以邪实为主，未发作时以正虚为主。应分冷、热、寒包热、风痰、虚哮五类，注意是否兼有表证。审其阴阳之偏虚，区别脏腑之所属，了解肺、脾、肾的主次。

（二）治疗原则

发时治标，平时治本是本病治疗的首要原则。发作时攻邪，治标需分寒热，寒痰宜温化宣肺，热痰当清化肃肺，风邪当疏风宣肺、降气平喘，风痰为患又当祛风涤痰。表证明显者兼以解表，平时治本当分阴阳，阳气虚者应予温补、阴虚者则以滋养，分别采用补肺、健脾、益肾等法，以冀减轻、减少或控制其发作。至于正虚邪实、寒热虚实者，又当兼以治之。

（三）分证论治

1. 发作期

（1）冷哮证

症状：喉中哮鸣如水鸡声，呼吸急促，喘憋气逆，胸膈满闷如塞，咳不甚，咯痰量少，痰色白、稀薄而有泡沫，或呈黏沫状，口不渴或渴喜热饮，形寒怕冷，天冷或受寒易发，面色青晦。舌苔白滑，脉弦紧或浮紧。

分析：喉中哮鸣如水鸡声，呼吸急促为寒痰伏肺，遇寒触发，痰升气阻，壅塞气道，肺失升降；胸膈满闷如塞，咳不甚，咯痰量少为肺气闭郁，不得宣畅；痰色白、稀薄而有泡沫，或呈黏沫状为痰从寒化饮；口不渴或渴喜热饮为病因于寒，内无郁热；形寒怕冷，面色青晦为阴盛于内，阳气不得宣达；天冷或受寒易发为外寒引动伏饮；舌苔白滑，脉弦紧或浮紧，皆为寒盛之征。

治法：宣肺散寒，化痰平喘。

方药：射干麻黄汤或小青龙汤加减。前者长于降逆平喘，用于哮鸣喘咳，表证不著者；后方解表散寒力强，用于表寒里饮，寒象较重者。

麻黄、射干宣肺平喘，化痰利咽；干姜、细辛、半夏温肺化饮降逆；紫菀、款冬化痰止咳；五味子收敛肺气；大枣、甘草和中。

痰涌气逆，不得平卧，加葶苈子、苏子泻肺降逆，并酌加杏仁、白前、橘皮等化痰利气；咳逆上气，汗多，加白芍以敛肺；若病久，阴盛阳虚，发作频繁，发时喉中痰鸣如鼾，声低，气短不足以息，咳痰清稀，面色苍白，汗出肢冷，舌苔淡白，脉沉细者，当标本同治，温阳补虚，降气化痰，用苏子降气汤，酌配党参、胡桃肉、紫石英、沉香之类，阳虚明显者，伍以附子、补骨脂等。

（2）热哮证

症状：喉中痰鸣如吼，喘而气粗息涌，胸高胁胀，咳呛阵作，咯痰色黄或白，黏浊稠厚，排吐不利，口渴喜饮，汗出，面赤，口苦，或有身热。舌质红，苔黄腻，脉滑数或弦滑。

分析：喉中痰鸣如吼，喘而气粗息涌，胸高胁胀，咳呛阵作为痰热壅肺，肺失清肃，肺气上逆，阻塞气道；咯痰色黄或白，黏浊稠厚，排吐不利为热蒸液聚生痰，痰热交结于肺；口渴喜饮为病因于热，肺无伏寒；汗出，面赤，口苦，或有身热为痰火郁蒸；舌质红，苔黄腻，脉滑数或弦滑，皆为痰热内盛之征。

治法：清热宣肺，化痰定喘。

方药：定喘汤或越婢加半夏汤加减。前方长于清化痰热，用于痰热郁肺，表证不著者；后方偏于宣肺泄热，用于肺热内郁，外有表证者。

麻黄宣肺平喘；黄芩、桑白皮清热肃肺；杏仁、半夏、款冬、苏子化痰降逆；白果敛肺，并防麻黄过于耗散；甘草调和诸药。

若表寒外束，肺热内郁，加石膏配麻黄解表清里；肺气壅实，痰鸣息涌，不得平卧，加葶苈子、广地龙泻肺平喘；肺热壅盛，痰吐稠黄，加海蛤壳、射干、知母、鱼腥草以清热化痰。

（3）寒包热哮证

症状：喉中哮鸣有声，胸膈烦闷，呼吸急促，喘咳气逆，咳痰不爽，痰黏色黄或黄白相兼，烦躁，发热，恶寒，无汗，身痛，口干欲饮，大便偏干。舌苔白腻，舌尖边红，脉弦紧。

分析：喉中哮鸣有声，胸膈烦闷，呼吸急促，喘咳气逆，为痰热壅肺，肺失清肃，肺气上逆，阻塞气道；咳痰不爽，痰黏色黄或黄白相兼，为热蒸液聚生痰，痰热交结于肺；发热，恶寒，无汗为风寒之邪外束肌表；身痛为清阳不展，络脉失和；烦躁，口干欲饮，大便偏干为内有热邪；舌苔白腻，舌尖边红，脉弦紧，皆为痰热壅肺，复感风寒之征。

治法：解表散寒，清化痰热。

方药：小青龙加石膏汤或厚朴麻黄汤加减。前方用于外感风寒，饮邪内郁化热，而以表寒为主，喘咳烦躁者；后方用于饮邪迫肺，夹有郁热，咳逆喘满，烦躁而表寒不著者。

麻黄解表散寒、宣肺平喘，石膏清泄肺热，二药合用，辛凉配伍，外散风寒，内清里热；厚朴、杏仁平喘止咳；生姜、半夏化痰降逆；甘草、大枣调和诸药。

表寒重者，加桂枝、细辛；喘哮，气逆，加射干、葶苈子、苏子祛痰降气平喘；痰吐稠黄胶黏，加黄芩、前胡、瓜蒌皮等清化痰热。

（4）风痰哮证

症状：喉中痰涎壅盛，声如拽锯，或鸣声如吹哨笛，喘急胸满，但坐不得卧，咳痰黏腻难出，或为白色泡沫痰液，无明显寒热倾向，面色青暗，起病多急，常倏忽来去，发前自觉鼻、咽、眼、耳发痒，喷嚏，鼻塞，流涕，胸部憋塞，随之迅即发作。舌苔厚浊，脉滑实。

分析：喉中痰涎壅盛，声如拽锯，或鸣声如吹哨笛，咳痰黏腻难出，或为白色泡沫痰液，无明显寒热倾向为痰浊伏肺，风邪引触，风盛痰阻，冲击声门，气道挛急；喘急胸满，但坐不得卧为肺气郁闭，升降失司；面色青暗，起病多急，常倏忽来去，发前自觉鼻、咽、眼、耳发痒，喷嚏，鼻塞，流涕，胸部憋塞，随之迅即发作为风邪外袭，官窍不利。舌苔厚浊，脉滑实为痰浊伏肺，风邪引触之征。

治法：祛风涤痰，降气平喘。

方药：三子养亲汤加味。

白芥子温肺利气涤痰；苏子降气化痰，止咳平喘；莱菔子行气祛痰；麻黄宣肺平喘；杏仁、僵蚕祛风化痰；厚朴、半夏、陈皮降气化痰；茯苓健脾化痰。

若痰壅喘急，不能平卧，加用葶苈子、猪牙皂泻肺涤痰，必要时可暂予控涎丹泻肺祛痰；若感受风邪而发作者，加苏叶、防风、苍耳草、蝉衣、地龙等祛风化痰。

（5）虚哮证

症状：喉中哮鸣如鼾，声低，气短息促，动则喘甚，发作频繁，甚则持续喘哮，口唇、爪甲青紫，咳痰无力，痰涎清稀或质黏起沫，面色苍白或颧红唇紫，口不渴或咽干口渴，形寒肢冷或烦热。舌质淡或偏红，或紫暗，脉沉细或细数。

分析：喉中哮鸣如鼾为痰阻气道，肺失宣降；声低，气短息促，动则喘甚，发作频繁，甚则持续喘哮，口唇、爪甲青紫为痰气瘀阻；咳痰无力为肾虚不纳；痰涎清稀或质黏起沫，面色苍白或颧红唇紫，口不渴或咽干口渴，形寒肢冷或烦热为哮病久发，肺肾两虚；舌质淡或偏红，或紫暗，脉沉细或细数为痰气瘀阻，肺肾两虚，摄纳失常之征。

治法：补肺纳肾，降气化痰。

方药：平喘固本汤加减。

党参、黄芪补益肺气；胡桃肉、沉香、脐带、冬虫夏草、五味子补肾纳气；苏子、半夏、款冬、橘皮降气化痰。

有肾阳虚表现者加附子、鹿角片、补骨脂、钟乳石；肺肾阴虚，配沙参、麦冬、生地黄、当归；痰气瘀阻，口唇青紫，加桃仁、苏木；气逆于上，动则气喘，加紫石英、磁石镇纳肾气。

『附：喘脱危证』

症状：哮病反复久发，喘息鼻煽，张口抬肩，气息短促，烦躁，昏蒙，面青，四肢厥冷，汗出如油。舌质青暗，苔腻或滑，脉细数不清，或浮大无根。

分析：哮病反复久发，喘息鼻煽，张口抬肩，气息短促为肺肾气虚，肺不主气，肾不纳气；烦躁，昏蒙为正气欲脱，神明散乱；汗出如油，脉浮大无根为阴液耗伤，阴虚欲脱；面青，四肢厥冷。舌质青暗，苔腻或滑，脉细数不清为阳虚不温之征。

治法：补肺纳肾，扶正固脱。

方药：回阳急救汤合生脉饮加减。前方回阳固脱，益气生脉；后方益气复脉，养阴生津。

人参、附子、甘草益气回阳；山萸肉、五味子、麦冬固阴救脱；龙骨、牡蛎敛汗固脱；冬虫夏草、蛤蚧纳气归肾。

阳虚甚，气息微弱，汗出肢冷，舌淡紫，脉沉细，加肉桂、干姜回阳固脱；气息急促，心烦内热，汗出黏手，口干舌红，脉沉细数，加生地黄、玉竹养阴救脱，人参改用西洋参。

2. 缓解期

（1）肺脾气虚证

症状：气短声低，喉中时有轻度哮鸣，痰多质稀，色白，自汗，怕风，常易感冒，倦怠无力，食少便溏。舌质淡，苔白，脉细弱。

分析：自汗，怕风，常易感冒为卫气虚弱，不能充实腠理，外邪易侵；气短声低，喉中时有轻度哮鸣，痰多质稀，色白为肺虚不能主气，气不化津，痰饮蕴肺，肺气上逆；食少便溏为脾虚健运无权；倦怠无力为中气不足。舌质淡，苔白，脉细弱为气虚之征。

治法：健脾益气，补土生金。

方药：六君子汤加减。

党参、白术健脾益气；山药、薏苡仁、茯苓甘淡补脾；法半夏、橘皮燥湿化痰；五味子敛肺气；甘草补气调中。

若表虚自汗，加炙黄芪、浮小麦、大枣；怕冷，畏风，易感冒，可加桂枝、白芍、附子；痰多者加前胡、杏仁。

（2）肺肾两虚证

症状：短气息促，动则为甚，吸气不利，脑转耳鸣，腰酸腿软，不耐劳累；或五心烦热，颧红，口干。舌质红少苔，脉细数；或畏寒肢冷，面色苍白。舌淡胖，苔白，脉沉细。

分析：短气息促，动则为甚为哮病久发，精气匮乏，肺肾摄纳失常，气不归元；脑转耳鸣，腰酸腿软，不耐劳累为精气匮乏，不能充养；五心烦热，口干，舌质红少苔，为阴虚之征；畏寒肢冷，舌淡胖，苔白，为阳虚之征。

治法：补肺益肾。

方药：生脉地黄汤合金水六君煎加减。前方滋肾阴，降肺火；后方滋养肺肾，补气化痰。

熟地黄、山茱萸、胡桃肉补肾纳气；人参、麦冬、五味子补益肺之气阴；茯苓、甘草益气健脾；半夏、陈皮理气化痰。

若肺气虚明显，加黄芪、白术；肺阴虚明显，加沙参、百合；肾阳虚明显，加补骨脂、淫羊藿、鹿角片、制附子、肉桂；肾阴虚明显，加生地黄、天冬。另可常服紫河车粉、蛤蚧粉补益肾精。

四、预防调护

在预防方面，注重宿根的形成及诱因的作用，故应注意气候影响，做好防寒保暖，防止外邪诱发。避免接触刺激性气体及易致过敏的灰尘、花粉、食物、药物和其他可疑异物。宜戒烟酒，饮食宜清淡而富营养，忌生冷、肥甘、辛辣、海膻发物等，以免伤脾生痰。防止过度疲劳和情志刺激。鼓励患者根据个人身体情况，选择太极拳、内养功、八段锦、散步或慢跑、呼吸体操等方法长期锻炼，增强体质，预防感冒。

在调摄方面，哮病发作时，尚应密切观察哮鸣、喘息、咳嗽、咯痰等病情的变化，哮鸣咳嗽痰多、痰声辘辘或痰黏难咯者，用拍背、雾化吸入等法，助痰排出。对喘息哮鸣，心中悸动者，应限制活动，防止喘脱。

五、小　　结

哮病是由痰阻气道，肺失宣降引起的，以喉中哮鸣有声，呼吸困难，甚者喘息不得平卧为主要临床表现的病证。基本病机为痰阻气道，肺失宣降。病位在肺，与肝、脾、肾密切相关。病理因素以痰为主，伏痰是哮病发病的"夙根"。临床辨证分清虚实寒热，已发作的以邪实为主，未发作的以正虚为主。发时治标，平时治本是本病治疗的首要原则。哮病特别需重视平时的预防调护，注意气候影响，做好防寒保暖，避免接触刺激性气体及易致过敏的灰尘、花粉、食物、药物和其他可疑异物。

临证验案

靳某，男，48岁。2005年11月29日初诊。

患者气喘胸憋反复发作1年，加重1个月，初诊时依赖多种西药控制病情，仍每日发作伴呼吸困难。患者1年前发现喉间哮鸣音伴呼吸困难，来我院呼吸科就诊，查肺功能示：小气道通气障碍，舒张试验阳性。诊为"支气管哮喘"。给予布地奈德及福莫特罗各2吸，早晚各1次治疗，用药后能咯出大量稀白痰或少量块痰。用药半年无大发作。但仍每日发作喘憋，自觉胸闷明显，呼吸不畅，不咳嗽。近1个月胸憋喘鸣发作加重，气喘如牛，发作时伴咳嗽、流涕、喷嚏或咯黄痰。咽痒剧烈，口干明显，不能做剧烈运动，生活质量明显下降。完全依赖上述药物控制病情，且药量逐渐增加。大便偏干欠畅。幼时有荨麻疹病史，过敏性鼻炎史半年。咽无充血，扁桃体无肿大。查体双肺可闻及少量哮鸣音。舌体胖大质淡红，舌苔薄白腻，脉象弦细。诊断：风哮（支气管哮喘）。此为风邪犯肺，痰湿内阻，气道挛急。急则治其标，缓则治其本，风证当疏风。拟予疏风宣肺，化痰止喘，缓急利咽为治。

炙麻黄6g 杏仁10g 紫菀15g 苏子叶各10g 炙枇杷叶10g 前胡10g 五味子10g 地龙10g 蝉蜕8g 牛蒡子10g 金荞麦15g 橘红10g 鱼腥草25g 黄芩10g 瓜蒌15g

7剂，水煎服，每日1剂。

二诊：服药7剂后胸憋明显减轻，咽痒减轻，口干减轻，咳嗽随之减轻。咳痰渐利，胸闷及呼吸不畅基本消失。黄痰及块痰明显减少。仅晨起有小发作感，今晨不喷药能自行缓解，已停用西替利嗪3天。

患者遵上法加减调服中药3个月，其间西药逐渐减量至停药，病情明显好转，平素已无明显喘憋，2006年3月发现对家中宠物狗过敏，分开后症状全无，病愈。

按 分析本案，在热哮、冷哮、痰哮等证型之外，风哮在临床中也很多见，其临床特点当有挛急突发，常有过敏因素或有过敏性鼻炎，见有咽痒、鼻痒、气道挛急等症状，常无明显的寒、热、痰的表现，受风、异味加重（诱因）。患者服药后好转的最大特点是气道通畅感（患者尚感西药不满意），因此中药疏风解痉，宣肺降气，化痰平喘，调理气机在本案中是重点。支气管哮喘患者反复发作喘憋不愈属风哮者，从风论治，确有良效。

（晁恩祥. 晁恩祥临证方药心得[M]. 北京：科学出版社. 2012）

文献摘录

（1）《诸病源候论·上气喉中如水鸡鸣候》："肺病令人上气，兼胸膈痰满，气行壅滞，喘息不调，致咽喉有声，如水鸡之鸣也。"

（2）《医学统旨》："大抵哮喘，未发以扶正为主，已发以攻邪气为主。亦有痰气壅盛壮实者，可用吐法。大便秘结，服定喘药不效，而用利导之药而安者。治须使薄滋味，不可纯用凉药，亦不可多服砒毒劫药，倘若受伤，追悔何及。"

（3）《景岳全书·喘促》："喘有夙根，遇寒即发，或遇劳即发者，亦名哮喘。未发时以扶正气为主，既发时以攻邪气为主，扶正气须辨阴阳，阴虚者补其阴，阳虚者补其阳。攻邪气者……或于温补中宜量加消散。此等证候，当惓惓以元气为念，必使元气渐充，庶可望其渐愈，若攻之太过，未有不致日甚而危者。"

（4）《医宗必读·喘》："喘者，促促气急，喝喝痰声，张口抬肩，摇身撷肚。短气者，呼吸虽急，而不能接续，似喘而无痰声，亦不能抬肩，但肺壅而不能下。哮者与喘相类，但不似喘开口出气之多，而有呀呷之音……三证极当详辨。"

（5）《时方妙用·哮证》："哮喘之病，寒邪伏于肺俞，痰窠结于肺膜，内外相应，一遇风寒暑湿燥火六气之伤即发，伤酒伤食亦发，动怒动气亦发，劳役房劳亦发。"

文献推介

（1）黄茂，任传云，陈佳慧，等. 柴朴汤治疗气郁痰阻型咳嗽变异性哮喘 45 例临床观察[J]. 中华中医药杂志，2021，36（08）：5068-5071.

（2）孙朋，叶超，喻强强，等. 国医大师洪广祥全程温法治哮喘经验探析[J]. 中华中医药杂志，2019，34（10）：4610-4613.

4 喘 病

喘病是由肺气上逆，宣降失职，或气无所主，肾失摄纳引起的，以呼吸困难，甚至张口抬肩，鼻翼煽动，不能平卧为主要临床表现的病证。喘病轻者仅表现为呼吸困难，不能平卧；重者稍动则喘息不已；甚则张口抬肩，鼻翼煽动；严重者，喘促持续不解，烦躁不安，面青唇紫，肢冷，汗出如珠，脉浮大无根，发为喘脱。

喘病病名最早见于《黄帝内经》，《灵枢·五阅五使》曰："肺病者，喘息鼻张。"此外还提出喘病病因除了外感，也有内伤，病机亦有虚实之别。《素问·举痛论》曰"劳则喘息汗出"，强调内伤亦可导致喘病；《素问·调经论》曰"气有余则喘咳上气"，强调实而致喘；《灵枢·胀论》云"肺胀者，虚满而喘咳"，强调虚而致喘。《灵枢·五邪》曰："邪在肺，则病皮肤痛，寒热，上气喘，汗出，喘动肩背。"《素问·痹论》云："心痹者，脉不通，烦则心下鼓，暴上气而喘。"《素问·经脉别论》云"有所坠恐，喘出于肝"，提出肺为主病之脏，可涉及肾、心、肝、脾等脏，并描述了喘证的症状。汉·张仲景《金匮要略·肺痿肺痈咳嗽上气病脉证治》中所言"上气"即是指气喘、肩息、不能平卧的证候，辨证分虚实两大类，并列方治疗。

金元时期的医家在前人的理论基础上对喘病病因的认识更加深刻。金·刘完素论喘因于火热，提出："病寒则气衰而息微，病热则气甚而息粗……故寒则息迟气微，热则息数气粗而为喘也。"元·朱丹溪则认识到七情、饱食、体虚等皆可成为内伤致喘之因，《丹溪心法·喘病》曰："七情之所感伤，饱食动作，脏气不和，呼吸之息，不得宣畅而为喘急。亦有脾肾俱虚，体弱之人，皆能发喘。"

明·张景岳也认为喘证应归纳为虚实两大类，《景岳全书·喘促》曰："实喘者有邪，邪气实也；虚喘者无邪，元气虚也。"厘清了喘病的辨证纲领。清·叶天士《临证指南医案·喘》曰："在肺为实，在肾为虚。"清·林珮琴《类证治裁·喘证》曰："喘由外感者治肺，由内伤者治肾。"均认为肺肾两脏主司呼吸的功能失常为喘病的病机重点，对指导临床实践具有重要意义。

西医学中的肺炎、喘息性支气管炎、肺气肿、肺源性心脏病、心源性哮喘等病，发生以呼吸困难为主要表现者属于本病范畴，可参照本病辨证论治。

一、病因病机

（一）病因

1. 外邪侵袭 常因重感风寒，邪袭于肺，外闭皮毛，内遏肺气，肺卫为邪所伤，肺气不得宣畅，气机壅阻，上逆作喘。若因风热犯肺，失于疏散，邪热壅肺；或热蒸液聚成痰，痰热壅阻肺气，升降失常，发为喘逆。若表邪未解，内已化热，或肺热素盛，寒邪外束，热不得泄，热为寒郁，肺失宣降，亦气逆作喘。《景岳全书·喘促》云："实喘之证，以邪实在肺也，肺之实邪，非风寒则火邪耳。"

2. **饮食不当** 恣食肥甘厚味，饮食生冷，或因嗜酒伤中，脾运失健，水谷不归正化，反而聚湿生痰；痰浊上干，壅阻肺气，升降不利，发为喘促。《仁斋直指方论》云："惟夫邪气伏藏，痰涎浮涌，呼不得呼，吸不得吸，于是上气喘促。"即是指痰涎壅盛的喘病而言。痰浊内蕴，常因外感诱发，可致痰浊与风寒、邪热等内外合邪为患。

3. **情志所伤** 情志不遂，忧思气结，肺气闭阻，气机不利，或郁怒伤肝，肝气上逆于肺，肺气不得肃降，升多降少，气逆而喘。《医学入门·喘》云"惊忧气郁，惕惕闷闷，引息鼻张气喘，呼吸急促而无痰声者"即属此类。

4. **劳欲久病** 慢性咳嗽、肺痨等肺系病证，久病肺弱，气失所主，气阴亏耗，不能下荫于肾，肾元亏虚，肾不纳气而短气喘促，《证治准绳·诸气门》云："肺虚则少气而喘。"或劳欲伤肾，精气内夺，肾之真元伤损，根本不固，不能助肺纳气，气失摄纳，上出于肺，出多入少，逆气上奔为喘。《医贯·喘》云："真元损耗，喘出于肾气之上奔……乃气不归元也。"若肾阳衰弱，肾不主水，水邪泛滥，射肺凌心，肺气上逆，心阳不振，亦可致喘，表现为虚中夹实之候。此外，如中气虚弱，肺气失于充养，亦可因气虚而喘。

（二）病机

喘病的基本病机是肺气上逆，宣降失职，或气无所主，肾失摄纳。病位主要在肺和肾，与肝、脾有关，甚者及心。《素问·五藏生成》云："诸气者，皆属于肺。"因肺为气之主，司呼吸，外合皮毛，内为五脏华盖，为气机出入升降之枢纽。肺的宣肃功能正常，则吐浊吸清，呼吸调匀。肾主摄纳，有助于肺气肃降，故有"肺为气之主，肾为气之根"之说。若外邪侵袭，或他脏病气上犯，皆可使肺失宣降，肺气胀满，呼吸不利而致喘；若肺虚，气失所主，亦可少气不足以息，而为喘。肾为气之根，与肺同司体之出纳，故肾元不固，摄纳失常则气不归元，阴阳不相接续，亦可气逆于肺而为喘。若脾经痰浊上干以及中气虚弱，土不生金，肺气不足；或肝气上逆乘肺，升多降少，均可致肺气上逆而为喘。

本病的病理性质有虚实之分。实喘在肺，为外邪、痰浊、肝郁气逆，邪壅肺气，宣降不利所致；虚喘责之肺、肾两脏，因阳气不足、阴精亏耗，而致肺肾出纳失常，且尤以气虚为主。故叶天士有"在肺为实，在肾为虚"之说。实喘病久伤正，由肺及肾；或虚喘复感外邪，或夹痰浊，则病情虚实错杂，每多表现为邪气壅阻于上，肾气亏虚于下的上盛下虚证候。

喘病的严重阶段，不但肺肾俱虚，在孤阳欲脱之时，每多影响到心。心脉上通于肺，肺气治理调节心血的运行，宗气贯心肺而行呼吸；肾脉上络于心，心肾相互既济，心阳根于命门之火，故心脏阳气的盛衰，与先天肾气及后天呼吸之气皆有密切关系。肺肾俱虚之时，心气、心阳衰惫，鼓动血脉无力，血行瘀滞，面色、唇舌、指甲青紫，甚至出现喘汗致脱，亡阴、亡阳的危重病情。

二、诊断与鉴别诊断

（一）诊断依据

（1）以喘促不宁，呼吸困难，甚至张口抬肩，鼻翼煽动，不能平卧，或口唇青紫为主要临床表现。

（2）多有慢性咳嗽、胸痹等心、肺疾病史。

（3）发病多有外感六淫、情志刺激及劳累等诱因。

（二）鉴别诊断

1. 气短 喘病与气短同为呼吸异常，但喘病是以呼吸困难，张口抬肩，鼻翼煽动，甚至不能平卧为特征，实证气粗声高，虚证气弱声低；短气亦即少气，主要表现为呼吸浅促，或短气不足以息，似喘而无声，亦不抬肩但卧为快。《证治汇补·喘病》云："若夫少气不足以息，呼吸不相接续，出多入少，名曰气短。气短者，气微力弱，非若喘证之气粗奔迫也。"可见气短不若喘病呼吸困难之甚，但气短进一步加重，亦可呈虚喘表现。

2. 哮证 哮与喘都表现为呼吸困难，但哮指声响言，呼吸困难而兼喉中哮鸣；喘指气息言，为呼吸气促困难而无喉中哮鸣，可见于多种急、慢性疾病中。一般来说，哮必兼喘，而喘未必兼哮。

3. 肺痿 肺痿系肺气受损，津液耗伤，肺叶痿弱不用，以咳嗽、气短、咳吐浊唾涎沫为特征，晚期可表现为喘促、呼吸困难。喘病日久也可致肺叶痿弱不用而成肺痿。

三、辨 证 论 治

（一）辨证要点

1. 辨虚实 喘病辨证首当审其虚实。《景岳全书·喘促》云："气喘之病，最为危候，治失其要，鲜不误人，欲辨之者，亦惟二证而已，所谓二证者，一曰实喘，一曰虚喘也。"实喘者呼吸深长有余，呼出为快，气粗声高，伴有痰鸣咳嗽，脉数有力，病势多急。虚喘呼吸短促难续，深吸为快，气怯声低，少有痰鸣咳嗽，脉象微弱或浮大中空，病势徐缓，时轻时重，遇劳则甚。

2. 辨寒热 喘病还应注意寒热的转化。如实喘中的风寒壅肺证，风寒失于表散，入里化热，可出现表寒肺热；痰浊阻肺证，若痰郁化热，或痰阻气壅，血行瘀滞，又可呈现痰热郁肺，或痰瘀阻肺证。

3. 实喘辨外感内伤 实喘辨外感内伤，外感起病急，病程短，多有表证；内伤病程久，反复发作，无表证。

4. 虚喘辨病变脏腑 虚喘应辨病变脏腑，肺虚者劳作后气短不足以息，喘息较轻，常伴有面色㿠白，自汗易感冒；肾虚者静息时亦有气喘，动则更甚，伴有面色苍白、颧红，怕冷，腰酸膝软；心气、心阳衰弱时，喘息持续不已，伴有紫绀，心悸，浮肿，脉结代。

（二）治疗原则

喘证的治疗当注意辨别虚、实。实证治予祛邪利气，区别寒、热、痰、气的不同，分别采用温化宣肺、清化肃肺、化痰理气等法。虚证治予培补摄纳，区别病变脏腑的不同，采用养阴益气，或补肺、或健脾、或补肾，阳虚则温补之，阴虚则滋养之。虚实夹杂，寒热互见者，又当分清主次，权衡标本，辨证选方用药。

（三）分证论治

1. 实喘

（1）风寒壅肺证

症状：喘息，呼吸气促，胸部胀闷，伴见咳嗽，痰多稀薄色白质黏，头痛，鼻塞，流清涕，恶寒，或有发热，口不渴，无汗。舌苔薄白而滑，脉浮紧。

分析：喘息，呼吸气促，胸部胀闷为风寒客肺，邪实气壅，肺气不利；痰多质稀色白为寒邪伤肺，津聚成痰；恶寒、鼻塞、流清涕、头痛、发热、无汗等表寒证为风寒束表，皮毛闭塞，卫阳被郁，肺窍不利；舌苔薄白而滑，脉浮紧为风寒在表之征。

治法：宣肺散寒，止咳平喘。

方药：麻黄汤合华盖散加减。前方发汗解表，宣肺平喘；后方宣肺化痰，和中平喘。

方中麻黄、桂枝宣肺散寒解表；杏仁、甘草化痰利气。

若寒饮内伏，复感外寒引发者，可用小青龙汤解表蠲饮，止咳平喘。

（2）表寒肺热证

症状：喘逆上气，胸胀或痛，息粗，鼻煽，咳而不爽，吐痰稠黏，伴形寒，身热，烦闷，身痛，有汗或无汗，口渴。苔薄白或黄，舌边红，脉浮数或滑。

分析：喘逆上气，胸胀或痛，息粗，鼻煽，咳痰稠黏不爽为寒邪束表，肺有郁热，或表寒未解，内已化热，热郁于肺，肺气上逆所致；身热，烦闷，汗出为里热内盛；形寒，身热，身痛，无汗为寒邪束表；苔薄白或黄，舌边红，脉浮数为表寒肺热夹杂之征。

治法：解表清里，化痰平喘。

方药：麻杏石甘汤加减。

方中麻黄宣肺解表；石膏清泄里热；杏仁、甘草降气化痰。

若表寒重，加桂枝解表散寒；痰热重，痰黄黏稠量多，加瓜蒌、贝母清化痰热；痰鸣息涌，加葶苈子、射干泻肺消痰。

（3）痰热郁肺证

症状：喘咳气涌，胸闷烦热，痰多质黏色黄，或痰中带血，面红咽干，渴喜冷饮，尿赤，便秘。舌质红，苔黄腻，脉滑数。

分析：喘咳气涌，胸闷烦热，痰多质黏色黄为邪热壅肺，蒸液成痰，肃降无权；痰中带血为热伤肺络；面红咽干，渴喜冷饮等症为痰热郁蒸；尿赤，大便或秘多为里热壅盛；舌质红，苔黄腻，脉滑数为痰热之征。

治法：清热化痰，宣肺平喘。

方药：桑白皮汤加减。

桑白皮、黄芩清泄肺热；知母、贝母、射干、瓜蒌皮、前胡、地龙清热化痰定喘。

若身热甚者，可加石膏、知母以清肺热；如喘甚痰多，黏稠色黄，可加海蛤粉、枇杷叶以清化痰热；痰涌便秘，喘不能卧者，加葶苈子、大黄、芒硝涤痰通腑。

（4）痰浊阻肺证

症状：喘息胸闷，咳嗽痰多，质黏腻色白，咯吐不利，或脘闷，呕恶，纳呆，口黏不渴。舌质淡，苔厚腻色白，脉滑。

分析：喘息胸闷，咳嗽痰多，质黏腻色白，咯吐不利为中阳不运，积湿成痰，痰浊壅肺，肺气失降；脘闷，呕恶，纳呆，口黏不渴为痰湿蕴中，肺胃不和；舌质淡，苔厚腻色白，脉滑亦为痰湿之征。

治法：祛痰降逆，宣肺平喘。

方药：二陈汤合三子养亲汤加减。前方燥湿化痰，理气和中；后方温肺化痰，降逆平喘。

方中法半夏、陈皮、茯苓化痰；紫苏子、白芥子、莱菔子、甘草化痰下气平喘。

若痰浊夹瘀，喘促气逆，喉间痰鸣，面唇青紫，舌质紫暗，可用涤痰汤加桃仁、红花、赤芍，或配用桂枝茯苓丸涤痰祛瘀；若痰色转黄，舌苔亦黄者，加石膏、黄芩、枇杷叶以清热化痰。

（5）肺气郁痹证

症状：每遇情志刺激而诱发，突然呼吸短促，胸闷发憋，咽中如窒，但喉中痰鸣不著，平素多忧思抑郁，或失眠、心悸，或不思饮食，大便不爽，或心烦易怒，面红目赤。舌质淡或红，苔薄白或薄黄，脉弦或弦而数。

分析：呼吸短促，咽中如窒为郁怒伤肝，肝气冲逆犯肺，肺气不降；胸闷发憋为肝肺络气不和；失眠、心悸，不思饮食，大便不爽，心烦易怒，面红目赤等症为肝郁化火所致；舌质淡或红，苔薄白或薄黄，脉弦或弦而数为肝郁之征。

治法：开郁降气平喘。

方药：五磨饮子加减。

方中沉香、木香、槟榔、乌药、枳壳等开郁降气平喘。

若肝郁化火，烦躁易怒，面红目赤，舌质红，脉弦数者，加龙胆草、黄芩、夏枯草、栀子以清肝泻火；若气滞腹胀，大便秘结者，可加大黄以降气通腑；伴舌质暗，有瘀斑或瘀点者，可加赤芍、郁金、当归以活血化瘀。

在本证治疗中，宜劝慰患者心情开朗，配合治疗。

2. 虚喘

（1）肺气虚耗证

症状：喘促短气，气怯声低，咳声低弱，咯痰稀薄，自汗畏风，或呛咳少痰质黏，烦热口干，咽喉不利。舌质淡红或有苔剥，脉细数。

分析：喘促短气，气怯声低为肺虚气失所主；咳声低弱为肺气不足；咳痰稀薄为气不化津；自汗畏风为肺虚卫外不固；舌质淡红，脉软弱为肺气虚弱之象；咳呛痰少质黏，烦热而渴，咽喉不利为肺阴不足，虚火上炎；舌有苔剥，脉细数为阴虚火旺之征。

治法：补肺益气。

方药：生脉散合补肺汤加减。前方益气生津养阴；后方补肺益气，止咳平喘。

方中党参、黄芪补肺益气；麦冬、熟地黄补阴；五味子收敛肺气；紫菀、桑白皮化痰清利肺气。

若咯痰稀薄，时觉形寒，为肺虚有寒，可加干姜、紫苏叶、款冬花以温肺化痰定喘；若食少便溏，腹中气坠者，为中气虚弱，肺脾同病，可用补中益气汤加减以补脾养肺、益气升陷。

（2）肾虚不纳证

症状：喘促日久，动则喘甚，呼多吸少，气不得续，形瘦神惫，跗肿，面青唇紫，肢冷汗出，舌淡苔白，脉微细或沉弱；或见喘咳，面红烦躁，口咽干燥，足冷，汗出如油。舌红少津，脉细数。

分析：动则气喘，呼多吸少，气不得续为久病肺虚及肾，气失摄纳；形瘦神惫为肾虚精气耗损；汗出为肾阳既衰，卫外之阳不固；肢冷，面青唇紫为阳气不能温养于外；跗肿为阳虚气不化水；舌淡苔白，脉微细或沉弱为肾阳衰弱之象；喘咳，面红烦躁，口咽干燥，足冷，汗出如油，舌红少津，脉细数等戴阳之象为真阴衰竭，孤阳上越，气失摄纳的表现。

治法：补肾纳气。

方药：金匮肾气丸合参蛤散加减。前方温补肾阳，适用于喘息气短，肢冷汗出，跗肿；后方补肾纳气，适用于喘促日久，动则喘甚，呼多吸少，气不得续。前者偏于温阳，后者长于益气；前方用于久喘而势缓者，后方用于喘重而势急者。

方中干地黄、山萸肉、怀山药补肾填精；附子、桂枝温肾助阳；茯苓健脾益肾；泽泻、牡丹皮降相火而制虚阳浮动；配人参、蛤蚧补肺肾之气。

若肾阴虚者，不宜辛燥，宜用七味都气丸合生脉散加减以滋阴纳气。若喘咳痰多胸闷，动则尤甚，腰膝酸软，此为痰气壅实于上，肾气亏虚于下，为"上实下虚"之候，用苏子降气汤加减；若面唇爪甲青紫，舌质暗，舌下青筋显露者，可酌加桃仁、红花、泽兰、丹参。

（3）正虚喘脱证

症状：喘逆剧甚，张口抬肩，鼻煽气促，端坐不能平卧，稍动则咳喘欲绝，或有痰鸣，心慌动悸，烦躁不安，面青唇紫，汗出如珠，肢冷。脉浮大无根，或见歇止，或模糊不清。

分析：喘逆剧甚，张口抬肩，鼻煽气促，端坐不能平卧为肺气欲绝，心肾阳衰；心慌动悸，烦躁不安，面青唇紫，汗出如珠，脉浮大无根，或见歇止，或模糊不清为阳气衰竭之征。

治法：扶阳固脱，镇摄肾气。

方药：参附汤送服黑锡丹，配合蛤蚧粉。

方中人参、附子扶阳固脱；配黑锡丹镇摄肾气；蛤蚧粉益肾。

若阳虚甚，气息微弱，汗出肢冷，舌淡，脉沉细加附子、干姜；阴虚甚，气息急促，心烦内热，汗出黏手，口干舌红，脉沉细数，加麦冬、玉竹、人参改用西洋参；神昧不清，加丹参、远志、石菖蒲安神祛痰开窍；浮肿加茯苓、炙蟾皮、万年青根强心利水。

四、预防调护

对于本病的预防，平素应适寒温，顺应气候变化，尤其在季节交替之时，注意增减衣服，避免外邪入侵；调节饮食，宜清淡，有营养，忌肥甘厚味、辛辣香燥，戒烟酒，使脾胃健运，痰湿无从化生；调畅情志，保持情绪稳定和乐观，忌嗔、郁、忧、怒等，保证机体气机调畅，气血冲和。

已病则应注意早期治疗，力求根治，防止久病伤肾，引起虚喘而难以治愈；引导教育患者加强锻炼，增强体质，如体疗、气功等，以固根本，提高机体的抗病能力，活动量以达身出微汗为度。

五、小 结

喘病是由肺气上逆，宣降失职，或气无所主，肾失摄纳引起的，以呼吸困难，甚至张口抬肩，鼻翼煽动，不能平卧为主要临床表现的病证。可出现在肺系疾病和其他多种疾病中。多由外邪侵袭、饮食不当、情志失调、劳欲久病引发，基本病机为肺气上逆，宣降失职，肾失摄纳，气无所主。病位主要在肺和肾，与肝、脾有关，甚者及心。临床辨证当分虚实、寒热，实喘尚需辨外感内伤，虚喘分清病变脏腑。临证中寒热互见、虚实夹杂亦为多见。诊治当注意虚、实之别。实证治予祛邪利气；虚证治予培补摄纳；虚实夹杂，寒热互见者，又当分清主次，权衡标本，辨证选方用药。喘证临证需注意越清越虚，越虚越发，喘证间歇期间，需适时进补。

 临证验案

刘某，男，70岁。

初诊：慢性咳喘病史20年，每年冬春季节易发，多因受寒而诱发，症状逐年加重。此次发病于3天前。因感冒后致咳喘加重，咳嗽痰多，痰白黄兼，不易咳出，口干苦，气喘气短，胸部憋闷，胃纳一般，腹胀，大便干，舌质暗红，苔腻稍黄，脉弦滑。此为痰热阻肺，肺气失宣之喘证。拟予宣肺化痰，降气止咳平喘为治。

炙麻黄10g 杏仁10g 紫菀15g 厚朴10g 橘红10g 半夏10g 茯苓10g 甘草6g 苏子10g 莱菔

子 10g　白芥子 10g　黄芩 15g　白芍 10g

5 剂，水煎服，每日 1 剂，早晚分服。

二诊：服第 2 剂后，大便通畅，自觉咳喘减轻，症状好转，服完 5 剂后，咳喘基本缓解，续予健脾理气，调补肺肾巩固疗效。

按　晁恩祥教授认为苏子、白芥子、莱菔子三者有辛润之功，理气消胀之力颇强。三者既能消痰利肺，又能通便，降肺胃之气，痰多腹胀便难者，最为适宜。

（晁恩祥. 晁恩祥临证方药心得[M]. 北京：科学出版社. 2012）

文献摘录

（1）《济生方·喘》："将理失宜，六淫所伤，七情所感，或因坠堕惊恐，渡水跌仆，饱食过伤，动作用力，遂使脏气不和，荣卫失其常度，不能随阴阳出入以成息，促迫于肺，不得宣通而为喘也。"

（2）《慎斋遗书·喘》："喘证虽寒热之不同，要旨其本在肾，其标在肺，所以上逆，其原在胃，宜降气开郁，热则清之，寒则温之，久病敛之，初病发之，甚则从其性以导之，乃治喘之大法也。"

（3）《证治汇补·喘病》："若夫少气不足以息，呼吸不相接续，出多入少，名曰气短。气短者，气微力弱，非若喘证之气粗奔迫也。"

（4）《临证指南医案·喘》："若由外邪壅遏而致者，邪散则喘亦止，后不复发，此喘证之实者也；若因根本有亏，肾虚气逆，浊阴上冲而喘者，此不过一、二日之间，势必危笃，用药亦难奏效，此喘证之属虚者也。"

（5）《罗氏会约医镜·论喘、促、哮三证》："三证相似，而实不同。须清析方可调治。喘者，气急声高，张口抬肩，摇身撷肚，惟呼出一息为快……促者，即经之所谓短气者，呼吸虽急，而不能接续，似喘而无声，亦不抬肩，劳动则甚，此肾经元气虚也……哮者，其症似喘，但不如喘出气之多，而有呀呷之音。"

文献推介

（1）李琳轶. 三伏贴治疗阳虚喘证临床观察[J]. 陕西中医学院学报，2015，38（05）：46-47.

（2）韩春生，张洪春. 晁恩祥教授治疗哮喘病的经验[J]. 北京中医，1996，（03）：18-20.

5　肺　胀

肺胀是由肺气胀满，不能敛降引起的，以胸部膨满，憋闷如塞，喘息上气，咳嗽痰多，烦躁，心悸，面色晦暗，或唇甲紫绀，脘腹胀满，肢体浮肿为主要临床表现的病证。具有病程缠绵，时轻时重，经久难愈的特点。严重者可出现神昏、痉厥、出血、喘脱等危重证候。

早在《黄帝内经》就有关于肺胀病名的记载，指出了其其病因病机及证候表现，《灵枢·胀论》云："肺胀者，虚满而喘咳。"《灵枢·经脉》云："肺手太阴之脉……是动则病肺胀满膨膨而喘咳。"汉·张仲景《金匮要略·肺痿肺痈咳嗽上气病脉证治》指出本病的主症为"咳而上气，此为肺胀，其人喘，目如脱状"，书中所载治疗肺胀之越婢加半夏汤、小青龙加石膏汤等方至今仍被临床所沿用。此外在《金匮要略·痰饮咳嗽病脉证并治》中所述之支饮，症见"咳逆倚息，短气不得卧，其形如肿"，亦属于肺胀范畴。

隋·巢元方《诸病源候论·咳逆短气候》记载，肺胀的发病机理是："肺虚为微寒所伤，则咳嗽。嗽则气还于肺间则肺胀；肺胀则气逆，而肺本虚，气为不足，复为邪所乘，壅痞不能宣畅，故咳逆短乏气也。"可见肺胀的主要病因为久病肺虚。后世医籍多将本病附载于肺痿、肺痈之后，有时亦散见于痰饮、喘促、咳嗽等病中，在认识上不断有所充实发展。元·朱丹溪《丹溪心法·咳嗽》云"肺胀而嗽，或左或右不得眠，此痰挟瘀血碍气而病"，提示肺胀的发生与痰瘀互结，阻碍肺气有关。

清·张璐《张氏医通·肺痿》云："盖肺胀实证居多。"而清·李用粹《证治汇补·咳嗽》认为，对肺胀的辨证施治当分虚实两端，"又有气散而胀者，宜补肺，气逆而胀者，宜降气，当参虚实而施治"。对肺胀的临床辨治有一定的参考价值。

西医学中的慢性阻塞性肺部疾病，如喘息型慢性支气管炎、支气管哮喘合并阻塞性肺气肿、慢性肺源性心脏病、老年性肺气肿等以肺气胀满为主要表现者属于本病范畴，可参照本病辨证论治。

一、病因病机

（一）病因

1. **感受外邪** 肺虚久病，卫外不固，六淫外邪每易乘袭，诱使本病发作，病情日益加重。
2. **久病肺虚** 如内伤久咳、支饮、喘哮、肺痨等肺系慢性疾患，迁延失治，痰浊潴留，壅阻肺气，气之出纳失常，还于肺间，日久导致肺虚，成为发病的基础。

（二）病机

肺胀的基本病机为肺气胀满，不能敛降，脏气亏虚为本，痰浊、水饮、血瘀互结为标，二者互为因果，复为外邪所诱发，而致气道壅塞，肺气胀满，不能敛降，发为肺胀。

本病病变首先在肺，继则影响脾、肾，后期病及于心。因肺主气，开窍于鼻，外合皮毛，主表，故外邪从口鼻、皮毛入侵，每多首犯肺，导致肺气宣降不利，上逆而为咳，升降失常则为喘。久则肺虚，肺之主气功能失常。若肺病及脾，子盗母气，脾失健运，则可导致肺脾两虚。肺为气之主，肾为气之根，肺伤及肾，肾气衰惫，摄纳无权则气短不续，动则益甚。心脉上通于肺，肺气辅佐心脏运行血脉，心阳根于命门真火，故肺虚治节失职，或肾阳不振，均可病及于心，导致心之阳气虚衰，甚则可以出现喘脱等危候。

本病病理因素主要为痰浊、水饮与血瘀，三者互为影响，兼见同病。痰的产生，病初由肺气郁滞，脾失健运，津液不归正化而成，渐因肺虚不能化津，脾虚不能转输，肾虚不能蒸化，痰浊愈益潴留，喘咳持续难已。瘀血的产生，主要由痰浊内阻，气滞血瘀；或心之阳气虚损，血失推动、脉失温煦所致。痰浊、水饮、血瘀三者之间又互相影响和转化。如痰从寒化则成饮；饮溢肌表则为水；痰浊久留，肺气郁滞，心脉失畅则血郁为瘀；瘀阻血脉，"血不利则为水"。但一般早期以痰浊为主，渐而痰瘀并见，终致痰浊、血瘀、水饮错杂为患。

由于痰浊、水饮、瘀血内阻，肺、脾、肾虚弱，脏腑功能失调，机体防御机能低下，故最易复感外邪，诱使病情发作和加剧。若复感风寒，则可成为外寒内饮之证。感受风热或痰郁化热，可表现为痰热证。如痰浊壅盛，或痰热内扰，闭阻气道，蒙蔽神窍，则可发生烦躁、嗜睡、昏迷等变证。若痰热内郁，热动肝风，可见震颤，甚则抽搐，或因动血而致出血。病情进一步发展可阴损及阳，出现肢冷、汗出、脉微弱等元阳欲脱现象。

二、诊断与鉴别诊断

（一）诊断依据

（1）典型临床表现为胸部膨满，胸中憋闷如塞，咳逆上气，痰多喘息，动则加剧；日久可见心慌动悸，面唇紫绀，肢体浮肿；严重者可出现喘脱、神昏、谵语、出血等。

（2）有慢性肺系疾患病史，反复发作，经久难愈；发病年龄多为老年，中青年少见。

（3）常因外感而诱发，其他如饮食、劳倦、情绪等亦可诱发加重。

（二）鉴别诊断

1. 哮病 哮病是一种发作性的痰鸣气喘疾患，常突然发病，经治疗或可自行缓解，以夜间发作多见。肺胀为多种慢性肺部疾病长期反复发作、迁延不愈发展而来，以喘促、咳嗽、咯痰、胸部膨满、憋闷如塞等为临床特征，二者有明显区别。哮病长期反复发作，可发展为肺胀。

2. 喘证 喘证以喘促、呼吸困难为临床表现，可见于哮病、肺胀、胸痹等多种急、慢性疾病过程中。肺胀为多种慢性肺部疾病长期反复发作、迁延不愈而成，临床除喘促、呼吸困难外，尚具有咳嗽、咯痰、胸部胀满、憋闷如塞等特征，喘促仅是肺胀的一个症状。

三、辨证论治

（一）辨证要点

辨虚实标本 本病辨证总属本虚标实，但有偏实、偏虚的不同，因此应分清其标本虚实的主次。一般感邪时偏于邪实，平时偏于本虚。偏实者须分清痰浊、水饮、血瘀的偏盛。早期以痰浊为主，渐而痰瘀并重，并可兼见气滞、水饮错杂为患。后期痰瘀壅盛，正气虚衰，本虚与标实并重。偏虚者当区别气（阳）虚、阴虚的性质，肺、心、肾、脾病变的主次。早期以气虚为主，或为气阴两虚，病在肺、脾、肾；后期气虚及阳，甚则可见阴阳两虚，病变以肺、肾、心为主。

（二）治疗原则

本病治疗应抓住治标、治本两个方面，祛邪与扶正共施，依其标本缓急，有所侧重。感邪时偏于标实，平时偏于本虚。标实者，根据病邪的性质，分别采取祛邪宣肺、降气化痰、温阳利水、活血化瘀甚或开窍、息风、止血等法。各种病理因素相间为患者，又当数法同用。本虚者，当以补养心肺、益肾健脾为主，分别兼以益气养阴，或气阴双补，或阴阳兼顾。正气欲脱时则应扶正固脱，救阴回阳。虚实夹杂者，应扶正与祛邪共施。

（三）分证论治

1. 外寒里饮证

症状：咳逆气促，膨膨胀满，气逆不得平卧，痰稀泡沫量多，恶寒发热，身痛无汗，或口干不欲饮。苔白滑，脉浮紧。

分析：素有脾肾阳虚，水饮内停，复感风寒，寒饮相搏，上射于肺；恶寒发热，身痛无汗，咳逆气促为外寒犯肺；痰稀泡沫量多，膨膨胀满，气逆不得平卧为寒饮射肺，气滞于胸；口干而不欲饮为脾失转输，饮留胃中，津失上承；苔白而滑，脉浮紧皆为寒饮停肺之征。

治法：温肺散寒，化饮降逆。

方药：小青龙汤加减。

麻黄、桂枝解表宣肺平喘，芍药与桂枝相伍调和营卫，干姜、细辛、半夏散寒降逆蠲饮，配伍五味子收敛止咳，甘草调和诸药。

若兼肺肾气虚者，呼吸浅短难续，甚则张口抬肩，动则尤甚，倚息不能平卧，加人参、黄芪、蛤蚧、沉香、紫石英等补肺纳肾；面色青暗，唇甲青紫，舌紫暗者，加桃仁、红花、丹参、当归等活血化瘀。

2. 痰浊壅肺证

症状：胸膺满闷，短气喘息，憋闷如塞，咳嗽痰多，色白黏腻或呈泡沫，畏风易汗，脘痞纳少，倦怠乏力。舌淡，苔薄腻或浊腻，脉滑。

分析：胸满，短气而喘息，憋闷如塞为肺虚脾弱，痰浊内生，上逆干肺，肺失宣降；畏风易汗为肺气虚，卫表不固；脘痞纳少，倦怠乏力为脾气虚；舌淡，苔腻脉滑为肺脾气虚，痰浊内盛之征。

治法：化痰降气，健脾益肺。

方药：苏子降气汤合三子养亲汤加减。前方偏温，以上盛兼下虚，寒痰喘咳为宜；后方偏降，以痰浊壅盛，肺实喘满，痰多黏腻为宜。二方均能降气化痰平喘。

苏子降气消痰，止咳平喘；陈皮、半夏、白芥子燥湿化痰，降逆散结；厚朴降气平喘；党参、白术、茯苓健脾益气；当归养血行血，莱菔子降气导滞；生姜散寒宣肺；甘草调和诸药。

若痰多，胸满不能平卧者，加葶苈子泻肺祛痰平喘；肺脾气虚，易出汗，短气乏力，痰量不多者，酌加黄芪、防风以健脾益气，补肺固表。

3. 痰热郁肺证

症状：咳逆，喘息气粗，胸满，烦躁，痰黄或白，黏稠难咯，气急胀满，或伴身热，微恶寒，有汗不多，口渴欲饮，溲赤，便干。舌红，苔黄或黄腻，脉数或滑数。

分析：咳喘，气急等症为外感风热，或风寒化热，内有痰湿，痰热相合，郁遏肺气所致；烦躁，胸闷胀满，痰黄或白，咳痰黏稠为痰热内盛，壅塞肺气；口渴欲饮，舌红苔黄脉滑数为痰热之征。

治法：清肺化痰，降逆平喘。

方药：越婢加半夏汤或桑白皮汤加减。前方宣肺泄热，用于饮热郁肺，外有表邪，喘咳上气，目如脱状，身热，脉浮大者；后方清肺化痰，用于痰热壅肺，喘急胸满，咳吐黄痰或黏白稠厚者。

麻黄、石膏辛凉配伍，辛能宣肺散邪，凉能清泄内热；半夏、生姜化痰散饮以降逆；甘草、大枣扶正祛邪。

若痰热内盛，胸满气逆，痰似胶不易咯出者，加鱼腥草、黄芩、瓜蒌壳、贝母、桑白皮、海蛤粉等清热化痰利肺；胸满痰涌，喉中痰鸣，喘息不得平卧者，加射干、葶苈子泻肺平喘；痰热闭肺，腑气不通，腹满便秘者，加大黄、芒硝通腑泄热降肺气；咯痰黄稠带腥味者，酌加鱼腥草、蒲公英、野菊花、金荞麦根等清热解毒，以防内痈形成；痰热伤津，口干舌燥者，加天花粉、知母、芦根、麦冬以生津润燥。

4. 痰蒙神窍证

症状：咳逆喘促日重，咯痰不爽，神志恍惚，表情淡漠，谵妄，烦躁不安，撮空理线，嗜睡，甚则昏迷，或伴肢体瞤动，抽搐。舌质暗红或淡紫，苔白腻或黄腻，脉细滑数。

分析：肢体瞤动，抽搐为痰蒙神窍，引动肝风所致；神志恍惚，表情淡漠，谵妄等为痰塞气壅，痰迷心窍所致；咳逆喘促为肺虚痰蕴；舌质暗红或淡紫，脉细滑数为痰蒙神窍之征。

治法：涤痰，开窍，息风。

方药：涤痰汤加减。

半夏、茯苓、橘红、胆星涤痰息风；竹茹、枳实清热化痰利膈；石菖蒲、远志、郁金开窍化痰降浊。另可配服至宝丹或安宫牛黄丸以清心开窍。

若痰热内盛、身热、烦躁、谵语、神昏、苔黄舌红者，加葶苈子、天竺黄、竹沥；肝风内动，抽搐者，加钩藤、全蝎，另服羚羊角粉；血瘀明显，唇甲紫绀者，加丹参、红花、桃仁活血通脉；如皮肤黏膜出血，咯血，便血色鲜者，配清热凉血止血药，如水牛角、生地黄、牡丹皮、紫珠草等。

5. 阳虚水泛证

症状：心悸，喘咳，咯痰清稀，面浮，下肢浮肿，甚则一身悉肿，腹部胀满有水，脘痞，纳差，尿少，怕冷，面唇青紫。舌胖质暗，苔白滑，脉沉细。

分析：面浮，肢体浮肿，尿少为肺脾肾阳气衰微，气不化水，水邪泛滥所致；心悸，喘咳为水饮上凌心肺；脘痞，纳差为脾阳虚衰，健运失职所致；怕冷为寒水内盛；面唇青紫为阳虚血瘀；苔白滑，舌胖质暗，脉沉细，为阳虚水泛之征。

治法：温肾健脾，化饮利水。

方药：真武汤合五苓散加减。前方温阳利水，用于脾肾阳虚之水肿；后方通阳化气利水，配合真武汤可加强利尿消肿的作用。两方均能化饮利水。

附子、桂枝温肾通阳；茯苓、白术、猪苓、泽泻、生姜健脾利水；赤芍活血化瘀。

若水肿势剧，上凌心肺，心悸喘满，倚息不得卧者，加沉香、牵牛子、川椒目、葶苈子、万年青根行气逐水；血瘀甚，紫绀明显者，加泽兰、红花、丹参、益母草、北五加皮化瘀行水。待水饮消除后，可参照肺肾气虚证论治。

6. 肺肾气虚证

症状：呼吸浅短难续，声低气怯，甚则张口抬肩，倚息不能平卧，咳嗽，痰白如沫，咯吐不利，胸闷心慌，形寒汗出，或腰膝酸软，小便清长，或尿有余沥。舌淡或暗紫，脉沉细数无力，或有结代。

分析：肺主气，肾纳气，肺为气之主，肾为气之根。喘促胸闷，动辄气短为肺虚则清肃失司，肾虚则纳气无能，清气难入，浊气难出所致；语声低怯为肺气不足；腰膝酸软为肾气不足；小便清长，尿有余沥为气化失司；舌质淡，苔白润，脉沉细数无力，为肺肾两虚之征。

治法：补肺纳肾，降气平喘。

方药：平喘固本汤合补肺汤加减。前方补肺纳肾，降气化痰，用于肺肾气虚，喘咳有痰者；后方功在补肺益气，用于肺气虚弱，喘咳短气不足以息者。

党参（人参）、黄芪、炙甘草补益肺气；冬虫夏草、熟地黄、胡桃肉、脐带益肾；五味子收敛肺气；灵磁石、沉香纳气归原；紫菀、款冬、苏子、法半夏、橘红化痰降气。

若肾不纳气者，加五味子、补骨脂补肾纳气。

四、预防调护

预防感冒、防止内伤咳嗽迁延发展成为慢性咳喘，是预防形成本病的关键。同时应重视原发病的治疗。既病之后，更应注意保暖，秋冬季节，气候变化之际，尤需避免感受外邪。

一经发病，立即治疗，以免加重。平时常服扶正固本方药增强正气，提高抗病能力，禁忌烟酒及恣食辛辣、生冷、咸、甜之品。有水肿者应进低盐或无盐饮食。

五、小　　结

肺胀是由正虚邪恋，复感外邪而致气道壅塞，肺气胀满，不能敛降的病证。基本病机为肺气胀满，不能敛降，临床辨证亦当分虚实两类。标实者，根据病邪的性质，寒饮停肺则温肺散寒、化饮降逆；痰浊阻肺则化痰降气，健脾益肺；痰热郁肺则清肺化痰，降逆平喘；痰蒙清窍则涤痰、开窍、息风。本虚者，阳虚水泛则温肾健脾，化饮利水；肺肾气虚则补肺纳肾，降气平喘。预防感冒、防止内伤咳嗽迁延发展成为慢性咳喘为关键，若与其他疾病并见，应找出引起肺胀的原发病因加以治疗。

 临证验案

秦某，男，55岁。

初诊：咳喘5年，冬夏易发，此次于10月份复发，迁延两个月，经用青霉素、链霉素以及平喘止咳药等，减不足言，上月因外感而加重，乃予入院。症见气急咳喘，不能平卧，胸膈满闷，喉间有水鸡声，痰多色黄，咯吐不易，汗多怕冷，大便溏薄，舌苔薄黄，脉细滑数。先从痰浊阻肺，肾不纳气论治，予三拗汤、三子养亲汤、二陈汤加南沙参、熟地黄、沉香、脐带，同服黑锡丹，并予吸氧，配用氨茶碱等治疗9天。

二诊：经上述治疗病情尚无好转。诉喘甚时头汗较多，痰黄如脓，舌质红，舌苔黄，中后光脱，脉细滑数（110次/分）。此属痰热伤阴之象，拟予麻杏石甘汤加味。

麻黄3g　杏仁6g　石膏30g　甘草3g　黄芩10g　桑白皮10g　川贝10g　苏子10g　蛤粉12g　射干3g　竹茹5g

4剂，水煎服，每日1剂。

三诊：药后喘急缓而头汗少，能停止输氧。上方加鱼腥草、芦根，又经4天，脉静（90次/分），喘递减。仍服上方，1周后喘平。

四诊：咳痰稠黄难咯，口咽干，舌红少津，脉细滑。阴虚之象已露，转予养阴清化痰热，药用南北沙参、天冬、五味子、白芍、蛤蚧、知母、贝母、白前、杏仁、苏子、生甘草、瓜蒌皮。经治半月，病情得解，继予六味地黄汤加味，巩固后出院。

按　本例始起虽因感寒而作，并见汗多怕冷、便溏、动则喘甚等肾不纳气之症，但痰多色黄，舌苔薄黄，脉数等症，提示病有化热趋势，故投以温化寒痰、补肾纳气等法效均不显，后改予清化痰热，方合效机，终投滋养肾阴而使病情稳定。

（周仲瑛．周仲瑛临床经验辑要[M]．北京：中国医药科技出版社．1998）

文献摘录

（1）《金匮要略·肺痿肺痈咳嗽上气病脉证治》："上气喘而躁者，属肺胀，欲作风水，发汗则愈。"

（2）《诸病源候论·上气鸣息候》："肺主于气，邪乘于肺则肺胀，胀则肺管不利，不利则气道涩，故上气喘逆，鸣息不通。"

（3）《圣济总录·肺胀》："其证气胀满，膨膨而咳喘。"

（4）《寿世保元·痰喘》："肺胀喘满，膈高气急，两胁煽动，陷下作坑，两鼻窍张，闷乱嗽渴，声嗄不鸣，痰涎壅塞。"

（5）《证治汇补·咳嗽》："肺胀者，动则喘满，气急息重，或左或右，不得眠者是也。如痰挟瘀血碍气，宜养血以流动乎气，降火以清利其痰，用四物汤合桃仁、枳壳、陈皮、瓜蒌、竹沥。又风寒郁于肺中，不得发越，喘嗽胀闷者，宜发汗以祛邪，利肺以顺气，用麻黄越婢加半夏汤。有停水不化，肺气不得下降者，其症水入即吐，宜四苓散加葶苈、桔梗、桑皮、石膏。有肾虚水枯，肺金不敢下降而胀者，其症干咳烦冤，宜六味丸加麦冬、五味。"

文献推介

（1）李艳彬，夏友宏，梁剑峰，等. 疏风解毒胶囊治疗慢性阻塞性肺疾病急性加重期（痰热郁肺证）的临床观察[J]. 中国中医急症，2020，29（11）：2025-2027.

（2）林诗智，王寅. 田从豁教授治疗肺系疾病医案赏析[J]. 现代中西医结合杂志，2010，19（24）：3091-3092.

6 肺　痈

肺痈是由邪热郁肺，热壅血瘀引起的，肺叶生疮，发生脓疡，以咳嗽、胸痛、发热、咯吐腥臭浊痰、甚则脓血相兼为主要临床表现的病证，属内痈之一。

汉·张仲景著述的《金匮要略》首先提出肺痈病名，且列有专篇进行论述。《金匮要略·肺痿肺痈咳嗽上气病脉证治》有"咳而胸满振寒，脉数，咽干不渴，时出浊唾腥臭，久久吐脓如米粥者，为肺痈"的记载，并认为本病起因于外感，风热伤肺，以致气血凝滞，而成痈脓。在治疗上，对未成脓者，治以泻肺，用葶苈大枣泻肺汤；对成脓者，治以排脓，用桔梗汤，并提出"始萌可救，脓成则死"的预后判断，以强调早期治疗的重要性。后世医家又不断补充完善。唐·孙思邈《备急千金要方》用苇茎汤清热排脓，活血消痈，成为后世治疗本病的要方。明·陈实功《外科正宗》根据本病病机演变及证候表现，将肺痈分为不同阶段，提出初起在表者散风清肺，已有里热者降火抑阴，成脓者排脓，脓溃正虚者补肺健脾等治疗原则，对后世分期论治影响较大。清·林珮琴《类证治裁·肺痿肺痈》认为"肺痈由热蒸肺窍，致咳吐臭痰，胸胁刺痛，呼吸不利，治在利气疏痰，降火排脓"，对指导临床实践具有一定的意义。

西医学中多种原因引起的肺组织化脓症，如肺脓肿、化脓性肺炎、肺坏疽以及支气管扩张、支气管囊肿、肺结核空洞等伴化脓感染而以咳嗽、胸痛、发热、咯吐腥臭浊痰、甚则脓血相兼为主要临床表现者属于本病范畴，可参照本病辨证论治。

一、病因病机

（一）病因

1. 外因　外感风热毒邪，或外感风寒，未得及时表散，内蕴不解，郁而化热，在肺经痰热素盛或正气内虚的基础上，自口鼻或皮毛侵犯于肺，肺脏受邪热熏灼，肺气失于清肃，肺络阻滞，以致热壅血瘀，蕴毒化脓而成痈。《张氏医通·肺痈》云："盖由感受风寒，未经发越，停留肺中，蕴发为热。"

2. 内因　肺经痰热素盛或原有肺系其他痼疾，或中毒、溺水、昏迷不醒，导致正气虚衰，无力祛邪，均是本病发病的内在原因。痰热素盛，复感外邪，内外合邪，则更易发病。《医宗金鉴·肺痈》云："此症系肺脏蓄热，复伤风邪，郁久成痈。"

（二）病机

肺痈的发生是在肺经痰热素盛或正气内虚的基础上，外感风热毒邪，内外合邪所致。基本病机为邪热郁肺，热壅血瘀。总属邪热郁肺，蒸液成痰，痰热壅阻肺络，血滞为瘀，而致痰热与瘀血互结，蕴酿成痈，血败肉腐化脓，肺络损伤，脓疡内溃外泄。其病位在肺，病理性质属实热证。成痈化脓的病理基础在于热壅血瘀，溃脓期是病情顺和逆的转折点，后期可出现气阴两伤。

根据病情的发展，其病理演变分为初期、成痈期、溃脓期、恢复期四个阶段。初期因风热（寒）之邪侵犯卫表，内郁于肺，或内外合邪，肺卫同病，郁热内蒸，热伤肺气，肺失清肃，出现恶寒、发热、咳嗽等肺卫表证；成痈期为邪热壅肺，蒸液成痰，气分热毒浸淫及血，热伤血脉，血为之凝滞，热壅血瘀，蕴酿成痈，表现高热、振寒、咳嗽、气急、胸痛等痰瘀热毒蕴肺的证候；溃脓期为痰热与瘀血壅阻肺络，血败肉腐化脓，肺损络伤，脓疡溃破，排出大量腥臭脓痰或脓血痰；恢复期为脓疡内溃外泄之后，邪毒渐尽，病情趋向好转，但因肺体损伤，故可见邪去正虚，阴伤气耗的病理过程，继则正气逐渐恢复，痈疡渐告愈合。

若本病早期确诊，及时治疗，预后尚可。若溃后脓毒不尽，邪恋正虚，则病情迁延，日久不愈，而转成慢性。溃脓期溃后大量咯血，出现血块阻塞气道，或气随血脱；若脓溃流入胸腔，可形成脓胸，预后较差。

二、诊断与鉴别诊断

（一）诊断依据

（1）发病多急，突然寒战高热，咳嗽胸痛，咯吐黏浊痰，继则咳痰增多，咯脓痰或脓血相兼。随着脓血的大量排出，身热下降，症状减轻，病情好转，经数周逐渐恢复。若脓毒不净，则持续咳嗽，咯吐脓痰，低热盗汗，形体消瘦，转入慢性过程。

（2）有感受外邪的病史，且往往有原肺系其他痼疾，或有中毒、溺水、昏迷不醒等病史。

（3）肺痈患者咳吐的脓血浊痰腥臭，吐在水中，沉者为痈脓，浮者为痰。

（二）鉴别诊断

1. 风温　风温初起多表现为发热、恶寒、咳嗽、气急、胸痛等，但经正确及时的治疗一般邪在气分而解，多在一周内身热下降，病情向愈。如病经一周，身热不退或更盛，或退而复升，咯吐浊痰，喉中腥味明显，应考虑有肺痈的可能。

2. 肺痿　肺痿为阴津亏损，虚热灼津，或肺气虚冷，以致肺叶痿弱不用，病程长而发病缓，形体多虚，肌肉消瘦，咳唾涎沫，脉虚数。与肺痈同为肺中有热，但实虚有别。此外，若肺痈久延不愈，误治失治，痰热壅结上焦，熏灼肺阴，也可转成肺痿。

三、辨证论治

（一）辨证要点

1. 辨病期　根据病程的不同阶段和临床表现，辨证可分为初期、成痈期、溃脓期、恢复期四个阶段。

通过了解痰的量、色、质、味的变化及临床表现，辨其病程所属：初期痰白或黄，量少，质黏，无特殊气味，出现恶寒、发热、咳嗽等肺卫表证；成痈期痰呈黄绿色，量多，质黏稠，有腥臭，出现高热、振寒、咳嗽、气急、胸痛等痰热瘀毒蕴肺的证候；溃脓期表现为排出大量腥臭脓痰或脓血痰，质如米粥，气味腥臭异常；恢复期痰色较黄，量减少，其质清稀，臭味渐轻，若正气逐渐恢复，痈疡渐告愈合。若溃后脓毒不尽，邪恋正虚，则病情迁延。

2. 辨顺逆　溃脓期是病情顺和逆的转折点。顺证为溃后声音清朗，脓血稀而渐少，臭味转淡，饮食知味，胸胁稍痛，身体不热，脉象缓滑；逆证为溃后音哑无力，脓血如败卤，腥味异常，气喘鼻煽，胸痛，食少，身热不退，颧红，指甲青紫，脉弦涩或弦急，为肺叶腐败之恶候。

（二）治疗原则

本病治疗总以清热解毒，消痈排脓为基本原则，根据疾病不同时期各有侧重。脓未成应着重清热消痈；脓已成应排脓解毒。要重视"有脓必排"的原则，在溃脓期，脓液是否能畅利排出，是治疗成败的关键。必要时配合体位引流。补肺重在清养，肺痈病久，正气受损，脓液瘀血为人体精气阴血所化，大量排出，更伤正气，治当补肺扶正，但本病为热毒所伤，正损以阴伤气耗为主，补肺应重在清养，不可滥用温补，以免伤阴助热，加重病情。

（三）分证论治

1. 初期

症状：发热微恶寒，咳嗽，咯黏液痰或黏液脓性痰，痰量由少渐多，胸痛，咳时尤甚，呼吸不利，口干鼻燥。舌苔薄黄或薄白，脉浮数而滑。

分析：发热微恶寒为风热袭表，卫表不和；咳嗽，咯痰，胸痛为风热犯肺，卫表失和，肺失宣降；口干鼻燥为肺开窍于鼻，肺热上受；舌苔薄黄或薄白，脉浮数而滑为风热犯表之征。

治法：疏风散热，清肺化痰。

方药：银翘散加减。

金银花、连翘、竹叶、芦根以疏风清热；桔梗、甘草、牛蒡子轻宣肺气，化痰止咳；荆芥、豆豉、薄荷疏风解表，透热外出。

若内热转甚，身热较重，咯痰黄，口渴者加生石膏、炒黄芩以清肺热，酌加鱼腥草增强清热解毒之力；咳甚痰多者加杏仁、川贝母、前胡、桑白皮、枇杷叶以肃肺化痰；胸痛，呼吸不利者，加瓜蒌皮、广郁金以利气宽胸。

2. 成痈期

症状：身热转甚，时时振寒，继则壮热不寒，汗出烦躁，咳嗽气急，胸满作痛，转侧不利，咳吐浊痰，呈黄绿色，自觉喉间有腥味，口干咽燥。舌苔黄腻，脉滑数。

分析：振寒、壮热、汗出、烦躁为邪热蕴肺，热毒炽盛，正邪交争；咳嗽气急为热毒壅肺，肺气上逆；黄绿色浊痰，喉间有腥味痰为热瘀血蕴酿成痈；口干咽燥为热邪灼津耗液；舌苔黄腻，脉滑数为痰热之征。

治法：清肺解毒，化瘀消痈。

方药：苇茎汤合如金解毒散加减。前方偏于清肺化痰，逐瘀排脓，后方偏于降火解毒，两方均有清肺解毒之功效。

芦根性甘寒轻浮，善清肺热；冬瓜仁清热化痰，利湿排脓，能清上澈下，肃降肺气；佐以薏苡仁上清肺热而排脓，下利膀胱而渗湿；桃仁祛瘀散结、润肺滑肠，与冬瓜仁配合可泻湿热从大便而解；桔梗宣肺祛痰；黄芩、黄连、黄柏、山栀子清热解毒泻火。

若热毒内盛者，加金银花、连翘、鱼腥草、鹿衔草、蒲公英等以清热解毒；痰热郁肺，咯痰黄稠者，加桑白皮、瓜蒌、射干、海蛤壳以清化痰热；便秘者，加大黄、枳实以荡涤积热。

3. 溃脓期

症状：咯吐大量脓血痰，或如米粥，腥臭异常，有时咯血，胸中烦满而痛，甚则气喘不能卧，身热，面赤，烦渴喜饮。舌质红，苔黄腻，脉滑数或数实。

分析：咯吐大量腥臭脓血痰为热壅血瘀，血败肉腐，成脓外泄；咯血为热毒壅结，损伤肺络；胸中烦满而痛，气喘为脓毒壅肺，肺气不利；身热，面赤，烦渴喜饮为热毒内盛；舌质红，苔黄腻，脉滑数或数实为热毒壅盛之征。

治法：排脓解毒。

方药：加味桔梗汤加减。

桔梗宣肺祛痰，排脓散结，用量宜大；金银花、生甘草清热解毒；贝母、薏苡仁、橘红化痰散结排脓；葶苈子泻肺除壅；白及去腐逐瘀，凉血止血。

可另加黄芩、鱼腥草、野荞麦根、败酱草、蒲公英，以增强清热解毒排脓之功；脓出不畅者，加皂角以透脓，亦可口服竹沥液；气虚无力排脓者，加生黄芪以扶正托脓；咯血者，加白茅根、藕节、丹参、侧柏叶等凉血止血。

4. 恢复期

症状：身热渐退，咳嗽减轻，咯吐脓血渐少，臭味亦减，痰液转为清稀，精神渐振，食欲改善，或见胸胁隐痛，难以久卧，气短乏力，自汗，盗汗，低热，午后潮热心烦，口干咽燥，面色不华，形瘦神疲。舌质红或淡红，苔薄，脉细或细弱无力。

分析：身热退，咳嗽减轻，咯吐脓血渐少，臭味亦减，痰液转为清稀，精神渐振，食欲改善为邪毒已去；胸胁隐痛，难以久卧为肺络受损，溃处未敛；气短乏力，自汗为肺气亏虚；盗汗，低热，午后潮热，口干咽燥，心烦为阴伤内热；面色不华，形瘦神疲为正气虚；舌质红或淡红，苔薄，脉细或细弱无力为气阴两伤之征。

治法：清热养阴，益气补肺。

方药：沙参清肺汤或桔梗杏仁煎。前方甘寒生津，清养肺胃，后方养肺滋阴清热，两方均有清肺生津的作用。

沙参、麦冬、太子参益气养阴；石膏清肺泄热；半夏祛痰消痈；加桔梗、薏苡仁、冬瓜仁排脓消痈；白及祛腐消痈止血。

若溃处不敛者，加阿胶、白蔹；脾虚食少便溏者，加白术、山药、茯苓以补益脾气；如有低热，加功劳叶、青蒿、白薇、地骨皮；若邪恋正虚，咯痰腥臭脓浊，反复迁延，日久不净者，当扶正祛邪，治以益气养阴，排脓解毒，酌加鱼腥草、败酱草、野荞麦根等清热解毒消痈。

四、预防调护

凡属肺虚或原有其他慢性疾患，肺卫不固，易感外邪者，当注意寒温适度，起居有节，以防受邪致病；并禁烟酒及辛辣食物，以免燥热伤肺。本病初期，一旦确诊，应及早治疗，力求在未成脓前使其消散，以防加重。

对于肺痈患者的护理，应做到安静卧床休息，每天观察记录体温、脉象的变化，咳嗽情况，咯痰的色、质、量、味，注意室温的调节，做好防寒保温。饮食宜清淡，多食蔬菜，高热者可予半流质饮食。多吃水果，如橘子、梨、枇杷、萝卜等（均有润肺生津化痰的作用）。每天可用苡米煨粥食之，并取鲜芦根煎汤代茶。忌油腻厚味及一切辛辣刺激海腥之物，如辣椒、韭菜、海虾等，严禁烟酒。

五、小　　结

肺痈是由邪热郁肺，热壅血瘀引起的，以咳嗽、胸痛、发热、咯吐腥臭浊痰、甚则脓血相兼为主要表现的病证。痰热素盛，复感外邪，内外合邪而致病，基本病机为痰热、瘀血互结，蕴酿成痈，血败肉腐化脓。辨证可分为初期、成痈期、溃脓期、恢复期四个阶段。初期以疏散风热，清肺散邪为主；成痈期以清热解毒，化瘀消痈为主；溃脓期以排脓解毒为主；恢复期以益气养阴清肺为主。本病初期，一旦确诊，应及早治疗，力求在未成脓前使其消散，以防加重。

 临证验案

冯某，男，59岁。

初诊：初患咳嗽，胸际不畅，未以为意，近日咳嗽加剧，且有微咳，痰浊而多，味臭，有时带血，胸胁震痛，稍有寒热，眠食不佳，小便深黄，大便干燥。舌苔黄厚，脉滑数。此乃外感风寒，未得发热。热成痈之象。拟予排毒解毒，涤痰清热为治。

鲜苇根24g　桑白皮6g　鲜茅根24g　旋覆花(布包)6g　代赭石12g　地骨皮6g　薏苡仁18g　橘红5g　桃仁6g　冬瓜子18g　陈橘络5g　杏仁6g　北沙参10g　桔梗6g　仙鹤草18g　甘草5g

5剂，水煎服，每日1剂。

二诊：服上药后寒热渐退，喘平嗽轻，痰减仍臭，已不带血，眠食略佳，二便正常，尚觉气短，胸闷，仍遵原法。上方去仙鹤草、地骨皮，加薤白10g、炙白前5g、炙紫菀5g、法半夏10g、炙百部5g、枇杷叶6g，6剂。

三诊：诉服药后诸证均减，惟较气短身倦现虚弱，此乃病邪乍退，正气未复之故。方药如下：

北沙参10g　枇杷叶6g　茯苓10g　南沙参10g　法半夏10g　茯神10g　桔梗6g　炒白术10g　三七末(分2次冲服)3g　炒枳壳5g　化橘红5g　白及末(分2次冲服)3g　冬虫夏草10g　甘草5g

按　肺脓肿一症，多涉风寒咳嗽之后郁热而发，治应排脓为主。不论已成未成皆当涤荡痰垢，无使壅塞，则余症自愈。处方先以千金苇茎汤、桔梗汤和泻白散加减以排解脓毒，涤痰清热，益气止血，逐去有形之秽浊，免使肺组织再行腐败。继用六君子汤加味，养肺补虚，以竟全功。

（施今墨．施今墨临床经验集[M]．北京：人民卫生出版社．1982）

文献摘录

（1）《金匮要略·肺痿肺痈咳嗽上气病脉证治》："风伤皮毛，热伤血脉；风舍于肺，其人则咳，口干喘满，咽燥不渴，多唾浊沫，时时振寒。热之所过，血为之凝滞，蓄结痈脓，吐如米粥，始萌可救，脓成则死。"

（2）《张氏医通·肺痈》："肺痈溃后，脓痰渐稀，气息渐减，忽然臭痰复盛，此余毒未净，内气复发……但虽屡发而势渐轻可，可许收功，若屡发而脓秽转甚，脉形转疾者终成不起也。"

（3）《医门法律·肺痿肺痈门》："凡治肺痈病，以清肺热，救肺气，俾其肺叶不致焦腐，其生乃全。故清一分肺热，即存一分肺气，而清热必须涤其壅塞，分杀其势于大肠，令秽浊脓血日渐下移为妙。"

（4）《杂病源流犀烛·肺病源流》："凡患肺痈，手掌皮粗，气急脉数，颧红鼻煽，不能饮食者。皆不治。"

文献推介

（1）彭勇，何江，周棉勇. 黄芪汤加减治疗溃脓期肺痈临床观察[J]. 陕西中医，2020，41（01）：66-69.
（2）《中国现代名中医医案精粹》选登（42）——钟玉池医案[J]. 中医杂志，2012，53（18）：1620.

7 肺 痨

肺痨是由痨虫感染，侵蚀肺阴引起的，以咳嗽、咯血、潮热、盗汗及身体逐渐消瘦为主要临床表现的病证，具有传染性和慢性消耗性等特点。

肺痨之疾，历代医家命名甚多，概言之有以其具有传染性而命名的，如"尸注""虫疰""劳疰""传尸""鬼疰"等，有根据症状特点而命名者，如"骨蒸""劳嗽""痨瘵"等，因病损在肺较常见，故一般多称肺痨。对肺痨的论述，早在《黄帝内经》中即生动地描述了肺痨的主症及其慢性消耗表现，《素问·玉机真脏论》云："大骨枯槁，大肉陷下，胸中气满，喘息不便，内痛引肩项，身热，脱肉破䐃。"《灵枢·玉版》云："咳，脱形，身热，脉小以疾。"汉·华佗《中藏经》认识到本病具有传染的特点。

唐宋时期，确立了本病的病因、病位、病机和治则，唐·王焘在《外台秘要》提出"生肺虫，在肺为病"，认识到肺痨是由特殊的"肺虫"引起的。元·朱丹溪《丹溪心法》强调"痨瘵主乎阴虚"，认为肺痨病机特点为"火盛金衰"，突出了阴虚是其基本病理特点，并确立了滋阴降火的治疗大法。元·葛可久所著的《十药神书》是我国现存的第一部治疗肺痨的专著，收载了治痨十方。明·虞抟《医学正传》提出了"杀虫"和"补虚"是肺痨的两大治疗原则。至此，肺痨的病因、病机、症状、治则、治法、方药趋于完善。明·李梴的《医学入门》归纳了肺痨常见的咳嗽、咯血、潮热、盗汗、遗精、腹泻等六大主症，为临床提供了诊断依据。

西医学中的肺结核以咳嗽、咯血、潮热、盗汗及身体逐渐消瘦为主要表现者属于本病范畴，可参照本病辨证论治。

一、病因病机

（一）病因

1. **感染痨虫** 感染痨虫是发病的惟一外因，痨虫具有传染性，最易侵入肺脏，损伤肺阴，故朱丹溪概括痨瘵的病理为"主乎阴虚"。如《三因极一病证方论·痨瘵诸证》中明确指出"诸证虽曰不同，其根多有虫"。

2. **正气虚弱** 正气虚弱，为痨虫入侵引起发病的主要内因，正气强弱不仅是发病的关键，也是肺痨传变、转归的决定性因素。如正气较强，则能抗御痨虫，使病变局限于肺部，而逐渐趋于好转。如正气虚弱，则往往由一脏之虚而发展成多脏亏虚，病变由轻转重。

（二）病机

肺痨的基本病机为痨虫感染，侵蚀肺阴。"痨虫"侵肺，耗伤肺阴、肺气，以致气阴两虚，晚期阴损及阳，阴阳交亏。本病的病理因素主要是"痨虫"。

本病的病位在肺，与脾肾两脏的关系最为密切，同时也可涉及心肝。病理性质为虚实夹杂，初起病变在肺，以阴虚为主（由于痨虫从口鼻吸入，直接侵蚀肺脏，损伤肺阴），继可导致阴虚火旺，肺肾两虚，相火内炽；或阴伤及气，肺脾同病，甚则阴损及阳，故后期多发展为肺脾肾三脏同病，气阴两虚，或阴阳两虚之候。此外，也可涉及心肝，致肝火偏旺，上逆侮肺，甚则肺虚不能佐心治节血脉之运行而产生瘀血，导致心肝肺脾肾同病。

肺痨病程长短不一，轻者及时治疗，很快痊愈，重者失治误治，病程长，可能变生他证。此外，除肺脏病变外，痨虫尚可四处蔓延，引起肺外病变。例如，痨虫入侵骨髓，可发生"巴骨流痰"。

二、诊断与鉴别诊断

（一）诊断依据

（1）咳嗽、咯血、潮热、盗汗、身体明显消瘦为典型临床表现，上述诸证可间作，也可相继发生或兼见并存。不典型者仅感疲劳乏力、干咳、食欲不振，形体逐渐消瘦。

（2）常有与肺痨患者的长期接触史。

（二）鉴别诊断

1. **肺痿**　肺痿是多种慢性肺部疾患（包括肺痈、肺痨、咳嗽、喘证等）后期的转归，临床以咳吐浊唾涎沫为主症，不具传染性。肺痨是以咳嗽、咳血、潮热、盗汗为特征。若肺痨晚期导致肺叶痿弱不用，即已转属肺痿。

2. **肺痈**　肺痈是指肺叶生疮，形成脓疡的病证，临床以咳嗽、发热、胸痛、咯吐腥臭浊痰，甚则脓血相兼为主要临床表现。肺痈为实热证，属急性病，病程较短。肺痨是慢性虚损性疾患。

3. **虚劳**　虚劳是内伤亏损导致的多种慢性疾病虚损证候的总称。五脏均可发病，以肾为主，阴阳俱虚。肺痨病位主要在肺，病理主在阴虚，具有传染性。

三、辨证论治

（一）辨证要点

1. **辨病变部位**　病变初期在肺，阴虚火旺者常肺肾两虚，气阴耗伤者多肺脾同病；久延病重，由气及阳，阴阳两虚者属肺脾肾三脏皆损，并涉及心肝。

2. **辨顺证逆证**　顺证为元气未衰，胃气未伤，虚能受补，无大热，低热轻，无咯血，无短气不续，无咯血，脉来有根，凡顺证一般均较易治；逆证为胃气大伤，虚不受补，大热，低热不退，大量咯血，大骨枯槁，大肉陷下，喘，骨枯发焦，潮热持续不解，胃气大伤，大量咯血，反复发作，短气不续，动则大汗，声音低微，唇色紫，脉浮大无根，或细而数疾等，凡逆证均较难治。

（二）治疗原则

补虚培元和抗痨杀虫是肺痨的基本治疗原则。《医学正传·劳极》云："治之之法，一则杀其虫，以绝其根本，一则补其虚，以复其真元。"特别要重视培补元气，补益气血，以提高抗病能力。根据肺痨"主乎阴虚"的病理特点，治疗以滋阴润肺为主，火旺者兼以降火，若合并气虚、阳虚见症者，则当同时兼顾；同时重视补脾助肺，培土生金；禁用燥烈、苦寒、升散、攻伐等易耗气伤阴的药物。

（三）分证论治

1. 肺阴亏损证

症状：干咳，咳声短促，或咳少量黏痰，或痰中带有血丝，色鲜红，胸部隐隐闷痛，午后自觉手足心热，或见少量盗汗，皮肤干灼，口干咽燥。舌苔薄白，舌边尖红，脉细数。

分析：干咳痰少为阴虚肺燥，肺失滋润；痰中带有血丝，色鲜红，胸部隐隐闷痛为损伤肺络；手足心热，皮肤干灼，口干咽燥，为阴虚生内热；舌边尖红苔薄白，脉细数皆为阴虚之象。

治法：滋阴润肺。

方药：月华丸加减。

沙参、麦冬、天冬、生地黄、熟地黄滋补肺阴；百部、川贝母润肺止咳；阿胶、三七止血和营；桑叶、菊花清肃肺热；山药、茯苓甘淡健脾益气，培土生金，以资生化之源；可加百合、玉竹滋补肺阴。

若咳嗽频而痰少质黏者，可加甜杏仁、川贝母、海蛤壳、竹茹以润肺化痰止咳；痰中带血较多者，宜加白及、仙鹤草、白茅根、藕节等以凉血止血；若低热不退，可配银柴胡、地骨皮、功劳叶、胡黄连等以清退虚热，兼以杀虫；若久咳不已，声音嘶哑者，酌加诃子皮、木蝴蝶、凤凰衣等以养肺利咽，开音止咳。

2. 虚火灼肺证

症状：呛咳气急，痰少质黏，或吐痰黄稠量多，时时咯血，血色鲜红，混有泡沫痰涎，午后潮热，骨蒸颧红，五心烦热，盗汗量多，口渴心烦，失眠，性情急躁易怒，或胸胁掣痛，男子可见遗精，女子月经不调，形体日渐消瘦。舌干而红，苔薄黄或剥，脉细数。

分析：呛咳气急，痰少质黏，或吐稠黄痰为肺阴虚生内热，热邪灼津，炼液为痰；时时咯血为灼伤肺络；潮热、骨蒸为肺病及肾，水亏火旺；盗汗量多为虚火迫津外泄；胸胁掣痛为肝肺络脉不和；心烦，失眠，易怒为心肝火炎；梦遗失精为相火偏旺；月经不调为冲任失养；形体日渐消瘦为阴精耗伤；舌干而红，苔薄黄或剥，脉细数均为阴虚燥热之象。

治法：滋阴降火。

方药：百合固金汤合秦艽鳖甲散加减。前方滋养肺肾，止咳化痰；后方滋阴养血，退热除蒸。

百合、麦冬、玄参、生地黄滋阴润肺生津；当归、白芍、熟地黄养血柔肝；桔梗、贝母、甘草清热化痰止咳；秦艽、青蒿、银柴胡、地骨皮退热除蒸；鳖甲、知母、乌梅、当归滋阴清热；另加百部、白及止血杀虫。

若火旺较甚，热象明显者，当增入胡黄连、黄芩苦寒泻火、坚阴清热；咯血较著者，加牡丹皮、藕节、紫珠草、醋制大黄等，或配合十灰散以凉血止血。

3. 气阴耗伤证

症状：咳嗽无力，气短声低，咳痰清稀色白，量较多，偶或夹血，或咯血，血色淡红，午后潮热，伴有畏风、怕冷，自汗与盗汗可并见，纳少神疲，便溏，面白颧红。舌质光淡，边有齿印，苔薄，脉细弱而数。

分析：咳嗽无力，气短声低，咳痰清稀色白为阴伤气耗，肺脾同病，气不化津成痰，肺失清肃；痰中带血，或咯血为损伤肺络；畏风、怕冷，自汗，为肺脾气虚；盗汗为阴虚火旺，迫津外泄；纳少神疲，便溏为脾虚；面白颧红，舌质光淡，边有齿印，苔薄，脉细弱而数为气阴两伤。

治法：益气养阴。

方药：保真汤或参苓白术散加减。前方补虚除热；后方补脾益肺。

太子参、黄芪、白术、茯苓补益肺脾之气；麦冬、天冬、生地黄、五味子滋养润肺之阴；当归、白芍、熟地黄滋补阴血；陈皮理气运脾；知母、黄柏、地骨皮、柴胡滋阴清热；可加百部、冬虫夏草、白及补肺杀虫。

若骨蒸盗汗者，酌加鳖甲、牡蛎、五味子、地骨皮、银柴胡等以益阴除蒸敛汗。

4. 阴阳两虚证

症状：肺痨病日久，咳逆喘息，少气，咳痰色白有沫，或夹血丝，血色暗淡，潮热，自汗，盗汗，声嘶或失音，面浮肢肿，心慌，唇紫，肢冷形寒，或见五更泄泻，口舌生糜，大肉尽脱，男子遗滑精、阳痿，女子经闭。苔黄而剥，舌质光淡隐紫，少津，脉微细而数，或虚大无力。

分析：咳逆喘息为肺虚气逆；声嘶或失音为气道失润；面浮肢肿，五更泄泻为脾肾两虚；心慌、唇紫为病变及心；口舌生糜为虚火上炎；形寒自汗为卫表虚；潮热、盗汗为阴伤；女子经闭，大肉尽脱，冲任乏源为精气虚竭，无以充养形体；遗精阳痿为命门火衰；苔黄而剥，舌质光淡隐紫，少津，脉微细而数，或虚大无力，为阴阳交亏之象。

治法：滋阴补阳。

方药：补天大造丸加减。

人参、黄芪、白术、山药、茯苓补益肺脾之气；枸杞子、熟地黄、白芍、龟甲培补肺肾之阴；鹿角胶、紫河车、当归滋补精血以助阳气；酸枣仁、远志宁心安神。

若肾虚气逆喘息者，配冬虫夏草、蛤蚧、紫石英、诃子摄纳肾气；阳虚血瘀唇紫水停肢肿者，加红花、泽兰、益母草、北五加皮温阳化瘀行水。

四、预防调护

对于本病应注意防重于治，接触患者时，应戴口罩。饮食适当，不可饥饱失常。平素保养元气，爱惜精血，增强正气是防止传染的重要措施。

在药物治疗的同时，肺痨患者还应注意饮食、摄生等综合治疗，禁烟酒，慎房室，怡情志，适当进行体育锻炼，忌食辛辣刺激动火燥液之品，这对于病情缓解和康复都具有重要作用。

五、小　　结

肺痨是由痨虫感染，侵蚀肺阴引起的，以咳嗽、咯血、潮热、盗汗及身体逐渐消瘦为主要临床表现的病证。具有传染性和慢性消耗性等特点。痨虫传染是发病的惟一外因，正气虚弱，为痨虫入侵引起发病的主要内因，基本病机为痨虫感染，侵蚀肺阴。病变初期在肺，阴虚火旺者常肺肾两虚，气阴耗伤者多肺脾同病；久延病重，由气及阳，阴阳两虚者属肺脾肾三脏皆损，并涉及心肝。补虚培元和抗痨杀虫是肺痨的基本治疗原则。正气较强，病情轻浅，为时短暂者，早期治疗，可获康复。若正气虚弱，迁延日久，多演变恶化，全身虚弱症状明显。少数患者可呈急性发病，出现剧烈咳嗽、喘促倚息、咳吐大量鲜血、寒热如疟等严重症状，预后较差。

 临证验案

章某，女，36岁，1968年9月13日初诊。

3年前曾诊断为右上肺浸润型肺结核，存在空洞，服用抗痨药物近6个月后终止服药。1天前突然咯血，色鲜红，入院后仍咯血不止，最多一天量有数百毫升，伴低热盗汗、咳嗽气促，午后颧红，面色㿠白，便秘，尿赤，舌淡暗而嫩，脉细数而弦，左关弦象明显。痰菌阴性。西医诊断：肺结核。中医诊断：肺痨、咯血（木火刑金，肺络损伤，气阴两虚证）。拟予柔肝镇逆，泻火宁络，益气养阴为治。

生地黄 30g 白芍 15g 旋覆花 10g 代赭石（先煎）30g 制大黄 10g 炒栀子 10g 茜草炭 20g 炒蒲黄 15g 侧柏炭 20g 墨旱莲 30g 西洋参 10g 麦冬 30g 五味子 10g 三七粉（另冲）6g

7剂，每日1剂，水煎分2次温服。

二诊：服药后患者咯血消失，诸症改善，原方合百合固金汤加减调理，痊愈。

按 肺痨患者易反复咯血，离经之血又易成瘀，瘀血不去，血不归经，又会加重咯血，且不利于结核病灶的吸收和空洞的愈合，所以"化瘀止血"法要贯穿止血用药的全过程。此外，洪老指出肺痨咯血的起因也不外乎"气"和"火"，故阴虚阳亢、气火上逆是其基本病机，滋阴降火、平冲降逆是其基本治法。本案患者3年前曾诊断为浸润型肺结核，服用抗痨药物近6个月后终止服药，未行复查以明确治疗效果。此次因咯血就诊，伴见盗汗、低热等症状，左关脉弦明显，应考虑肺结核未彻底治愈，此次加重，证属木火刑金，肺络损伤，气阴两虚。患者咯血量较大，需谨防气随血脱危及生命，急则治其标，首选炭类止血药物，如茜草炭、侧柏炭，以收涩止血；然"化瘀止血"法要贯穿肺痨止血用药的全过程，故再加炒蒲黄、三七粉，以化瘀止血；四药配伍，一收一化，既达到了强化止血的效果，又去除之离经之血以防反复。患者低热盗汗，午后颧红，脉细数而弦，左关弦象明显，此为阴虚阳亢，气火上逆，故予旋覆花、代赭石、白芍以柔肝镇逆，大黄、炒栀子以泻火宁络，西洋参、麦冬、五味子以益气养阴。

(佘靖. 中国现代百名中医临床家丛书：洪广祥[M]. 北京：中国中医药出版社. 2007）

文献摘录

(1)《外台秘要·骨蒸方》："骨蒸之候，男子因五劳七伤，或因肺壅之后……因兹渐渐瘦损。初著盗汗，盗汗以后即寒热往来，寒热往来之后即渐加咳，咳后面色白，两颊微见赤，如胭脂色，团团如钱许大，左卧即右出，唇口非常鲜赤。"

(2)《十药神书》："万病莫若痨证，最为难治。盖痨之起，因人之壮年气血充聚，精液充满之际，不能保养性命，惟以酒色是贪，日夜耽嗜，无有休息，以致耗散真元，虚败精液，则呕血吐痰，以致骨蒸体热，肾虚精竭，面白颊红，口燥咽干，遗精白浊，盗汗，饮食艰难，气力全无，谓之火旺金衰，重则半年而毙，轻则一载而亡。医者不穷其本，或投之以大寒之剂，或疗之以大热之药。殊不知大寒则愈虚其中，大热则愈竭其内，所以世之治痨者，万无一人。葛师用药治痨，如羿之射，无不中的。十药次弟之法，具后学者详审，毋惑焉。"

(3)《医宗必读·虚劳》："大抵虚痨之证，疑难不少，如补脾保肺，法当兼行，然脾喜温燥，肺喜清润，保肺则碍脾，补脾则碍肺，惟燥热而甚，能食而不泻者，润肺当急，而补脾之药亦不可缺也。倘虚羸而甚，食少泻多，虽喘嗽不宁，但以补脾为急，而润之品宜戒矣。脾有生肺之能，肺无扶脾之力，故补脾之药，尤要于保肺也。"

(4)《理虚元鉴·阴虚之症统于肺》："就阴虚成劳之统于肺者言之，约有数种，曰劳嗽，曰吐血，曰骨蒸，极则成尸疰。其症有兼有不兼。有从骨蒸而渐至劳嗽者；有从劳嗽而渐至吐血者；有竟以骨蒸枯竭而死，不待成劳嗽者；有竟从劳嗽起，而兼吐血者；有竟从吐血起，而兼劳嗽者；有久而成尸疰者；有始终只一症，而或痊或毙者。凡此种种，悉宰于肺治。所以然者，阴虚劳症，虽有五劳、七伤之异名，而要之以肺为极则。故未见骨蒸、劳嗽、吐血者，预宜清金保肺；已见骨蒸、劳嗽、吐血者，急宜清金保肺；曾经骨蒸、劳嗽、吐血而愈者，终身不可忘护肺。此阴虚之治，所当悉统于肺也。"

文献推介

(1)王宏. 中药抗肺痨散治疗肺结核196例临床效果观察[J]. 转化医学电子杂志, 2015, 2(01): 51-52.

（2）梁培干，罗秋平. 现代岭南名医肺系医案收集整理概况[J]. 世界最新医学信息文摘，2019，19（54）：174-175.

8 肺　痿

肺痿是由肺叶痿弱不用引起的，以咳吐浊唾涎沫为主要临床表现的病证，具有慢性虚损性疾患特点。

肺痿病名最早见于《金匮要略》，并将肺痿列为专篇，对肺痿的主症、病因、病机、辨证论治均作了较为系统的介绍。仲景认为，肺痿"重亡津液"得之，病机总属"肺燥津伤""肺气虚冷"两端，肺燥津伤者，"寸口脉数，其人咳，口中反有浊唾涎沫"，可予麦门冬汤滋阴润燥；肺气虚冷者，"吐涎沫而不咳者，其人不渴，必遗尿，小便数""必眩，多涎唾"，可予甘草干姜汤温肺复气。晋·葛洪《肘后备急方》中提到治疗肺痿以益气温阳、滋阴润燥为治疗大法。隋·巢元方《诸病源候论》提到了肺痿的病因病机及其转归，他提出了"肺气壅塞"的观点，阐述了肺痿发病过程中"邪实"的作用，归纳其病机为"咳唾咽燥，欲饮者，必愈；欲咳而不能咳、唾干沫而小便不利者，难治"。唐·王焘《外台秘要》指出肺痈日久，热灼伤阴，肺津大伤，最后可转化为肺痿。

明·陈实功《外科正宗·肺痈论》曰："久嗽劳伤，咳吐痰血，寒热往来，形体消削，咯吐瘀脓，声哑咽痛，其候传为肺痿。"清·李用粹《证治汇补·咳嗽》曰："久嗽肺虚，寒热往来，皮毛枯燥，声音不清，或嗽血线，口中有浊唾涎沫，脉数而虚，为肺痿之病。"也已认识到久咳、肺痈、肺痨等日久可转化为肺痿。清·张璐《张氏医通·肺痿》将其治疗要点概括为"缓而图之，生胃津，润肺燥，下逆气，开积痰，止浊唾，补真气，散火热"七个方面，旨在"以通肺之小管""以复肺之清肃"。清·叶天士《叶选医衡》亦有"患此必十死八九，最为难治"的论述，均说明了本病为疑难病，危候，预后差，死亡率高。清·沈金鳌《杂病源流犀烛·肺病源流》进一步对肺痿的用药忌宜等作了补充："其证之发，必寒热往来，自汗，气急，烦闷多唾，或带红线脓血，宜急治之，切忌升散辛燥温热……大约此症总以养肺、养气、养血、清金、降火为主。"可谓要言不烦。

西医学中的间质性肺炎、肺间质纤维化、慢性阻塞性肺疾病、支气管扩张等以咳吐浊唾涎沫为主要表现者属于本病范畴，可参照本病辨证论治。

一、病因病机

（一）病因

1. 久病、误治损伤肺津　肺痨、肺痈、久嗽、久哮、消渴、热病之后等，肺津大伤，肺失濡养。如痰热久嗽，热灼阴伤，或肺痈余毒未清，灼伤肺阴，或热病之后，邪热伤津，津液大亏，以致热壅上焦，消灼肺津，变生痰沫，肺燥阴竭，肺失濡养，日渐枯萎；或因医者误治，滥用汗、吐、下等治法，重亡津液，肺津大亏，肺失濡养，发为肺痿。正如《金匮要略·肺痿肺痈咳嗽上气病脉证治》中言："热在上焦者，因咳为肺痿。肺痿之病，从何得之？师曰：或从汗出，或从呕吐，或从消渴，小便利数，或从便难，又被快药下利，重亡津液，故得之。"

2. 久病损伤肺气　久咳、冷哮、久喘等，肺气日耗，渐而伤阳，肺中虚冷，气不化津，肺失濡养，日渐枯萎。大病久病之后，耗伤阳气，或内伤久咳，冷哮不愈，肺虚久喘等，肺气日耗，渐而伤阳，致肺虚有寒，气不化津，津液失于温摄，反为涎沫，肺失濡养，肺叶渐痿不用。此即《金匮要略·肺痿肺痈咳嗽上气病脉证治》："肺为娇脏，热则气烁，故不用而痿。冷则气沮，故亦不用而痿也。遗尿、小便数者，肺金不用而气化无权，斯膀胱无制而津液不藏也。"指出肺主气化，为水之上源，若肺气虚冷，不能温化、固摄津液，由气虚导致津亏，肺失濡养，亦可渐致肺叶枯萎不用。

3. 外感六淫　因肺为华盖，合皮毛，开窍于鼻，所以外感六淫多从皮毛、口鼻侵入人体，当表邪不解进而邪气入里犯肺时，肺之津气耗伤，肺失津气濡养而肺叶痿废，最终演化为肺痿。

4. 情志失调　七情首先会影响脏腑气机的正常运行，肺主气，司呼吸，气机失调就会影响肺之津气的正常运行，导致肺叶失于濡养而日久成痿；七情中悲则伤肺而气消，津气不能濡养于肺，所以悲在肺痿的形成过程中起重要作用，悲忧日久，也可致肺叶失养而成痿。

（二）病机

肺痿的基本病机为肺叶痿弱不用，总属肺脏虚损，津液大伤，以致肺叶枯萎。病位在肺，但与脾、胃、肾等脏密切相关。由于外感六淫、久病热灼伤肺、误治津伤，致肺津大伤，肺失濡养，肺叶不用，变生涎沫；或情志失调，久病肺脏虚损，肺气日耗，渐而伤阳，肺中虚冷，气不化津，以致肺叶枯萎。在肺痿形成之初，上焦虚热与肺中虚冷病机可单见，但随着疾病进展，二者必兼夹，而肺津不足将会贯穿肺痿疾病发展的始终。

本病病理性质有肺燥津伤（虚热）、肺气虚冷（虚寒）。虚热肺痿一为本脏自病所转归，一由失治误治或他脏之病所致。热在上焦，阴虚生内热，肺燥津枯，肺失清肃，脾胃上输津液转从热化，煎熬成涎沫，或脾阴胃液耗伤，不能上输于肺，肺失濡养，致肺叶枯萎。虚寒肺痿为大病以后，耗伤气阳，肺气虚冷，气不化津，不能温化布散脾胃上输之津液，反聚为涎沫，肺失所养。虚寒肺痿，可由寒郁化热，转为虚热之证。在肺痿的发展后期，多虚实夹杂，痰瘀阻络为其邪实病机特点，多有杂痰、瘀、络病的情况。

二、诊断与鉴别诊断

（一）诊断依据

（1）以咳吐浊唾涎沫为主症。唾呈细沫稠黏、或白如雪、或带白丝、咳嗽、或不咳、气短、或动则气喘。虚热者痰黏稠易咯血，虚冷者痰清稀。常伴有面色㿠白，或青苍，形体瘦削，神疲，头晕，或时有寒热等全身证候。

（2）有多种慢性肺系疾病史，久病体虚者。或患者因医者过用汗、吐、下之法，导致患者重亡津液，肺津大亏，进一步肺失濡养，肺叶痿枯不用，最后转化为肺痿。

（二）鉴别诊断

1. 肺痈　两者均可见咳嗽咳痰，肺痈以咳则胸痛，咳吐腥臭脓血痰为主症，发病急，病程短，病性属实，脉象表现为浮数、滑数。而肺痿以咳吐浊唾涎沫为主，可有浊痰但不臭，且发病缓，病程长，病性总属本虚标实而以本虚为主，脉象多为虚数或虚弱。肺痈失治久延，可以转为肺痿。

2. 肺痨 两者均有咳嗽咳痰，而肺痨主症为咳嗽、咳血、潮热、盗汗及身体逐渐消瘦等，有传染性，与肺痿以咳吐浊唾涎沫为主症有区别。肺痨后期可以转为肺痿重症。

三、辨 证 论 治

（一）辨证要点

辨虚寒虚热 本病以本虚为主，应辨虚寒、虚热，抑或二者兼夹。虚热证为肺津干枯，阴虚火旺而易火逆上气，常伴咳逆喘息；虚寒证为肺中虚冷，气不化津而常见上不制下，常兼头眩、小便频数或遗尿。虚热肺痿日久，阴损及阳，可见气阴两虚，或出现寒热夹杂现象。

（二）治疗原则

本病治疗总以补肺生津为原则。虚热证，治当清热生津，以润其枯；虚寒证，治当温肺益气，而摄涎沫。早期忌用升散辛燥温热之品，以免助火伤津；亦忌苦寒滋腻，慎用祛痰峻剂，宜缓图取效。治疗应时刻注意保护津液，重视调理脾胃肾。脾胃为后天之本，肺金之母，培土有助于生金；阴虚者宜补胃津以润燥，使胃津能上输以养肺；气虚者宜补脾气以温养肺体，使脾能转输精气以上承；因肾为气之根，司摄纳，温肾可以助肺纳气，补上制下。正如朱丹溪所说："肺痿治法，在乎养血、养肺、养气、清金。"所以在治疗时要特别注意补养肺之气津。此病日久则损耗人体阳气，最终转化为肾阳不足之象，同时因"久病入络"，兼有痰浊、瘀血壅塞不通，所以最后病理性质转化为本虚标实的情况，此时可在温阳的基础上借用虫蚁之品以搜剔窜透，但禁用破血之品。

（三）分证论治

1. 虚热证

症状：咳吐浊唾，其质较黏稠，或咳痰带血，咳声不扬，甚则音嗄，气急喘促，口渴咽燥，午后潮热，形体消瘦，皮毛干枯。舌红而干，脉虚数。

分析：气急喘促为肺阴亏耗，虚火内炽，肺失宣肃；咳吐浊唾，其质黏稠为热邪灼津；咳声不扬，甚则音嗄，口渴咽燥，咳痰带血为燥热伤津，灼伤肺络；形体消瘦，皮毛干枯为阴津枯竭无力充养肌肤；舌红而干，脉虚数为虚热之征。

治法：滋阴清热，润肺生津。

方药：麦门冬汤合清燥救肺汤加减。前方润肺生津，降逆下气；后方养阴润燥，清肺降火。

方中太子参、甘草、大枣、粳米益气生津，甘缓补中；桑叶、石膏清泄肺经燥热；阿胶、麦冬、胡麻仁滋肺养阴；杏仁、枇杷叶、半夏化痰止咳，下气降逆。

若咳吐浊黏痰，口干欲饮，酌加知母、川贝母、天花粉清热化痰；津伤甚者加沙参；潮热者，加银柴胡、地骨皮以清虚热，退骨蒸；火盛出现虚烦、呛咳、呕逆者，则去大枣，加竹茹、竹叶清热和胃降逆。

2. 虚寒证

症状：咯吐涎沫，其质清稀量多，不渴，短气不足以息，头眩，神疲乏力，食少，形寒，小便数，或遗尿。舌质淡，脉虚弱。

分析：咯吐涎沫，其质清稀量多，不渴为肺气虚寒，气不化津，津反为涎；神疲乏力，食少为肺虚及脾，肺脾气虚；头眩为清阳不升；小便数，或遗尿为上虚不能治下，膀胱失约；舌质淡，脉虚弱为阳虚之征。

治法：温肺益气，生津润肺。

方药：甘草干姜汤或生姜甘草汤加减。前方温中散寒，温肺益气；后方温肺散寒，止咳化痰。方中甘草、干姜温肺脾；人参、大枣、白术、茯苓甘温补脾，益气生津。

若肺虚唾沫多而尿频者，加煨智仁、白果；肾虚不能纳气，喘息、短气者加钟乳石、五味子，另吞服蛤蚧粉。

四、预防调护

本病预防的重点在于积极治疗原发病，如喘咳、肺痈、肺痨等，防止其向肺痿转变。同时根据个人情况，加强耐寒锻炼，增强体质，慎起居，生活规律，视气候随时增减衣物，提高机体的抗病能力，增强肺卫的功能。时邪流行时，尽量减少外出，避免接触患者，以免发生肺痿。

治疗期间，应戒烟，减少对呼吸道的刺激，以利肺气恢复，减轻咳嗽的发作。饮食清淡，避免过食黏腻肥甘以及寒凉之品，以免助痰生湿，加重病情。另外本病治疗时间较长，要劝说患者安心养病，不可急躁。改善环境卫生，消灭烟尘等空气污染，对预防肺部疾病有重要意义。

五、小 结

肺痿是指肺叶痿弱不用，临床以咳吐浊唾涎沫为主症的病证，为肺脏的慢性虚损性疾患。本病系多种慢性肺系疾病后期发展，久病损肺而成。其发病机理总缘于肺脏虚损，津气严重耗伤，以致肺叶枯萎。因津伤肺燥，燥盛则干，肺叶弱而不用则痿。病理性质有肺燥津伤、肺气虚冷之分。其病理表现有虚热、虚寒两类。其病位在肺，但与脾、肾等脏密切相关。分证论治有虚热证和虚寒证两大类，虚热证易于火逆上气，常伴咳逆喘息；虚寒证常见上不制下，小便频数或遗尿，临床以虚热证较为多见。治疗总以补肺生津为原则。虚热证，治当清热生津，以润其枯；虚寒证，治当温肺益气而摄涎沫。但虚热久延伤气，亦可转为虚寒证，治疗上也要法随证转。肺痿属内伤虚证，病情较重而迁延难愈，如对症治疗，调理适宜，病情稳定改善，可带病延年，或可获愈；如治疗不当，或不注意调摄，则使病情恶化，以至不治；若见张口短气，喉哑，声嘶，咯血，皮肤干枯，脉沉涩而急或细数无神者，预后多不良。

 临证验案

梁某，女，73岁。2012年6月12日初诊。

患者诉3个月前无明显诱因出现胸闷气喘，活动后尤甚，上一层楼即需休息，并出现咳嗽，以干咳为主，无咯血、无胸痛。遂就诊于某省三甲医院。行胸部CT检查提示间质性肺炎，肺功能提示弥散降低。因患者既往有糖尿病病史10年，骨质疏松病史20余年，不宜予糖皮质激素治疗，特来我院寻求中医治疗。入院查体：两胸廓对称，肋间隙不增宽，两侧语颤对称，叩诊清音；听诊双肺呼吸音清，双下肺可闻及Velcro啰音。入院后检查：血气分析pH 7.39，$PaCO_2$ 50mmHg，PaO_2 46mmHg。中医诊断：①肺痿；②肺衰；③消渴；④痹证。西医诊断：①肺间质纤维化；②Ⅱ型呼吸衰竭；③2型糖尿病；④骨质疏松。症见：胸闷气促，活动后尤甚，咳嗽，以干咳为主，头晕，口干，口苦，畏寒，夜间汗多，纳可，睡眠一般，二便平，舌暗红，苔白，脉沉细。此乃阳虚寒凝，痰瘀阻络之象。拟予以温阳散寒、化痰行瘀为治，方选温肺化纤汤加减。

熟地黄 20g　肉桂 4g　鹿角霜 15g　炮姜 10g　麻黄 10g　白芥子(包煎) 10g　炙甘草 10g　土鳖虫 10g　桃仁 10g　红花 10g　川芎 10g　地龙 10g　大黄 10g

7剂，每日1剂，早晚温服，嘱温水温食，保暖。

二诊：服药后诉偶有咳嗽，咯少许黏痰，活动后胸闷气促明显改善，头不晕，口干，口苦，畏寒，夜间汗出等症缓解，纳可，夜寐安，二便平，舌暗红，苔白，脉沉细。嘱继服上方7剂，于2012年6月29日出院。出院后坚持在门诊服用原方治疗，尚能操持家务。

按　本病起病多隐匿，早期症状不显著。国医大师洪广祥教授在总结前人的基础上认为久治不愈的肺痿总属本虚标实证，本虚可分为气虚（宗气虚）、阴虚、阳虚，标实主要为痰浊、瘀血，以及"肺络痹阻"等。洪广祥教授在临床实践中总结到，阳虚与肺间质纤维化关系密切，以温阳立法治疗肺痿获得较好疗效。本例患者属于肺痿慢性迁延期，究其病机当属阳虚寒凝，痰瘀阻络，治以温阳散寒、化痰行瘀，承"病痰饮者，当以温药和之""察血为阴邪，非温不散"之古训，秉以温阳散寒、化痰行瘀为法，方选温肺化纤汤治疗，效果甚佳。患者治疗未合用西药，理法方药一气呵成，效如桴鼓，其机制值得进一步深入探讨与研究。

（刘良徛，等. 国医大师洪广祥医论医话[M]. 北京：中国中医药出版社. 2019）

文献摘录

（1）《医门法律·肺痈肺痿门》："肺痿者，其积渐已非一日，其寒热不止一端，总由胃中津液不输于肺，肺失所养，转枯转燥，然后成之。盖肺金之生水，精华四布者，全借胃土津液之富。上供罔缺，但胃中津液暗伤之窦最多。医者粗率，不知爱护，或腠理素疏，无故而大发其汗。或中气素馁，频吐以倒倾其囊。或瘅成消中，饮水而渴不解，泉竭自中，或肠枯便秘，强利以求其快，漏卮难继。只此上供之津液，坐耗歧途。于是肺火日炽，肺热日深，肺中小管日窒，咳声以渐不扬，胸中脂膜日干，咳痰艰于上出，行动数武，气即喘鸣，冲击连声，痰始一应。《金匮》治法，非不彰明，然混在肺痈一门，况难解其精意。大要缓而图之，生胃津，润肺燥，下逆气，开积痰，止浊唾，补真气以通肺之小管，散火热以复肺之清肃。"

（2）《医述·肺痿肺痈门》："肺痿之形象，与肺痈似是而实非。肺痿发在病虚之后；肺痈发在无病之初也。肺痿咳白血而吐涎沫；肺痈咳臭脓而胸胁痛也。肺痿人肌瘦而神倦；肺痈人体实而强壮也。肺痿病久始洒寒而潮热；肺痈初发见毛耸而恶风也。肺痿脉芤数而无神；肺痈脉浮数而有力也。种种脉证，不同如是。大约从外因而成肺痈者，急宜调治，肺虽伤而尚可补救；从内因而成肺痿者，多方培补，肺已枯而百法难疗。"

（3）《金匮要略心典·肺痿肺痈咳嗽上气病脉证并治》："痿者，萎也，如草木之萎而不荣，为津烁而肺焦也。"

（4）《临证指南医案·肺痿篇》："肺热干痿，则清肃之令不行，水精四布失度，脾气虽散，津液上归于肺，而肺不但不能自滋其干，亦不能内洒陈于六腑，外输精于皮毛也，其津液留贮胸中，得热煎熬，变为涎沫，侵肺作咳，唾之不已，故干者自干，唾者自唾，愈唾愈干，痿病成矣。"

文献推介

（1）石岩. 基于循证医学的中药内服治疗特发性肺纤维化临床证据分析研究[D]. 沈阳：辽宁中医药大学，2018.

（2）柯诗文，李少峰，张元兵，等. 全程温法治疗肺间质纤维化的再思考[J]. 中华中医药杂志，2019，34（09）：4078-4081.

9 心 悸

心悸是由气血阴阳亏虚，心失所养，或邪扰心神，心神不宁而引起的，以自觉心中悸动、惊惕不安、不能自主为主要临床表现的病证。每因情志波动或劳累过度而发作，发作时常伴有胸闷不适、气短乏力、心烦失眠、健忘、头晕、耳鸣等症，甚则喘促、汗出肢冷，或见晕厥。常见数、促、结、代、缓、迟等脉象变化。根据病情，轻者为惊悸，较重者为怔忡。

《黄帝内经》虽没有心悸之病名，但已出现类似心悸的临床证候的描述，如"其动应衣"，系指心脏跳动剧烈，其动应手。《素问·至真要大论》云："心澹澹大动，胸胁胃脘不安，面赤目黄，善噫、嗌干，甚则色炱，渴而欲饮，病本于心。"《灵枢·经脉》云："气不足则善恐，心惕惕如人将捕之。"此外，还有大量的脉象描述，如《素问·三部九候论》"参伍不调者病"，最早记载了脉律不齐是本病的表现。

汉·张仲景《伤寒论》及《金匮要略》两部著作中首见心悸，提出了"心下悸""心动悸""心中悸"及"惊悸"等病名。唐·孙思邈在《备急千金要方·心藏脉论》提出因虚致悸的认识："阳气外击，阴气内伤，伤则寒，寒则虚，虚则惊掣心悸，定心汤主之。"宋·严用和《济生方·惊悸怔忡健忘门》中首次提出了怔忡之名，"夫怔忡者，此心血不足也。"至此惊悸、怔忡之名正式确立。元·朱丹溪《丹溪心法·惊悸怔忡》云："惊悸者血虚，惊悸有时，以朱砂安神丸。""怔忡者血虚。怔忡无时，血少者多；有思虑便动，属虚；时作时止者，痰因火动。""肥人属痰，寻常者多是痰。"提出了血虚致病的理论，认为惊悸与怔忡均由血虚所致，并强调了痰的致病作用。

明·虞抟《医学正传·怔忡惊悸健忘证》对惊悸、怔忡两者的区别作了具体叙述："怔忡者，心中惕惕然动摇而不得安静，无时而作者是也；惊悸者，蓦然而跳跃惊动，而有欲厥之状，有时而作者是也。"明·张景岳《景岳全书·怔忡惊恐》认为怔忡由劳损所致，描述怔忡"在上则浮撼于胸臆，在下则振动于脐旁。虚微者动亦微，虚甚者动亦甚"，在治疗上则提出："凡患此者速宜节欲节劳，切戒酒色。凡治此者速宜养气养精，滋培根本。"清·王清任《医林改错·血府逐瘀汤所治症目》云："心跳心忙，用归脾安神等方不效，用此方百发百中。"对瘀血导致的心悸作了补充，清·唐容川《血证论·怔忡》亦云："凡思虑过度及失血家去血过多者，乃有此虚证，否则多挟痰瘀，宜细辨之。"

西医学中由各种原因引起的心律失常，心功能不全及自主神经功能紊乱等以心悸为主要表现者属于本病范畴，可参照本病辨证论治。

一、病 因 病 机

（一）病因

1. 体虚劳倦 禀赋不足，素体亏虚，或脾胃虚弱，化源不足，久病失养，劳欲过度，或各种失血，造成气血阴阳亏虚，以致心失所养，发为心悸。《丹溪心法·惊悸怔忡》云："人之所主者心，心之所养者血，心血一虚，神气不守，此惊悸之所肇端也。"

2. 七情所伤 平素心虚胆怯之人，如遇惊恐、悲哀过极、忧思不解等七情扰动，触犯心神，不能自主而发心悸，《济生方·惊悸论治》云："惊悸者，心虚胆怯之所致也。"或心气郁结，生痰动火，痰火扰心，心神失宁而发心悸；或大怒伤肝，大恐伤肾，怒则气逆，恐则精却，阴虚于下，火逆于上，亦可动撼心神而发惊悸。

3. 感受外邪 风寒湿三气杂至，合而为痹。痹证日久，复感外邪，内舍于心，邪阻心脉；或风、寒、湿、热等外邪，内侵于心，耗伤气阴，引起心悸怔忡之证；温病、疫证日久，邪毒灼伤营阴，心神失养，或邪毒传心扰神，亦可引起心悸之症，如春温、风湿、暑湿、白喉、梅毒等病，往往伴发心悸。《素问·痹论》云："脉痹不已，复感于邪，内舍于心。"

4. 药食不当 药物过量，可耗伤心气，甚则损伤心阴，引起心悸。如使用洋地黄、奎尼丁、肾上腺素、阿托品等药过量，或用药失当如补液过快、过多，引起心悸；或饮食不节，嗜食膏粱厚味，均可生痰蕴热化火，痰火上扰心神，诱发心悸。《不居集·怔忡惊悸健忘善怒善恐不眠》云："心者，身之主，神之舍也。心血不足，多为痰火扰动。"

（二）病机

心悸的基本病机是气血阴阳亏虚，心失所养，或邪扰心神，心神不宁。本病病位在心，涉及肝、脾、肾、肺。如心之气血不足，心失滋养，搏动紊乱；或心阳虚衰，血脉瘀滞，心神失养；或肾阴不足，不能上制心火，水火失济，心肾不交；或肾阳亏虚，心阳失于温煦，阴寒凝滞心脉；或肝失疏泄，气滞血瘀，心血失畅；或脾胃虚弱，气血乏源，宗气不行，血脉凝留；或脾失健运，痰湿内生，扰动心神；或热毒犯肺，肺失宣肃，内舍于心，血运失常；或肺气亏虚，不能助心以治节，心脉运行不畅，均可引发心悸。

心悸的病理性质有虚实两方面，虚者为气、血、阴、阳亏损，使心失所养，而致心悸；实者为痰火扰心、水饮上凌或心血瘀阻，气血运行不畅，而致心悸。虚实之间可以互相夹杂或转化。实证日久，正气亏耗，可兼见气、血、阴、阳之亏损，而虚证则又往往兼见实象。如阴虚可见火盛或痰热，阳虚易夹水饮、痰湿，气血不足易见气血瘀滞、痰浊。

心悸初起以心气虚为多见，常兼阴虚或血虚，可表现为心气不足、心胆气虚、心血不足、心脾两虚、气阴两虚等。病久阳虚者则表现为心阳不振、脾肾阳虚甚或水饮凌心之证；阴虚血少者多表现为肝肾阴虚、心肾不交等证。若阴损及阳，或阳损及阴，可出现阴阳俱损之候。若病情恶化，心阳暴脱，可出现厥脱等危候。

二、诊断与鉴别诊断

（一）诊断依据

（1）自觉心中悸动不安，心搏异常，或快速，或缓慢，或跳动过重，或忽跳忽止，呈阵发性或持续不解，是心悸诊断的主要依据，常兼见神情紧张、心慌不安、不能自主等症状，及数、促、代、涩、缓、沉、迟等脉象。

（2）有胸闷不舒，易激动，心烦，气短，眩晕不宁等症状，中老年伴心胸疼痛，甚而喘促、汗出肢冷，或晕厥。

（3）常由情志刺激如惊恐、紧张，及劳倦过度、饮酒饱食等诱发。

（4）脉象对诊断本病有特征性、决定性的意义。常见脉象有结脉、代脉、促脉、疾脉、数脉、涩脉、缓脉、迟脉等。

（二）鉴别诊断

1. 惊悸 惊悸发病由外因引起，与情志因素有关，如惊恐、恼怒。其特点是时作时止，呈阵发性，发病迅速，全身情况较好，病情轻，可自行缓解，不发时如常人，多为实证。惊悸日久可发展为怔忡。

2. 怔忡 是指发病由内因引起，多由久病体虚，心脏受损所致，持续心悸，自觉心中惕惕，稍劳即发，发病缓慢，全身情况较差，病情重，活动加重，可见脏腑虚损症状，多为虚证，或虚中夹实。怔忡患者易受外惊所扰，而使病情加重。

3. 奔豚 是指发作之时，心胸躁动不安。《难经·五十六难》云："发于小腹，上至心下，若豚状或上或下无时。"称之为肾积。《金匮要略·奔豚气病脉证治》云："奔豚病从少腹起，上冲咽喉，发作欲死，复还止，皆从惊恐得之。"其鉴别要点在于心悸为心中剧烈跳动，发自于心；奔豚乃上下冲逆，发自少腹。

三、辨证论治

（一）辨证要点

1. 辨虚实 心悸辨证首先应辨虚实，虚证要辨别脏腑气血阴阳何者偏虚，实证者分清痰、饮、瘀、火何邪为主。心悸气短，神疲乏力，自汗出，易感冒属气虚；心悸头晕，面色不华属血虚；心悸盗汗，口干潮热属阴虚；心悸肢冷，畏寒气喘属阳虚。心悸心痛，唇暗舌紫有瘀斑，脉结代属血瘀；心悸烦躁，口苦便秘属痰火；心悸面浮，尿少肢肿，舌苦水滑为水饮。虚实夹杂者还要分清孰虚孰实。

2. 辨脉象 辨脉象变化。数脉一息六至，疾脉一息七至，极脉一息八至，脱脉一息九至；迟脉一息三至，缓脉一息四至，损脉一息二至，败脉一息一至，夺精脉二息一至；涩脉的特点是细而迟，往来难，或脉来中止，参伍不调；促脉的特征是数时一至，止无定数；结脉是缓而时一止，止无定数，或脉来见代，几至一止，不能自还，良久复动，或见乍数乍疏，忽强忽弱，几来又止。阳盛则促，数脉、促脉多为热象；脉虽数、促沉细、微细伴面浮肢肿，动则气短，形寒肢冷，舌淡为虚寒之证。阴盛则结，脉象迟、结、代，多属虚寒，其中结脉表示气血凝滞，代脉表示元气虚衰，脏器衰微。若脉迟、结、代而有力，伴口干舌红为阳损及阴致阴阳两虚。

（二）治疗原则

心悸虚证当补，用补气、养血、滋阴、温阳诸法，以求气血调畅，阴平阳秘，促进脏腑功能的恢复。心悸实证当祛其邪，故祛痰、化饮、清火、行瘀。本病以虚实错杂为多见，且虚实的主次、缓急各有不同，故治疗应当兼顾。由于心悸的主症特点是心神不宁，因此在用药时无论虚证、实证均可酌加宁心安神药。虚证配养心安神药，实证选用重镇安神药。虚实兼夹者，应分清主次、缓急而治之，灵活应用益气养血、滋阴温阳、化痰涤饮、行气化瘀、养心安神、重镇安神之法。

（三）分证论治

1. 心虚胆怯证

症状：心悸，善惊易恐，坐卧不安，多梦易醒，恶闻声响，食少纳呆。舌淡红，苔白薄，脉细数或细弦。

分析：心虚则神摇不定，胆怯则善惊易恐，故心悸多梦而易醒；胆虚则易惊而气乱，故恶闻声响；舌淡红，苔白薄，脉细数或细弦为心虚胆怯，气血逆乱之象。

治法：镇惊定志，养心安神。

方药：安神定志丸加减。

龙齿、琥珀镇惊安神；酸枣仁、远志、茯神养心安神；人参、茯苓、山药益气壮胆；天冬、生地黄、熟地黄滋养心血；配伍少许肉桂，有鼓舞气血生长之效；五味子收敛心气。

若心阳不振应肉桂易桂枝，加附子以温通心阳；兼气血不足，加阿胶、首乌、龙眼肉以滋养心血；兼心气郁结，加柴胡、郁金、合欢皮以疏肝解郁。

2. 心血不足证

症状：心悸，气短，头晕目眩，失眠健忘，面色不华，倦怠无力。舌淡红，脉细弱。

分析：心失所养则心悸；血虚及气则气短；脑失所荣则头晕；血虚心神失养则失眠健忘；心主血脉，其华在面，血虚则面色少华；血亏气虚，则倦怠无力。舌为心之苗窍，心主血脉，心血不足，故舌淡红，脉细弱。

治法：补血养心，益气安神。

方药：归脾汤加减。

当归、龙眼肉补养心血；黄芪、人参、白术、炙甘草益气生血；茯神、远志、酸枣仁宁心安神；木香行气，使补而不滞。

若五心烦热，自汗盗汗，胸闷心烦，舌红少苔，脉细数或结代，为气阴两虚，治以益气养血，滋阴安神，炙甘草汤加减；失眠多梦加合欢皮、夜交藤、五味子、柏子仁、莲子心；若热病后期损及心阴而心悸者以生脉散加减。

3. 阴虚火旺证

症状：心悸，易惊，心烦失眠，口干，五心烦热，盗汗，思虑劳心则症状加重，常伴耳鸣腰酸，头晕目眩，急躁易怒。舌红少津，脉细数。

分析：心阴亏虚，心失所养，故心悸易惊；心阴亏虚，心火内生，故致心烦，不寐，五心烦热；虚火迫津外泄则致盗汗；虚火耗津以致口干微热；肝肾阴虚，不能上充头目则耳鸣腰酸，头晕目眩；水不涵木则肝阳上亢，急躁易怒。舌红少津，脉细数，为阴虚有热之象。

治法：滋阴清火，养心安神。

方药：天王补心丹合朱砂安神丸加减。前方滋阴清热，养血安神；后方镇心安神，清热养血。

生地黄甘寒，入心能养血，入肾能滋阴，故能滋阴养血，壮水以制虚火；玄参、天冬、麦冬有甘寒滋润以清虚火之效；丹参、当归补血养血；人参、茯苓益心气而安神；酸枣仁、五味子酸以收敛心气而安心神；柏子仁、远志、朱砂养心安神；黄连清泄心火；桔梗载药上行。

若肾阴亏损，虚火妄动，遗精腰酸者，加龟甲、熟地黄、知母、黄柏；若阴虚而火热不明显者，可单用天王补心丹；若阴虚兼瘀热者，加赤芍、牡丹皮、桃仁、红花、郁金等清热凉血，活血化瘀。

4. 心阳不振证

症状：心悸不安，胸闷气短，动则尤甚，面色苍白，形寒肢冷。舌淡苔白，脉虚弱或沉细无力。

分析：久病体虚，损伤心阳，心失温养，则心悸不安；胸中阳气不足，则胸闷气短；心阳虚衰，血液运行迟缓，肢体失于温煦，而形寒肢冷，面色苍白。舌淡苔白，脉虚弱或沉细无力，均为心阳不足，鼓动无力之征。

治法：温补心阳，安神定悸。
方药：桂枝甘草龙骨牡蛎汤合参附汤加减。前方温补心阳，安神定悸；后方益气回阳。
桂枝、炙甘草温补心阳；生龙骨、生牡蛎安神定悸；人参、附子温阳利水。病情严重、汗出肢冷、面青唇紫、喘憋不能平卧者，重用人参、附子。
若形寒肢冷重用人参、黄芪、附子、肉桂温阳散寒；大汗出者重用人参、黄芪、煅龙骨、煅牡蛎、山茱萸肉益气敛汗，或用独参汤煎服；兼夹水饮内停者，加葶苈子、五加皮、车前子、泽泻等利水化饮；兼夹瘀血，加丹参、赤芍、川芎、桃仁、红花；若心阳不振，以致心动过缓者，加炙麻黄、补骨脂，重用桂枝以温通心阳。

5. 痰火扰心证
症状：心悸时发时止，受惊易作，心胸痞闷胀满，心烦多梦，口干苦，大便秘结，小便短赤。舌红，苔黄腻，脉弦滑。
分析：痰火扰心，心神不安则心悸，时发时止，受惊易作；痰火内蕴，灼伤心气，阻遏气机故胸闷烦躁；痰火上扰心神故见烦躁失眠，噩梦纷纭；痰郁化火，津液被灼故见口苦咽干，大便秘结，小便短赤；舌红，苔黄腻，脉弦滑，均为内有痰火之象。
治法：清热化痰，宁心安神。
方药：黄连温胆汤加减。
黄连清心降火除烦；半夏燥湿化痰，降逆和胃；竹茹清胆和胃，止呕除烦；枳实、陈皮理气化痰，使气顺则痰自消；茯苓健脾渗湿，以杜生痰之源；甘草、生姜、大枣和中，调和诸药。
若痰火壅结，腑气不畅，大便秘结宜加生大黄；若火郁伤阴，症见舌红少津，可酌加天冬、麦冬、天花粉、玉竹、生地黄等以养阴清热；心悸重者加珍珠母、石决明、磁石重镇安神；脾虚者加党参、白术、麦芽、砂仁益气醒脾。

6. 瘀阻心脉证
症状：心悸怔忡，短气喘息，胸闷不舒，心痛时作，痛如针刺，唇甲青紫。舌质紫暗或有瘀斑，脉涩或结代。
分析：心主血脉，心血瘀阻，心失所养，故心悸怔忡；血瘀气滞，心阳被遏，则短气喘息，胸闷不舒；心络挛急，则心痛时作；脉络瘀阻，故见痛如针刺，唇甲青紫。舌质紫暗或有瘀斑，脉涩或结代，均为瘀血蓄积，心阳阻遏之征。
治法：活血化瘀，理气通络。
方药：桃仁红花煎加减。
桃仁、红花、川芎、丹参、赤芍活血化瘀；延胡索、香附、青皮理气通脉；生地黄、当归养血和血。诸药合用，使瘀血去，心脉通畅，心悸诸症自愈。亦可加用桂枝甘草龙骨牡蛎汤振奋心阳，温通心脉。
若因虚致瘀者去理气之品，气虚加黄芪、党参、黄精；络脉痹阻，胸部窒闷，加沉香、檀香、降香；夹痰浊，胸满闷痛，苔浊腻，加瓜蒌、薤白、半夏、陈皮；胸痛甚，加乳香、没药、五灵脂、蒲黄、三七粉等。

7. 水饮凌心证
症状：心悸，眩晕，胸脘痞满，形寒肢冷，小便短少，或下肢浮肿，渴不欲饮，伴恶心吐涎。舌淡胖，苔白滑，脉弦滑或沉细而滑。
分析：阳虚不能化水，水邪内停，上凌于心，故见心悸；饮阻于中，清阳不升，则见眩晕；气机不利，故胸脘痞满；阳气不能达于四肢，不能充于肌表，故形寒肢冷；气化不利，水饮内停，则渴不欲饮，小便短少或下肢浮肿；饮邪上逆，则恶心吐涎；舌淡胖，苔白滑，脉弦滑或沉细而滑，亦为水饮内停之象。

治法：振奋心阳，化气行水，宁心安神。

方药：苓桂术甘汤加减。

茯苓淡渗利水；桂枝、甘草通阳化气；白术健脾祛湿。四药合用，温阳健脾以助化饮，淡渗利湿以平冲逆。

若兼见肺气不宣，肺有痰湿，咳喘胸闷，加杏仁、前胡、桔梗以宣肺，葶苈子、五加皮、防己以泻肺利水；兼见瘀血者，加当归、川芎、刘寄奴、泽兰叶、益母草；浮肿、尿少、阵发性夜间咳嗽或端坐呼吸者，当重用温阳利水之品，如真武汤。

四、预防调护

本病患者注意保持心情愉快，精神乐观，情绪稳定，避免情志刺激以及思虑过度。居住环境宜安静，避免噪声、突然性声响等不良刺激。室内空气宜清新，温度适宜，避免外邪侵袭。

心悸轻者可适当参加锻炼，调畅气机，怡神养心。久病或心阳虚弱者以休息为主，避免过劳耗伤心气。虚证患者饮食方面需注意加强营养，补益气血。实证患者则需根据病情当有所忌食。痰浊盛者，忌食肥甘、辛辣、酒醴等；伴有水肿者当限制水量和低盐等；病势缠绵者应坚持通脉止痛；长期治疗，增强抗病能力。

五、小 结

心悸是由气血阴阳亏虚，心失所养，或邪扰心神，心神不宁而引起的，以自觉心中悸动，惊惕不安，不能自主为主要临床表现的病证。多由体虚劳倦、七情所伤、感受外邪、药食不当等引起，心悸的基本病机是气血阴阳亏虚，心失所养，或邪扰心神，心神不宁。心悸辨证首先应辨虚实，虚证要辨别脏腑气血阴阳何者偏虚，实证者分清痰、饮、瘀、火何邪为主。心虚胆怯则善惊易恐，坐卧不安，多梦易醒；心血不足则面色不华；阴虚火旺则五心烦热；心阳不振则面色苍白，形寒肢冷；痰火扰心则心烦多梦；瘀阻心脉则痛如针刺，唇甲青紫；水饮凌心则眩晕，胸脘痞满。若心悸单独发生，预后良好；若继发于其他疾病则应积极治疗原发病，否则预后欠佳。

 临证验案

高某，男，50岁。2013年6月6日初诊。

心悸两年余，胸闷气短，头晕头痛，寐可，大便略溏，面色萎白，四末不温，舌淡苔白，脉结代无力，律常不齐，时而三五不调，时而略数、促。

病史：2013年6月4日。彩超：双心房、左心室轻度增大，二、三尖瓣轻度反流。动态心电图：心房颤动，频发室性期前收缩，ST段改变。

久病气血两虚，损及阴阳，心阳不足，鼓动无力，胸阳不振，故见胸闷气短。阴血亏虚，心神失养，故见心悸。阳气不足，温煦失司，故四末不温。气血阴阳俱虚，不能上荣头面，不荣则痛，故见面色无华，头晕头痛。阴血不能充盈于脉，阳气不能鼓动血脉流行，故见脉结代无力。治疗应补阳气，益阴血。

生地黄25g 炙甘草20g 生晒参15g 桂枝15g 炒酸枣仁20g 柏子仁20g 煅龙骨35g 煅牡蛎35g 五味子15g 茯苓20g 黄芪35g

7剂，日1剂水煎，早晚分服。

二诊：心悸减轻，但脉仍结代。上方加当归15g，川芎15g，石菖蒲15g，黄芪加5g，7剂。

三诊：心悸大减，气短乏力转轻，脉沉略迟偶结。上方加薤白15g，桂枝加5g。7剂。

按 心阴阳气血俱虚，心失所养，故发心动悸。阴血亏虚，不能充盈于脉；阳气不足，不能鼓动血脉流行，脉来不能自续，故见脉结代。阴阳气血俱虚证，症候复杂多变，临证时必须分清阴阳气血中何者偏重，按照病机的轻重缓急而灵活配伍，不可拘于古方。本案以气虚为重，故补气为主，滋阴为辅，兼以助阳之品。二诊时，脉仍结代，故加大量黄芪用量以补气；加石菖蒲助桂枝以温通心阳；当归以养血活血，川芎行气活血，使之补而不滞。如此加减调理两月余，使阳气得复，阴血得充，心悸始安。

（段富津. 段富津医案精编[M]. 北京：科学出版社. 2016）

文献摘录

（1）《素问·举痛论》："惊则心无所倚，神无所归，虑无所定，故气乱矣。"

（2）《诸病源候论·风惊悸候》："风惊悸者，由体虚心气不足，心之府为风邪所乘，或恐惧忧迫，令心气虚，亦受于风邪，风邪搏于心，则惊不自安，惊不已，则悸动不定。"

（3）《诸病源候论·虚劳惊悸候》："心藏神而主血脉，虚劳损伤血脉，致令心气不足，因为邪气所乘，则使惊而悸动不定。"

（4）《三因极一病证方论·惊悸证治》："夫惊悸与忪悸，二证不同。惊悸，则因事有所大惊，或闻虚响，或见异相，登高涉险，梦寐不祥，惊忤心神，气与涎郁，遂使惊悸，名曰心惊胆寒，在心胆经，属不内外因，其脉必动。忪悸，则因汲汲富贵，戚戚贫贱，久思所爱，遽失所重，触事不意，气郁涎聚，遂致忪悸，在心脾经，意思所主，属内所因。或冒寒、暑、湿、寒闭诸经，令人忽忽若有所失，恐恐如人将捕，中脘忪悸，此乃外邪，非因心病。"

（5）《伤寒明理论·悸》："其气虚者，由阳气内弱，心下空虚，正气内动而为悸也。"

文献推介

（1）徐剑，张胜娟. 益气养阴活血定悸汤治疗冠心病心律失常的临床观察[J]. 中国中医药科技，2021，28（03）：457-459.

（2）周玲凤. 国医大师朱良春教授治疗心悸经验[J]. 中医研究，2011，24（07）：64-65.

10 胸痹

胸痹是由心脉痹阻引起的，以胸部闷痛，甚则胸痛彻背，喘息不得卧为主要临床表现的病证。轻者仅感胸闷如窒、呼吸欠畅，重者则有胸痛，严重者心痛彻背、背痛彻心。

胸痹在《黄帝内经》中称为心痛，《灵枢·五邪》曰："邪在心，则病心痛。"《素问·脏气法时论》亦云："心病者，胸中痛，胁支满，胁下痛，膺背肩胛间痛，两臂内痛。"《黄帝内经》根据心痛的轻重缓急，又分别提出"厥心痛""真心痛""卒心痛"等不同名称，《素问·缪刺论》有"卒心痛""厥心痛"之称。《灵枢·厥病》进一步将厥心痛分为"肾心痛""胃心痛""脾心痛""肝心痛""肺心痛"五类。"真心痛"即心痛严重，并迅速造成死亡者，为"手足青至节，心痛甚，旦发夕死，夕发旦死"的心痛重证。汉·张仲景《金匮要略》正式提出"胸痹"的名称，并进行了专门的论述。《金匮要略·胸痹心痛短气病脉证治》云："胸痹之病，喘息咳唾，胸背痛，短气，寸口脉沉而迟，关上小紧数。""胸痹不得卧，心痛彻背。"且把病因病机归纳为"阳微阴弦"，即上焦阳气不足，下焦阴寒气盛，认为乃本虚标实之证，特别还提出"胸痹缓急"，心痛有时缓，有时急，但重在急。在治疗上，根据不同证候，制定了瓜蒌薤白白酒汤等九张方剂，以取温通散寒、宣痹化湿之效，体现了辨证论治的特点，至今仍有效地指导着临床实践。宋金元时代有关胸痹的论述及治疗方法也十分丰富。如宋·赵佶《圣济总录·胸痹门》有"胸痛者，胸痹痛之类也……胸膺两乳间刺痛，甚则引背胛，或彻背膂"的症状记载。宋·王怀隐《太平圣惠方》将心痛、胸痹并列。在"治卒心痛诸方""治久心痛诸方""治胸痹诸方"等篇中，收集治疗本病的方剂甚丰，观其制方，芳香、温通、辛散之品，每与益气、养血、滋阴、温阳之品相互为用，标本兼顾，丰富了胸痹的治疗内容。宋·陈师文等《太平惠民和剂局方·治诸气方》中提出了"苏合香丸"治疗卒心痛，至今仍广泛应用于临床。明清时期，对心痛胸痹的认识有了进一步的提高，提出了活血化瘀的治疗方法，如明·王肯堂在《证治准绳·诸痛门》提出用大剂桃仁、红花、降香、失笑散等治疗死血心痛。清·陈念祖《时方歌括》以丹参饮治心腹诸痛。清·王清任《医林改错》以血府逐瘀汤治胸痹心痛等，至今沿用不衰，为治疗胸痹开辟了广阔的途径。随着不同医家对心痛的认识不断深入，对心痛与胃脘痛两种疾病易混淆处进行了说明，如清·叶天士《临证指南医案·心痛》曰："心痛、胃痛确是二病……亦有因胃痛及心痛者。"提示心痛确有表现为胃痛者，临床亦不可忽视。

西医学中的冠状动脉粥样硬化性心脏病（心绞痛、心肌梗死）属于本病范畴，其他如心包炎、二尖瓣脱垂综合征、病毒性心肌炎、心肌病、慢性阻塞性肺气肿、慢性胃炎等，出现胸闷、心痛彻背、短气、喘不得卧等症状者，亦可参照本病辨证论治。

一、病因病机

（一）病因

1. 寒邪内侵 素体阳虚，阴寒之邪乘虚而入，致使胸阳不展。寒主收引，抑遏阳气，血行瘀滞，发为本病。《素问·调经论》曰："寒气积于胸中而不泻，不泻则温气去，寒独留，则血凝泣，凝则脉不通。"

2. 饮食失调 饮食不节，如过食肥甘厚味，或嗜烟酒饮料成癖，以致脾胃损伤，运化失健，聚湿生痰，上犯心胸，胸阳失展，气机不畅，心脉痹阻，而成胸痹。

3. 情志失节 郁怒伤肝，肝气失于疏泄而气滞，久之而致血瘀，甚则气郁化火，灼津成痰，或肝郁犯脾，或忧思伤脾，脾运失健，聚湿生痰，无论气滞、血瘀或痰阻，均使血行失畅，脉道壅滞，使胸阳痹阻，气机不畅，心脉挛急或闭塞而发本病。七情失调可致气血耗逆，心脉失畅，痹阻不通发为本病。

4. 劳倦内伤 劳倦伤脾，脾虚转输失能，气血生化乏源，无以濡养心脉，拘急而痛。积劳伤阳，心肾阳微，鼓动无力，胸阳失展，阴寒内侵，血行涩滞，而发胸痹。

5. 年迈体虚 年老体虚，久病体衰或先天不足，房劳过度，久而伤肾，精血渐衰。如肾阳虚衰，则不能鼓舞五脏之阳，可致心气不足或心阳不振，血脉失于温运，痹阻不畅，发为胸痹；肾阴亏虚不能上济于心，心阴不足，心脉失于濡养，而致胸痹；心肾阳虚，阴寒痰饮乘于阳位，阻滞心脉，亦发为胸痹。凡此均可在本虚的基础上形成标实，导致寒凝、血瘀、气滞、痰浊，而使胸阳失运，心脉阻滞，发生胸痹。

（二）病机

胸痹的基本病机为心脉痹阻，病位在心，与肝、肺、脾、肾等脏关系密切。心主血脉，肺主治节，二者功能相调，气血运行通畅。心气不能推动血脉，则血行瘀滞；肝疏泄失职，气郁血滞；脾失健运，聚湿生痰，气血乏源；心肾不交，久之引起心脉痹阻，胸阳不振而发胸痹。其临床主要表现为本虚标实，虚实夹杂。标实有血瘀、寒凝、痰浊、气滞，本虚有气阴两虚及心肾阴阳两虚，且常常相兼为病。

胸痹有"缓急"之分，发展趋势由轻转剧，轻者多为胸阳不振，阴寒之邪上乘，阻滞气机，临床表现为胸中气塞，短气；重者则为痰瘀交阻，壅塞胸中，气机痹阻，临床可表现为不同程度的急危证候，甚者不得卧，心痛彻背。同时亦有缓作与急发之异。缓作者，渐进而作，日积月累，始则偶感心胸不舒，继而心痹痛作，发作日频，甚则心胸后背牵引作痛；急者，素无不舒之感，或许久不发，因感寒、劳倦、七情所伤等诱因而猝然心痛欲窒。

胸痹病机转化可因实致虚，亦可因虚致实。痰踞心胸，胸阳痹阻，病延日久，可耗气伤阳，向心气不足或阴阳并损证转化；阴寒凝结，气失温煦，寒邪日久亦伤阳气，使之向心阳虚衰转化；瘀阻脉络，新血不生，留瘀日久，心气痹阻，胸阳不振，此三者皆因实致虚。心气不足，鼓动无力，易致气滞血瘀；心肾阴虚，水亏火炎，炼液为痰；心阳虚衰，阳虚内寒，寒痰凝络，此三者皆由虚而致实。

如病情进一步发展，可出现下述变证：若瘀血痹阻心脉，则见心胸猝然大痛（真心痛）。若心阳阻遏，心气不足，鼓动无力，则见心动悸，脉结代。若心肾阳衰，水邪泛滥，凌心射肺则见咳喘、肢肿（水肿）等证。

二、诊断与鉴别诊断

（一）诊断依据

（1）以心前区疼痛、憋闷、短气为主症。表现为胸骨后、胸膺部发作性疼痛，常为绞痛、刺痛或隐痛；疼痛可放射于左肩背、左臂内侧、颈、咽喉等部位，时作时止，反复发作；疼痛一般持续3~5分钟，一般不超过30分钟，休息或服药后可缓解。多伴有心悸怔忡、短气乏力、呼吸不畅，甚则喘促、面色苍白、自汗等症。

（2）中年以上人群多见，常因劳累过度、七情过激、气候变化、多饮暴食等因素而诱发，部分患者无明显诱因或安静时发病。

（二）鉴别诊断

1. 悬饮 悬饮之胸痛多表现为胸胁胀痛，持续不解，且疼痛随呼吸、咳唾、体位变化而加重，常伴有咯痰、喘息等呼吸系统症状，多有呼吸系疾病史。胸痹之胸痛，疼痛呈发作性，持续时间短暂，可痛引左肩背和左臂内侧，常于劳累、饱餐、受寒、情绪变化时突然发作，休息或服用药物后可缓解。

2. 胃脘痛 胃脘痛的疼痛部位在上腹胃脘部，局部可有压痛，以胀痛、灼痛为主，持续时间较长，常因饮食不当而诱发，多伴有泛酸嗳气、恶心呕吐、纳呆等症状。胸痹之不典型者亦表现为胃脘部疼痛，但多伴有心悸怔忡、短气乏力等症状，休息或服用药物后可缓解。

3. 真心痛 真心痛之胸痛剧烈，甚则疼痛持续不解，休息或服用药物后不能缓解，常伴有汗出肢冷，面白唇紫，手足青至节，脉微欲绝或结代等危重症状。胸痹之胸痛，持续时间短暂，休息或服用药物后可缓解。

三、辨证论治

（一）辨证要点

1. 辨标本虚实 胸痹总属本虚标实之证，辨证首先辨别虚实，分清标本。标实应区别气滞、痰浊、血瘀、寒凝的不同，本虚又应区别阴阳气血亏虚的不同。标实者：闷重而痛轻，兼见胸胁胀满，善太息，憋气，苔薄白，脉弦者，多属气滞；胸部窒闷而痛，伴唾吐痰涎，苔腻，脉弦滑或弦数者，多属痰浊；胸痛如绞，遇寒则发，或得冷加剧，伴畏寒肢冷，舌淡苔白，脉细，为寒凝心脉所致；刺痛固定不移，痛有定处，夜间多发，舌紫暗或有瘀斑，脉结代或涩，多由心脉瘀滞所致。本虚者：心胸隐痛而闷，因劳累而发，伴心慌，气短，乏力，舌淡胖嫩，边有齿痕，脉沉细或结代者，多属心气不足；若绞痛兼见胸闷气短，四肢厥冷，神倦自汗，脉沉细，则为心阳不振；隐痛时作时止，缠绵不休，动则多发，伴口干，舌淡红而少苔，脉沉细而数，则属气阴两虚表现。

2. 辨病情轻重 疼痛持续时间短暂者多轻；持续时间长，反复发作者多重；若持续数小时甚至数日不休者常为重症或危候。疼痛遇劳发作，休息或服药后能缓解者为顺症；服药后难以缓解者常为危候。一般疼痛发作次数多少与病情轻重程度成正比，但亦有发作次数不多而病情较重的情况，尤其在安静或睡眠时发作疼痛者病情较重。

（二）治疗原则

本病先治其标，后治其本，先从祛邪入手，然后予以扶正，必要时根据虚实标本主次，兼顾同治。本虚宜补，针对气虚、阳虚、阴虚、血虚之证而分别给予益气、温阳、滋阴、补血治疗；标实当泻，针对气滞、血瘀、寒凝、痰浊之证而分别给予理气、活血、温通、化痰治疗。出现脱证之先兆，须早投益气固脱之品。

（三）分证论治

1. 心血瘀阻证

症状：胸部刺痛，固定不移，入夜为甚，甚则心痛彻背，背痛彻心或痛引肩背，伴有胸闷心悸，时作时止，日久不愈，可因暴怒、劳累而加重。舌质紫暗，或有瘀斑，苔薄，脉弦涩或结、代。

分析：胸部刺痛，固定不移为瘀血阻于心脉，络脉不通；入夜加重为血之阴复加夜之阴，胸闷心悸，时作时止，日久不愈为心脉瘀阻，心失所养，胸痛加剧为恼怒肝气郁结，气滞更加重血瘀。舌质紫暗或有瘀斑，脉弦涩或结、代为瘀血内停，气机阻滞之征。

治法：活血化瘀，通脉止痛。

方药：血府逐瘀汤加减。

方中川芎、桃仁、红花、赤芍活血化瘀，和营通脉；柴胡、桔梗、枳壳、牛膝调畅气机，行气活血；当归、生地黄补养阴血；甘草调和诸药。

瘀血痹阻重证，胸痛剧烈，可加乳香、没药、郁金、降香、丹参等，加强活血理气之功；若血瘀气滞并重，胸闷痛甚者，可加沉香、檀香、荜茇等辛香理气止痛之药；若寒凝血瘀或阳虚血瘀者，伴畏寒肢冷，脉沉细或沉迟，可加桂枝或肉桂、细辛、高良姜、薤白等温通散寒之品或人参、附子等益气温阳之品；若气虚血瘀者，伴气短乏力，自汗，脉细弱或结代，当益气活血，用人参养荣汤合桃红四物汤加减，重用人参、黄芪等益气通瘀之品；若猝然心痛发作，可含化复方丹参滴丸、速效救心丸等活血化瘀、芳香止痛之品。

2. 气滞心胸证

症状：心胸满闷，隐痛阵发，时欲太息，遇情志不遂时容易诱发或加重，或兼有脘腹胀闷，得嗳气或矢气则舒。舌苔薄或薄腻，脉细弦。

分析：心胸满闷疼痛，隐痛阵作，善太息，情志不遂为肝失疏泄，经气不利，心脉不畅；脘腹胀闷，得嗳气或矢气则舒为肝气横逆，木郁克土。苔薄或薄腻，脉细弦为气滞心胸之征象。

治法：疏肝理气，活血通络。

方药：柴胡疏肝散加减。

方中柴胡、枳壳疏肝理气；香附、陈皮理气解郁；川芎、赤芍活血通脉。

胸闷心痛明显，兼有瘀血者，可合用失笑散，以增强活血行瘀、散结止痛之作用；气郁日久化热，心烦易怒，口干便秘，舌红苔黄，脉弦数者，用丹栀逍遥散以疏肝清热。

3. 痰阻心脉证

症状：胸闷痛如窒，痛引肩背，倦怠，气短，肢体沉重，痰多，形体肥胖，遇阴雨天而易发作或加重，伴有纳呆便溏，咯吐痰涎。舌体胖大且边有齿痕，苔浊腻或白滑，脉滑。

分析：胸闷痛如窒为重浊黏滞之痰邪，阻于心脉，胸阳失展，气机不畅；心之络脉、支脉布两肩，通背俞，痛引肩背为痰浊盘踞，心之脉络阻滞；疲乏，气短，肢体沉重，痰多，纳呆便溏，形体肥胖为脾气亏虚而痰浊内阻；遇阴雨天发作加重为阴雨天湿邪较重。舌体胖大且边有齿痕，苔浊腻或白滑，脉滑为脾虚痰浊之征。

治法：通阳泄浊，豁痰宣痹。

方药：瓜蒌薤白半夏汤合涤痰汤加减。前方偏于通阳行气，后方偏于健脾益气，豁痰开窍。

方中瓜蒌、薤白化痰通阳，行气止痛；半夏、胆南星、竹茹清化痰热；人参、茯苓、甘草健脾益气；石菖蒲、陈皮、枳实理气宽胸。

痰浊郁而化热者，用黄连温胆汤加郁金，以清化痰热而理气活血；如痰热兼有郁火者，加海浮石、海蛤壳、黑山栀、天竺黄、竹沥化痰火之胶结；大便干结加桃仁、大黄。痰浊与瘀血往往同时并见，因此通阳豁痰和活血化瘀法亦经常并用。

4. 寒凝心脉证

症状：心痛如绞，感寒痛甚，心痛彻背，喘不得卧，伴形寒，甚则四肢不温，冷汗自出，胸闷气短，心悸，面色苍白。舌淡苔薄白，脉沉紧或沉细。

分析：心痛如绞，感寒痛甚，心痛彻背，喘不得卧为阴寒凝滞，胸阳阻遏，气机不畅，阳气不能通达，络脉拘急；胸闷，气短，心悸为素体阳虚，寒从中生，胸阳痹阻，胸阳不展；面色苍白，四肢不温，冷汗自出为阳虚生寒，不达四末。舌淡苔薄白，脉沉紧或沉细为阴寒凝滞，阳气不运之征。

治法：辛温散寒，宣通心阳。

方药：枳实薤白桂枝汤合当归四逆汤加减。前方偏于通阳理气，后方偏于温经散寒。

方中桂枝、细辛温散寒邪，通阳止痛；薤白、瓜蒌化痰通阳，行气止痛；当归、芍药、甘草养血活血；枳实、厚朴理气通脉；大枣养脾和营。

阴寒极盛之胸痹重症，表现为胸痛剧烈，痛无休止，伴身寒肢冷，气短喘息，脉沉紧或沉微者，当用温通散寒之法，予乌头赤石脂丸加荜茇、高良姜、细辛等；若痛剧即刻舌下含化苏合香丸或麝香保心丸，芳香化浊，理气温通开窍。

5. 气阴两虚证

症状：胸闷隐痛，时作时休，心悸气短，动则尤甚，伴倦怠乏力，声息低微，心烦，头晕，口干，手足心热。舌质嫩红或苔少，脉细数或结、代。

分析：气虚无以运血，阴虚则络脉不利，胸闷隐痛，时作时止为气虚无以运血，阴虚则络脉不利，血行不畅，心脉痹阻所致；心悸气短，动则尤甚，倦怠乏力，声息低微为心气亏虚；心烦，头晕，口干，手足心热为心阴不足。舌质嫩红或苔少，脉细数或结、代为心气不足，阴血亏耗，营络痹阻之征。

治法：益气养阴，活血通脉。

方药：生脉散合人参养荣汤加减。前方偏于益气敛阴，后方偏于补气养血，宁心安神。

方中人参、黄芪、炙甘草大补元气，通经利脉；肉桂温通心阳；麦冬、玉竹滋养心阴；五味子收敛心气；丹参、当归养血活血。

兼有气滞血瘀者，可加川芎、郁金以行气活血；兼见痰浊之象者可合用茯苓、白术、白蔻仁以健脾化痰；兼见纳呆、失眠等心脾两虚者，可并用茯苓、茯神、远志、半夏曲健脾和胃，柏子仁、酸枣仁收敛心气，养心安神。

6. 心肾阴虚证

症状：心痛憋闷或灼痛，时作时止，心悸盗汗，虚烦不寐，腰膝酸软，头晕耳鸣，面部烘热，出汗，口干便秘。舌红少津，苔薄或剥，脉细数或促、代。

分析：心痛憋闷或灼痛，时作时止为阴虚血滞，心脉痹阻所致；心悸心烦，不寐，盗汗，腰膝酸软，耳鸣，头晕为肾阴虚，五脏失其滋润，心肾阴虚，阴虚生内热；面部烘热，汗多为肾阴虚火偏旺。舌红少津，苔薄或剥，脉细数或促、代为阴虚内热，瘀血阻络之征。

治法：滋阴清火，养心和络。

方药：天王补心丹合炙甘草汤加减。前方偏于养心安神，后方偏于养阴复脉。

方中生地黄、玄参、天冬、麦冬滋水养阴，以降虚火；人参、炙甘草、茯苓益助心气；柏子仁、酸枣仁、五味子、远志交通心肾，养心安神；丹参、当归身、芍药、阿胶滋养心血而通心脉。

阴不敛阳，虚火内扰心神，虚烦不寐，舌尖红少津者，可用酸枣仁汤，清热除烦以养血安神；若兼见风阳上扰，加用珍珠母、磁石、石决明、琥珀等重镇潜阳之品；若心肾阴虚，兼见头晕目眩，腰酸膝软，遗精盗汗，心悸不宁，口燥咽干，用左归丸以滋阴补肾，填精益髓。

7. 心肾阳虚证

症状：胸闷痛，气短，遇寒加重，心悸，自汗，腰酸，乏力，畏寒肢冷。舌质淡胖，边有齿痕，苔白或腻，脉沉细迟。

分析：胸闷痛，气短，遇寒加重为心肾阳虚，胸阳不运，气机不畅，血行瘀滞；心悸，汗出，腰酸，乏力，畏寒肢冷，唇甲淡白为心肾阳虚，阴寒凝聚。舌质淡胖，边有齿痕，苔白或腻，脉沉细迟为心肾阳虚，瘀血阻络之征。

治法：温补阳气，振奋心阳。

方药：参附汤合右归丸加减。前方偏于温补心阳，大补元气；后方偏于温肾助阳，补益精气。

方中人参大补元气，附子温补真阳，肉桂振奋心阳，炙甘草益气复脉，熟地黄、山萸肉、淫羊藿、补骨脂温养肾气。

若肾阳虚衰，不能制水，水饮上凌心肺，症见水肿、喘促、心悸，用真武汤加黄芪、汉防己、猪苓、车前子温肾阳而化水饮；若阳虚欲脱厥逆者，用四逆加人参汤，温阳益气，回阳救逆。

四、预 防 调 护

本病患者应注意怡情养性，避免暴喜暴怒及忧思悲恐等精神刺激，保持心情平静愉快；注意生活起居，防寒保暖，尤其在立冬等节气前后应避免寒冷刺激，居处保持安静、通风，寒温适宜；注意饮食有节。不可过食肥甘厚味刺激性食物，宜清淡低盐，食勿过饱。多吃水果及富含纤维素食物，保持大便通畅；烟酒等刺激之品应禁止；注意劳逸结合，坚持适当运动。

加强护理及监护。发作期患者应立即卧床休息，缓解期要注意适当休息，保证充足的睡眠。发病时应加强巡视，密切观察舌、脉、体温、呼吸及精神情志变化，必要时做好抢救准备。

五、小　　结

胸痹是由心脉痹阻引起的，以胸部闷痛，甚则胸痛彻背，喘息不得卧为主要临床表现的病证。轻者感胸闷如窒、呼吸欠畅，重者则有胸痛，严重者心痛彻背、背痛彻心。引起胸痹的主要病因有寒邪内侵、饮食失调、情志失节、劳倦内伤、年迈体虚等。其基本病机为心脉痹阻。其病位在心，但与肺、肝、脾、肾有关，证属本虚标实，虚实夹杂。发作期标实为主，当区分血瘀、气滞、痰浊、寒凝的不同，缓解期以阴阳气血的亏虚为主，辨证当分清标本虚实，实则泻其有余，宜用理气、活血、温通、化痰等法；虚则补其不足，宜用益气、温阳、滋阴、补血等法。按虚实缓急而兼顾同治，综合考虑，灵活运用。此外平素需避免感寒、劳倦、七情所伤等诱因，治疗必须严密观察病情，避免病情进展为真心痛、水肿等。

 临证验案

付某，女，62 岁，1996 年 4 月 5 日初诊。

患者原有冠心病病史 5 年，卧位型心绞痛 4 年余，失眠 2 年余。每年因心绞痛夜间发作而反复住院治疗。1996 年 3 月 26 日出院后无明显诱因，再次出现夜间心绞痛，发作时间延长达 8～10 分钟，服用"硝酸甘油"得到暂时缓解。就诊时面色白，少气懒言，胸憋刺痛，心痛如绞，烦躁不安，腰膝酸软，少腹发凉，四肢欠温，大便不成形，眼睑及双下肢均见轻度水肿，舌质暗、边有散在瘀点，苔薄白，脉沉细略迟。测血压：150/90mmHg。心电图示：窦性心动过缓（50 次/分），V_2、V_3、V_5 导联 ST 段呈缺血型明显压低。

四诊合参，诊为厥心痛之肾心痛。

治宜温肾阳，益心气。

予自拟肾心痛方：

淡附子(先煎)6g　淫羊藿 15g　肉苁蓉 10g　熟地黄(先煎)12g　紫丹参 15g　太子参 12g　白术 12g　茯苓 20g　芍药 12g　麦冬 10g　五味子 4g　生牡蛎(先煎)20g

一、二煎煮药汁混合，频频温服，晚临睡前加服 1 次，发作时即刻温服。忌食辛辣、肥腻、不易消化之食物，若感冒、发热暂停服用。

经两月余调服，心痛症状消失，守原方继调服半月余，诸症悉平。

按　冠心痛、心绞痛属疑难病之一，复发率高，治愈难。路志正治疗上不求速效，综合分析为命门火衰，不能上济于心。君火必须赖相火之温煦，始能离照当空，心君泰然。若命门火衰，则失于气化而不能上济于心，致阴盛阳微，气血滞涩，痹而不通而为肾心痛之重症。明·赵献可对命门作了生动的比喻："余有一譬焉，譬之元宵之鳌山走马灯……其中间惟是一火耳。火旺则动速，火微则动缓，火熄则寂然不动……躯壳未尝不存也。"以上形象地说明了十二官的功能活动都必须以肾间命门火为原动力，肾心痛的病位虽在心，其本在肾，治病必求于本。经路志正给予温补命门之火,使周身气血得到调和,犹如走马灯一般活跃起来。方中取淡附子味辛大热,专走命门,以纯阳之味补先天命门真火;淫羊藿温补肾阳,共为君。熟地黄养血滋阴,以制附子之刚而济其勇;生脉饮合芍药以益心养阴为臣。此时不忘扶脾,以白术、茯苓益气健脾利湿,泄水寒之气为佐;生牡蛎宁心安神,敛阴潜阳为使,使顽症得愈。

(吴大真,李剑颖. 国医大师验案精粹(内科篇)[M]. 北京:化学工业出版社. 2011)

文献摘录

(1)《素问·痹论》:"心痹者,脉不通,烦则心下鼓,暴上气而喘。"

(2)《金匮要略·胸痹心痛短气病脉证治》:"胸痹,心中痞气,气结在胸,胸满,胁下逆抢心,枳实薤白桂枝汤主之,人参汤亦主之。""心痛彻背,背痛彻心,乌头赤石脂丸主之。""胸痹之病,喘息咳唾,胸背痛,短气,寸口脉沉而迟,关上小紧数,栝蒌薤白白酒汤主之。""胸痹,不得卧,心痛彻背者,栝蒌薤白半夏汤主之。"

(3)《诸病源候论·久心痛候》:"心为诸脏主,其正经不可伤,伤之而痛者,则朝发夕死,夕发朝死,不暇展治。其久心痛者,是心之支别络,为风邪冷热所乘痛也,故成疢,不死,发作有时,经久不瘥也。"

(4)《太平圣惠方·治心痹诸方》:"夫思虑烦多则损心,心虚故邪乘之,邪积而不去,则时害饮食,心中愊愊如满,蕴蕴而痛,是谓心痹。"

(5)《玉机微义·心痛》:"然亦有病久气血虚损及素作劳羸弱之人患心痛者,皆虚痛也。"

文献推介

(1)评估麝香保心丸治疗稳定型冠心病患者的安全性与有效性:多中心、双盲、随机、安慰剂对照Ⅵ期试验[J]. 中华医学杂志英文版,2020,134(2):185-192.

(2)高荣林,李连成,路志正. 路志正调理脾胃法治疗胸痹 300 例临床观察报告[J]. 中医杂志,1996,37(10):606-607.

附:真心痛

真心痛是胸痹进一步发展的严重病证,其特点为剧烈而持久的胸骨后疼痛,伴心悸、水肿、肢冷、喘促、汗出、面色苍白等症状,甚至危及生命。如《灵枢·厥病》谓:"真心痛,手足青至节,心痛甚,旦发夕死,夕发旦死。"其病因病机与年老体衰、阳气不足、七情内伤、气滞血瘀、过食肥甘或劳倦伤脾、痰浊化生、寒邪侵袭、血脉凝滞等因素有关。其发病是本虚为基础,标实突出。如寒凝气滞、血瘀痰浊、闭阻心脉、心脉不通出现胸痹心痛,严重者心脉突然闭塞,气血运行中断,可见心胸猝然大痛,而发为真心痛(急性心肌梗死)。若心气不足,运血无力,心脉瘀阻,心血亏虚,气血运行不利,可见心动悸、脉结代(心律失常);若心肾阳虚,水邪泛滥,水饮凌心射肺,可出现心悸、水肿、喘促(心力衰竭)或亡阳厥脱、亡阴厥脱(心源性休克)或阴阳俱脱,甚至阴阳离决。总之,本病其位在心,其本在肾,总的病机为本虚标实,而在急性期则以标实为主。

真心痛最为突出的症状是心痛,其疼痛剧烈难忍,疼痛范围广,持续时间长,患者常伴有恐惧、濒死感。因此,在发作期必须选用有速效止痛作用的药物,以迅速缓解心痛症状。疼痛缓解后予以辨证施治,常以补气活血、温阳通脉为法。

心痛发作时应用宽胸气雾剂口腔喷雾给药或舌下含化麝香保心丸、复方丹参滴丸或速效救心丸等缓解疼痛,并卧床休息,给氧,保持情绪稳定、大便通畅等。

分证论治

1. 气虚血瘀证

症状：心胸刺痛，胸部闷窒，动则加重，伴短气乏力，汗出心悸，舌体胖大，边有齿痕，舌质淡暗或有瘀点瘀斑，舌苔薄白，脉弦细无力。

治法：益气活血，通脉止痛。

方药：保元汤合血府逐瘀汤加减。

方中人参、黄芪补益心气；失笑散、桃仁、红花、川芎活血化瘀；赤芍、当归、丹参养血活血；柴胡、枳壳、桔梗行气豁痰宽胸；甘草调和诸药。

瘀重刺痛明显，加莪术、延胡索，另吞三七粉；口干，舌红，加麦冬、生地黄养阴；舌淡肢冷，加肉桂、淫羊藿温阳；痰热内蕴，加黄连、瓜蒌、法半夏。

2. 寒滞心脉证

症状：胸痛彻背，胸闷气短，心悸不宁，神疲乏力，形寒肢冷，舌质淡暗，舌苔白腻，脉沉无力，迟缓或结代。

治法：温补心阳，散寒通脉。

方药：当归四逆汤加减。

方中当归补血活血；芍药养血和营；桂枝、附子温经散寒；细辛散寒，除痹止痛；人参、甘草益气健脾；通草、三七、丹参通行血脉。

寒象明显，加干姜、蜀椒、荜茇、高良姜；气滞加白檀香；痛剧急予苏合香丸之类。

3. 心阳虚脱证

症状：心胸绞痛，胸中憋闷或有窒息感，喘促不宁，心慌，面色苍白，大汗淋漓，烦躁不安或表情淡漠，重则神识昏迷，四肢厥冷，口开目合，手撒尿遗，脉疾数无力或脉微欲绝。

治法：回阳救逆，益气固脱。

方药：四逆加人参汤加减。

方中红参大补元气；附子、肉桂温阳；山茱萸、龙骨、牡蛎固脱；玉竹、炙甘草养阴益气。

阴竭阳亡，合生脉散，并可急用独参汤灌胃或参附注射液静脉推注。

11 不 寐

不寐是由阳盛阴衰，阴阳失交引起的，以经常不能获得正常睡眠为特征，以睡眠时间、睡眠深度不足以致不能消除疲劳、恢复体力和精力为主要临床表现的病证。轻者入睡困难，或寐而不酣，时寐时醒，或醒后不能再寐；重者彻夜不寐。

《黄帝内经》中无"不寐"病名，但有"目不瞑""不得眠""不得卧"的相关论述。其病因病机在《黄帝内经》中有四种：一是其他病证的直接影响，如咳喘、呕吐、腹满等，使人不得卧；二是气血阴阳失其调和，使人不能寐；三是邪气客于脏腑，卫气行于阳，不能入阴所得；四是"胃不和，则卧不安"，后世医家认为凡脾胃不和，痰湿、食滞内扰，以致寐寝不安者均属于此。战国·扁鹊在《难经》中始称本病为"不寐"，认为其病机是"血气衰，肌肉不滑，荣卫之道涩，故昼日不能精，夜不得寐也"。汉·张仲景认为虚烦不得眠为肝血不足，虚热扰及心神所致，其在《伤寒论》及《金匮要略》中记载了用黄连阿胶汤及酸枣仁汤治疗不寐。唐·孙思邈于《千金翼方》中提出用丹砂、琥珀等重镇安神和温胆汤治疗"大病后虚烦不眠",至今仍有临床应用价值。宋·许叔微在《普济本事方》中论述了肝经血虚,魂不守舍,引起心神不安而发生不寐的病机,在服药上提出"日午夜卧服"的观点。明·戴元礼在《证治要诀·虚损门》提出"年高人阳衰不寐",认为老年人不寐与阳虚有关。明·张景岳在《景岳全书·不寐》中对不寐的病因病机做了精辟分析,分为有邪、无邪两大类,认为"有邪者多实证,无邪者皆虚证""寐本乎阴,神其主也,神安则寐,神不安则不寐。其所以不安者,一由邪气之扰,一由营气之不足耳"。明·李中梓在《医宗必读·不得卧》中将不寐的病因概括为五个方面:"一曰气虚,一曰阴虚,一曰痰滞,一曰水停,一曰胃不和。"

西医学中的神经官能症、更年期综合征、慢性消化不良等以不寐为主要临床表现者属于本病范畴,可参照本病辨证论治。

一、病因病机

(一)病因

1. 情志失常　情志不遂,肝气郁结,肝郁化火,邪火扰动心神,心神不安而不寐。或由五志过极,心火炽盛,扰动心神而不寐;或由喜笑无度,过于激动,心神涣散,神魂不安而不寐。或由暴受惊恐,心虚胆怯,决断无权,心神不安而不寐。或由思虑太过,损伤心脾,心血暗耗,神不守舍,脾虚生化乏源,营血亏虚,不能奉养心神,心失所养而不寐,《类证治裁·不寐》曰:"思虑伤脾,脾血亏损,经年不寐。"

2. 饮食不节　脾胃受损,宿食停滞,壅遏于中,胃气失和,阳气浮越于外而卧寐不安,如《张氏医通·不得卧》云:"脉滑数有力不眠者,中有宿滞痰火,此为胃不和则卧不安也。"或由过食肥甘厚味,酿生痰热,痰热上扰心神而不寐。或由饮食不节,伤及脾胃,脾运失健,气血生化不足,心血不足,心失所养而不寐。

3. 劳逸失调　劳倦太过,伤脾,或过逸少动,脾虚气弱,皆可导致脾运失职,气血不足,不能上奉于心,心神失养而不寐。如《景岳全书·不寐》提到:"劳倦、思虑太过者,必致血液耗亡,神魂无主,所以不寐。"

4. 病后体虚　病后血虚,年迈血少,产后失血等,引起气血不足,心失所养,心神不安而不寐。或由素体阴虚,房劳过度,肾阴耗伤,心肾不交,心火独亢,扰动心神,心神不安而不寐。正如《景岳全书·不寐》所说:"无邪而不寐者,必营气之不足也,营主血,血虚则无以养心,心虚则神不守舍。""真阴精血之不足,阴阳不交,而神有不安其室耳。"

(二)病机

不寐的基本病机是阳盛阴衰,阴阳失交。人之寤寐,皆由心神控制,而营卫阴阳的正常运作是保证心神调解寤寐的基础。故各种因素导致心神失养或心神不安,神不守舍,不能由动转静,皆可导致不寐。其病理变化,总属阳盛阴衰,阴阳失交。一为阴虚不能纳阳,一为阳盛不能入于阴。

不寐的病位主要在心,与肝(胆)、脾(胃)、肾密切相关。因心主神明,神安则寐,神不安则不寐。脾胃为后天之本,阴阳气血生化之源,运化水谷精微,上奉于心,则心神得养;受藏于肝,则肝体柔和;统摄于脾,则生化不息;调节有度,化而为精,内藏于肾,肾精上承于心,心火下交于肾,则神志安宁,夜寐安静。脾胃虚弱,运化失职,则气血不足,神失所养,心神不安;暴饮暴食，食积胃脘，胃气不和，亦致不寐。肝郁化火，心神被扰，或心虚胆怯，神魂不安，均可致不寐。肾阴亏虚，水火不济，心肾不交，君相火旺，心神不安则不寐。

不寐的病理性质有虚实之分。因火（肝火、心火）、因痰（痰热）、因食（饮食积滞，胃气不和）导致心神不安者以实证为主。因心脾两虚，气血不足，或心胆气虚，决断无权，或心肾不交，水火不济导致心神失养者多属虚证。久病可见虚实兼夹证，或为瘀血所致。

不寐失治误治可发生病机转化。如肝郁化火证加重，火热伤阴耗气，由实转虚；心脾两虚者，饮食不当，更伤脾胃，使气血愈虚，食积内停，虚实夹杂；心肾不交者，温燥太过，阴虚火旺，可进一步发展为心火独亢，肾水更虚之证。

二、诊断与鉴别诊断

（一）诊断依据

（1）经常不能获得正常睡眠，轻者入睡困难，或睡而易醒，醒后不能再睡；重者彻夜难眠，连续4周以上。

（2）常伴有多梦、心烦、头昏头痛、心悸健忘、神疲乏力等症状。

（3）本病常有情志失调、饮食不节、劳逸失调、病后体虚等病史。

（二）鉴别诊断

1. **一过性失眠**　一过性失眠是因环境、个体、情绪因素等所引起的暂时性的失眠。一般有明确诱因，诱因祛除后持续时间不长，不属于疾病范畴。不寐是指单纯以失眠为主症，表现为经常（＞4周）不能获得正常睡眠，以至于不能恢复体力和精力，影响日常工作和学习。

2. **生理性少寐**　老年人少寐早醒，但无疾病痛苦，不影响日常生活，属于生理性少寐。

三、辨证论治

（一）辨证要点

1. **辨虚实**　不寐辨证首分虚实。虚证多属阴血不足，心失所养，临床特点为体质瘦弱，面色无华，神疲懒言，心悸健忘，多因脾失运化，肝失藏血，肾失藏精所致。实证因火、因痰、因食等导致邪扰及心神，心神不安，临床特点为心烦易怒，口苦咽干，便秘溲赤，多因心火亢盛或肝郁化火所致；或心烦不寐，胸闷脘痞，泛恶嗳气，厌食吞酸，头重目眩，则因食滞痰热，胃脘不和所致。

2. **辨脏腑**　不寐的主要病位在心。与肝、胆、脾、胃、肾等脏腑功能失调有关。如急躁易怒而不寐，多为肝火内扰；嗳腐吞酸，脘胀苔腻而不寐，多为胃脘宿食，痰热内扰；虚烦不寐，触事易惊，多梦易醒，多为心胆气虚；面色少华，肢倦神疲而不寐，多为脾虚不运，心神失养；心烦心悸，头晕健忘而不寐，多为阴虚火旺，心肾不交等。

（二）治疗原则

不寐在治疗上应以补虚泻实，调整阴阳为原则，通过调和脏腑最终达到宁心安神的目的。虚者宜补其不足，实者宜泻其有余，虚实夹杂者，应补泻兼顾，在泻实补虚的基础上，安神定志，如养血安神，镇惊安神，清心安神，配合心理调适，消除紧张情绪，保持精神舒畅。

（三）分证论治

1. 实证

（1）心火炽盛证

症状：心烦不寐，躁扰不宁，怔忡，口干舌燥，小便短赤，口舌生疮。舌尖红，苔薄黄，脉数有力。

分析：心烦不寐，躁扰不宁，怔忡为五志过极，心火内炽，扰动心神；口干舌燥为火热伤津；小便短赤为热移膀胱；口舌生疮为心火上炎；舌尖红，苔薄黄，脉数有力为心火炽盛之征。

治法：清心泻火，宁心安神。

方药：朱砂安神丸加减。

方中朱砂性寒可胜热，重镇安神；黄连清心泻火除烦；生地黄、当归滋阴养血，养阴以配阳。可加山栀、连翘，加强本方清心泻火之功。本方宜改丸为汤，朱砂冲服用量宜少。

若胸中懊恼，胸闷泛恶，加栀子、淡豆豉、竹茹，宣通胸中郁火；若便秘溲赤，加大黄、灯心草、淡竹叶、琥珀粉，引火下行，以安心神。若舌尖烧灼疼痛，可使用清心导赤散。

（2）肝火扰心证

症状：急躁易怒，不寐多梦，甚至彻夜不眠，伴有头晕头胀，目赤耳鸣，口干而苦，不思饮食，便秘溲赤。舌红苔黄，脉弦而数。

分析：不寐多梦，甚则彻夜不眠为情志恼怒郁闷，肝失条达，气郁化火，上扰于心所致；性情急躁易怒为肝郁化火，肝火偏盛所致；伴头晕头胀，目赤耳鸣系肝火上扰清窍；口干口苦，便秘尿赤为肝火偏盛，伤阴耗液；不思饮食为肝郁乘脾；舌红苔黄，脉弦而数为肝郁化火，肝火炽盛之征。

治法：清肝泻火，镇心安神。

方药：龙胆泻肝汤加减。

方用龙胆草、黄芩、栀子清肝泻火；木通、车前子利小便而清热；柴胡疏肝解郁；当归、生地黄养血滋阴柔肝，柴胡、当归、生地黄相配系疏肝与柔肝并举；甘草和中。

若胸闷胁胀，善太息者，加香附、郁金、绿萼梅以疏肝解郁；若头晕目眩，头痛如裂，不寐躁怒，大便秘结，可使用当归龙荟丸；若烦躁易怒，可加朱砂、生龙骨、生牡蛎镇心安神。

（3）痰热内扰证

症状：心烦不寐，胸闷脘痞，泛恶，嗳气，厌食吞酸，伴有头重目眩，口干口苦。舌红，苔黄腻，脉滑数。

分析：心烦不寐，胸闷脘痞为痰浊宿食壅遏于中，积而生热，痰热扰心；泛恶嗳气，厌食吞酸为痰食中阻，气机不畅，胃失和降；头重目眩为痰浊上扰，蒙蔽清阳；口干口苦系痰热内扰之候；舌红，苔黄腻，脉滑数为痰热之征。

治法：清化痰热，和中安神。

方药：黄连温胆汤加减。

方中半夏、陈皮、竹茹化痰降逆；茯苓健脾化痰；枳实理气和胃降逆；黄连清心降火。

若饮食停滞，胃中不和，嗳腐吞酸，脘腹胀痛，轻者加神曲、山楂、莱菔子，重者可用保和丸或枳实导滞丸；若心悸动甚，惊惕不安，加珍珠母、朱砂以镇惊安神；若伴胸闷嗳气，脘腹胀满，大便不爽，苔腻脉滑可加用半夏秫米汤调和脾胃，交通阴阳；若实热顽痰内扰，经久不寐，或彻夜不寐，大便秘结者，可用礞石滚痰丸降火泻热，逐痰安神。一般不选用五味子、酸枣仁、夜交藤之类养心安神药物，因其酸收敛邪，不利于化痰清热。

2. 虚证

（1）心脾两虚证

症状：不易入睡，多梦易醒，心悸健忘，神疲食少，四肢倦怠，腹胀便溏，头晕目眩，面色少华。舌淡苔薄，脉细无力。

分析：不易入睡，多梦易醒为脾虚血亏，心神失养，神不守舍；心悸健忘为血虚神失所养；神疲食少，四肢倦怠，腹胀便溏为脾虚运化失职，形神失养；头晕目眩，面色少华为气血亏虚，不能上荣；舌质淡，脉细无力为气虚血少之征。

治法：补益心脾，养心安神。

方药：归脾汤加减。

方用人参、白术、黄芪、甘草益气健脾；当归补血；远志、酸枣仁、茯神、龙眼肉补心益脾，安神定志；木香行气健脾。

若偏于心血不足，加熟地黄、芍药、阿胶以养心血；不寐较重，入睡困难，加夜交藤、合欢花、龙骨、牡蛎以镇心安神，或加五味子、柏子仁助养心宁神；若脘闷纳呆，苔腻，加法半夏、陈皮、茯苓、厚朴以健脾理气化痰；若产后虚烦不寐，形体消瘦，面色㿠白，易疲劳，舌淡，脉细弱，或老人夜寐早醒而无虚烦之证，多属气血不足，治宜养血安神，可用归脾汤合酸枣仁汤。

（2）心肾不交证

症状：心烦不寐，入睡困难，心悸多梦，潮热盗汗，五心烦热，咽干少津，头晕耳鸣，健忘，腰膝酸软，男子遗精，女子月经不调。舌红少苔，脉细数。

分析：心烦不寐，入睡困难，心悸多梦为肝肾阴虚，心阴不足，心肝火旺，虚火扰神，心神不安；头晕耳鸣，健忘为肾精亏耗，髓海空虚，清窍失养；腰膝酸软为肾虚腰膝失养；潮热盗汗，五心烦热，咽干少津为阴虚火旺，津液耗伤；男子遗精，女子月经不调为肾阴亏虚，虚火扰动精室，或冲任失养；舌红少苔，脉细数为阴虚火旺之征。

治法：滋阴降火，清心安神。

方药：六味地黄丸合交泰丸加减。

方中重用熟地黄，加上山萸肉、山药共同滋养肝脾肾；泽泻、牡丹皮、茯苓渗湿浊，清虚热；黄连清心泻火；肉桂引火归原。

若心阴不足为主者，可用天王补心丹；若盗汗，可加麻黄根、浮小麦、煅龙骨、煅牡蛎。

（3）心胆气虚证

症状：虚烦不寐，多梦易醒，触事易惊，终日惕惕，胆怯心悸，伴有气短自汗，倦怠乏力，小便清长。舌淡，脉弦细。

分析：虚烦不寐，多梦易醒，触事易惊为心胆虚怯所致，心失所养则神不安，胆气不足则志不宁；终日惕惕，胆怯心悸为心胆气虚，神魂不安；气短自汗，倦怠乏力，小便清长，舌淡，脉弦细均为心胆气虚之征。

治法：益气镇惊，安神定志。

方药：安神定志丸加减。

安神定志丸重于镇惊安神，益心胆之气而定惊，宁心安神。方中人参益心胆之气；茯苓、茯神、远志化痰宁心；龙齿、石菖蒲镇惊开窍宁神。

若心悸甚，惊惕不安者，加生龙骨、生牡蛎、朱砂。

（4）心肝血虚证

症状：虚烦不寐，心悸不安，多梦健忘，伴胸闷，两胁隐痛，善太息，纳呆腹胀，面、舌、爪甲色淡白，头晕目眩，咽干口燥。舌红，脉弦细。

分析：虚烦不寐，心悸不安，多梦健忘为心肝之血不足，心魂失养，虚热内扰；两胁隐痛，胸闷，善太息为肝气不舒，血不养络；纳呆腹胀为肝不疏土；面、舌、爪甲色淡白，头晕目眩为血虚清窍失于荣养；咽干口燥为阴津不足；舌红，脉弦细乃心肝血虚，虚热内扰之征。

治法：养血安神，清热除烦。

方药：酸枣仁汤加减。

方中酸枣仁有养肝、安神、宁心之效；知母清热除烦；川芎调血安神；茯苓化痰宁心；甘草调和诸药。

若血虚重，而见头目眩晕，夜卧足挛急者，可用补肝汤；若兼有精神恍惚，时欲悲哭，不能自主，心烦者，属心阴不足，肝气失和之脏躁，可合甘麦大枣汤；若寐而易惊，兼见心悸，加龙齿、珍珠母、紫石英以镇惊安神；若肝不疏土，胸闷，善太息，纳呆腹胀，加柴胡、陈皮、山药、白术；若心肝血虚，惊悸汗出，则重用人参，加白芍、当归、黄芪。

四、预防调护

本病因属心神病变，故尤应重视精神调摄。积极进行心理情志调整，做到喜恶有节，克服过度的紧张、兴奋、焦虑、抑郁、惊恐、愤怒等不良情绪，保持精神舒畅，尽量以放松的、顺其自然的心态对待失眠。防治本病应养成良好的生活习惯，建立规律的作息制度。

注意饮食清淡，不宜过饱，睡前不饮浓茶、咖啡，不抽烟等。注意睡眠环境的安宁，床铺要舒适，卧室光线要柔和，并减少噪声，去除各种影响睡眠的外在因素。加强体育锻炼，增强体质，促进身心健康等。

五、小　　结

不寐又称失眠，是由阳盛阴衰，阴阳失交引起的，以经常不能获得正常睡眠为特征的病证。多由情志失常，饮食不节，劳逸失调，病后体虚等引起，基本病机为阳盛阴衰，阴阳失交。不寐的病位主要在心，与肝、胆、脾、胃、肾等脏腑密切相关。临床辨证当首辨虚实，虚证多属阴血不足，心失所养，多因脾失运化，肝失藏血，肾失藏精所致。实证因火、因痰、因食等导致邪扰心神，心神不安；多因心火亢盛或肝郁化火所致；或心烦不寐，胸闷脘痞，泛恶嗳气，厌食吞酸，头重目眩则因食滞痰热，胃腑不和所致。再辨脏腑，不寐的主要病位在心，肝、胆、脾、胃、肾的阴阳气血失调，可影响心神亦致不寐。不寐治疗以补虚泻实，调整阴阳为原则，在分证论治基础上酌加镇心安神和养心安神之品。不寐因病情不一，预后各异。病程短，病情单纯，治疗收效快；病程长，病情复杂，治疗难起速效；病因不除或治疗不当，易产生变证，如发生郁证、癫狂等。

 临证验案

向某，男，54 岁，湖南怀化人。2019 年 9 月 19 日初诊。

诉失眠已达 10 年，多方治疗未果。初起时，夜卧则双腿酸胀，不能安眠。久之，症状逐渐加重，卧后不久，则双腿抽搐、疼痛，以腓肠肌部尤显，根本无法入睡，必须用力捶打腿部，以致彻夜不能安眠。西医诊断为"不宁腿综合征"。舌边紫，舌苔薄黄，脉细。

中医辨证属心肝血虚之证。拟养血滋阴，柔肝舒筋，养心安神为法。方用补肝汤加味。

当归 10g　　白芍 20g　　川芎 6g　　熟地黄 10g　　炒酸枣仁 30g　　木瓜 30g　　龙齿 30g　　炒地龙 10g　　川牛膝 20g　　伸筋草 15g　　甘草 6g

30 剂，水煎服，每日 1 剂。

二诊（2019 年 10 月 10 日）：诉服药后很快起效，半月之内失眠等症状即明显好转，现无特殊不适，因病已多年为巩固疗效复诊。舌苔薄黄，脉细。效不更方，仍予补肝汤加味。原方去地龙，加珍珠母 30g，15 剂，水煎服。

当归 5g　　白芍 10g　　川芎 6g　　熟地黄 10g　　炒酸枣仁 30g　　珍珠母 30g　　木瓜 20g　　龙齿 15g　　甘草 6g

按　此患者的主症是长期失眠，兼症是足挛急，夜甚昼轻，夜作昼止，二者都给患者带来极大困扰，都需要治疗。究其疾病本质皆是由于肝血不足所致。《灵枢·本神》讲："肝藏血，血舍魂。"《素问·五脏生成》讲："人卧血归于肝。"人睡着的时候，大量的血液储藏在肝脏。唐代的王冰解释说："肝藏血，心行之，人动则血运于诸经，人静则血归于肝，何也？肝主血海故也。"这个患者因肝血不足，不能养肝，则神魂失守，引起神志不宁，不能入睡；又由于肝主筋，人的筋膜亦由肝所主，《诸病源候论·虚劳筋挛候》谓："肝藏血而候筋。虚劳损血，不能荣养于筋，致使筋气极虚……故筋挛也。"肝血不足不能养筋，又有双腿酸胀、挛急。针对肝血不足的病机选用补肝汤加味，既治失眠又止足挛急。补肝汤是局方，出自《医学六要》，方中四物汤滋养阴血；酸枣仁、木瓜、甘草酸甘化阴，柔肝舒筋，首诊时重用炒酸枣仁以养肝血，重用白芍以缓肝急，再加伸筋草柔筋，地龙、川牛膝活血通络，龙齿安魂，方证既合，取效甚捷。

（熊继柏. 中医临床奇迹——国医大师熊继柏诊治疑难危急病症经验续集[M]. 长沙：湖南科学技术出版社. 2021）

文献摘录

（1）《古今医统大全·不得卧》："痰火扰乱，心神不宁，思虑过伤，火炽痰郁而致不眠者多矣。有因肾水不足，真阴不升而心阳独亢，亦不得眠。有脾倦火郁，夜卧遂不疏散，每至五更随气上升而发躁，便不成寐，此宜快脾发郁，清痰抑火之法也。"

（2）《症因脉治·不得卧》："心血虚不得卧之症，心烦躁乱，夜卧惊起，口燥舌干，五心烦热。此心血不足，心火太旺之证也……心血虚不得卧之因，曲运神机，心血耗尽，阳火旺于阴中，则神明内扰，而心神不宁，不得卧之症作矣……心血虚不得卧之治，阴虚则阳必旺，故心血不足，皆是火症，宜壮水之主，以制阳光。治宜滋阴降火，用归芍天地煎、黄连安神丸；虚人，天王补心丹。"

（3）《医效秘传·不得眠》："夜以阴为主，阴气盛则目闭而安卧，若阴虚为阳所胜，则终夜烦扰而不眠也。心藏神，大汗后则阳气虚，故不眠。心主血，大下后则阴气弱，故不眠。热病邪热盛，神不清，故不眠。新瘥后，阴气未复，故不眠。若汗出鼻干而不得眠者，又为邪入表也。"

文献推介

（1）张压西，向婷婷，王奕. 加味酸枣仁汤治疗肝血亏虚证失眠患者 60 例临床观察[J]. 中医杂志，2013，54（09）：750-753.

（2）谭超. 国医大师熊继柏教授辨治失眠及其特殊兼症的经验[J]. 湖南中医药大学学报，2021，41（05）：661-663.

附：健忘、多寐

一、健忘

健忘是由脑失所养或邪扰清窍引起的，以记忆力减退，遇事善忘为主要临床表现的病证。亦称"喜忘"

"善忘"。健忘多与心脾亏虚，肾精不足有关，亦有因气血逆乱，痰浊、瘀血上扰所致者。心主血，脾生血，肾主精髓，思虑过度，劳伤心脾，则阴血暗损；房室不节，则精亏髓减，脑失所养，皆令人健忘。高年神衰，亦有因血虚、精少而健忘者。气血逆乱，痰浊上扰，久病入络，瘀血阻窍，邪扰清窍亦可引起健忘，如《素问·调经论》云："血并于下，气并于上，乱而喜忘。"《丹溪心法·健忘》则认为："健忘精神短少者多，亦有痰者。"

健忘病性为本虚标实，虚多实少。如思虑过度，阴血损耗，劳伤心脾，化生无源，心脑失养；或久病损伤精血，脑髓不充；或年迈气血亏虚，肾精亏虚，心脑失养均可导致健忘。实证则见于情志不遂，痰浊上蒙所致。其病位在心脑，但与脾、肾关系密切。

本节所讨论的健忘是指后天失养，脑力渐致衰弱者。先天不足，生性愚钝的健忘不属于此范围。西医学中的神经衰弱、神经官能症、脑动脉硬化等疾病以健忘症状为主要表现者属于本病范畴，可参照本病辨证论治。现将健忘的主要证治分述如下：

1. 心脾不足证

症状：健忘不寐，精神疲倦，食少心悸，舌淡，脉细。

治法：补益心脾。

方药：归脾汤加减。

方用人参、白术、黄芪、甘草益气健脾；当归补血；远志、酸枣仁、茯神、龙眼肉补心益脾，安神定志；木香行气健脾。全方具有补益心脾、养心安神的作用。

2. 肾精亏耗证

症状：健忘，腰酸腿软，头晕耳鸣，遗精早泄，五心烦热，舌红，脉细数。

治法：补肾填精。

方药：河车大造丸加减。

紫河车大补精血；龟板、熟地黄、杜仲、牛膝添精补髓；人参益气生津；天冬、麦冬养阴；黄柏清相火；酸枣仁、五味子养心安神；石菖蒲开窍醒神。若兼肾阳虚者加鹿角胶、肉苁蓉、巴戟天，以阴阳同补，填精补脑。

3. 痰浊阻滞证

症状：健忘，头晕，胸闷，呕恶，苔黄腻，脉滑。

治法：化痰宁心。

方药：温胆汤加减。

方中半夏、苍术、竹茹、枳实健脾化痰泄浊，白术、茯苓、甘草健脾益气，加石菖蒲、郁金开窍解郁。

4. 肝郁气滞证

症状：健忘心悸，胸闷胁胀，易怒，喜太息，苔薄白，脉弦。

治法：疏肝解郁，通络开窍。

方药：柴胡疏肝散加减。

方中柴胡、枳壳疏肝理气；香附、陈皮理气解郁；川芎、赤芍活血通脉。全方具有疏肝养肝，理气活血解郁的作用，加郁金、石菖蒲解郁开窍。

5. 血瘀痹阻证

症状：遇事善忘，心悸胸闷，伴言语迟缓，神思不敏，表现呆钝，面唇色暗，舌质紫暗，有瘀点瘀斑，脉细涩或结代。

治法：活血化瘀。

方药：血府逐瘀汤加减。

方中桃仁、红花、当归、生地黄、赤芍、川芎、牛膝养血活血；柴胡、枳壳、桔梗行气豁痰宽胸以助血行；甘草益气护正。

二、多寐

多寐是由于阳气困滞不振或阳气虚弱引起的，以不分昼夜，时时欲睡，呼之即醒，醒后复睡为主要临床表现的病证，亦称"嗜睡"。

多寐的基本病机是湿、浊、痰、瘀困滞阳气，心阳不振；或阳虚气弱，心神失荣。本病病位在心、脾，与肾关系密切。李东垣在《脾胃论》言："脾胃之虚，怠惰嗜卧。"《丹溪心法·中湿》曰："脾胃受湿，沉困无力，怠惰好卧。"两者均指出脾胃亏虚和脾胃受湿均可导致多寐。病变过程中各种病理机制相互影响，如脾气虚弱，运化失司，水津停聚而成痰浊，痰浊、瘀血内阻，又可进一步耗伤气血，损伤阳气，以致心阳不足，脾气虚弱，虚实夹杂。

本病病性为本虚标实，本虚主要是心、脾、肾阳气虚弱，心窍失荣；标实则为湿邪、痰浊、瘀血等蒙塞心窍。

西医学中的发作性嗜睡病、神经官能症、某些精神类疾病以多寐为主要临床表现者属于本病范畴，可参照本病辨证论治。现将多寐的主要证治分述如下：

1. **湿盛困脾证**

症状：头重如裹，昏蒙嗜睡，肢体沉重，偶伴浮肿，胸闷脘痞，纳呆，泛恶，舌苔腻，脉濡滑。

治法：燥湿健脾，醒神开窍。

方药：平胃散加减。

方中苍术燥湿健脾；藿香芳香化浊；橘皮理气和中；厚朴、生姜宽中理脾祛湿；石菖蒲醒脾化湿，提神开窍。

2. **瘀血阻滞证**

症状：神倦嗜睡，头晕头痛，病程较久，或有外伤史，舌质紫暗或有瘀点瘀斑，脉涩或结代。

治法：活血通络，醒神开窍。

方药：通窍活血汤加减。

方中赤芍、川芎、桃仁、红花活血化瘀；生姜、黄酒温通以助行血；老葱、麝香开窍醒神；红枣顾护正气。

3. **脾气虚弱证**

症状：嗜睡多卧，倦怠乏力，食后尤甚，伴纳呆，便溏，面色萎黄，舌淡，苔薄白，脉虚弱。

治法：健脾益气。

方药：香砂六君子汤加减。

方中党参、茯苓、白术、甘草益气健脾；半夏、陈皮化痰和中；木香、砂仁芳香理气醒脾醒神。

4. **脾肾阳虚证**

症状：倦怠嗜卧，精神疲乏懒言，畏寒肢冷，面色㿠白，健忘，舌淡，苔薄，脉沉细无力。

治法：温补脾肾。

方药：附子理中汤加减。

方中附子、干姜温补脾肾之阳；人参、白术、甘草大补元气。

12 厥 证

厥证是由气机逆乱，升降乖戾，气血阴阳不相顺接引起的，以突然昏倒，不省人事，四肢厥冷为主要临床表现的病证。病情轻者，一般在短时间内苏醒；病情重者，昏厥时间较长，严重者甚至一厥不复而导致死亡。

《黄帝内经》论厥甚多，含义、范围广泛，有以暴死为厥，有以四末逆冷为厥，有以气血逆乱病机为厥，有以病情严重为厥。概括起来可分为两类：一种是指突然昏倒，不省人事，如《素问·大奇论》言："暴厥者，不知与人言。"另一种是指肢体和手足逆冷，如《素问·厥论》云："寒厥之为寒也，必从五指而上于膝。"

汉·张仲景在《伤寒论》《金匮要略》中，主要继承前述《黄帝内经》中论厥的第二种观点，即以手足逆冷为厥的主要表现，而且以外感发厥为主。在《伤寒论》中，很多条文提到厥、厥逆，如《伤寒论·辨厥阴病脉证并治》言："凡厥者，阴阳气不相顺接，便为厥。厥者，手足逆冷是也。"阐述了厥证的病因病机和主要临床表现，并用厥、手足厥冷、手足厥逆等来表示其程度的不同。

隋·巢元方《诸病源候论·中恶病诸候》对尸厥的表现进行了描述："其状如死，犹微有息而不恒，脉尚动而形无知也。"并认为其病机是"阴阳离居，荣卫不通，真气厥乱，客邪乘之"。金·张从正《儒门事亲》论述厥证，不仅有手足逆冷之厥，还记载有昏不知人之厥，并将昏厥分为尸厥、痰厥、酒厥、气厥、风厥等证。如《儒门事亲·指风痹痿厥近世差玄说》云："有涎如拽锯，声在喉咽中为痰厥，手足搐搦者为风厥，因醉而得之为酒厥，暴怒而得之为气厥。"明·李梴《医学入门》进一步明确区分外感发厥与内伤杂病所致厥证。明·张景岳《景岳全书》总结明代以前对厥证的认识，提出以虚实论治厥证，符合临床实际。此后医家对厥证的理论不断充实、完善，提出了气、血、痰、食、暑、尸、酒、蛔等厥，并以此作为辨证的重要依据，指导临床治疗。

本节厥证所讨论的范围是以内伤杂病中具有突然发生的一时性昏倒、不省人事为主症，伴有四肢逆冷的病证。至于外感病中以手足逆冷为主，不一定伴有神志改变的发厥，不属本节讨论范围。暑厥系由感受暑热之邪而发病，本节亦不作讨论。西医学中的癔症、高血压脑病、脑血管痉挛、低血糖、出血性或心源性休克等以多种原因所致晕厥为主要表现者属于本病范畴，可参照本病辨证论治。

一、病因病机

（一）病因

1. 情志内伤 情志内伤在本病证主要是指恼怒、惊骇、恐吓的情志变动。精神刺激是厥证的主要诱因，"怒则气上""惊则气乱""恐则气下"等可致气逆上冲或清阳不升、清窍失灵，发生昏仆致厥。

2. 体虚劳倦 素体虚弱，久病劳倦者，阴阳气血暗耗，元气亏虚，以致脑髓失养，而致昏厥。

3. 失津亡血 如因大汗吐下，气随液耗，津液大亏，或因创伤出血，或血证失血过多，以致气随血脱，阳随阴消，神明失主而致厥。

4. 饮食不节 嗜食酒酪肥甘，脾胃受伤，运化失常，以致聚湿生痰，痰浊阻滞，气机不畅，如痰浊一时上壅，清阳被阻，则发为昏厥。

（二）病机

厥证的基本病机是气机逆乱，升降乖戾，气血阴阳不相顺接，临床上多见气厥、血厥和痰厥。情志失调，易影响气机运行，轻则气郁，重则气逆，逆而不顺则气厥。正如《景岳全书·厥逆》云：

"厥者尽也，逆者乱也，即气血败乱之谓也。"气为阳，血为阴，气血阴阳相随，互为资生，互为依存，气血的病变互相影响。素体肝阳偏亢，遇暴怒伤肝致气血逆乱，或大量失血，气血不能上达清窍，可发为血厥。由于情志过极、饮食不节以致脾胃受损，运化失司，聚湿生痰，气机升降失调运行逆乱，或痰随气升，上扰神明，则发为痰厥。

由于体质和病机转化的不同，病理性质有虚实之别。凡气盛有余，气逆上冲，血随气逆，或夹痰浊壅滞于上，以致清窍闭塞，不知人事，为厥之实证；气虚不足，清阳不升，气陷于下，或大量出血，气随血脱，血不上达，气血一时不相顺接，以致神明失养，不知人事，为厥之虚证。

本病病变所属脏腑主要在于心、肝，涉及脾、肾。心为神明之主，肝主疏泄条达，心病则神明失用，肝病则气郁气逆，乃致昏厥。脾胃为气机升降之枢，肾为元气之根，脾病清阳不升，肾虚精气不能上注，亦可与心肝同病而致厥。

厥证之病理转归主要有三：一是阴阳气血相失，进而阴阳离决，发展为一厥不复之死证。二是阴阳气血失常，或为气血上逆，或为中气下陷，或气血痰浊内闭，气机逆乱而阴阳尚未离决，此类厥证之生死，取决于正气来复与否及治疗措施是否及时、得当。若正气来复，治疗得当，则气复返而生；反之，气不复返而死。三是表现为各种证候之间的转化。如气厥和血厥之实证，常转化为气滞血瘀之证；失血致厥的血厥虚证，严重者转化为气随血脱之脱证等。

二、诊断与鉴别诊断

（一）诊断依据

（1）临床表现为突然昏仆，不省人事，或伴四肢逆冷。

（2）发病之前常有先兆症状，如头晕、视物模糊、面色苍白、出汗等，而后突然发生昏仆，不知人事，移时苏醒，发病时常伴有恶心、汗出，或伴有四肢逆冷，醒后感头晕、疲乏、口干，但无失语、瘫痪等后遗症。

（3）应了解既往有无类似病证发生。发病前有明显的精神刺激、情绪波动的因素，或有大失血病史，或有暴饮暴食史，或有素体痰盛宿疾。

（二）鉴别诊断

1. **眩晕** 眩晕表现为头晕目眩，视物旋转不定，甚则不能站立，耳鸣，但无神志异常的表现。与厥证突然昏倒，不省人事有别。

2. **中风** 中风以中老年人为多见，常有上盛下虚的表现。其中脏腑者，突然昏仆，并伴有口眼㖞斜、肢体偏瘫等症；若神昏时间较长，苏醒后有偏瘫、口眼㖞斜及失语等后遗症。厥证可发生于任何年龄，昏倒时间较短，醒后无后遗症。但血厥之实证重者可发展为中风。

3. **痫病** 痫病常有先天因素，以青少年为多见。病情重者，虽亦为突然昏仆，不省人事，但发作时间短暂，且发作时常伴有怪叫之声、四肢抽搐、口吐涎沫、两目上视、小便失禁等。常反复发作，难以根治，每次症状均相类似，苏醒缓解后可如常人。厥证之昏倒，仅表现为四肢厥冷，无怪叫、吐沫、抽搐等症。

4. **昏迷** 为多种疾病发展到一定阶段所出现的危重证候。一般来说发生较为缓慢，有一个昏迷前的临床过程，先轻后重，由烦躁、嗜睡、谵语渐次发展，一旦昏迷后，持续时间一般较长，预后不良，苏醒后原发病仍然存在。厥证常为突然发生，且昏倒时间较短，常因情志刺激、饮食不节、劳倦过度、亡血失津等导致发病。

三、辨证论治

（一）辨证要点

1. 辨病因 厥证的发生常有明显的病因可寻。如气厥虚证，以"恐"为主，多有睡眠不足、饥饿受寒、过度疲劳等诱因；血厥虚证，常继发于大出血之证。气厥实证，以"惊"为主；血厥实证，以"怒"为主，二者多发生于形壮体实者。痰厥好发于恣食肥甘，体丰湿盛之人，而恼怒及剧烈咳嗽常为其诱因。

2. 辨虚实 实证者表现为突然昏仆，面红气粗，声高息促，口噤握拳，或夹痰涎壅盛，舌红苔黄腻，脉洪大有力；虚证者表现为眩晕昏厥，面色苍白，声低息微，口开手撒，或汗出肢冷，舌胖或淡，脉细弱无力。

3. 辨气血 厥证以气厥、血厥为多见，应注意分辨。其中，气厥实证与血厥实证两者易于混淆。气厥实者，乃肝气升发太过所致，体质壮实之人，肝气上逆，由惊恐而发，表现为突然昏仆，呼吸气粗，口噤握拳，头晕头痛，舌红苔黄，脉沉而弦；血厥实者，乃肝阳上亢，阳气暴涨，血随气升，气血并走于上，表现为突然昏仆，牙关紧闭，四肢厥冷，面赤唇紫，或鼻衄，舌质暗红，脉弦有力。

（二）治疗原则

厥证乃危急之候，当及时救治为要，醒神回厥是主要治疗原则。实证当开窍、化痰、辟秽而醒神。虚证当益气、回阳、救逆而醒神。不能妄用辛香走窜开窍之品。经上述应急处理，神志清醒后应根据其不同的病因病机，辨证论治，以图根本。

（三）分证论治

1. 气厥

（1）实证

症状：由情志异常、精神刺激而发作，突然昏倒，不省人事，或四肢厥冷，口噤握拳，呼吸气粗。舌苔薄白，脉沉弦或伏。

分析：突然昏倒，不省人事为情志刺激过甚，致肝气不疏，气机上逆，壅塞心胸，阻闭清窍；四肢厥冷为气机逆乱，阳气不达四末；口噤拳握因肝气逆而气血不能荣筋；呼吸气粗为气机逆乱，肺失宣降；苔薄白，脉沉弦或伏为气逆不顺之征。

治法：开窍，顺气，解郁。

方药：通关散合五磨饮子加减。前方辛香通窍，取少许粉剂吹鼻取嚏，以促其苏醒，本法仅适用于气厥实证。后方开郁畅中，降气调肝。二者合用，共奏解郁开窍、顺气降逆之功。方中皂角辛温开窍，细辛走窜宣散，合用以通诸窍；沉香、乌药降气调肝；槟榔、枳实、木香行气破滞；檀香、丁香、藿香理气宽胸。

若肝阳偏亢，头晕而痛，面赤躁扰者，可加钩藤、石决明、磁石等平肝潜阳；若兼有痰热，症见喉中痰鸣，痰壅气塞者，可加胆南星、贝母、橘红、竹沥等涤痰清热；若醒后哭笑无常，睡眠不宁者，可加茯神、远志、酸枣仁等安神宁志；精神刺激常可导致本证反复发作，平素可服逍遥散、柴胡疏肝散等以调和肝脾，理气解郁，防止复发。

（2）虚证

症状：发病前有明显的情绪紧张、恐惧、疼痛或站立过久等诱发因素，发作时眩晕昏仆，面色苍白，呼吸微弱，汗出肢冷。舌淡，脉沉细微。

分析：眩晕昏仆，面色苍白为元气素虚，骤遇惊恐，恐则气下，清阳不升所致；呼吸微弱为气虚气陷；汗出肢冷为气虚不能摄津，气虚不运；舌淡，脉沉细微为气虚之征。

治法：益气，回阳，醒神。

方药：生脉注射液、参附注射液、四味回阳饮。急救时用生脉注射液、参附注射液静脉推注，继用四味回阳饮加味。生脉注射液益气养阴，复脉固脱；参附注射液回阳救逆，益气固脱；苏醒后用四味回阳饮加味补气温阳，用于正气大虚而致昏厥者。

方中人参大补元气；附子、炮姜温里回阳救逆；甘草调中缓急。

若汗出多者，加黄芪、白术、煅龙骨、煅牡蛎，加强益气功效，更能固涩止汗；若心悸不宁者，加远志、柏子仁、酸枣仁等养心安神；若纳谷不香，食欲不振者，加白术、茯苓、陈皮健脾和胃；本证有反复发作的倾向，平时可服用香砂六君子丸、归脾丸等药物，健脾和中，益气养血。

2. 血厥

（1）实证

症状：多因急躁恼怒而发，突然昏倒，不省人事，牙关紧闭，面赤唇紫。舌暗红，脉弦有力。

分析：突然昏倒，不省人事为暴怒伤肝，怒而气上，血随气升，气血并走于上，清窍壅塞所致；牙关紧闭为肝气暴张，筋肉强直之征；面赤唇紫为气血上冲头面；舌暗红，脉弦而有力为肝气有余之征。

治法：平肝潜阳，理气化瘀。

方药：羚角钩藤汤或通瘀煎加减。前方以平肝潜阳息风为主，适用于肝阳上亢肝气厥逆上冲之头痛、眩晕。后方活血顺气，适用于气滞血瘀，经脉不利之血厥。发作时可先吞服羚羊角粉，继用钩藤、桑叶、菊花、泽泻、生石决明平肝息风，乌药、青皮、香附、当归理气通瘀。

羚角钩藤汤方中主药羚羊角、钩藤凉肝息风，清热止痉；菊花、桑叶清肝透热；白芍、生地黄、甘草滋阴增液，柔肝缓急。川贝母、竹茹清热化痰；茯神宁心安神；甘草调和药性。通瘀煎中当归尾、红花、山楂活血散瘀；乌药、青皮、香附、木香理气开郁，气行则血行；泽泻利湿降浊。

若急躁易怒，肝热甚者，加菊花、夏枯草、龙胆草清肝泻火；若兼见阴虚不足，眩晕头痛者，加生地黄、枸杞子、珍珠母育阴潜阳；若急躁易怒，少寐多梦者，加钩藤、石决明、龙胆草、牡丹皮等平肝泄热，加郁金、薄荷疏肝理气，酸枣仁、远志等养心安神。

（2）虚证

症状：常因失血过多，突然昏厥，面色苍白，口唇无华，四肢震颤，自汗肢冷，目陷口张，呼吸微弱。舌质淡，脉芤或细数无力。

分析：突然昏厥、面色苍白、口唇不华为血虚，血不荣于面所致；四肢震颤为血不养筋；自汗肢冷为气随血脱，卫表不固；目陷为血亏，气乏而口张，呼吸亦随之微弱；舌质淡，脉芤或细数无力为血脱之征。

治法：补气养血。

方药：急用独参汤灌服，继服人参养荣汤。前方益气固脱，后方补益气血。独参汤重用人参，大补元气，所谓"有形之血不能速生，无形之气所当急固"。缓解后继用人参养荣汤补养气血。

方中人参、黄芪益气；当归、熟地黄养血；白芍、五味子敛阴；白术、茯苓、远志、甘草健脾安神；肉桂温养气血；生姜、大枣和中补益；陈皮行气。

若自汗肤冷，呼吸微弱者，加附子、干姜温阳；若口干少津者，加麦冬、玉竹、沙参养阴；若心悸少寐者，加龙眼肉、酸枣仁养心安神。

3. 痰厥

症状：素有咳喘宿痰，多湿多痰，恼怒或剧烈咳嗽后突然昏厥，喉有痰声，或呕吐涎沫，呼吸气粗。舌苔白腻，脉沉滑。

分析：突然昏厥为素体脾虚，痰湿内蕴，复因恼怒气逆或剧烈咳嗽后，痰随气升，上闭清窍，痰气上逆所致；喉有痰声为痰阻气道，痰气相击；呕吐涎沫为痰邪上犯；呼吸气粗为痰气壅塞胸中，肺失宣降；舌苔白腻，脉沉滑为痰浊内阻之征。

治法：行气豁痰。

方药：导痰汤加减。

方中半夏、胆南星燥湿化痰；陈皮理气燥湿，和中化痰；茯苓渗湿；枳实下气降逆。

若痰气壅盛咳喘者，加杏仁、白芥子降气化痰；若头晕甚者，加天麻；若兼有外感表证，酌加荆芥、薄荷、金银花、连翘等以散风解表；若痰湿化热，口干便秘，舌苔黄腻，脉滑数者，加黄芩、栀子、竹茹、瓜蒌仁清痰热，或用礞石滚痰丸以豁痰清热降火。

四、预防调护

应根据厥证的危险因素采取相应预防性措施，避免强烈精神刺激，调整饮食习惯，避免过度劳累，变换体位时动作宜缓、不可过急，以免诱发昏厥。同时加强锻炼，注意营养，增强体质。

一旦发病，要加强护理，密切观察病情的发展变化，采取相应措施救治。患者昏厥发作跌倒时，应让其平卧，迅速解开衣领，注意保持呼吸道通畅。痰多时，应吸痰，以免痰液阻塞，气道不利。患者苏醒后，要消除其紧张情绪，针对不同的病因予以不同的康复指导。严禁烟酒及辛辣香燥之品，以免助热生痰，加重病情。平时可在辨证的基础上服用调整脏腑功能、调和气血的方药，如逍遥散等方。

五、小 结

厥证是一种急性病证，以突然昏倒，不省人事，四肢厥冷为主要临床表现。引起厥证的主要病因有情志内伤、体虚劳倦、失津亡血、饮食不节等。厥证的基本病机是气机逆乱，升降乖戾，气血阴阳不相顺接。厥证常见证型有气厥、血厥、痰厥，气厥和血厥又因病性有虚实之分，临床应根据不同类型辨证施治。厥证乃危急之候，当以及时救治为要，醒神回厥是主要的治疗原则，具体治法为实证宜开窍、化痰、辟秽而醒神；虚证宜益气、回阳、救逆而醒神。苏醒后又当按照"缓则治本"的原则，灵活辨证论治。因本证发作之前常有先兆，当有头晕眼花，出冷汗，心慌，面色苍白等前驱症状时，应立即嘱其平卧，以免跌倒受伤。对于平素体质虚弱，病后或老年气血亏虚者，应注意避免过度疲劳，不要站立过久，在变换体位时动作宜缓，不可过急，以免诱发昏厥。厥证的预后需根据病情的轻重而判断，轻者短时间内即可苏醒，醒后如常，常反复发作；重者厥而不醒，预后较差。

 临证验案

高某，女，19岁，工人。

患者于两个月前发高烧，经西药治疗高烧已退，但见咳嗽、气喘、胸闷、憋气等症，夜间尤重。憋闷重时，发作性晕倒，意识不清，但无抽搐症状。曾经神经内科多次检查，均未发现异常。

初诊（1986年3月6日）：患者右侧上下肢不定时麻木，甚或不能活动。睡眠不深，口干，右侧头痛，近两个月来发作性晕倒六七次。舌苔黄腻，脉沉迟有力。此乃热盛灼津，液结为痰，痰迷清窍，阻塞经络。

明天麻 6g　茯苓 6g　黄芩 6g　南星 9g　橘红 9g　半夏 9g　白芥子 9g　防风 3g　羌活 3g　甘草 3g　竹沥膏（冲）30g

水煎服。

二诊（3月18日）：上方3剂后，头痛、口干、麻木等症明显减轻，舌质红，苔薄腻，脉弦大稍数。

明天麻 6g　黄芩 6g　白芥子 6g　橘红 6g　甘草 6g　生地黄 15g　玄参 12g　竹沥膏（冲）30g　桑枝 30g　白芍 9g　生姜 2片

水煎服。

三诊（3月27日）：上方3剂，未再晕倒，肢体麻木消失，仍时见前额及右侧头部疼痛，午后及夜间痛频，右鼻孔有阻塞感。舌红，苔薄黄，左脉濡，尺弱，右脉弦细。

柴胡 6g　黄芩 6g　青蒿 9g　鹅不食草 9g　夏枯草 9g　桑椹子 9g　麦冬 9g　全蝎 3g　僵蚕 3g　蔓荆子 3g　甘草 3g

水煎服。

四诊（4月4日）：上方3剂，头痛及右鼻阻塞感均明显减轻，巩固疗效。

麦冬 9g　鹅不食草 9g　生地黄 9g　生石膏 15g　桑白皮 6g　山栀子 6g　黄芩 6g　甘草 6g　薄荷 3g

水煎服。

上方3剂，诸症消失，一切恢复正常。

按　本病发于高烧之后，显然是热炽灼津，液结成痰。痰壅胸肺，故胸闷咳喘；喘憋重时，清阳不升，神识不清而晕倒。津液已结为痰，失其濡润之性故口干；有时阻碍真气的运行而上下肢麻木。睡眠不深，右侧头痛，发作性晕倒，都可归之于前述痰病的范围。脉象与舌苔，亦皆属实热之象。初诊先生拟治痰通剂二陈汤加味，加入南星清经络之痰，黄芩、竹沥清热润燥，少加羌、防，是因脉象弦迟有力，肝胆之气不舒，羌、防有升发散郁之性，与二陈相配伍，升中有降，降中求升。二诊时脉仍弦，但由迟转数。黄腻苔转薄之后，显出舌质正红，是肝郁之象已见缓解，而阴虚之象突出，故去半夏、南星之燥，加生地黄、玄参、白芍以养阴，仍用通血脉祛风止晕之明天麻，再加清热祛风通络之桑枝，以治头痛臂麻。

三诊时麻木消失，故去桑枝，但头痛仍未彻底消除，且午后及夜间频，考虑到痰火入络，故以柴胡、青蒿、黄芩、夏枯草散肝火之结，以桑椹子养肝肾之阴，全蝎、僵蚕搜络祛痰。右鼻孔有阻塞感，须兼清肺窍，故又加麦冬、鹅不食草以养阴通肺窍。四诊时诸症消失，仍用前方加减则是为了巩固疗效。

（姜建国，李树沛. 中国百年百名中医临床家丛书·李克绍[M]. 北京：中国中医药出版社. 2001）

文献摘录

（1）《灵枢·五乱》："乱于臂胫，则为四厥；乱于头，则为厥逆，头重眩仆。"

（2）《卫生宝鉴·厥逆》："病人寒热而厥，面色不泽，冒昧，两手忽无脉，或一手无脉，此是将有好汗。""手足冷或身微热，脉皆沉细微弱而烦躁者，治用四逆汤加葱白。"

（3）《证治汇补·厥》："人身气血，灌注经脉，刻刻流行，绵绵不绝，凡一昼夜，当五十营于身，或外因六淫，内因七情，气、血、痰、食皆能阻遏运行之机，致阴阳二气不相接续，而厥作焉。"

（4）《石室秘录·厥证》："人有忽然发厥，口不能言，眼闭手撒，喉中作酣声，痰气甚盛，有一日即死者，有二三日而死者，此厥多犯神明，然亦因素有痰气而发也。"

（5）《张氏医通·厥》："今人多不知厥证，而皆指为中风也。夫中风者，病多经络之受伤；厥逆者，直因精气之内夺。表里虚实，病情当辨，名义不正，无怪其以风治厥也。"

> **文献推介**
>
> （1）何木龙，陈少军. 参附注射液治疗休克（厥脱证）38例的临床观察[J]. 实用中西医结合临床，2016，16（01）：20-22.
>
> （2）孙春霞. 颜亦鲁治疗厥证的经验[J]. 上海中医药杂志，2007，41（12）：8-9.

13 癫 病

癫病是由痰气郁结，气血凝滞致脏气不平，阴阳失调，神机逆乱，精神异常引起的，以精神抑郁、表情淡漠、沉默痴呆、喃喃自语、出言无序、静而少动多喜为主要临床表现的精神失常病证。

本病病名首见于《黄帝内经》。关于本病的病因病机，《素问·脉解》曰"阳尽在上而阴气从下，下虚上实，故狂癫疾也"，指出阴阳失调可致本病发生。《灵枢·癫狂》记载了本病发作早期的临床表现，即"癫疾始生，先不乐，头重痛，视举，目赤，甚作极，已而烦心"。关于本病的治疗，《灵枢·癫狂》中提出以"治癫疾者，常与之居"的方法观察病情变化，至今仍有指导意义。战国·扁鹊于《难经》详述了本病的临床表现，如《难经·五十九难》说："癫疾始发，意不乐，僵仆直视，其脉三部阴阳俱盛是也。"

汉·张仲景《金匮要略·五脏风寒积聚病脉证并治》中责之"血气少""阴气衰"。金·刘完素《素问玄机原病式·五运主病》认为："心热甚则多喜而为癫。"元·朱丹溪《丹溪心法·癫狂》中明确提出其发病与"痰"有密切关系，并针对"痰"的病机，从痰论治，提出治当"镇心神，开痰结""如心经蓄热，当清心除热，如痰迷心窍，当下痰宁心"。

明·王肯堂在《证治准绳·癫狂痫总论》中对本病症状有详尽描述："癫者或狂或愚，或歌或笑，或悲或泣，如醉如痴，言语有头无尾，秽洁不知，积年累月不愈。"清·王清任《医林改错·癫狂梦醒汤》指出："癫狂一症，哭笑不休，詈骂歌唱，不避亲疏，许多恶态，乃气血凝滞脑气。"开创了用活血化瘀法治疗本病的先河。

西医学中的精神分裂症及情感障碍中的抑郁症等其临床表现与本病类似者属于本病范畴，可参照本病辨证论治。

一、病因病机

（一）病因

1. 情志所伤　郁愤恼怒不解、思虑太过皆可扰动心神，神志逆乱而致癫。正如《证治要诀·癫狂》中指出："癫狂由七情所郁，遂生痰涎，迷塞心窍。"

2. 饮食不节　嗜食膏粱肥甘厚味，脾胃运化失职，聚湿生痰，痰气郁结，蒙蔽神窍，或与瘀血互结，闭阻心窍皆可发为本病。又或饮食摄入不足，气血生化乏源，以致心血不足亦可发为本病。如《医学正传·癫狂痫证》中指出："大抵狂为痰火实盛，癫为心血不足。"

3. 先天不足　因禀赋异常，或胎儿在母腹中有所大惊，胎气被扰，升降失司，阴阳失衡，致使先天不足，元神虚损，生后一有所触，则气机逆乱，神机错乱而发为本病。

（二）病机

癫病的基本病机是痰气郁结，气血凝滞致脏气不平，阴阳失调，神机逆乱，精神异常。本病初起多实证，日久可由实转虚或虚实夹杂。初起痰气郁结多属实证，病久心脾亏虚，气血不足则属虚证。

本病病位在心、脑，与肝、胆、脾关系密切，久而伤肾。脑为元神之府，神机之源。心为五脏六腑之大主，主神明，统领魂魄意志，忧动于心则肺应，思动于心则脾应，怒动于心则肝应，恐动于心则肾应。七情内伤，饮食失节，禀赋不足等导致肝气郁结，肝失条达，气机郁滞，气滞湿停，凝聚为痰；肝郁乘脾，脾失健运，输布失司，聚液成痰，痰气郁结，阻于心窍则精神抑郁，表情淡漠，沉默痴呆，出言无序，进而痰迷心窍则喃喃自语，多疑多虑，喜怒无常，秽洁不分。本病病理因素有气滞、痰浊、瘀血，又以气滞、气郁为先，继而生痰，日久致瘀。本病日久，脾失健运，气血生化乏源，心神失养则神思恍惚，魂梦颠倒，心悸易惊，善悲欲哭；气血俱虚，神明失养，灵机混乱则言语无序，或可出现幻觉、妄闻、妄见。病久气滞血瘀，凝滞脑气，兼见血瘀证候。癫病痰气郁而化火，可转化为狂证。

二、诊断与鉴别诊断

（一）诊断依据

（1）以精神抑郁、表情淡漠、沉默痴呆、喃喃自语、出言无序、静而少动多喜为主要临床表现。

（2）多因情志刺激而发病，病情的轻重与反复亦常与情志有关。平素性格内向，或有郁证，或有失眠，或有近期情绪不稳等均易发本病。

（3）家族中有罹患本病或类似疾病的病史，或脑外伤史。

（4）须排除因药物、中毒、温病原因所致的精神失常。

（二）鉴别诊断

1. 郁病 二者发病均与五志过极，七情内伤有关；临床表现均以精神抑郁，易怒善哭为特征。郁病临床表现多种多样，如心情抑郁，情绪不宁，胸胁胀闷，急躁易怒，心悸失眠，或咽中如有异物梗阻，或悲伤欲哭，数欠伸，如神灵所作。但同一患者每次发作多为同样几种症状的重复，且神志清楚，有自制能力，不会自伤或伤及他人，不发作时一如常人。癫病多语或不语，发作时神明逆乱，神志不清，一般无自控力。

2. 痴呆 二者临床表现均有神情呆滞，表情淡漠，多疑善虑。但痴呆以智能低下为突出表现，以神情呆滞、愚笨迟钝为主要症候特征，其部分症状可自制。

三、辨证论治

（一）辨证要点

本病早期或初病因气郁、痰阻、血瘀所致，多以精神抑郁、表情淡漠、寡言呆滞、喜怒无常、喃喃自语、语无伦次为主要表现，多为实证，痰结不深，病情尚轻；若病程迁延日久，则可见呆若木鸡、目瞪如愚、灵机混乱等表现，多属虚证或虚实夹杂证，此时正气渐衰，痰浊日重，病深难复。

（二）治疗原则

本病以调整阴阳为总的治疗原则，初期针对气痰瘀的病理因素，治当理气解郁，畅达神机，豁痰开窍，化瘀通窍；后期以正虚为主，治当补益心脾，滋阴养血，调整阴阳，兼以宣窍。此外，移情易性不仅是防治本病的需要，也是防止反复与发生意外不可忽视的重要措施。

（三）分证论治

1. 痰气郁结证

症状：精神抑郁，表情淡漠，沉默痴呆，出言无序，或喃喃自语，多疑多虑，喜怒无常，秽洁不分，不思饮食。舌红苔腻而白，脉弦滑。

分析：精神抑郁，表情淡漠，沉默痴呆，出言无序为思虑太过，肝气郁滞；喃喃自语，多疑多虑，喜怒无常，秽洁不分为所求不得，肝郁乘脾，脾运失健，聚液成痰，痰迷心窍；不思饮食为痰浊困脾，脾失健运；舌红苔腻而白，脉弦滑为痰气郁结之象。

治法：理气解郁，化痰醒神。

方药：逍遥散合顺气导痰汤加减。前方疏肝理气、解郁散结，后方涤痰开窍，二者合用，共奏理气解郁，化痰醒神之功。

方中柴胡、薄荷疏肝解郁，当归、白芍养血柔肝，白术益气健脾；半夏、陈皮，益以茯苓、甘草，理气调中，燥湿化痰；加枳实、胆南星即导痰汤燥湿豁痰；加木香、香附理气化痰，取气降则痰降之意。

若痰浊较甚者，可用控涎丹，临卧姜汤送下，祛痰饮而不伤正；若痰浊壅盛，胸膈满闷，口多痰涎，脉滑大有力，形体壮实者，可暂用三圣散取吐，劫夺痰涎，因药性猛悍，当慎用；若痰迷神窍，神思迷惘，表情呆钝，言语错乱，目瞪不瞬，舌苔白腻，为痰迷心窍，治宜理气豁痰，散结宣窍，先以苏合香丸芳香开窍，继以四七汤加胆南星、郁金、远志、石菖蒲之类，以行气化痰，解郁开窍醒神；若病久痰气郁结兼见面暗，舌质紫暗或有瘀点瘀斑，脉沉涩可加桃仁、红花、赤芍、泽兰等活血化瘀；若痰郁化热，痰热交蒸，干扰心神，不寐易惊，烦躁不安，舌红苔黄，脉滑数者宜清化痰热，可用黄连温胆汤加白金丸清心火，软顽痰，则心窍开而病已。

2. 心脾两虚证

症状：神思恍惚，魂梦颠倒，心悸易惊，善悲欲哭，面色㿠白，肢体困乏，饮食锐减，言语无序。舌淡苔薄白，脉沉细无力。

分析：神思恍惚，魂梦颠倒，心悸易惊，善悲欲哭为癫病日久，脾失健运，气血生化乏源，心神失养；面色㿠白，肢体困乏，饮食锐减为脾虚血亏，血少气衰，健运失职；言语无序为气血俱虚，神明失养，灵机混乱；舌淡苔薄白，脉沉细无力为心脾两亏，气血俱衰之象。

治法：健脾益气，养心安神。

方药：养心汤合越鞠丸加减。前方健脾养心安神，后方行气解郁，二者合用，共奏调畅气血，宁心安神之功。

方中以人参、黄芪、甘草补脾益气；川芎、当归养心血；茯苓、远志、柏子仁、酸枣仁、五味子宁心安神；更有肉桂引诸药入心经，以奏养心安神之功；以香附、川芎、苍术、栀子、神曲行气解郁，调畅气机，使气畅血通，郁解神复，取其"气血流通即是补"之义。

若心气耗伤，营血内亏，悲伤欲哭，心神恍惚者，可合甘麦大枣汤；若气阴两虚者，加太子参、麦冬益气养阴；若神思恍惚、心悸易惊者，加龙齿、磁石、珍珠母重镇安神；若病久脾肾阳虚，反应及动作迟钝，嗜卧，四肢欠温，面色苍白，舌淡，脉沉细，酌加肉桂、附子、巴戟天、仙茅、淫羊藿等温补脾肾。

四、预防调护

平素要保持心情开朗，防止恶言、讥讽扰乱情志。要加强妇幼保健工作，加强母孕期间的卫生，避免受到惊恐等精神刺激。

本病除药物治疗外，调摄护理也很重要。如情志、起居、饮食、劳逸等的调摄；要关心、体贴、照顾患者，防止发生意外。患者不宜从事高空作业及驾驶、操纵机械等危险性大的工作。

五、小　　结

癫病是一种精神失常疾病，以精神抑郁，表情淡漠，沉默痴呆，喃喃自语，出言无序，静而少动多喜为主要临床表现。多由情志所伤、饮食不节、先天不足等引起，基本病机为痰气郁结，气血凝滞等引起脏气不平，阴阳失调，神机逆乱，精神异常。其病位在心、脑，与肝、胆、脾关系密切，久而伤肾。临床辨证当分清虚实，早期或初病因气郁、痰阻、血瘀所致，多为实证，痰结不深，病情尚轻；若病程迁延日久，则多属虚证或虚实夹杂证，此时正气渐衰，痰浊日重，病深难复；临床还应分清气滞、痰阻、气虚、脾虚、血虚等。癫病治疗总以调整阴阳为主要治疗原则，移情易性不仅是防治本病的需要，也是防止病情反复与发生意外不可忽视的重要措施，故要注意精神调摄，避免情志刺激。

临证验案

秦某，女，21岁。2006年7月22日初诊。

患者素禀纯静，多愁善感。近因求职未遂，情怀抑郁，独自悲伤，经亲友劝慰，忧郁不释。神志迷惘，顾影自怜，表情呆钝，时或嘻笑。诊其脉弦细而涩。西医诊断：精神分裂症。中医诊断：癫证，证属肝气郁结，内火燔盛。治宜疏肝散郁，清火滋阴，用散花去癫汤加减。

柴胡12g　白芍12g　当归12g　山栀12g　玄参15g　麦冬15g　茯神15g　石菖蒲5g　甘草3g

7剂，水煎服，每日1剂。

二诊（2006年7月29日）：上方连服1周，神情稍见舒适，脉转缓涩，舌红无苔。于原方中加桑叶、菊花各12g，疏肝息风以清头目。7剂，水煎服，每日1剂。

三诊（2006年8月5日）：守方又服1周，诸症若失，神情恢复正常。嘱服逍遥散以善后。

按　本例癫病为求职未遂，情怀抑郁，相火内盛，欲念妄动，以致神志异常。按《石室秘录》散花去癫汤化裁。方中柴胡、白芍、当归、山栀疏肝解郁而泻火；玄参、麦冬滋阴生津，合茯神、石菖蒲宁心而安神志，心肝同治，故收效甚捷。

（贺兴东，翁维良，姚乃礼. 当代名老中医典型医案集：内科分册[M]. 北京：人民卫生出版社. 2009）

文献摘录

（1）《素问·脉要精微论》："衣被不敛，言语善恶不避亲疏者，此神明之乱也。"

（2）《丹溪心法·癫狂》："癫属阴，狂属阳，癫多喜而狂多怒，脉虚者可治，实则死。大率多因痰结于心胸间，治当镇心神，开痰结。"

（3）《医家四要·病机约论》："癫疾始发，意不乐，甚则精神痴呆，言语无伦，而睡于平时，乃邪并于阴也……盖癫之为病，多因谋为不遂而得。"

文献推介

（1）徐红燕，张梦晗，祝红燕，等. 中西医结合治疗痰气郁结型癫病 30 例疗效观察[J]. 浙江中医杂志，2021，56（05）：351.

（2）潘琳琳，王淞，孙君艺，等. 国医大师张志远治疗癫狂经验拾萃[J]. 辽宁中医杂志，2019，46（6）：1150-1153.

14 狂 病

狂病是由痰火瘀血，迷乱心窍，阴阳失调，形神失控引起的，以精神亢奋，狂躁刚暴，喧扰不宁，毁物打骂，动而多怒为主要临床表现的病证。

《黄帝内经》最早记载了本病病名，并对其有较深入的论述。关于本病的病因病机，其归纳为"火热扰心，阳气亢奋"，如《素问·至真要大论》云："诸躁狂越，皆属于火。"《素问·病能论》云："有病怒狂者，此病安生？岐伯曰：生于阳也。帝曰：阳何以使人狂？岐伯曰：阳气者，因暴折而难决，故善怒也。"战国·扁鹊在《难经》中总结为"重阳者狂"，认为本病的发病与阳气亢奋有关。《灵枢·癫狂》记载了本病发作早期的临床表现，"狂始发，少卧，不饥，自高贤也，自辩智也，自尊贵也，善骂詈，日夜不休。"《素问·阳明脉解》云："病甚则弃衣而走，登高而歌，或至不食数日，逾垣上屋。"关于本病的治疗，《黄帝内经》中提出用生铁落饮治疗以达重镇安神功效。《灵枢·癫狂》对于针灸治疗本病有详细论述，首创"与背腧，以手按之"点穴法治疗本病。

汉·张仲景《金匮要略·五脏风寒积聚病脉证并治》指出："邪哭使魂魄不安者，血气少也。血气少者属于心，心气虚者，其人则畏，合目欲眠，梦远行而精神离散，魂魄妄行，阴气衰者为癫，阳气衰者为狂。"认为本病发病与魂魄不安，血气少，心气虚，阴阳失调有关。金元时期认为本病的发病与心肝火旺，肾虚火旺，痰火扰神有关。金·刘完素《素问玄机原病式·火类》指出："肝实则多怒而为狂。"又在《河间六书·狂越》中提到："心火旺，肾阳衰，乃失志而狂越。"元·朱丹溪《丹溪心法》认为本病发病与"痰"有密切关系，并针对"痰"的病机，提出"狂病宜大吐下则除之"。明·张景岳《景岳全书·杂证谟》提到"狂病多因于火"。在《景岳全书·癫狂痴呆》中提出治狂："当以治火为先，而或痰或气，察其甚而兼治之"，方用抽薪饮、黄连解毒汤、三补丸等。清·王清任在《医林改错·癫狂梦醒汤》中首次提出瘀血可导致本病，即"气血凝滞脑气，与脏腑气不接"，并创制癫狂梦醒汤，以活血化瘀方药为主治疗本病。

西医学中的精神分裂症与情感障碍中的躁狂症等其临床表现与本病类似者属于本病范畴，可参照本病辨证论治。

一、病因病机

（一）病因

1. 情志内伤 勃然大怒、突遭惊恐等情志因素皆可致冲心犯脑、神志逆乱而发为本病。如《景岳全书·癫狂痴呆》曰："凡狂病多因于火，此或以谋为失志，或以思虑郁结，屈无所伸，怒无所泄，以致肝胆气逆。"

2. 饮食不节 过食肥甘、膏粱厚味之品，酿成痰浊，复因心火暴张，痰随火升，蒙蔽心窍，神明无主；或贪杯好饮，内湿素盛，郁而化热，充斥胃肠，腑热上冲，扰动神明而发病。

3. 先天不足 胎儿在母腹中受惊而致虚，则神机紊乱；或禀赋不足或家族遗传，遇有惊骇悲恐则易七情内伤，阴阳失调，神机逆乱而引发本病。

（二）病机

狂病的基本病机是痰火瘀血，迷乱心窍，阴阳失调，形神失控。其病性初起多以实证为主，多由心肝郁火、阳明腑热、痰热瘀血阻滞所致；若因循失治，或治不得法，则郁火、积热炼液成痰、灼血为瘀，而多见痰结血瘀、瘀血阻窍；病情迁延，郁火积热日久灼伤心肾营液，渐致心肾不交、阴虚阳越，多为本虚标实之证。

本病病位在心、脑，与肝、胆、脾、肾有密切关系。本病的病理因素主要是气、火、痰、瘀，四者常相互兼夹、相互影响，以气郁为先，气郁化火，继而生痰，日久成瘀。

二、诊断与鉴别诊断

（一）诊断依据

（1）本病以精神亢奋，狂躁刚暴，喧扰不宁，毁物打骂，动而多怒为临床特征。
（2）多有家族史或脑外伤史，患者发病前多有明显的七情内伤史。
（3）不同年龄、不同性别均可发病，但以青壮年女性为多。

（二）鉴别诊断

1. 癫病 两者均属性格行为异常的精神疾病。癫病是因痰气郁结，神机逆乱，以静而多喜为主，表现为精神抑郁，表情淡漠，沉默痴呆，喃喃自语，出言无序，静而少动，以抑郁性精神失常为特征，病性属阴；狂病是因痰火壅盛，神机错乱，以动而多怒为主，表现为精神亢奋，狂躁刚暴，喧扰不宁，毁物打骂，以兴奋性精神失常为特征，病性属阳。

2. 蓄血发狂 两者均有精神失常，躁动狂乱的表现。蓄血发狂为瘀热互结所致，多见于伤寒热病，具有少腹硬满、小便自利、大便黑亮如漆等特征；狂病多因痰火壅盛所致，加之人事怫意，以突然喜怒无常、狂乱奔走、骂詈叫号等为主症。

三、辨证论治

（一）辨证要点

狂病初起，起病急，病程短，多以狂暴无知、情绪高涨为主要表现；治不得法则久病迁延不愈，可致心神昏乱日重。狂病早期或初起多由火郁、痰壅、腑实所致，病性以实为主；久病则心肾阴伤，水火不济，阴虚火旺，或瘀血阻窍兼气阴两虚等证，病性以虚或虚实夹杂为主。

（二）治疗原则

狂病的治疗原则，本病初期多以实邪为主，治当泻火豁痰、活血开窍；后期以正虚为主，治当滋阴养血，调整阴阳，同时要加强护理，防止意外的发生。

（三）分证论治

1. 痰火扰神证

症状：平素性急易怒，头痛失眠，两目怒视，面红目赤，烦躁，突然狂乱无知，骂詈号叫，不避亲疏，逾垣上屋，登高而歌，弃衣而走，或毁物伤人，气力逾常，不食不眠，小便黄，大便干。舌质红绛，苔黄腻或黄燥而垢，脉弦大或滑数。

分析：平素急躁易怒，头痛失眠，两目怒视，面红目赤为五志过激化火，鼓动阳明痰火，上扰清窍；突然狂乱无知，骂詈号叫，不避亲疏为痰火扰乱神明，神机错乱，逾垣上屋，登高而歌，弃衣而走，打人毁物，气力逾常，因四肢为诸阳之本，阳盛则四肢实；不食不眠为气火有余之象；舌质红绛，苔黄腻或黄燥而垢，脉弦大滑数为痰火壅盛之象。

治法：清心泻火，涤痰醒神。

方药：生铁落饮加减。

生铁落、朱砂平肝重镇，降逆泻火；钩藤除心热，平肝风而泻火；胆南星、贝母、橘红、茯苓涤痰化浊；石菖蒲、远志、茯神、朱砂开窍宁心复神；天冬、麦冬、玄参、连翘养阴清热解毒；丹参活血化瘀。

若痰火壅盛而舌苔黄腻垢者，同时用礞石滚痰丸逐痰泻火，再用安宫牛黄丸清心开窍；若阳明腑热，大便燥结，舌苔黄燥，脉实大者，可暂用小承气汤荡涤秽浊，清泻胃肠实火；若烦热渴饮者，加生石膏、知母、天花粉、生地黄清热生津；若肝胆火盛者，可用当归龙荟丸清肝泻火；若神志较清，痰热未尽，心烦不寐者，可用温胆汤合朱砂安神丸清热化痰，养阴清热，镇心安神。

2. 痰热瘀结证

症状：狂病经久不愈，面色晦滞而秽垢，躁扰不安，多言无序，恼怒不休，甚至登高而歌，弃衣而走，妄见妄闻，妄思离奇，头痛，心悸而烦。舌质紫暗或有瘀斑，苔少或薄黄而干，脉弦细或细涩。

分析：狂病日久不愈，躁扰不宁，多言无序，恼怒不休，甚则登高而歌，弃衣而走，妄见妄闻，妄思离奇，为痰瘀互结，机窍为之阻塞，神明无由出入；痰瘀阻络则面色晦滞而秽垢，头痛，心悸而烦；舌质紫暗或有瘀斑，苔少或薄黄而干，脉弦细或细涩为痰热瘀结之象。

治法：豁痰化瘀，调畅气血。

方药：癫狂梦醒汤加减。

桃仁、赤芍活血化瘀；柴胡、香附、青皮疏肝理气，气行则血行；陈皮、半夏燥湿化痰；苏子、桑白皮、大腹皮降气化痰宽中；木通降心火，清肺热，通利九窍血脉关节；甘草调和诸药。诸药相合共奏豁痰化瘀利窍之功。

若有蕴热者，加黄连、黄芩清之；有瘀血内结者，加服大黄䗪虫丸，以祛瘀生新，攻逐蓄血；若痰涎、瘀血较盛者，可加服白金丸，以白矾消痰涎，郁金行气解郁，凉血破瘀；若头痛明显者，加川芎、延胡索活血化瘀，通络止痛。

3. 火盛伤阴证

症状：狂病迁延不愈，时作时止，病势较缓，呼之能自制，精神疲惫，多言善惊，夜不安寐，时而烦郁焦躁，形瘦，面红而垢，口干便结。舌红少苔或无苔，有剥裂，脉细数。

分析：狂病迁延不愈，时作时止，病势较缓，呼之能自制为胃肠积热，心肝之火势已渐挫；精神疲惫因久病不已，正气被耗；夜不安寐，时而烦郁焦躁系虚火扰神，心神不安；肾阴不足，阴虚火旺，阴液耗伤则形瘦，面红而垢，口干便结；舌红少苔或无苔，有剥裂，脉细数为阴虚火旺，阴液耗伤。

治法：滋阴降火，安神定志。

方药：二阴煎合琥珀养心丹加减。前方重在滋阴降火，安神宁心，适用于心中烦躁，惊悸不寐等阴虚火旺之证；后方偏于滋养肾阴，镇惊安神，适用于悸惕不安，反应迟钝等心肾不足之证。

麦冬、玄参养阴清热；木通、竹叶清心泻火安神；生地黄滋养心阴以制火，人参补益心气以宁心，黄连、灯心草泻热清心安神；琥珀、龙齿、朱砂、金箔重镇安神；茯神、酸枣仁、柏子仁养心安神定志；远志交通心肾，当归养血荣心，石菖蒲开心气以通窍。

若痰火未平，舌质红，苔黄腻者，加胆南星、天竺黄清热化痰；心火亢盛者，加朱砂安神丸；夜寐欠安者，加孔圣枕中丹。

四、预防调护

狂病预防、调摄的关键在于调情志，应正确对待患者的病态表现，不应讥笑或讽刺患者，要鼓励患者参加社会交往、保持愉悦的心情。加强妇幼保健工作，避免母孕期间受到惊恐等精神刺激，对有阳性家族史者，应当劝其不再生育子女。要注意幼儿发育成长，一旦发现有精神异常表现，尽早治疗。重症患者应严密观察看护，对其打人、骂人、自伤、毁物等行为，及早采取防护措施，将刀、剪、药品等危险品远离患者，防止发生意外。

五、小 结

狂病是由痰火瘀血，迷乱心窍，阴阳失调，形神失控引起的，以精神亢奋，狂躁刚暴，喧扰不宁，毁物打骂，动而多怒为主要临床表现的病证。多由情志所伤、饮食不节、先天不足等引起，基本病机为痰火瘀血，迷乱心窍，阴阳失调，形神失控。其病位在心、脑，与肝、胆、脾、肾有密切关系。临床辨证当辨新久，初起起病急，病程短，多以狂暴无知、情绪高涨为主要表现，治不得法则久病迁延不愈，可致心神昏乱日重。临床还应辨清虚实，早期或初起多由火郁、痰壅、腑实所致，病性以实为主；久病则心肾阴伤，水火不济，阴虚火旺，或瘀血阻窍兼气阴两虚等证，病性以虚或虚实夹杂为主。狂病治疗应降（泻）火豁痰、活血开窍以治标，调整阴阳，恢复神机以治本，同时要加强护理，防止意外。

临证验案

常某，女，28岁。2005年9月9日初诊。

家长代诉：躁狂症8年，现每日靠镇静药控制症状。时感心烦，胡言乱语，躁扰不寐，大便秘，恶热，多汗，伴月经后期，舌苔薄黄腻，脉滑数。此乃痰火扰神之象。拟予泻火，涤痰，醒神为治，用生铁落饮加减治疗。

煅磁石 30g　麦冬 20g　天冬 20g　炙远志 15g　茯神 15g　玄参 15g　丹参 15g　胆南星 6g　橘红 10g　浙贝 20g　石菖蒲 15g　连翘 15g　钩藤 10g　生大黄 6g　西红花 3g　甘草 6g

10 剂，水煎服。

二诊（2005 年 9 月 21 日）：诉烦躁已减，仍恶热，多汗，舌苔薄黄，脉滑数。拟原方加味再进 10 剂。

煅磁石 30g　麦冬 20g　天冬 20g　炙远志 15g　茯神 15g　玄参 15g　丹参 15g　胆南星 6g　橘红 10g　浙贝 20g　石菖蒲 15g　连翘 15g　钩藤 10g　生石膏 20g　滑石 15g　寒水石 15g　西红花 2g　生龙骨 30g　生牡蛎 30g　生大黄 6g

10 剂，水煎服。

三诊（2005 年 9 月 30 日）：诉烦躁明显减轻，恶热、多汗亦减，伴咽红，便秘，舌苔薄黄，脉细。拟二诊方再进 10 剂。

四诊（2005 年 10 月 12 日）：诉烦躁大减，余无其他不适，舌红，苔薄黄，脉细滑。拟原方加减再进 10 剂。

煅磁石 30g　麦冬 20g　天冬 20g　炙远志 15g　茯神 15g　玄参 15g　丹参 15g　胆南星 6g　橘红 10g　浙贝 20g　石菖蒲 15g　连翘 15g　钩藤 10g　生石膏 20g　西红花 2g　甘草 6g

10 剂，水煎服。

五诊（2005 年 10 月 21 日）：诉神志较前明显好转，面微潮红，微恶热，舌苔薄黄，脉滑。拟四诊方再进 10 剂。

六诊（2005 年 11 月 11 日）：躁狂已基本控制，诉别无不适，舌苔薄白，脉细滑。见其症状较为稳定，改拟生铁落饮丸料 1 剂。

麦冬 60g　天冬 50g　炙远志 60g　茯神 50g　玄参 40g　丹参 60g　胆南星 60g　橘红 50g　浙贝 100g　石菖蒲 60g　连翘 40g　代赭石 50g　西红花 30g　生大黄 30g

碾末蜜丸如黄豆大，早、晚各服 30 丸。

按　《素问·至真要大论》云："诸躁狂越，皆属于火。"狂病多因痰火壅盛，神志错乱所致。其治法以降火豁痰为标，以调整阴阳、恢复神机治本。《张氏医通·神之门》云："上焦实者，从高抑之。"故本案取生铁落饮加大黄，并合风引汤中之生石膏、滑石、寒水石、生龙骨、生牡蛎，一清泻实火，二涤痰镇神。痰火除，神志清，则狂证平。

（李点. 熊继柏医案精华[M]. 北京：人民卫生出版社. 2014）

文献摘录

（1）《灵枢·癫狂》："狂始生，先自悲也，喜忘苦怒善恐者，得之忧饥……狂始发，少卧，不饥，自高贤也，自辩智也，自尊贵也，善骂詈，日夜不休……狂言、惊、善笑、好歌乐，妄行不休者，得之大恐……狂，目妄见，耳妄闻。善呼者，少气之所生也……狂者多食，善见鬼神，善笑而不发于外者，得之有所大喜。"

（2）《素问玄机原病式·骂詈》："此阳有余阴不足，三承气汤加当归、姜枣，名当归承气汤以利数行，候微缓，以三圣散吐之，后用凉膈散、洗心散、黄连解毒汤调之。……吐出痰涎宿物，一扫而愈。"

（3）《医学正传·癫狂痫证》："大抵狂为痰火实盛，癫为心血不足。"

（4）《证治准绳·癫狂痫总论》："狂者病之发时猖狂刚暴，如伤寒阳明大实发狂，骂詈不避亲疏，甚则登高而歌，弃衣而走。"

（5）《张氏医通·神志门》："狂之为病，皆由阻物过极，故猖狂刚暴，若有邪附，妄为不避水火，骂詈不避亲疏，或言未尝见之事，非力所能，病反能也。""上焦实者，从高抑之，生铁落饮；阳明实则脉伏，大承气汤去厚朴加当归、铁落饮，以大利为度；在上者，因而越之，来苏膏或戴人三圣散涌吐，其病立安，后用洗心散、凉膈散调之。"

文献推介

（1）刘烨，张陕宁.生铁落饮化裁治疗痰热郁结型狂病患者的疗效及对甲状腺激素水平的影响[J].中医药学报，2020，48（09）：49-53.

（2）赵梦雁，骆天炯，王松龄，等.王松龄运用经方吐法治疗精神分裂症经验[J].浙江中医药大学学报，2020，44（04）：346-349.

15 痫 病

痫病是由脏腑功能失调，气机逆乱，元神失控导致的，以突然意识丧失、甚则仆倒、不省人事、强直抽搐、口吐涎沫、两目上视或口中怪叫、移时苏醒、一如常人为主要临床表现的病证。亦称"癫痫"，俗称"羊痫风"。发作前可伴眩晕、胸闷等先兆，发作后常有疲倦乏力等症状。

春秋战国时期，本病称为"巅疾"，属"胎病"。《素问·奇病论》曰："人生而有病癫疾者……病名为胎病，此得之在母腹中时，其母有所大惊，气上而不下，精气并居，故令子发为癫疾也。"《灵枢·癫狂》曰："癫疾始作，先反僵，因而脊痛。"认为本病发病与先天因素有关。隋唐时期，对本病症状有更明确的记载。隋·巢元方《诸病源候论·痫候》曰："其发病之状，或口眼相引而目睛上摇，或手足瘛疭，或背脊强直，或颈项反折。"并按不同病因分为风痫、惊痫、食痫等。唐·孙思邈《备急千金要方·论治病略例》首次提出"癫痫""痫"病名，并将其症状归纳为20条。宋金元时期，对本病的病因病机认识较深刻。宋·陈言《三因极一病证方论·癫痫叙论》曰："癫痫病，皆由惊动，使脏气不平，郁而生涎，闭塞诸经，厥而乃成。或在母胎中受惊，或少小感风寒暑湿，或饮食不节，逆于脏气。"指出多种因素导致脏气不平，阴阳失调，神乱而病。金·张从正《儒门事亲·卷十一》曰："大凡风痫病发，项强直视，不省人事，此乃肝经有热也。"元·朱丹溪在《丹溪心法·痫》中指出"无非痰涎壅塞，迷闷孔窍"引发本病。明清时期，理法方药逐渐完善。明·龚信《古今医鉴·五痫》认为其多由七情郁结、感受外邪、惊恐等因素致痰迷心窍而发病，治宜豁痰顺气，清火平肝。清·程钟龄在《医学心悟·癫狂痫》中创制的定痫丸，为治疗本病的代表方剂。李用粹在《证治汇补·痫病》提出阳痫、阴痫的分证方法及相应治则治法。清·叶天士《临证指南医案·癫痫》曰："痫之实者，用五痫丸以攻风，控涎丸以劫痰，龙荟丸以泻火；虚者当补助气血，调摄阴阳，养营汤、河车丸之类主之。"主张从虚实论治本病。清·王清任《医林改错·痹症有瘀血说》认为，本病的发生与"元气虚"和"脑髓瘀血"有关。

西医学中的癫痫无论原发性还是继发性，无论大发作、小发作、局限性发作或精神运动性发作等都属于本病范畴，可参照本病辨证论治。

一、病因病机

（一）病因

1. 禀赋异常 妊娠期间突受惊恐或母体多病、过度劳累、服药不当等原因损及胎儿，使胎气受损，胎儿出生后发育异常，发为本病。父母体质虚弱或本患痫病而脏气不平，胎儿先天禀赋异常，后天亦容易发生本病。

2. 饮食不节 过食肥甘厚味，损伤脾胃，脾失健运，痰浊内蕴，或气郁化火，炼津成痰，积痰内伏，一遇诱因，痰浊或随气逆，或随火炎，或随风动，蒙蔽元神清窍，发为本病。

3. 情志失调 突受大惊大恐，气机逆乱，痰浊随气上逆，蒙蔽心窍；风火夹痰，上蒙清窍，元神失控，发为痫病。小儿脏腑娇嫩，元气未充，神气怯弱，或素蕴风痰，更易因惊恐而发生本病。

4. 脑窍损伤 由于跌仆撞击，或出生时难产，致脑窍受损，瘀血阻络，经脉不畅，脑神失养，使神志逆乱，昏不知人，遂发痫病。

（二）病机

痫病为先天或后天因素造成脏腑功能失调，脏气不平，阴阳失衡而致气机逆乱，风、火、痰、瘀等邪闭塞清窍而发病，基本病机为气机逆乱，元神失控。病理因素以痰为主，每由风、火触动，痰瘀内阻，蒙蔽清窍而发病。痫病之痰，具有随风气而聚散和胶固难化两大特点，痰聚气逆，闭阻清窍，则痫病发作；痰降气顺，则发作休止；若风阳痰火逆而不降，则痫病大发作。因而痫病之所以久发难愈，反复不止，正是由于胶固于心胸的"顽痰"所致。

本病病位在脑，与心肝脾肾等脏密切相关。病理性质虚实夹杂。早期以实为主，主要表现为风痰闭阻，或痰火阻窍，或痰瘀互结。后期病情迁延，正气损伤，多为虚实夹杂，除风、火、痰、瘀等表现外，常还有虚证证候，如脾虚不运、心脾两虚、心肾两虚、肝肾阴虚等。幼年即发病者，多为先天禀赋不足，病性多属虚或虚中夹实。痫病发作期多实或实中夹虚，休止期多虚或虚中夹实。休止期仅是风、火、痰、瘀等邪气暂时安静，但由于宿痰未净，脏腑功能未恢复，随时可能再发作。

本病的病机转化决定于正气的盛衰及痰邪深浅。发病初期，痰瘀阻窍，肝郁化火生风，风痰闭阻，或痰火炽盛等，以实证为主，因正气尚足，痰浊尚浅，易于康复；若日久不愈，损伤正气，首伤心脾，继损肝肾，加以痰瘀凝结胶固，表现虚实夹杂，则治愈较难，甚至神情呆滞，智力减退。因本病常时发时止，且时有反复，若久治不愈，必致脏腑愈虚，痰浊愈深，而成顽痰；顽痰难除，则本病反复发作，乃成痼疾。

二、诊断与鉴别诊断

（一）诊断依据

（1）任何年龄、性别均可发病，但多在儿童期、青春期或青年期发病。多有家族史，或产伤史，或脑部外伤史，老年人可有中风史，每因惊恐、劳累、情志过极等诱发。

（2）典型大发作时突然昏倒，不省人事，两目上视，四肢抽搐，口吐涎沫，或有异常叫声等，醒后如常人；小发作时仅有突然呆木无知，两眼瞪视，呼之不应，或头部下垂，面色苍白，短时间即醒，恢复正常；局限性发作可见多种形式，如口、眼、手等局部抽搐而无突然昏倒，或凝视，或语言障碍，或无意识动作等，多数在数秒至数分钟即止。

（3）发作前可有眩晕、胸闷、叹息等先兆症状，发作后常伴疲乏无力。

（4）反复发作，发无定时，发作持续时间长短不等，多数在数秒至数分钟即止，少数持续数小时以上，苏醒后对发作时情况全然不知。

（二）鉴别诊断

1. 中风 痫病典型大发作与中风均有突然仆倒、昏不知人等症状，但痫病有慢性、反复发作史，发时口吐涎沫、两目上视、四肢抽搐，或作怪叫声，可自行苏醒，无半身不遂、口眼歪斜等症，而中风则仆地无声，昏迷持续时间长，醒后常有半身不遂等后遗症。

2. 厥证 厥证除突然仆倒、昏不知人主症外，还有面色苍白、四肢厥冷，或见口噤、握拳、手指拘急，而无口吐涎沫、两目上视、四肢抽搐和病作怪叫等症，临床上不难区别。

3. 痉证 两者都具有时发时止、四肢抽搐等症状，但痫病时发时止，兼有口吐涎沫，病作怪叫，醒后如常人。而痉证多见持续发作，伴有角弓反张，身体强直，多不能自止，常伴发热，多有原发疾病的存在。

三、辨 证 论 治

（一）辨证要点

1. 辨病情轻重 从时间方面看，一是病发持续时间之长短，一般持续时间长则病重，短则病轻；二是发作间隔时间之久暂，即间隔时间短则病重，间隔时间长则病轻。其临床表现的轻重与痰浊之浅深和正气之盛衰密切相关。

2. 辨证候虚实 发作期多实或实中夹虚，休止期多虚或虚中夹实。阳痫发作多实，阴痫发作多虚。实者当辨风、火、痰、瘀之别。来势急骤，神昏卒倒，不省人事，口噤牙紧，颈项强直，四肢抽搐者，病性属风；发作时口吐涎沫，气粗痰鸣，呆木无知，发作后或有情志错乱，幻听，错觉，或有梦游者，病情属痰；有猝倒啼叫，面赤身热，口流血沫，平素或发作后有大便秘结，口臭苔黄者，病性属热；发作时面色潮红、紫红，继则青紫，口唇紫绀，或有颅脑外伤、产伤等病史者，病性属瘀。虚者则当区分脾虚不运、心脾两虚、心肾两虚、肝肾阴虚等不同。

3. 发作时辨阴痫、阳痫 痫病发作时有阴痫、阳痫之分。发作时牙关紧闭，伴面红、痰鸣气粗、舌红脉数有力者多为阳痫；面色晦暗或萎黄、肢冷、口无怪叫或叫声低微者多为阴痫。阳痫发作多属实，阴痫发作多属虚。

（二）治疗原则

急则治其标，缓则治其本，本病治疗首当分清标本虚实，轻重缓急。发作期急以开窍醒神定痫以治其标，治宜清泻肝火，豁痰息风，开窍定痫；休止期病缓以祛邪补虚以治其本，治宜健脾化痰，滋补肝肾，养心安神等。

（三）分证论治

1. 发作期

（1）阳痫证

症状：突然昏仆，不省人事，面色潮红、紫红，继之转为青紫或苍白，口唇发绀，两目上视，牙关紧闭，四肢抽搐，口吐涎沫，或喉中痰鸣，或发怪叫，甚则二便自遗，移时苏醒如常人。病发前多有眩晕、头痛而胀、胸闷乏力、喜伸欠等先兆症状。平素情绪急躁，心烦失眠，口苦咽干，便秘尿黄，发作时甚至二便自遗。舌质红，苔白腻或黄腻，脉弦数或弦滑。

分析：突然昏仆，不省人事为肝风内动，夹痰横窜，气血逆乱；面色潮红、紫红转青紫或苍白，口唇发绀为阳气受遏或血行瘀阻；两目上视，牙关紧闭，四肢抽搐，喉中痰鸣，口吐涎沫，并发出怪叫等为内风窜扰筋脉；反复发作而醒后如常人为风痰聚散无常；舌质红属热，苔腻主湿盛，苔黄、脉弦数为内蕴痰热；其脉弦滑为风痰内盛之征。

治法：急以开窍醒神，继以泻热涤痰息风。

方药：黄连解毒汤合定痫丸加减。前方泻火解毒为主；后方涤痰息风、开窍安神为主，二方共奏清热息风、涤痰开窍之功。

发作时急以针刺人中、十宣、合谷等穴以醒神开窍，继之灌服汤药。

黄芩、黄连、黄柏、栀子泻三焦之火；贝母、胆南星清化热痰；半夏、茯苓、陈皮、生姜燥湿化痰；天麻、全蝎、僵蚕息风止痉；石菖蒲、远志化痰；琥珀、石决明、牡蛎重潜安神。

若热甚者可选用安宫牛黄丸清热化痰、开窍醒神，或紫雪丹清热息风止痉；若大便秘结加生大黄、芒硝、枳实、厚朴等泻下通便。

（2）阴痫证

症状：突然昏仆，不省人事，面色晦暗青灰而黄，手足清冷，双眼半开半合，僵卧拘急，或抽搐时作，口吐涎沫，一般口不啼叫，或声音微小。醒后周身疲乏，或如常人。或仅表现为一过性呆木无知，不闻不见，不动不语，数秒至数分钟即可恢复，恢复后对上述症状全然不知，但一日十余次或数十次频作。平素食欲不佳，神疲乏力，恶心泛呕，胸闷咳痰，纳差，便溏等症。舌质淡，苔白腻，脉多沉细或沉迟。

分析：痫病发作期，突然昏仆，不省人事，其面色晦暗萎黄，手足清冷为痫病日久，正气日衰，痰结不化，脾肾受损，气血生化乏源，命火不足，寒水上泛所致；双眼半开半阖，神志昏聩为湿痰上壅，蒙蔽神明；僵卧拘急或颤动抽搐为血不养筋，筋脉失养；口吐涎沫为内伏痰湿壅盛；口不啼叫或声音微小为积痰阻窍而正不胜邪所致；呆木无知为神明失灵之象；舌质淡，苔白而厚腻，脉沉细迟，均属阳虚痰湿内盛之证。

治法：开窍醒神，温阳除痰，顺气定痫。

方药：五生饮合二陈汤加减。前方温阳散寒化痰，后方理气化痰，二方合用，共奏温阳、除痰、顺气、定痫之功。

昏仆者急以针刺人中及十宣穴开窍醒神，继而灌服五生饮合二陈汤加减方。

白附子、川乌散寒祛痰除湿；茯苓、白术健脾化痰；陈皮、半夏、白豆蔻、砂仁燥湿理气化痰；石菖蒲、远志化痰开窍；全蝎、僵蚕搜风止痉；生黑豆补肾利湿。

若有恶心欲呕者，加生姜、苏梗、竹茹降逆止呕；胸闷痰多者，加瓜蒌、枳实、胆南星以化痰宽胸；纳差便溏者，加党参、炮姜、诃子健脾止泻。

若痫病重症，持续不省人事，频频抽搐，偏阳衰者，伴面色苍白，汗出肢冷，鼻鼾息微，脉微欲绝者，可辅以参附注射液静脉滴注；偏阴竭者，伴面红身热，躁动不安，息粗痰鸣，呕吐频频者，可辅以参麦注射液静脉滴注；抽搐甚者，可予紫雪丹，或配合针灸疗法，促其苏醒。

2. 休止期

（1）肝火痰热证

症状：平时急躁易怒，面红目赤，心烦失眠，咳痰不爽，口苦咽干，便秘溲黄。发作时昏仆抽搐，吐涎，或有吼叫。舌红，苔黄腻，脉弦滑而数。

分析：情绪急躁为肝郁化火；心烦失眠为火扰心神；口苦口干，咯痰不爽为肝火生风，煎熬津液，结而为痰；便秘为热灼肠液，尿黄为热邪下注。舌质红，苔黄或黄腻，脉弦滑数为肝火痰热之象。

治法：清肝泻火，化痰宁心。

方药：龙胆泻肝汤合涤痰汤加减。前方清肝泻火，调气开窍为主，用于火热炽盛者；后方涤痰开窍见长，用于痰浊闭窍者。

龙胆草、青黛、芦荟泻肝火；大黄、黄芩、栀子通泄三焦之火；木香、麝香通窍调气；当归和血养肝；枳实、茯苓、橘红、人参健脾益气化痰。

若有肝火动风之势者，加天麻、石决明、钩藤、地龙、全蝎，以平肝息风。痰火壅盛，大便秘结者，加大黄、芒硝以祛痰泻火通腑。彻夜难寐者，加柏子仁、酸枣仁以宁心定志。

（2）脾虚痰盛证

症状：平素神疲乏力，少气懒言，胸脘痞闷，纳差，眩晕、便溏。发作时面色晦滞或白，四肢清冷，蜷卧拘急，呕吐涎沫，叫声低怯。舌质淡，苔白腻，脉濡滑或弦细滑。

分析：平素倦怠乏力为脾虚气血生化乏源；胸闷，纳差为脾虚痰湿内蕴，气机不畅；眩晕、便溏为升降失司，清气不升，浊气不降；舌质淡，苔白腻，脉弦细濡滑，均为脾虚痰盛之征。

治法：健脾化痰。

方药：六君子汤加减。

党参、茯苓、白术、甘草健脾益气；陈皮、半夏、竹茹理气化痰降逆；白豆蔻、砂仁醒脾化湿；石菖蒲、远志、琥珀化痰开窍，宁心。

若痰浊盛而恶心呕吐痰涎者，加胆南星、瓜蒌、旋覆花化痰降浊；便溏者，加薏苡仁、炒扁豆、炮姜等健脾止泻；若脘腹饱胀，饮食难下者，加神曲、谷芽、麦芽以消食和胃；若兼见气血两虚者，合归脾汤加减；若精神不振，久而不复，当大补精血，益气养神，宜常服河车大造丸。

（3）瘀阻脑络证

症状：平素头晕头痛，经久不愈，痛有定处，痛如锥刺，常伴单侧肢体抽搐，或一侧面部抽动，颜面口唇青紫。舌质暗红或有瘀斑，舌苔薄白，脉涩或弦。多继发于颅脑外伤、产伤、颅内感染性疾患后，或先天脑发育不全。

分析：平素头晕头痛为脑神失养；痛有定处，痛如锥刺为瘀血阻塞脉络，气滞血瘀，不通则痛；一侧面部抽动为气滞血瘀，筋脉失养；颜面口唇青紫为瘀血阻窍。舌质暗红或有瘀斑，舌苔薄白，脉涩或弦为瘀血内阻之征。

治法：活血化瘀，息风通络。

方药：通窍活血汤加减。

赤芍、川芎、桃仁、红花活血化瘀；麝香、老葱通阳开窍，活血通络；地龙、僵蚕、全蝎息风定痫。

若痰涎偏盛者，加半夏、胆南星、竹茹。

（4）肝肾阴虚证

症状：痫病频发之后，神思恍惚，面色晦暗，头晕目眩，伴两目干涩，耳轮焦枯不泽，健忘失眠，腰膝酸软，大便干燥。舌红，苔薄白或薄黄少津，脉沉细数。

分析：神思恍惚，面色晦暗，健忘失眠为痫病频发，日久肝肾俱亏，肾精不足，髓海失养；两目干涩为肝血不足；头晕目眩为血虚肝旺；耳轮焦枯不泽，腰膝酸软为肾精虚亏；大便干燥为大肠阴亏失润；舌质红，苔薄少津，脉沉细数，均为精血不足之象。

治法：滋养肝肾，填精益髓。

方药：大补元煎加减。

熟地黄、枸杞子、山茱萸、杜仲补益肝肾，滋阴养血；人参、甘草、山药、大枣补气健脾；鹿角胶、龟甲胶填精益髓；牡蛎、鳖甲滋阴潜阳安神；石菖蒲、远志宣窍安神。

若神思恍惚，持续时间长者，可合酸枣仁汤加阿胶、龙眼肉养心安神；恐惧焦虑忧郁者，可合甘麦大枣汤以缓急安神；若水不制火，心肾不交者，合交泰丸加减以清心除烦；大便干燥者，加玄参、肉苁蓉、火麻仁以养阴润肠通便。

四、预防调护

妇女在孕前积极治疗原发病，孕期加强保健，并保证顺利分娩。避免胎儿头颅外伤、颅内感染等发生。痫病发作期，应加强护理。对昏仆抽搐的患者，注意保持呼吸道通畅，凡有义齿均应取出，放置牙垫，以防窒息和咬伤，同时加用床栏，以免翻坠下床。休止期应调理饮食、情志和起居，饮食宜清淡，切忌过冷过热、辛温刺激的食物；保持精神愉快，避免精神刺激，怡养性情，劳逸适度。休止期患者应避免近水、近火、近电、高空作业及驾驶车辆，以免突然发病时发生危险。

五、小　　结

痫病是由禀赋异常，情志失调，饮食不节，跌仆外伤等所致，使脏腑功能失调，风火痰瘀等邪闭清窍，积痰内伏，气血逆乱，蒙蔽清窍等而引发的疾病。病位在脑，与心、肝、脾、肾等脏密切相关。治疗急则开窍醒神治其标，控制其发作，多以开窍定痫、豁痰息风、清泻肝火、通络镇惊等法；缓则祛邪补虚治其本，多以健脾化痰、滋养肝肾、宁心安神等法。突然发作或持续不得缓解者以针刺及外治法开窍醒神以促苏醒，再投以煎剂。平日加强生活的调理及发作的护理，以免发生意外。

 临证验案

方某，男，33岁。3月22日初诊。

2月2日突然发作抽搐，继则神志不清，口吐白沫，五六天后始苏醒，但不知身在何处，心悸头昏，夜有盗汗，不寐，肝区作痛，胃纳一般，苔根黑垢，脉濡而涩。予宁心为治（某医院诊断为癫痫）。

丹参12g　茯神12g　炙甘草9g　淮小麦30g　石菖蒲4.5g　桂枝4.5g　煅龙骨9g　煅牡蛎9g　陈胆星4.5g　生铁落60g　大枣7枚

5剂。

二诊（4月3日）：上方服10剂后，盗汗解，能入寐，神志亦平稳，至今未发作，纳佳便调。惟感脘腹胀，苔根黑转灰。

原方加减：丹参12g　炙甘草9g　淮小麦30g　降香3g　神曲12g　鸡内金9g　茯神12g　石菖蒲4.5g　玫瑰花4.5g　大枣3枚

7剂。

三诊（4月17日）：4月3日方又服14剂，眠已安，神志平静，腹胀已解，灰苔亦除。

再续下方：丹参12g　北沙参9g　炙甘草9g　淮小麦30g　降香3g　神曲12g　茯神12g　石菖蒲4.5g　大枣5枚

7剂。

按　患者从起病到就诊，为时虽仅一个半月，但痫厥之作五六日始苏，可见其病程虽短而病情实凶，可谓危重之证。据脉症所见，属虚实夹杂之候。心悸失眠，头昏盗汗，乃心血不足，血不养心所致；血虚肝失所养，肝失疏泄，故肝区作痛。血虚化风，气郁夹痰，上蒙清窍，故抽搐神昏，口吐白沫。初诊以甘麦大枣汤、桂枝龙牡汤加生铁落以滋养镇摄，加胆星、石菖蒲、丹参、茯神以涤痰宁心。此方治虚不碍实，去实不妨虚，寓疏化于镇摄滋养之中。10剂而痫病控制，余证亦有好转。续方去桂枝、龙、牡之镇摄，加神曲、鸡内金之疏化，降香之芳香降浊，以解其腹胀。用药与病机相符，故见效甚速。

（何若苹. 中国百年百名中医临床家丛书·何任[M]. 北京：中国中医药出版社. 2001）

文献摘录

（1）《寿世保元·痫证》："盖痫病之原，得之惊，或在母腹之时，或在有生之后，必因惊恐而致疾。盖恐则气下，惊则气乱，恐气归肾，惊气归心，并于心肾，则肝脾独虚，肝虚则生风，脾虚则生痰，蓄极而通，其发也暴，故令风痰上涌而痫作矣。"

（2）《证治准绳·癫狂痫总论》："痫病发则昏不知人，眩仆倒地，不省高下，甚则抽掣，目上视，或口眼㖞斜，或口作六畜之声。"

（3）《证治准绳·痫》："痫病与卒中、痉病相同，但痫病仆时口中作声，将醒时吐涎沫，醒后又复发，有连日发者，有一日三五发者。中风、中寒、中暑之类则仆时无声，醒时无涎沫，醒后不复再发。痉病虽亦时发时止，然身强直反张如弓，不如痫之身软，或如猪犬牛羊之鸣也。"

文献推介

（1）何乾超，陈炜，刘泰，等. 柴胡疏肝汤加浙贝母联合西药治疗难治性癫痫60例临床观察[J]. 中医杂志，2016，57（19）：1662-1665.

（2）蒋军林，李倩，王跃强，等. 国医大师刘祖贻从风、痰、瘀、虚论治痫证经验[J]. 上海中医药杂志，2021，55（06）：21-22+25.

16 痴 呆

痴呆是由髓减脑消，神机失用引起的，以呆傻愚笨、智能低下、善忘等为主要临床表现的病证。轻者可见神情淡漠，寡言少语，反应迟钝，善忘；重者常表现为终日不语，或闭门独居，或口中喃喃，言辞颠倒，行为失常，忽笑忽哭，或不欲食，数日不知饥饿。

中医古代文献中，有关本病的专论较少。晋·皇甫谧《针灸甲乙经》以"呆痴"命名。唐·孙思邈《华佗神医秘传》中首载"痴呆"病名。明·张景岳《景岳全书·杂证谟》中设有"癫狂痴呆"专论，详细论述病因、病机及证候等，指出："痴呆证，凡平素无痰，而或以郁结，或以不遂，或以思虑，或以疑惑，或以惊恐而渐致痴呆。言辞颠倒，举动不经，或多汗，或善愁，其证则千奇万怪，无所不至；脉必或弦、或数、或大、或小，变易不常。"清·陈士铎《石室秘录》云："痰势独盛，呆气最深。"并认为："治呆无奇法，治痰即治呆也。"清·叶天士在《临证指南医案·中风》指出"初起，神呆遗溺，老人厥中显然"，明确中风可以引起痴呆。

西医学中的阿尔茨海默病，先天性痴呆，脑血管性痴呆，中毒性脑病以及精神病后期，不伴有意识障碍等以痴呆为主要表现者属本病范畴，可参照本病辨证论治。

一、病因病机

（一）病因

1. 年迈体虚 老年病痴呆者，多由久病血亏气弱，心神失养，或肝肾不足，脑髓不充而成。《医林改错·脑髓说》曰："高年无记性者，脑髓渐空。"说明年迈体虚，肝肾亏损，脑髓失养是导致本病发生的原因。

2. 禀赋不足 自幼痴呆者大多与先天禀赋不足有关；也有临产时产伤，伤及脑髓，血瘀清窍而致本病。《灵枢·本神》云："故生之来谓之精，两精相搏谓之神。"

3. 七情内伤 七情所伤，肝郁气滞，则血涩不行，气滞血瘀痰结，蒙蔽清窍，脑脉不通，或日久化火，上扰神明。《景岳全书·癫狂痴呆》云："痴呆证，凡平素无痰，而或以郁结，或以不遂，或以思虑，或以疑惑，或以惊恐，而渐致痴呆。"

4. 久病耗损 中风、眩晕等疾病日久，或失治误治，一则耗伤正气，肝肾亏损，气血亏虚，致脑髓失养或脑窍不荣；二则久病入络，血行不畅致脑脉痹阻，清窍失养，神机失用，而发为痴呆。《杂病源流犀烛·中风源流》云："中风后善忘。"

（二）病机

痴呆的基本病机为髓减脑消，神机失用。病位在脑，与心、肝、脾、肾功能失调密切相关。病理性质属本虚标实，以虚为多见。本虚为阴精、气血亏虚；标实为痰浊、瘀血痹阻脑络。虚在脾胃者，多生痰湿，闭阻清窍；产伤血瘀者，瘀久则耗伤气血，终成虚实夹杂之证。本病多发于老年人，进程缓慢。本病的病理因素为痰、瘀，痰为痰浊中阻，蒙蔽清窍，瘀为瘀血痹痛，脑脉不通。

本病在病机上常发生转化：一是气滞、痰浊、血瘀之间可以相互转化，或相兼为病，致痰瘀互结，病情缠绵难愈。二是气滞、痰浊、血瘀可以化热，致肝火、痰热、瘀热，上扰清窍，进一步发展可耗伤肝肾之阴，肝肾阴虚，水不涵木，阴不制阳，肝阳上亢，化火生风，风阳上扰清窍，使痴呆加重。三是虚实之间相互转化。实证的痰浊、瘀血日久，损及心脾，则气血不足；或耗伤心阴，神明失养；或伤及肝肾，则阴精不足，脑髓失养，转化为痴呆的虚证。虚证日久，气血亏乏，脏腑受累，血运不畅，或积湿为痰，留滞为瘀，则见虚中夹实之证。故本病临床以虚实夹杂证多见。

二、诊断与鉴别诊断

（一）诊断依据

（1）记忆力障碍是本病的首发症状，先表现为近记忆力减退，进而表现为远记忆力减退。常伴认知功能障碍、判断能力和计算能力减退，可伴有人格障碍和性情改变。

（2）本病一般起病不明显，发展缓慢，渐进加重，病程较长。患者可有中风、头晕、外伤等病史。

（二）鉴别诊断

1. 郁病 主要因情志不舒，气机郁滞所致，表现为情志抑郁，情绪不宁，悲伤欲哭，胸胁胀痛，易烦躁，或咽中有异物，多发于青中年女性，在精神因素的刺激下呈间歇性发作，不发作时可如常人，不伴智能、人格的变化，生活可以自理。痴呆多见于老年人，无性别差异，病程迁延，心神失常症状不能自行缓解，可伴有记忆力、计算力减退甚至人格情感的改变。

2. **癫病** 是指气血痰邪扰心，心神被扰，神机逆乱所致的精神异常的疾病，以沉默寡言，情感淡漠，语无伦次，静而多喜为特征，多见于成年人。痴呆属于智能活动障碍，生活、社会交往能力下降，以神情呆滞，愚笨迟钝为主要表现的神志异常疾病，以老年人多见，痴呆的部分症状可以自制，治疗后会有不同程度的恢复。重症痴呆与癫病在临床症状上有许多相似之处，临床难以区别。

3. **健忘** 是指以记忆力减退，遇事健忘为主症的一种病证。其特点为知道前事，却易健忘，不伴智能减退。病机为心脾不足，肾精亏虚。而痴呆以神情呆滞，或神志恍惚，告知不晓为主要表现。其特点为不知前事而遗忘，呆傻愚笨，生活、社会交往能力下降等。健忘可以是痴呆的早期临床表现，这时可不予鉴别，健忘病久可转为痴呆，由于外伤、药物所致健忘，一般经治疗后可以恢复。

三、辨证论治

（一）辨证要点

1. **辨先天与后天** 先天性痴呆多于幼年起病，多与禀赋不足有关，治疗困难；后天性痴呆可因久病、受伤、中毒，损及脑髓，瘀血阻脑而致病；老年得病多责之脾肾两虚，髓海空虚；或年老肾亏，精血不足，髓海空虚，脑神失养。

2. **辨虚实** 痴呆以虚实夹杂者多见，故应辨明虚实主次缓急。虚证为先天禀赋不足，精血亏虚所致，表现为神气不足、面色失荣、形体枯瘦、言行迟弱等，辨证当分气血、肾精亏虚；实证为情志失调，痰浊阻窍，瘀阻脑府所致，表现为智能减退、反应迟钝，兼见痰浊、瘀血、风火等表现。

3. **辨脏腑** 痴呆的病位主要在脑，与心、肝、脾、肾相关。病在脑与肾可见年老体衰、头晕目眩、记忆认知能力减退、神情呆滞、齿枯发焦、腰膝酸软、步履艰难等；病在脑与肝肾可见双目无神、筋惕肉瞤、毛甲无华等；病在脑与脾肾可见食少纳呆，气短懒言，口涎外溢，四肢不温，五更泄泻等；病在脑与心肾可见失眠多梦，五心烦热等。

（二）治疗原则

本病治疗应以开郁逐痰、活血通窍、平肝泻火治其标，补虚扶正、充髓养脑治其本，治疗时宜在扶正补虚、填补肾精的同时，注意培补后天脾胃，以冀脑髓得充，化源得滋。同时，须注意补虚切忌滋腻太过，以免滋腻损伤脾胃，酿生痰浊。另外，在药物治疗同时，移情易性、智力和功能训练与锻炼亦不可轻视。

（三）分证论治

1. 髓海不足证

症状：自幼年起病，多有发育畸形，如囟门迟闭，头颅偏小，嘴凸眼裂窄，舌大，吐词不清。成人逐渐发展，可见神情呆滞，反应迟钝，词不达意，头晕耳鸣，齿枯发焦，腰酸骨软。舌瘦色淡，苔薄白，脉沉细弱。

分析：肾为先天之本，主骨生髓，肾虚不能壮骨，发育畸形迟缓，因脑髓不健，则灵机记忆功能衰退；老年肾精亏虚，髓海失养，头晕耳鸣，齿枯发焦，腰酸骨软。舌瘦色淡，苔薄白，脉沉细弱为髓海不足之征。

治法：补肾益髓，填精养神。

方药：七福饮加减。

熟地黄滋阴补肾，当归养血补肝，人参、白术、炙甘草益气健脾为主，远志、杏仁等宣窍化痰为佐。

如兼肝肾阴虚加牛膝、生地黄、枸杞子、女贞子、何首乌；兼肾阳亏虚加附子、巴戟天、益智仁、淫羊藿、肉苁蓉等；肾阴不足、心火亢盛，可加知柏地黄丸及丹参、莲子心、石菖蒲等清心宣窍。

2. 脾肾两虚证

症状：表情呆滞，沉默寡言，记忆减退，失认失算，口齿含糊，词不达意，伴腰膝酸软，肌肉萎缩，食少纳呆，气短懒言，口涎外溢，或四肢不温，腹痛喜按，鸡鸣泄泻。舌质淡白，舌体胖大，苔白，或舌红，苔少或无苔，脉沉细弱，双迟尤甚。

分析：因脾肾亏虚，元阳不足，气血衰少，髓海空虚，神机失养，可见记忆减退，失算失认，词不达意；耳鸣耳聋，腰脊酸痛，短气无力，肌肉萎缩，食少纳呆。舌质淡白，舌体胖大，苔白，或舌红，苔少或无苔，脉沉细弱，双迟尤甚，为脾肾两虚之象。

治法：补肾健脾，益气生精。

方药：还少丹加减。

熟地黄、枸杞子、山萸滋阴补肾；肉苁蓉、巴戟天、小茴香助命门之火补肾气；杜仲、怀牛膝、楮实子补益肝肾；茯苓、山药、大枣、人参益气健脾而补后天；石菖蒲、远志、五味子交通心肾而安神。

如肌肉萎缩可加紫河车、黄芪、阿胶、首乌补气养血；纳差，脘痞，舌红少苔可去肉苁蓉、巴戟天、小茴香，加天花粉、玉竹、麦冬、石斛、麦芽；伴肝肾阴虚改用知柏地黄丸，佐以潜阳息风之品；脾肾阳虚者用肾气丸加干姜、黄芪、灶心土、白豆蔻等。

3. 痰浊蒙窍证

症状：表情呆钝，智力衰退，或哭笑无常，喃喃自语，或终日无语，呆若木鸡，伴不思饮食，脘腹胀痛，痞满不适，口多涎沫，头重如裹。舌淡，苔白腻，脉滑。

分析：痰浊上蒙，清窍被阻，或肝气之郁，肝气郁则木克土，脾胃虚弱则痰不化，痰浊积于脑中，蒙蔽清灵之窍，使神明不清，故见表情呆钝，智力衰退，或哭笑无常，喃喃自语，或终日无语，呆若木鸡。痰积于胸中可见头重如裹，脘腹胀痛，痞满不适，不思饮食，口多涎沫。舌淡，苔白腻，脉滑，亦为痰盛之征。

治法：豁痰开窍，健脾化浊。

方药：涤痰汤加减。

人参、甘草培补中气；半夏、茯苓、橘红健脾化痰；南星、石菖蒲辅半夏以宣窍祛痰；枳实、竹茹降逆和胃。

如脾虚明显加党参、白术、麦芽、砂仁等；痰多重用陈皮、半夏、南星并加莱菔子、全瓜蒌、浙贝母；痰浊化热，加瓜蒌、栀子、黄芩、天竺黄；肝郁化火，灼伤肝血心液，宜用转呆汤加味；风痰瘀阻，可用半夏白术天麻汤。

4. 瘀血内阻证

症状：神情迟钝，言语不利，善忘，易惊恐，或思维异常，行为古怪，伴肌肤甲错，口干不欲饮，双目暗晦。舌质暗或有瘀点瘀斑，脉细涩。

分析：瘀血内生，瘀阻脑络，脑气不通，神明不清，故见神情迟钝，言语不利，善忘；血瘀气滞，不能化生新血，濡养周身，可见肌肤甲错，口干不欲饮，双目暗晦。舌质暗或有瘀点瘀斑，脉细涩，皆为血瘀之征。

治法：活血化瘀，开窍醒脑。

方药：通窍活血汤加减。

桃仁、红花、赤芍、川芎活血化瘀为主药，葱白、生姜合石菖蒲、郁金可以通阳宣窍。

如久病气血不足，加黄芪、熟地黄、党参；气虚血瘀者加补阳还五汤；气滞血瘀为主者，应用血府逐瘀汤加减；瘀血日久，阴血亏虚，加熟地黄、阿胶、鳖甲、制首乌、女贞子；久病血瘀化热，常致肝胃火逆，加钩藤、菊花、夏枯草、牡丹皮、栀子、生地黄、竹茹；久病入络，加蜈蚣、僵蚕、水蛭、地龙等。

四、预防调护

精神调摄，智能训练，调节饮食起居既是本病预防措施，又是治疗的重要环节。预防本病，平时饮食宜清淡，少食肥甘厚味，戒烟酒，多食具有补肾益精作用的食品，尽量学习一些新知识，掌握一些新技能，保持心情舒畅，不要有太大的心理压力，多进行户外体育运动。

对于痴呆患者，医护人员应帮助患者正确认识和对待疾病，解除情志因素，对可能引起本病的原发病积极治疗。对轻症患者进行耐心细致的训练和教育，合理安排生活，使之逐渐掌握一定的生活及工作技能，从而使智能得到发展。重症患者要注意生活照顾。行动不便者，防止因大小便自遗及长期卧床引起的褥疮、感染。行动自如者，要防止跌倒而发生骨折，或外出走失。

五、小　　结

痴呆是由髓减脑消，神机失用引起的，以呆傻愚笨、善忘等为主要临床表现的病证。多由年迈体虚、禀赋不足、七情内伤、久病耗损等引起，基本病机为髓减脑消，神机失用。病位在脑，与心、肝、脾、肾功能失调密切相关。病理性质属本虚标实，以虚为多见。治疗应以开郁逐痰、活血通窍、平肝泻火治其标，补虚扶正、充髓养脑治其本。如痰浊蒙窍，则表情呆钝伴头重如裹；瘀血内阻，则表情迟钝伴肌肤甲错；如髓海不足，则智能减退，齿枯发焦；脾肾两虚，则肌肉萎缩，腰膝酸软。须注意补虚切忌滋腻太过，以免滋腻损伤脾胃，酿生痰浊。痴呆既是一个独立疾病，又继发其他疾病，本病发展缓慢，渐进加重，病程较长，预后较差。

 临证验案

患者，男，73岁。2002年10月31日初诊。

家属代述记忆力逐年下降，遗忘明显，性格改变，疑心较大，行为异常，经常担心家中失窃，于午夜时分拨打"110"电话报警，家人为此尴尬不堪。同时出现轻度智力障碍，反应迟钝，语言表达欠清，时有词不达意。CT示：脑萎缩。经西医多方治疗无明显效果，求治于中医。家属代述，头晕头痛，失眠健忘，时有幻觉，近来脱发明显。患者形体消瘦，语言表达失常，须发皆白，颜面及双手有较多老年斑。舌质紫暗，舌苔白微厚腻，脉沉迟。辨证为心肾两虚夹痰浊瘀血，痹阻脑络，髓海失充。治以补肾健脑养心，填精益髓，同时佐以活血通络。

熟地黄20g　山萸肉20g　石斛15g　肉苁蓉15g　五味子15g　石菖蒲15g　远志15g　益智仁20g　巴戟天15g　肉桂5g　附子5g　鹿角胶15g　丹参20g　川芎15g　地龙20g　葛根20g　红花15g　赤芍20g　胆

南星 15g　甘草 15g

水煎，每天 1 剂，早晚温服。服药 30 剂。

二诊：语言表达基本清楚，夜间睡眠良好，服药期间情绪稳定。前方加龟甲 15g，加强滋阴之力，又服药 60 剂，被窃妄想感消失，疑心明显减轻，精神轻松，饮食睡眠良好，嘱其停药观察，家属恐其前症复作，不同意停药。又自行令患者服药 30 剂，精神状态已如常人，面色红润，双手及颜面老年斑明显减少，平素须发稀少皆有改善。自服药后再生之须发均为黑色，且有浓密光泽，家人大喜，随访半年，状态稳定，无复发。

按　痴呆中医称为"癫疾""呆痴""呆病"等。《医林改错》云："灵机记忆在脑不在心。"明确提出了病所在脑，认为"高年无记性者，脑髓渐空"，本例以补肾益髓、活血化瘀法治疗，后加入龟甲以滋阴。

脑为轻灵之脏，"脑髓纯者灵，杂者钝"。似娇胜娇，一有怫郁，使神不外达，而致痴致呆。人至老年，肾气肾精亏虚，脏腑功能虚衰，阳气虚衰，津液失于气化蒸腾而为痰浊；阴精亏虚，阴虚火动，炼液为痰。《医贯》云："肾虚而不能制水，则水不归源，如水逆行，洪水泛滥而为痰。"若痰浊上犯头部，蒙蔽清阳，则可见"痰迷心窍"之症。《辨证录》更言："痰积于胸中，盘踞于心外，使神明不清，而成呆病矣。"《石室秘录》进一步指出"痰势独盛，呆气最深"。

另外，医之过也可以导致此病的发生，张山雷在治中风时曾指出："又有龙脑、麝香芳香走窜……扰乱神志，逼痰入络，酿成癫痫，不可妄试。"痰积日久，阻碍气机升降，气血运行不畅，则成血瘀。《医林改错》曾指出："凡有血瘀也令人善忘。"认为本病是由于"气血凝滞脑气，与脏腑之气不相接"而致。《血证论》又指出："凡心有血瘀，亦令人健忘……血在上则浊蔽而不明矣。"故本例运用补肾益髓，活血化瘀之法，全方合力共除顽疾。

（李剑颖，赵丹丹，杨建宇. 国医大师验案良方·心脑卷[M]. 北京：学苑出版社. 2010）

文献摘录

（1）《素问·脉要精微论》："头者，精明之府。头倾视深，精神将夺也。"

（2）《类经·藏象论》："心为一身之君主，禀虚灵而含造化，具一理以应万几，脏腑百骸，惟所是命，聪明智慧，莫不由之。"

（3）《寿世保元·健忘》："夫健忘者……主于心脾二经。心之官则思，脾之官亦主思，此由思虑过度，伤心则血耗散，神不守舍；伤脾则胃气衰惫，而疾愈深。"

（4）《辨证录·呆病门》："人有老年而健忘者，近事多不记忆，虽人述其前事，犹若茫然，此真健忘之极也。"

（5）《景岳全书·杂病谟》："痴呆证，凡平素无痰……而渐致痴呆。言辞颠倒，举动不经，或多汗，或善愁，其证则千奇百怪，无所不至；脉必或弦，或数，或大，或小，变易不常。""但察其形体强壮，饮食不减，别无虚脱等证，则悉宜服蛮煎治之，最稳最妙。""然此证有可愈者，有不可愈者，亦在乎胃气、元气之强弱，待时而复，非可急也。凡此诸证，若以大惊猝恐，一时偶伤心胆而致失神昏乱者，此当以速扶正气为主，宜七福饮或大补元煎主之。"

文献推介

（1）王位，刘茜茜. 七福饮加味治疗轻中度血管性痴呆肾虚髓减证临床研究[J]. 新中医，2021，53（14）：46-48.

（2）吴限. 李延学术经验集[M]. 北京：中国中医药出版社. 2014

17 胃 痛

胃痛是由邪气犯胃、脏腑失调，胃气郁滞，不通则痛引起的，以胃脘部近心窝处疼痛为主要临床表现的病证，又称胃脘痛。

胃痛的病因病机、临床表现和治疗最早见于《黄帝内经》。《灵枢·邪气脏腑病形》有"胃病者，腹胀，胃脘当心而痛，上支两胁，膈咽不通，食饮不下，取之三里也"等描述。同时《素问·六元正纪大论》指出："木郁之发……民病胃脘当心而痛。"这里阐述了胃痛的发生与木郁不达，横逆犯胃有关。鉴于以上论述可知，早期古人常将胃痛与心痛相混淆，但宋代之后有医家对胃痛与心痛混谈质疑。如宋·陈言《三因极一病证方论·九痛叙论》曰："夫心痛者，在方论则曰九痛，《黄帝内经》则曰举痛，一曰卒痛，种种不同，以其痛在中脘，故总而言之曰心痛，其实非心痛也。"直至金元时期，元·李杲《兰室秘藏》首立"胃脘痛"一门，使胃痛成为独立病证。

此后，明清时代进一步厘清了胃痛与心痛的区别，对胃痛病因病机的认识更加深入，治疗方法更为丰富。如明·虞抟《医学正传·胃脘痛》指出："古方九种心痛，……详其所由。皆在胃脘，而实不在于心也。"明·王肯堂《证治准绳·心痛胃脘痛》指出："或问丹溪言心痛即胃脘痛，然乎？曰：心与胃各一脏，其病形不同，因胃脘痛处在心下，故有当心而痛之名，岂胃脘痛即心痛者哉！"

清·高世栻《医学真传·心腹痛》指出："夫通则不痛，理也。但通之法，各有不同。调气以和血，调血以和气，通也；下逆者使之上行，中结者使之旁达，亦通也；虚者助之使通，寒者温之使通，无非通之法也。若必以下泄为通，则妄矣！"强调当从辨证的角度去理解和运用"通则不痛"之法，为后世胃痛的辨治拓展了思路。

西医学中的胃炎、消化性溃疡、功能性消化不良、胃痉挛等以上腹胃脘部疼痛为主要表现者属于本病范畴，可参照本病辨证论治。

一、病因病机

（一）病因

1. 寒邪客胃 外感寒邪，内客于胃，寒性凝滞，致胃气郁滞而胃痛暴作。《素问·举痛论》指出："寒气客于肠胃之间，膜原之下，血不得散，小络急引，故痛。"中阳素虚者，适逢冬春季节，外寒触动内寒，亦可发病。

2. 饮食伤胃 胃为水谷之海，主要功能是受纳和腐熟水谷。饮食过量，胃纳过盛，脾运不及，久则宿食内停，气机阻滞，发为胃痛，《素问·痹论》指出："饮食自倍，肠胃乃伤。"过食肥甘厚味，或辛辣无度，或饮酒如浆，则蕴湿生热，湿热中阻，胃气郁滞，故胃热而痛；过食生冷，寒积胃脘，则胃寒而痛，《医学正传·胃脘痛》指出："致病之由，多因纵恣口腹，喜好辛酸，恣饮热酒……复寒凉生冷，朝伤暮损，日积月深……故胃脘疼痛。"

3. 情志失调 恼怒伤肝，肝失疏泄，肝气郁结，横逆犯胃，胃气郁滞，不通则痛，《杂病源流犀烛·胃痛》指出："胃痛，邪干胃脘病也……惟肝气相乘为尤甚，以木性暴，且正克也。"肝郁日久化火，郁火乘胃，肝胃郁热，胃气郁滞，胃脘灼热而痛；气滞日久，血行不畅，血脉凝涩，瘀血内结，故胃脘刺痛，其病势缠绵难愈，如《增评柳选四家医案·脘腹痛门》指出："肝胃气痛，痛久则气血瘀凝。"脾主运化而与胃相表里，忧思伤脾，思则气结，胃气不得宣通，故郁而作痛；脾弱肝旺，木贼土虚，胃腑受克，胃气郁滞，不通则痛。

4. 体虚久病 素体脾胃虚弱，或劳倦过度，或饥饱失常，或久病脾胃受损，均能引起脾阳不足，中焦虚寒，胃失温养而作痛；或胃阴不足，胃失濡养而作痛。此外，亦有过服寒凉、温燥药物，损伤脾胃而作痛者。

上述病因，可单独致病，又往往相互影响，尤以饮食伤胃、情志失调为主要发病原因。《医学正传·胃脘痛》指出："胃脘当心而痛……未有不由清痰食积郁于中，七情九气触于内之所致焉。"

（二）病机

胃痛的基本病机为胃气郁滞，不通则痛。胃主受纳、腐熟水谷，其气以和降为顺，不宜郁滞。凡诸种原因导致胃气失于和降，或宿食内停，或气滞血瘀等皆可导致胃气郁滞而发生胃痛，正所谓"不通则痛"。脾胃阳虚，失于温煦，或胃阴不足，络脉失于濡养，或寒邪外犯，脉络拘挛，即可发生胃痛，正所谓"不荣则痛"。

本病的病变部位在胃，与肝脾关系密切。肝属木，为刚脏，喜条达而主疏泄，有疏土而助消化之功。肝与胃是木土乘克的关系，故肝气郁结，易于横逆犯胃，胃失和降，胃气郁滞而作痛。另外，肝气久郁，既可化火伤阴，又能导致瘀血内结，病情至此，则胃痛加重，每每缠绵难愈。脾与胃同居中焦，互为表里。脾为太阴湿土，以升为常，胃为阳明燥土，以降为顺，二者燥湿相济，升降相因，在生理上相辅相成，病理上互相影响。故脾病多涉于胃，胃病亦可及于脾。

本病的病性有寒热虚实、在气与在血之分，但六者皆可从虚实两个方面进行概括。其中寒邪犯胃、肝气犯胃、饮食停滞、肝胃郁热、湿热中阻及瘀血内阻等属实证范畴。胃痛初期多属实证，若久痛不愈，或反复发作，脾胃受损，可由实转虚。如因寒而痛，寒邪伤阳，脾阳不足，胃失温养，致虚寒胃痛；因热而痛，热邪伤阴，胃阴不足，胃失濡养，致阴虚胃痛。虚证胃痛日久，临床往往表现虚实兼夹，如脾胃虚弱，健运无权，常常夹有湿邪、食积，易受寒邪。从寒热来看，因寒而痛者，日久不愈，可以化热；因热而痛者，复因生冷过度，亦可形成寒热错杂之证。从气血来看，气滞日久，必见血瘀；瘀血内结，必然阻遏气机，二者可互为因果。

本病的病理因素主要有气滞、寒凝、热郁、湿阻、血瘀等，其中尤以气滞为主。

胃痛日久，可以衍生变证。如胃热炽盛，或肝胃郁热，迫血妄行，或瘀血阻滞，血不循经，而出现呕血之证；脾胃虚寒，脾不统血，而见便血之证。若大量出血，可致气随血脱，危及生命。若中阳不振，水饮不归正化，可形成饮停于胃，可见痞满、呕吐，甚至可成反胃顽证。若胃痛日久，痰瘀互结，壅塞胃脘，形成积，触之有块，形体迅速消瘦，脘痛难忍，甚则呕吐物如赤豆汁，其预后极差，亦属危证。

总之，胃痛以气机郁滞为基础，日久易出现虚实兼夹、寒热错杂、气滞血瘀等病理变化，甚至可以导致危重病证的发生。

二、诊断与鉴别诊断

（一）诊断依据

（1）本病以上腹胃脘部近心窝处发生疼痛为特征，有胀痛、刺痛、隐痛、剧痛等不同的性质。

（2）本病常伴脘腹胀满，嗳腐吞酸，恶心呕吐，纳差等症。

（3）本病常有反复发作史，可因饮食不节、情志不舒、寒温失宜等诱因而发作或加重。

（二）鉴别诊断

1. **真心痛** 真心痛老年人多见。其痛可及胸骨下，并呈现出胃脘痛的表现，所以应与胃痛进行鉴别。典型的真心痛为左侧胸膺部疼痛，每突然发作，疼痛剧烈，或痛如锥刺，可见心胸部或胃脘闷痛窒塞，难以忍受，有濒死之感。常伴心悸气短、汗出肢冷、唇甲青紫等症状。疼痛可以向左侧肩背或左臂内侧放射，病情严重者则如《灵枢·厥论》所描述"真心痛，手足青至节，心痛甚，旦发夕死，夕发旦死"。其疼痛特点及其预后与胃痛有明显区别。

2. **胁痛** 胁痛是以两胁疼痛为主症，肝气犯胃的胃痛有时亦可攻痛连胁，但仍以胃脘部疼痛为主症。

3. **腹痛** 腹痛是以胃脘部以下，耻骨毛际以上部位疼痛为主症。胃痛是以上腹胃脘部近心窝处疼痛为主症，疼痛范围相对局限。但胃处腹中，与肠相连，因而胃痛可以影响及腹，而腹痛亦可牵连于胃，可从其疼痛的范围和起病原因加以辨别。

三、辨 证 论 治

（一）辨证要点

1. **辨虚实** 实证疼痛相对剧烈，按之加重，脉实；虚者多痛势徐缓，喜按，脉虚。
2. **辨寒热** 胃痛遇寒则痛甚，得温则痛减，为寒证；胃脘灼痛，痛势急迫，遇热则痛甚，为热证。
3. **辨气血** 一般初病在气，久病在血。气滞者，多见胀痛，痛无定处，或攻窜两胁，嗳气频频，疼痛与情志因素显著相关。血瘀者，疼痛部位固定不移，痛如针刺，舌质紫暗或有瘀斑，脉涩。

临床所见胃痛的不同证候之间常可以互相转化或互相兼夹，如表现为寒热错杂、虚中夹实、气血同病等，应注意辨析。

（二）治疗原则

本病治疗以理气和胃止痛为主，审证求因，辨证施治。实证以祛邪为急，虚证以扶正为先，虚实夹杂者，则当扶正祛邪并举。古有"通则不痛"之说，但不能局限于狭义的"通"法，要从广义的角度去理解和运用"通"法。如属于胃寒者，散寒即所谓通；属于食停者，消食即所谓通；属于气滞者，理气即所谓通；属于热郁者，泻热即所谓通；属于血瘀者，化瘀即所谓通；属于阴虚者，益胃养阴即所谓通；属于阳弱者，温运脾阳即所谓通，只有结合具体病机而采取相应治法，才能善用"通"法。另外，胃痛发生过程中，脉络拘急也常是其重要机制之一，所以以缓急止痛治法也当给予充分重视。而久病入络，络脉瘀结者，治当活血化瘀，可酌用通络药物；久瘀成毒者，甚至可配合化瘀散结解毒治法。

（三）分证论治

1. **寒邪犯胃**

症状：胃痛暴作，病势较剧，恶寒喜暖，得温痛减，遇寒加重，口不渴，或喜热饮。苔薄白，脉弦紧。

分析：本证多有受凉或饮食生冷史。寒邪客胃，胃阳被遏，气机阻滞，故胃痛暴作；寒性凝滞收引，故病势较剧；寒邪得温则散，遇阴则凝，故恶寒喜暖，得温痛减，遇寒加重；胃无热邪，故口不渴；热能胜寒，故喜热饮。苔薄白属寒，脉弦主痛、紧主寒。

治法：温胃散寒，理气止痛。

方药：良附丸加味。

高良姜，温胃散寒；香附，理气止痛。

轻者局部温熨，或服生姜汤即可；寒甚者可加吴茱萸、荜茇、陈皮等加强散寒理气之力；如兼见形寒身热等风寒表证者，可加香苏散以疏散风寒；痛而脘闷不食，嗳气或呕吐者，兼夹积滞，可加枳实、神曲、鸡内金等以消食导滞。

2. 食滞胃肠

症状：胃脘胀痛，按之加重，嗳腐吞酸，或呕吐不消化食物，吐后痛减，不思饮食，大便不爽，得矢气及便后稍舒。舌苔厚腻，脉滑。

分析：本证多有暴饮暴食史。食积于胃，气机阻滞，按之益甚，故胃脘胀痛拒按；食滞胃肠，胃失和降，胃气上逆，则嗳腐吞酸，或呕吐不消化食物；吐则宿食上越，矢气及得便则腐浊下排，故吐后痛减，得矢气及便后稍舒；食滞于中，受纳失常，故不思饮食；胃中饮食停滞，导致肠道传导失常，故大便不爽。舌苔厚腻，脉滑均为食滞胃肠之征。

治法：消食导滞，和胃止痛。

方药：保和丸加减。

神曲、山楂、莱菔子消食导滞；半夏、茯苓、陈皮和胃化湿；连翘散结清热。

若脘腹胀甚，可加枳实、厚朴、槟榔行气消滞；若胃痛挛急，可配合芍药甘草汤以缓急止痛；若服上药不效，胃脘痛胀而便闭者，可合用小承气汤以通腑行气；若胃痛急剧而拒按，大便秘结，舌苔黄燥者，为食积化热成燥，则合用大承气汤以泻热解燥，通腑荡积。

3. 湿热中阻

症状：胃脘疼痛而有灼热感，口干口苦，渴不欲饮，脘痞腹胀，纳呆恶心，小便色黄，大便不畅。舌苔黄腻，脉滑数。

分析：本证多有嗜食辛辣肥甘或嗜酒病史。饮食不节，脾失健运，蕴湿生热，湿热中阻，胃气郁滞，故胃脘疼痛而有热感；湿热熏蒸，热郁于内，故口干口苦；热中兼湿，故渴不欲饮；湿热阻于中焦，脾胃升降失常，故脘痞腹胀，纳呆恶心；湿热下注膀胱，故小便黄；湿热内盛，肠道传导失司，故大便不畅。舌苔黄腻，脉滑数均为湿热中阻之征。

治法：清化湿热，理气和胃。

方药：清中汤加减。

黄连、栀子清热燥湿；制半夏、茯苓、草豆蔻健脾祛湿和胃；陈皮、甘草理气和中。

湿偏重者加苍术、藿香燥湿醒脾；热偏重者加蒲公英、黄芩清胃泻热；呕恶者，加竹茹以清热和胃降逆；若胃脘痞满而痛，大便不畅，其脉关上弦者，可用大黄黄连泻心汤清泻结热；如胃脘痞满胀痛，恶心呕吐，肠鸣下利，舌苔黄白相兼者，可用半夏泻心汤加减辛开苦降，寒温并用。

4. 肝气犯胃

症状：胃脘胀痛，攻撑作痛，痛连两胁，胸闷嗳气，大便不畅，得嗳气、矢气则舒，遇烦恼郁怒则痛作或痛甚。舌苔薄白，脉弦。

分析：本证多有情志不遂的病史。情志不舒，肝气郁结，横逆犯胃而作痛。胁乃肝之分野，气多走窜，故疼痛攻撑连胁；气机不利，胃气上逆，故胸闷嗳气；气滞肠道传导失司，故大便不畅；

嗳气、矢气则上下气机暂得畅达，故嗳气、矢气则舒；如情志不和，则肝郁更甚，故每因烦恼郁怒而痛作或痛甚。湿浊不甚，故舌苔多薄白，脉弦属肝而主痛候。

治法：疏肝理气，和胃止痛。

方药：柴胡疏肝散加减。

柴胡、芍药、川芎、香附疏肝解郁；陈皮、枳壳、甘草理气和中。

如胃痛较甚者，可加川楝子、延胡索以加强理气止痛；嗳气频繁者，可加沉香、旋覆花以顺气降逆；如胃痛灼热，伴烧心、反酸，舌红，苔黄，脉弦数者，可用化肝煎加减清解郁热，敛肝和胃。

5. 瘀血内阻

症状：胃脘疼痛，痛有定处而拒按，多为刺痛，食后痛甚，或见吐血黑便。舌质紫暗或有瘀斑，脉涩。

分析：气滞日久，瘀血内阻，瘀为有形之邪，痛有定处，按之瘀滞更甚，故痛有定处而拒按；瘀留络脉，小络收引，故多为刺痛。食与瘀并，故食后痛甚；瘀血内停，血不循经，故可见吐血黑便。舌质紫暗或有瘀斑，脉涩均为瘀血内阻之征。

治法：活血化瘀，和胃止痛。

方药：失笑散合丹参饮加减。前方活血祛瘀，散结止痛；后方活血祛瘀，行气止痛。

蒲黄、五灵脂、丹参活血化瘀止痛；檀香、砂仁理气和胃。

若痛甚，加理气活血药而无效时，脉络壅滞，营阴不和，可加白芍、甘草以和营缓急止痛；若见呕血黑便时，可参考"血证"论治，酌情选用三七粉、白及、云南白药、大黄等。

6. 脾胃虚寒

症状：胃痛隐隐，喜温喜按，空腹痛甚，得食痛减，劳累或受凉后发作或加重，泛吐清水，神疲乏力，手足不温，大便溏薄。舌淡苔白，脉虚弱或迟缓。

分析：脾胃虚寒，病属正虚，故胃痛隐隐；虚则喜按，寒则喜温；胃虚得食，借饮食之暖以温通血脉，故得食痛减；劳则气耗，寒则伤阳，故劳累或受凉后发作或加重；脾虚中寒，水不运化而上逆，故泛吐清水；脾主肌肉而健运四旁，中阳不振，肌肉筋脉失其温养，故神疲乏力，手足不温；脾虚生湿下渗肠间，故大便溏薄。舌淡苔白，脉虚弱或迟缓均为脾胃虚寒之征。

治法：温中健脾，和胃止痛。

方药：黄芪建中汤加减。

黄芪补中益气；桂枝、生姜温胃散寒；饴糖、芍药、炙甘草、大枣缓急止痛。

若泛吐清水较多，宜加干姜、吴茱萸、半夏以温胃化饮，或合苓桂术甘汤；如脘腹疼痛，食少纳呆，恶心呕吐者，可用香砂六君子汤温中和胃；如脘腹冷痛，伴腹胀、腹泻，可用理中丸以温中散寒，中阳得运，则寒邪自散，诸证悉除。

7. 胃阴亏虚

症状：胃脘隐隐灼痛，心烦嘈杂，似饥而不欲食，口燥咽干，大便干结。舌红少津，苔少或光剥无苔，脉细数。

分析：胃痛日久，郁热伤阴，胃失濡养而胃脘隐隐灼痛；虚热上扰，故心烦嘈杂；胃阴亏虚，不能消谷，故似饥而不欲食；阴虚津少，无以上承，故口燥咽干，无以下溉，则肠道失润而大便干结。舌红少津，苔少或光剥无苔，脉细数均为阴虚内热之征。

治法：养阴益胃，和中止痛。

方药：一贯煎合芍药甘草汤加减。前方滋阴疏肝；后方调和肝脾，缓急止痛。

沙参、麦冬、生地黄、枸杞子养阴益胃；当归养血活血；川楝子理气止痛；芍药、甘草缓急止痛。

若痛甚，可加香橼、佛手、绿萼梅等理气而不伤阴；若嘈杂反酸，可合左金丸以制酸和胃；若胃痛胀满，可用百合乌药散养阴行气；若便秘，可加麻子仁、瓜蒌仁、蒲公英以润肠通便。

四、预防调护

胃痛发病，多与饮食不节、情志不遂有关，故在预防上要重视饮食与精神的调摄。要养成良好的饮食习惯，忌暴饮暴食，饥饱失常；忌过食生冷、辛辣炙煿之品；忌过用苦寒、燥热的药物。

病后应少食多餐，以清淡易消化的食物为宜，避免进食浓茶、咖啡和辛辣食物，必要时进流食或半流食。同时保持乐观的情绪，并注意保暖，避免受寒着凉。

五、小　　结

胃痛是由邪气犯胃、脏腑失调引起的，以胃脘部近心窝处疼痛为临床表现的病证，又称胃脘痛。多由寒邪客胃、饮食伤胃、情志失调、体虚久病等引起，基本病机为胃气郁滞，不通则痛。临床辨证当分虚实两类。胃痛初期多属实证，若久痛不愈，或反复发作，脾胃受损，可由实转虚。如寒邪犯胃，则胃痛暴作，得温痛减，可兼表证；食滞胃肠，则胃脘胀痛拒按，嗳腐吞酸；湿热中阻，则胃脘疼痛而有热感，脘痞腹胀，纳呆恶心；肝气犯胃，则胃脘胀痛，攻撑作痛，痛连两胁；瘀血内阻，则胃脘疼痛，痛有定处而拒按，多为刺痛；脾胃虚寒，则胃痛隐隐，喜温喜按；胃阴亏虚，胃脘隐隐灼痛，心烦嘈杂，似饥而不欲食。胃痛日久，可以衍生变证，如胃热炽盛，迫血妄行，或瘀血阻滞，血不循经，而出现呕血之证；脾胃虚寒，脾不统血，而见便血之证。

临证验案

释某，男，15 岁。2006 年 3 月 24 日初诊。

胃脘疼痛、不适多年，时有胃胀、泛酸，大便 2～3 日一行，形瘦，舌质偏红，苔黄，脉小滑兼数。诊为胃痛（慢性胃炎）湿热中阻证。治以清热化湿，理气和中。方拟连苏饮、左金丸、小陷胸加枳实汤、香苏饮、橘皮竹茹汤复法合方调治。

藿叶 10g　苏叶 10g　法半夏 10g　黄连 3g　厚朴 5g　炒黄芩 10g　全瓜蒌 15g　炒枳实 15g　陈皮 6g　竹茹 6g　生姜衣 3g　制香附 10g　吴茱萸 3g　炒六曲 10g

水煎服，日 1 剂。

二诊（2006 年 4 月 14 日）：胃脘胀痛近平，食少不多，大便偏干，2～3 天一次，苔黄，质暗红，脉小弦滑。

3 月 24 日方加太子参 10g，生白术 10g，砂仁 3g，去竹茹、生姜衣，改全瓜蒌 20g，14 剂。

三诊（2006 年 5 月 17 日）：胃脘痛胀未发，食纳略多，面容略有增胖，大便 2～3 天一次，脉虚弦滑。

潞党参 10g　太子参 10g　生白术 10g　茯苓 10g　炙甘草 3g　炒枳实 15g　全瓜蒌 20g　法半夏 10g　厚朴 5g　藿梗 10g　苏梗 10g　黄连 3g　陈皮 6g　炒六曲 10g

水煎服，14 剂。

四诊（2006 年 6 月 2 日）：胃脘痛胀未发，食纳略多，大便 1～2 天一次，成条，苔薄，质淡红，脉小弦。

5 月 17 日方加砂仁 3g，炒谷麦芽各 10g，炙鸡内金 10g，7 剂。

按　患者为方外之人，常年素食，后天失养，脾之化源不足，脾虚湿停，蕴久化热，湿热中阻，胃气郁滞，则胃痛不适。土壅木郁，肝胃郁热则胃脘胀满，泛酸时作。脾弱气滞，腑气不畅，则大便秘结。苔黄，质偏红，脉小滑兼数均为湿热中阻之象，故治以清热化湿，理气和中。方中连苏饮，清热化湿，理气和中；左金丸清肝和胃泻热；小陷胸加枳实汤清热化湿开痞；香苏饮理气疏肝和胃；橘皮竹茹汤和中降逆。药后胃脘痛胀即除，转从健脾益气、清化湿热治疗，标本兼治，故二诊去降逆和胃之竹茹、生姜衣，加入四君子汤，病情进一步好转，食欲增加。后转用枳实消痞丸，令消不伤正，补不碍满，以复脾胃纳运之职。

本案初诊以湿热中阻、肝胃气滞郁热之标实证为主，故治以清热化湿，理气和中，病情得以改善。但患者形体消瘦，常年素食，后天失养，提示存在脾胃气虚的病理表现，故二诊加参、术、苓、草等补益脾胃之品，与清热化湿、理气和中药物组成消补兼施之方，服药50剂，多年之胃脘胀痛之疾霍然而去，食欲增加，大便通畅，形体也有增胖。

（孙光荣，杨龙会，马静.当代名老中医典型医案集·针灸推拿分册[M].北京：人民卫生出版社.2009）

文献摘录

（1）《景岳全书·心腹痛》："痛有虚实……辨之之法，但当察其可按者为虚，拒按者为实；久痛者多虚，暴痛者多实；得食稍可者为虚，胀满畏食者为实；痛徐而缓，莫得其处者多虚，痛剧而坚，一定不移者为实；痛在肠脏中，有物有滞者多实，痛在腔胁经络，不于中脏而牵连腰背，无胀无滞者多虚。"

（2）《医宗必读·心腹诸痛》："胃属湿土，列处中焦，为水谷之海，五脏六腑十二经脉，皆受气于此，壮者邪不能干，弱者着而为病。偏寒偏热，水停食积，皆与真气相搏而痛。"

（3）《临证指南医案·胃脘痛》："夫痛则不通，通字须究气血阴阳，便是看诊要旨矣。""初病在经，久痛入络，以经主气，络主血，则可知其治气治血之当然也。凡气既久阻，血亦应病，循行之脉络自痹，而辛香理气，辛柔和血之法，实为对待必然之理。"

（4）《素问玄机原病式·六气为病·吐酸》："酸者肝木之味也。由火盛制金，不能平木，则肝木自甚，故为酸也。如饮食热则易于酸矣。或言吐酸为寒者误也。又如酒之味苦而性热……烦渴呕吐，皆热证也；其吐必酸，为热明矣。"

文献推介

（1）张颖，王文苹，季旭明.基于中医传承辅助系统分析治疗胃痛的方剂用药规律[J].中国实验方剂学杂志，2013，19（2）：344-347.

（2）王兴华.董建华教授诊治胃脘痛十法[J].上海中医药杂志，1986（06）：9-12.

附：吐酸、嘈杂

一、吐酸

吐酸，属"泛酸"，或称"反酸"，是指胃中酸水随胃气上逆而出的病证。轻者自觉酸水上泛至咽，旋即吞咽而下，又称为吞酸。重者为吐酸，指胃中酸水上逆，从口吐出。泛酸或反酸统指酸上泛之证。本病常与胃痛兼见，但亦可单独出现。清·高鼓峰《四明心法》曰："凡为吞酸尽属肝木，曲直作酸也。河间主热，东垣主寒，毕竟东垣是言其因，河间言其化也。盖寒则阳气不舒，气不舒则郁而为热，热则酸矣；然亦有不因寒而酸者，尽是木气郁甚，熏蒸湿土而成也，或吞或吐。又有饮食太过，胃脘填塞，脾气不运而酸者，是怫郁之极，湿热蒸变，如酒缸太甚则酸也。然总是木气所致。"可知吐酸一证的发生与肝气郁结最为密切，同时亦与胃气不和有关。本证有寒热之分，临床以热证多见，属热者，多由肝气郁久化热，肝火犯胃所致；因寒者，多因脾胃虚弱，土虚木乘，湿阻中焦，胃气上逆而成。

1. 热证

症状：吐酸兼有心烦易怒，口苦，咽干，舌红，苔黄，脉多弦数。

治法：清泄肝火，和胃降逆。
方药：左金丸加减。
黄连、吴茱萸、黄芩、山栀子清肝泄热；乌贼骨、煅瓦楞子制酸。

2. 寒证

症状：吐酸兼有脘腹胀闷，喜温喜按，苔白，脉多弦缓。
治法：温中散寒，和胃制酸。
方药：香砂六君子汤加减。
党参、白术、茯苓健脾益气；木香、砂仁行气和胃；法半夏、陈皮和胃降逆；干姜、吴茱萸温中散寒；甘草调和诸药。发于食后，纳少苔厚者，加神曲、麦芽等以消食和胃；如湿浊留恋，苔白腻而不化者，加藿香、佩兰、蔻仁以芳香化浊，或合平胃散。

二、嘈杂

嘈杂，是指胃中空虚，似饥非饥，似痛非痛，似辣非辣，脘部懊恼，莫可名状，时作时止的病证，俗称饥嘈或心嘈。明·张景岳《景岳全书·嘈杂》曰："其为病也，则腹中空空，若无一物，似饥非饥，似辣非辣，似痛非痛，而胸膈懊恼。莫可名状，或得食而暂止，或食已而复嘈，或兼恶心，而渐见胃脘作痛。"临床常与胃痛、吞酸等并见，亦可单独出现。其证常有胃热、胃虚、血虚之不同。

1. 胃热证

症状：嘈杂兼见口渴喜冷，口臭心烦，舌质红，苔黄，脉数。
治法：和中清热。
方药：温胆汤加减。
法半夏燥湿化痰降逆，陈皮理气燥湿，竹茹清热化痰降逆，枳实行气导滞，生姜和胃降逆，甘草调和诸药，加黄连、栀子清泄胃热。

2. 胃虚证

症状：嘈杂兼见口淡无味，食后脘胀，体倦乏力，不思饮食，舌质淡，脉虚。
治法：健脾和胃。
方药：四君子汤加减。
党参益气补中，白术健脾燥湿，茯苓渗湿健脾，甘草和胃健脾，加山药补脾养胃，蔻仁温中行气。

3. 血虚证

症状：嘈杂而兼面白唇淡，头晕心悸，舌质淡，脉细弱。
治法：补益心脾。
方药：归脾汤加减。
黄芪、党参补气健脾，当归、龙眼肉养血和营，木香健脾理气，茯神、远志、酸枣仁养心安神，生姜、大枣、甘草和胃健脾，以滋化源。

18 胃 痞

胃痞是由中焦气机阻滞，脾胃升降失司引起的，以自觉脘腹痞塞，满闷不舒为主要临床表现的病证。

《黄帝内经》将胃痞称为"痞""痞塞""痞隔"等，认为其病因与饮食不节、起居不适和寒气为患等有关。汉·张仲景《伤寒论》提出了"痞"的病名，指出本病病机是正虚邪陷，升降失调，并拟定了寒热并用，辛开苦降的治疗大法，其所创半夏泻心汤、生姜泻心汤、甘草泻心汤、大黄黄连泻心汤等，一直为后世医家所习用。除此之外，《金匮要略·痰饮咳嗽病脉证并治》创制小半夏加茯苓汤治疗"膈间有水"所致心下痞，至今仍有效指导临床实践。隋·巢元方《诸病源候论》提出"诸痞"之名，病机为营卫不和，阴阳隔绝，脏腑痞塞而不宣。金·李杲倡脾胃内伤之说，《兰室秘藏》所载的辛开苦降，消补兼施的枳实消痞丸更是沿用至今。明·张景岳《景岳全书》将胃痞分为虚实两端，言有邪有滞为实，无物无滞为虚，实者可消可散，虚者宜大加温补。此虚实辨证对后世胃痞诊治颇有指导意义。

西医学中的慢性胃炎、胃神经官能症、胃下垂、功能性消化不良等以脘部痞塞，满闷不舒为主要表现者属于本病范畴，可参照本病辨证论治。

一、病因病机

（一）病因

1. **感受外邪** 表邪入里，或治疗不当，误下伤脾，邪气内陷结于胃脘，中焦气机升降失司，胃气郁滞，遂成胃痞。《诸病源候论·痞噫病》曰："夫八痞者，荣卫不和，阴阳隔绝，而风邪外入，与卫气相搏，血气壅塞不通而成痞也。"

2. **饮食不节** 暴饮暴食，或恣食生冷辛辣，或偏嗜肥甘厚味，或嗜浓茶烈酒，损伤脾胃，以致纳运无力，食滞胃脘，痰湿中阻，气机升降失职，胃气壅塞，而生胃痞。《医学正传·痞满》曰："有因食痰积，不能施化，郁而作痞者。"

3. **情志失调** 抑郁恼怒，情志不遂，气机郁滞，肝失疏泄，乘脾犯胃，脾胃升降失常，发为胃痞。《景岳全书·痞满》曰："怒气暴伤，肝气未平而痞。"

4. **脾胃虚弱** 素体脾胃虚弱，中气不足，或久病损及脾胃，或过用苦寒泻下之品，损伤脾胃，脾胃虚弱，纳运失职，升降失调，胃气壅塞，发为胃痞。《类证治裁·痞满论治》曰："脾虚失运，食少虚痞。"

（二）病机

胃痞的基本病机为中焦气机阻滞，脾胃升降失司。脾胃同居中焦，脾主升清，胃主降浊，在肝主疏泄的调节下，清升浊降，则脾胃气机顺畅。外邪入里、饮食不节、情志内伤等导致脾胃运纳失职，清阳不升，浊阴不降，中焦气机阻滞，升降失司出现胃痞；或致中焦运化、升降无力而出现胃痞。

本病病位在胃，与肝、脾密切相关。脾主运化，共司饮食水谷的消化、吸收与输布。脾主升清，胃主降浊，清升浊降则气机调畅。若为病邪所阻，或为脾胃之虚，均可导致气机升降失常而发生胃痞。肝主疏泄，调节脾胃气机，肝气条达，则脾升胃降，气机顺畅。若肝气郁结，克脾犯胃，升降失常，中焦气机不利，发为胃痞。

胃痞的病理性质有虚实之分。胃痞初期，表现为痞满不舒，按之尤著，食后为甚，多为实证，如因饮食、药物等实邪阻胃，导致脾胃运纳失职，痰湿内生，中焦气机阻滞，升降失司，出现胃痞；如因情志失调，肝郁气滞，逆犯脾胃，可致气机郁滞而成痞；如食滞、气郁、痰湿日久化热，湿热内蕴，困阻脾胃而成痞。其病理因素以气滞、痰湿为主。实痞日久，正气耗伤，损伤脾胃，或湿热、郁热邪气日久伤阴，胃失濡养，和降失司，或素体脾胃虚弱，中焦运化无力而成虚痞，多表现为胃痞时作，喜揉喜按。胃痞虚实常常互为因果，脾胃虚弱，易致实邪侵扰；实邪内阻，也可进一步损伤脾胃，导致虚实并见，各种病邪及病机之间，亦可相互转化、影响，而成虚实夹杂、寒热错杂之证。此外，胃痞日久不愈，气血运行不畅，脉络瘀滞，血络损伤，或瘀结成毒，可见吐血、黑便，或变生胃痛、积聚、反胃等证。

总之，中焦气机不利，脾胃升降失职是本病的病机关键。病理性质分虚实两端，实为实邪内阻，虚为脾胃虚弱，虚实常互为因果，而致虚实并见。

二、诊断与鉴别诊断

（一）诊断依据

（1）本病胃脘部痞塞，满闷不舒，外无胀大撑急之状，一般按之柔软，压之不痛。

（2）本病有外感风寒史，或有忧思恼怒史，或有饮酒史，或有暴饮暴食史，或有进食生冷油腻史。也可见于误服涌吐、泻下药物，或过用寒凉克伐药物之后。

（二）鉴别诊断

1. **胸痹** 是指胸部闷痛，甚则胸痛彻背、气短、喘息不得卧为主症的一种病证，临床上以胸闷、胸痛、气短为三大主症。胃痞则是以胃脘部痞塞满闷不舒为特征，或兼有胸膈窒阻不利的症状。

2. **胃缓** 是指中气下陷，升降失常，胃体弛缓，失于固托，而出现脘腹胀满、嗳气、胃痛等症；一般多在食后出现症状，并伴见脘腹中辘辘有声、重坠隐痛、站立或剧烈活动时明显。而胃痞虽有胃脘痞塞胀满感，但无坠痛、腹鸣及食后或活动时加剧的表现。

3. **结胸** 是指心下痛，按之石硬，甚至从心下至少腹皆硬满而痛，手不可近的一类疾病。而胃痞则一般不痛不硬，手亦可按。

4. **臌胀** 是指以腹部胀大如鼓，皮色苍黄，甚则腹皮青筋暴露为特征的疾病。胃痞则是自觉心下满闷不舒，而外无胀大撑急之形，更无皮色苍黄及腹壁青筋外露等症状。

三、辨证论治

（一）辨证要点

1. **辨虚实** 实痞表现为能食，食后痞甚，饥时可缓，按之满甚，可伴便秘，舌苔厚腻，脉实有力；虚痞表现为饥饱均满，喜揉喜按，食少纳呆，大便稀溏，脉虚无力。

2. **辨寒热** 胃痞缠绵，得热则缓，遇寒则甚，口淡不渴，舌淡苔白，脉沉迟者，多属寒；胃痞势急，渴喜冷饮，口苦便秘，舌红苔黄，脉数者，多属热。临床所见，虚实夹杂、寒热错杂的胃痞也很多发。

（二）治疗原则

胃痞应先分虚实。实证治以清热消痞、消食导滞、祛湿化痰、疏肝解郁等法；虚证治以益气健脾、升清降浊等法。应该强调指出的是，胃痞多呈慢性经过，病程迁延，反复发作，虚实相兼，寒热错杂者尤为多见，且随着病情的发展及治疗用药，虚实寒热之间会不断发生消长与转化，故治疗上又以攻补兼施、寒热并用、扶正祛邪为常用之法，不可拘泥于一法一方。

（三）分证论治

1. 实痞

（1）饮食停滞

症状：脘腹满闷而胀，食后尤甚，拒按，嗳腐吞酸，呕吐厌食，或大便不调，矢气频作，便下味臭如败卵。苔厚腻，脉滑。

分析：痞胀厌食是饮食停滞，胃腑失和；嗳腐吞酸，呕吐是纳运失常，水谷不腐，胃气上逆；胀满拒按，大便不调，矢气频作是食积内停，阻滞气机；苔厚腻，脉滑多为食积邪实内阻之象。

治法：消食和胃，行气消痞。

方药：保和丸加减。

山楂、神曲、莱菔子消食导滞，行气除胀，半夏、陈皮理气和胃化湿，茯苓健脾利湿，连翘清热散结，全方共奏消食和胃，行气消痞之效。

若食积较重，可加谷芽、麦芽、鸡内金；胀满明显可加枳实、厚朴、槟榔以理气除满；若食积化热，大便秘结者，可加大黄、枳实以清热导滞通便；若脾虚食积，大便溏薄者，可加白术、白扁豆，或改用枳实消痞丸以健脾助运，和胃除满。

（2）痰湿阻滞

症状：脘腹胃痞，闷塞不舒，胸膈满闷，身重困倦，头晕目眩，呕恶纳呆，口淡不渴，小便不利，舌体胖大。苔白厚腻，脉沉滑。

分析：脘腹胸膈痞闷为痰湿困阻，脾失健运，气机不畅；呕恶纳呆是湿邪困脾，胃失和降；口淡不渴，小便不利为痰湿困脾，津液失布；身重困倦，头晕目眩为湿邪困脾，上蒙清窍；舌胖大，苔厚腻，脉沉滑多为痰湿内阻之象。

治法：燥湿化痰，理气宽中。

方药：二陈平胃散加减。

苍术、半夏燥湿化痰，厚朴、陈皮宽中理气，茯苓、甘草健脾和胃。

若胸膈满闷较甚者，可加薤白、石菖蒲、枳实、瓜蒌皮以理气宽中；若咯痰黄稠，心烦口干者，可加黄芩、栀子或改用黄连温胆汤以清热化痰；若痰气交阻，心下痞硬，噫气不止者，可用旋覆代赭汤以化痰降逆；兼脾胃虚弱者加用党参、白术，或用六君子汤加减益气和胃。

（3）湿热阻胃

症状：胃脘痞闷，或嘈杂不适，恶心呕吐，口干不欲饮，口苦，纳少，大便干结或黏滞不畅。舌红苔黄腻，脉滑数。

分析：胃脘痞闷，嘈杂不适为湿热内蕴，困阻脾胃，气机不利；恶心呕吐为湿热中阻，胃气上逆；口干口苦为湿热上蒸；纳食减少是湿热蕴脾，脾失健运；大便干结或黏滞不畅是湿热壅滞肠腑，大肠传导失司；舌红，苔黄腻，脉滑数多为湿热内蕴之象。

治法：清热化湿，和胃消痞。

方药：泻心汤合连朴饮加减。前方泻热燥湿，后方清热化湿，理气和中，两方合用，清热除湿，散结消痞之力强，适于湿热中阻之胃痞。

方中大黄泻热散结；黄连、黄芩苦寒清热；厚朴理气除痞；石菖蒲芳香化湿，醒脾开胃；法半夏燥湿和胃；芦根清热除烦止呕；栀子、淡豆豉清热开郁除烦。

若恶心呕吐明显者，加竹茹、生姜、旋覆花降逆止呕；若嘈杂不适者，合用左金丸；若便溏者，去大黄，加白扁豆、陈皮化湿和胃；若寒热错杂，心下痞，呕利肠鸣者，可选用半夏泻心汤辛开苦降，和胃消痞。

（4）肝胃不调

症状：脘腹痞闷不舒，胸胁胀满，心烦易怒，喜太息，恶心嗳气，大便不爽，或吐苦水，常因情志因素而加重。舌淡红，苔薄白，脉弦。

分析：脘腹痞闷为肝气犯胃，胃气郁滞；胸胁胀满，心烦易怒，善太息为肝气郁滞，气机不畅；恶心嗳气，呕吐苦水为胆胃不和，气逆于上；大便不爽是脾运失常，气机阻滞；舌淡红苔薄白，脉弦为肝气郁滞之象。

治法：疏肝解郁，和胃消痞。

方药：越鞠丸合枳术丸加减。前方为治六郁胃痞之剂，后方消补兼施，长于健脾消痞。方中香附、川芎疏肝理气，活血解郁；苍术、神曲燥湿健脾，消食除痞；栀子泻火解郁；枳实行气消痞；白术健脾燥湿；荷叶升养胃气。

若气郁较甚，胀满明显者，可加柴胡、郁金、厚朴，或用五磨饮子理气导滞消痞；若气郁化火，嘈杂泛酸，口苦咽干者，可加黄芩、川楝子，或合左金丸；若呕恶明显者，加制半夏、生姜和胃止呕。

2. 虚痞

（1）脾胃气虚

症状：脘腹痞闷，时轻时重，喜温喜按，食少不饥，身倦乏力，少气懒言，大便溏薄。舌质淡，苔薄白，脉细弱。

分析：脘腹痞闷，喜温喜按为脾胃气虚，运化无力，升降失常；食少不饥、便溏是脾气虚弱，脾失健运；少气乏力为脾气亏虚，精微不布，失于濡养；舌淡，脉细弱多为脾胃虚弱之象。

治法：健脾益气，升清降浊。

方药：补中益气汤加减。人参、黄芪、白术、炙甘草补中益气；升麻、柴胡升举清阳；当归养血和营；陈皮理气消痞。

若胀满较甚，可加木香、砂仁、枳实以理气消痞；若脾阳虚弱，畏寒怕冷，腹胀腹泻者，加干姜、制附子，或合理中丸以温中健脾；舌苔厚腻，湿浊内蕴者，加半夏、茯苓或改用香砂六君子汤加减。

（2）胃阴亏虚

症状：脘腹痞闷，嘈杂不适，饥不欲食，恶心嗳气，口燥咽干，大便干结。舌质红，苔少，脉细数。

分析：痞闷嘈杂、饥不欲食为胃阴亏虚，失于濡润，和降失司；恶心嗳气为胃气上逆；口燥咽干，大便干结为胃阴亏虚，津不上承，肠道液亏；舌红苔少，脉细数多为胃阴亏虚之象。

治法：养阴益胃，调中消痞。

方药：益胃汤加减。生地黄、麦冬为君，养阴清热，生津润燥；北沙参、玉竹为臣，养阴生津，增强益胃养阴之力；冰糖为使，濡养肺胃，调和诸药。

若阴伤重者，加石斛、天花粉生津；若腹胀较著者，加枳壳、厚朴花理气消胀；若食积者加谷芽、麦芽消食导滞；若便秘者加火麻仁、芒硝润肠通便。

四、预防调护

本病患者当节制饮食，饮食宜清淡易消化，忌肥甘厚味、辛辣醇酒及生冷粗硬之品。

注意精神调摄，保持乐观开朗，心情舒畅，避免忧思恼怒及情绪紧张。适寒温，注意腹部保暖。劳逸结合，病情加重时注意休息，平时适当锻炼，增强体质。

五、小　　结

胃痞是由中焦气机阻滞，脾胃升降失司引起的，以自觉脘腹痞塞，满闷不舒，按之柔软为主要临床表现的病证。多由感受外邪、饮食不节、情志失调、脾胃虚弱等引起，基本病机为中焦气机阻滞，脾胃升降失司。临床辨证当分虚实两类。一般初期多属邪实，治宜祛邪为主。饮食停滞，则脘腹满闷而胀，食后尤甚，嗳腐吞酸；痰湿阻滞，则脘腹胃痞，闷塞不舒，身重困倦；中焦湿热，则胃脘痞闷，口干不欲饮，大便干结或黏滞不畅；肝胃不调，则脘腹痞闷不舒，胸胁胀满，常因情志因素而加重。实痞日久，损伤脾胃，或素体脾胃虚弱，多为虚痞，治宜扶正为主。脾胃气虚，则脘腹痞闷，喜温喜按，身倦乏力；胃阴亏虚，则脘腹痞闷，饥不欲食，口燥咽干，大便干结。胃痞虚实常常互为因果，相互转化。诊治及时，多预后良好；若迁延日久，气血运行不畅，脉络瘀滞，血络损伤，可见吐血、黑便，而生胃痛、积聚、噎膈等变证。

 临证验案

金某，男，27岁。2006年6月7日初诊。

患者1年前因饮食不当（油腻腥荤）出现恶心、腹泻。胃镜检查示：慢性浅表性胃炎。后服疏肝健脾中药，未见明显好转。自诉晨起恶心、嗳气，口干苦，胃脘胀气痞闷，且不随进食而改变，伴头重如蒙，痰多易咯、色白，无泛酸，呕吐，无胃痛，夜寐不安，易早醒，精神欠振，二便正常，舌尖红、苔薄白而不润，脉弦数。

辨证：水饮内停证。治拟温通胃阳，降气化痰。予以小半夏茯苓汤化裁。

姜半夏30g　茯苓15g　生姜5片　姜黄连4.5g　吴茱萸3g　旋覆花(包煎)9g　代赭石(先煎)30g　川厚朴9g　枳实9g　公丁香2.4g

14剂。水煎服，每日1剂。

二诊：晨起恶心、嗳气已好转，痰少，面色渐华，舌红、苔薄。再取前法，以竟全功。

处方：姜半夏，白芥子，莱菔子，枳壳，桔梗，川厚朴，姜川黄连，淡吴茱萸，干姜，桂枝，泽泻，猪苓，茯苓，白术。14剂。水煎服，每日1剂。

三诊：服药后泛恶嗳气等症俱减。

按　患者虽有口干苦、嗳气纳差等肝胃不和症状，然长服疏肝和胃之剂，症情却好转不显，故应考虑有其他原因。患者自感泛恶不适，胃脘痞闷有水声，头重如蒙，咯痰白沫，临床表现与小半夏茯苓汤证"卒呕吐，心下痞，膈间有水，眩悸"的描述相似，故应考虑乃胃阳不振、浊阴潜踞、水饮积滞胃腑所致。法当温通胃阳，降气化痰。故投以小半夏茯苓汤化裁。方中半夏、生姜温化寒凝，降逆止呕；茯苓益气健脾，利水渗湿；公丁香温肾助阳以暖脾土；旋覆花、代赭石降逆和胃；川厚朴、枳实行气宽中，消食化痰；黄连、吴茱萸寒热配对，有燥湿和胃、开散郁结之功。二诊加五苓散以祛湿。诸药配合，治病求本，饮去则胃脘诸症好转。

（徐江雁，沈娟，杨建宇. 国医大师验案良方·脾胃卷[M]. 北京：学苑出版社. 2010）

文献摘录

（1）《素问·至真要大论》："太阳之复，厥气上行……心胃生寒，胸膈不利，心痛痞满。"

（2）《伤寒论·辨太阳病脉证并治》："脉浮而紧，而复下之，紧反入里，则作痞。按之自濡，但气痞耳。"

（3）《景岳全书·痞满》："痞者，痞塞不开之谓；满者，胀满不行之谓。盖满则近胀，而痞则不必胀也。所以痞满一证，大有疑辨，则在虚实二字。凡有邪有滞而痞者，实痞也；无物无滞而痞者，虚痞也。

有胀有痛而满者，实满也；无胀无痛而满者，虚满也。实痞、实满者可散可消；虚痞、虚满者，非大加温补不可。"

（4）《证治汇补·胃痞》："大抵心下痞闷，必是脾胃受亏，浊气挟痰，不能运化为患。初宜舒郁化痰降火，二陈、越鞠、芩连之类；久之固中气，参、术、苓、草之类，佐以他药。有痰治痰，有火清火，郁则兼化。若妄用克伐，祸不旋踵。又痞同湿治，惟宜上下分消其气，如果有内实之症，庶可疏导。"

文献推介

（1）吴嘉瑞，张冰. 颜正华辨治痞满经验探析[J]. 中国中医药信息杂志，2012，19（10）：86-87.

（2）杨桢，梁军，高媛，等. 李东垣消痞丸治疗痞满证209例疗效观察[J]. 中国中医基础医学杂志，2011，17（01）：82-84.

19 呕 吐

呕吐是由胃失和降、胃气上逆引起的，以胃内容物由口中吐出为主要临床表现的病证。有声有物谓之"呕"，有物无声谓之"吐"，有声无物谓之"干呕"。临床呕与吐常兼见，难以截然分开，故合称为"呕吐"。

《黄帝内经》对呕吐发生的原因，论述颇详，指出外邪、火热、食滞及肝胆气逆犯胃等均可导致呕吐。《素问·举痛论》曰："寒气客于肠胃，厥逆上出，故痛而呕也。"《素问·至真要大论》曰："诸呕吐酸，暴注下迫，皆属于热""诸逆冲上，皆属于火"。《素问·脉解》曰："所谓食则呕者，物盛满而上溢，故呕也。"《灵枢·四时气》曰："邪在胆，逆在胃，胆液泄则口苦，胃气逆则呕苦。"

汉·张仲景最早提出"呕吐"之名，其《金匮要略》有"呕吐哕下利病脉证治"专篇，根据不同病因、症状而立法遣方，至今仍被临床广泛应用，而且认识到呕吐是人体排出胃中有害物质的保护性反应，提出本病的治疗禁忌。如《金匮要略·黄疸病脉证并治》曰："酒疸，心中热，欲吐者，吐之愈。"《金匮要略·呕吐哕下利病脉证治》曰："夫呕家有痈脓，不可治呕，脓尽自愈。"告诫后世不必见呕止呕，而应当见病治源。

唐·孙思邈《备急千金要方·呕吐哕逆》推崇生姜的止呕作用，指出："凡呕者多食生姜，此是呕家圣药。"元·朱丹溪《丹溪心法·呕吐》指出："胃中有热膈上有痰者，二陈汤加炒山栀、黄连、生姜；有久病呕者，胃虚不纳谷也，用人参、生姜、黄芪、白术、香附之类。"其处方用药颇为中肯，为后世所习用。

明·张景岳将呕吐分为虚实两大类，《景岳全书·呕吐》曰："呕吐一证，最当详辨虚实。实者有邪，去其邪则愈；虚者无邪，则全由胃气之虚也。"这一分类方法，提纲挈领，对后世影响很大。清·叶天士在《临证指南医案》中提出以"泄肝安胃"为治疗纲领，在用药方面强调"以苦辛为主，以酸佐之"，治疗方药丰富。

西医学中的急慢性胃炎、急性胰腺炎、幽门梗阻、肠梗阻、尿毒症、颅脑疾病等以呕吐为主要表现时属于本病范畴，可参照本病辨证论治。

一、病因病机

（一）病因

1. 外邪犯胃 风、寒、暑、湿、秽浊之邪侵犯胃腑，胃失和降，水谷随气逆而上，即发生呕吐。《古今医统大全·呕吐哕门》云："卒然而呕吐，定是邪客胃腑，在长夏暑邪所干，在秋冬风寒所犯。"因寒邪最易损耗中阳，使邪气凝聚胸膈，动扰胃腑，故又以寒邪致病最多。

2. 饮食失调 暴饮暴食，过食生冷、辛辣、肥甘、油腻之品，嗜饮酒浆，或误食不洁之物，停滞不化，伤及胃腑，致胃气不能下行，上逆而为呕吐；或因脾胃运化失常，水谷不归正化，停痰留饮，积于中脘，痰饮上逆，亦可发为呕吐。

3. 情志失调 恼怒愤郁，肝失条达，横逆犯胃，胃气上逆而为呕吐。《景岳全书·呕吐》云："气逆作呕者，多因郁怒，致动肝气，胃受肝邪，所以作呕。"亦有忧思伤脾，脾失健运，食停难化，胃失和降，亦可发生呕吐。

4. 病后体虚 素体虚弱，劳倦太过，耗伤中气，或久病中阳不振，不能腐熟水谷，化生气血，运化升降失职，可引起呕吐。亦有胃阴不足，失其润降，引起呕吐。《古今医统大全·呕吐哕门》曰："久病而吐者，胃虚不纳谷也。"

（二）病机

本病的基本病机为胃失和降，胃气上逆。胃居中焦，主受纳和腐熟水谷，其气下行，以和降为顺。邪气犯胃或胃虚失和，气逆于上则出现呕吐。正如《圣济总录·呕吐门》所说："呕吐者，胃气上而不下也。"

本病病位在胃，与肝脾二脏关系密切。胃为仓廪之官，主受纳水谷，以和降为顺，若邪气侵扰，胃虚不降则上逆为吐，故其病位在胃。脾主运化，以升为健，与胃互为表里，若脾阳素虚，或饮食所伤，则脾失健运，饮食难化，或水谷不归正化，聚湿为痰为饮，停蓄于胃，胃失和降而为吐。肝主疏泄，有调节脾胃升降的功能，若情志所伤，肝气郁结，或气郁化火，横逆犯胃，胃气上逆亦可致吐。

本病病理性质有虚实之分。实者因邪气所干，虚者由于胃虚不降，其中又有阴虚、阳虚之别。因外邪、饮食、痰饮、肝气等伤胃，胃之和降失司而致呕吐者属实；脾胃虚寒或胃阴不足而无力司其润降之职致呕吐者属虚。实与虚可以相互转化与兼杂。如实证呕吐剧烈，津气耗伤，或呕吐不止，饮食水谷不能化生精微，每易转为虚证。虚证呕吐复因饮食、外感时邪犯胃，可呈急性发作，表现为虚实夹杂之证。

二、诊断与鉴别诊断

（一）诊断依据

（1）本病以呕吐食物、痰涎、水液或黄绿色液体，或干呕无物为主症，一日数次或数日一次不等，持续或反复发作，常伴有恶心、纳呆、泛酸嘈杂、胸脘痞闷等症状。

（2）本病起病或急或缓，多由感受外邪、饮食不节（洁）、情志不遂以及闻及特殊气味等因素而诱发，或有服用药物、误食毒物史。

（二）鉴别诊断

1. 反胃 反胃是指食物入胃，宿食不化，良久复出的病证。临床上以朝食暮吐，暮食朝吐，宿食不化为主要临床表现，多预后不良。呕吐多为食已即吐，或不食亦吐，吐无定时，吐出食物或痰涎清水，一般预后良好。

2. 噎膈 噎膈是指饮食吞咽受阻，梗塞不顺，甚或汤水不进，食入即吐的病证，病情呈进行性加剧，预后较差。而呕吐多吐无定时，进食顺畅，病情较缓，预后较好。

3. 关格 呕吐为胃失和降，胃气上逆所致，以呕吐食物、痰涎、水液或黄绿色液体，或干呕无物为主症，中心病位在胃，预后较好。关格也可见呕吐，但呕吐常与二便不通并见，为肾元虚衰，脾肾虚损，湿浊邪毒内生，阻滞气机升降出入所致，中心病位在肾，预后较差。

三、辨 证 论 治

（一）辨证要点

1. 辨虚实 呕吐一证，当详辨虚实。实证多由外邪、饮食所伤，病程短，来势急，吐出物较多；虚证多为脾胃运化功能减退，病程较长，来势徐缓，吐出物较少，或伴有倦怠乏力等症，又有脾胃虚寒和胃阴不足之区别。

2. 辨呕吐特点 若发病急，伴有表证者，属于外邪犯胃；呕吐酸腐量多，气味难闻者，为宿食留胃；呕吐清水痰涎，胃脘有振水声者，属痰饮内停；呕吐泛酸，抑郁善怒者，则多属肝气郁结；呕吐苦水者，多因胆热犯胃；反复发作，纳多即吐者，属脾胃虚寒；干呕嘈杂，或伴有口干、饥而不欲食者，为胃阴不足。

（二）治疗原则

呕吐以和胃降逆止呕为基本治法，但应根据实虚之不同分别给予治疗。偏于实者，治宜祛邪为主，分别采用解表、消食、化痰、理气之法，邪去则呕吐自止。偏于虚者，治宜扶正为主，分别采用健脾益气、温中散寒、养阴和胃等法，正复则呕吐自愈。虚实夹杂者，当标本兼顾，审其标本缓急之主次而治之。

（三）分证论治

1. 外邪犯胃证

症状：突然呕吐，频频泛恶，胸脘满闷，伴有恶寒发热，头身疼痛。舌苔白腻，脉濡。

分析：突然呕吐，频频泛恶为外邪犯胃，扰动胃腑，浊气上逆；胸脘满闷为湿阻中焦，气机不利；发热恶寒，头身疼痛为邪束肌表；舌苔白腻，脉濡为外邪犯胃之征。

治法：疏邪解表，化湿和中。

方药：藿香正气散加减。

藿香、紫苏、厚朴疏邪化浊为主；半夏、陈皮、茯苓、大腹皮等降逆和胃为佐。

如表邪偏重者，加荆芥、防风之类以祛风解表；并有宿滞、胸闷腹胀者，去白术、甘草、大枣，加神曲、鸡内金以消导积滞；夏令感受暑湿，呕吐而并见心烦口渴者，本方去香燥甘温之药，加入黄连、佩兰、荷叶之属以清暑解热；若感受秽浊之气者，忽然呕吐，可予玉枢丹以辟浊止呕。

2. 饮食停滞证

症状：呕吐酸腐量多，或吐出带有未消化的食物，嗳气厌食，脘腹胀满，大便秽臭或秘结或溏薄。舌苔厚腻，脉滑实。

分析：呕吐酸腐为食滞内阻，浊气上逆所致；脘腹胀满，嗳气厌食为脾失健运，气机受阻；大便秽臭或秘结或溏薄为食滞于中，升降失常，传导失司；舌苔厚腻，脉象滑实为食滞内停之征。

治法：消食化滞，和胃降逆。

方药：保和丸加减。

神曲、山楂、莱菔子消食和胃；陈皮、半夏、茯苓理气降逆；连翘以清积滞中的伏热。

如伤于肉食而吐者，重用山楂；伤于米食而吐者，加谷芽；伤于面食而吐者，重用莱菔子；如积滞较多，腹满便秘，可合用小承气汤以导滞通腑，使浊气下行；若由胃中积热上冲，食已即吐，口臭而渴，苔黄脉数者，宜用竹茹汤以清胃泄热；若胃肠通降不行，大便不畅，食已即吐者，可用大黄甘草汤通腑和胃。

3. 痰饮内阻证

症状：呕吐清水痰涎，或胃部如囊裹水，脘痞满闷，纳谷不佳，头眩，心悸，或逐渐消瘦。舌苔白滑或腻，脉沉弦滑。

分析：呕吐清水痰涎，脘痞满闷，纳谷不佳为脾不运化，痰饮内停，胃气上逆所致；头眩为水饮上犯，清阳之气不展；心悸为水气凌心所致；舌苔白滑或腻，脉沉弦滑为痰饮停留之征。

治法：温化痰饮，和胃降逆。

方药：小半夏汤合苓桂术甘汤加减。两方均有化饮降逆作用，治疗水饮停留在胃，呕吐清水痰涎等症，但前方以和胃降逆为主，后方则以温阳化饮为主。

半夏、生姜和胃降逆；茯苓、白术、甘草健脾利水化湿；桂枝温化痰饮。

如湿阻中焦，气机不利，脘痞胀满，苔厚，可加苍术、厚朴、枳实燥湿理气；纳差者，加白蔻仁、砂仁化浊开胃；若痰郁化热，胃失和降，出现眩晕、心烦、口苦、少寐者，可用黄连温胆汤加减，以清胆和胃，除痰止呕。

4. 肝气犯胃证

症状：呕吐吞酸，或干呕泛恶，脘胁胀痛，烦闷不舒，嗳气频频，每遇情志失调而发作或加重。舌边红，苔薄腻或微黄，脉弦。

分析：呕吐吞酸，嗳气频频为肝气不舒，横逆犯胃，胃失和降所致；脘胁胀痛，烦闷不舒为气机郁滞，肝脉不舒所致；舌边红，苔薄腻或微黄，脉弦为肝郁气滞之征。

治法：疏肝和胃，降逆止呕。

方药：四七汤加减。

方中苏叶、厚朴理气宽中；半夏、生姜、茯苓、大枣和胃降逆止呕。

如肝郁化热，心烦口渴者，加竹茹、黄芩、芦根泄热生津止渴；口苦嘈杂，大便秘结，腑气不通者，加大黄、枳实以通腑降浊；化火伤阴，口燥咽干，胃中灼热者，去厚朴、紫苏等香燥药，加沙参、麦冬、石斛以养阴和胃；若呕吐日久，诸药无效，胸胁刺痛，舌有瘀斑者，可酌加桃仁、红花等活血化瘀。呕吐苦水甚或黄绿水者，属于"胆呕"，多由胆热犯胃所致，宜黄连温胆汤合左金丸加黄芩、连翘、代赭石等清泄胆火，降胃止呕。

5. 脾胃气虚证

症状：恶心呕吐，食欲不振，食入难化，脘部痞闷，大便不畅。舌淡胖，苔白滑，脉细。

分析：恶心呕吐为胃虚气逆所致；食欲不振，食入难化为脾胃气虚，纳运无力所致；脘部痞闷为食滞胃脘；大便不畅为肠腑通降失和，传导失职；舌淡胖，苔薄，脉细为脾胃气虚之征。

治法：健脾益气，和胃降逆。

方药：香砂六君子汤加减。

党参、茯苓、白术、甘草健脾益气；半夏祛痰降逆，和胃止呕；陈皮、木香、砂仁理气降逆。

若呕吐频作，嗳气脘痞，可酌加旋覆花、代赭石以镇逆止呕；若呕吐清水较多，脘冷肢凉者，可加附子、肉桂、吴茱萸以温中降逆止呕。

6. 脾胃阳虚证

症状：饮食稍多即吐，时作时止，面色㿠白，倦怠乏力，喜暖恶寒，四肢不温，大便溏薄。舌质淡，脉濡弱。

分析：饮食稍多即吐为脾胃阳虚，无力腐熟和运化水谷所致；面色㿠白，倦怠乏力为水谷精微化生不足；喜暖恶寒，四肢不温为中焦虚寒，阳虚失于温煦；大便溏薄为脾阳亏虚，运化失常；舌质淡，脉濡弱为脾阳不足之征。

治法：温中健脾，和胃降逆。

方药：理中汤加减。

人参、白术健脾和胃；干姜、甘草甘温和中。

若呕吐甚者，加砂仁、半夏等理气降逆止呕；若呕吐清水不止，可加吴茱萸、生姜以温中降逆止呕；若久呕不止，呕吐之物完谷不化，汗出肢冷，腰膝酸软，舌质淡胖，脉沉细，可加制附子、肉桂等温补脾肾之阳。

7. 胃阴不足证

症状：呕吐反复发作，或时作干呕，恶心，似饥而不欲食，胃脘嘈杂，口干咽燥。舌红少津，苔少，脉细数。

分析：呕吐反复发作，时作干呕为胃热不清，耗伤胃阴，以致胃失和降；似饥而不欲食为胃阴亏虚，胃失濡润，受纳无权；口干咽燥为津液耗伤，不能上承；舌红少津，苔少，脉象细数乃胃阴不足之征。

治法：滋养胃阴，降逆止呕。

方药：麦门冬汤加减。

人参、麦冬、粳米、甘草滋养胃阴；半夏降逆止呕；大枣益气和中。

如呕吐甚，加竹茹、橘皮、枇杷叶和降胃气；阴虚重者，大便燥结，舌红无苔者，酌加生地黄、天花粉、火麻仁、白蜜等生津养胃，润燥通腑；若并见吞酸、口臭、溲赤者，加石膏、知母、芦根；若久病体虚，热伤气阴，症见少气，口渴，气逆欲吐者，可用竹叶石膏汤益气养阴，清热和胃。

四、预防调护

预防本病，要注意"虚邪贼风，避之有时"，要注意饮食卫生，避免进食腥秽之物，不饥饱无度，脾胃虚寒者应忌食生冷之品，胃中积热或胃阴不足者应忌食辛辣、香燥之品。要注意精神上调摄，心情舒畅，避免精神刺激，可防止因情志因素引起的呕吐。对可能引起呕吐的原发疾病要积极治疗。

发生呕吐时，要注意适当休息，寒温适宜，食物要易于消化，宜清淡，少量多餐，忌食生冷油腻之物。若呕吐剧烈，粥汤入胃即吐出之危重病者，系胃气衰败，可用《景岳全书》"人参煮粥食之"之法，此取人参粥以救胃气。重症、昏迷或体力差的患者要侧卧，防止呕吐物进入气道。吐后用温水漱口，清洁口腔。

五、小 结

呕吐是由胃失和降、胃气上逆引起的，以胃内容物由口中吐出为主要临床表现的病证。可出现在许多疾病的过程中。多由外邪犯胃、饮食不节、情志失调、病后体虚等引起，基本病机为胃失和降，胃气上逆。临床辨证当分虚实两类。实证多见于外邪犯胃，饮食停滞，肝气犯胃，痰饮内阻。虚证多见于脾胃气虚，脾胃阳虚及胃阴不足。治疗呕吐，当以和胃降逆止呕为原则。若呕吐单独出现，无论实证、虚证，随着病因的祛除，呕吐多自行停止，预后良好。若与其他疾病并见，或久吐不愈者，应找出引起呕吐的原发病因加以治疗，否则呕吐难愈。如迁徙日久，必会影响水谷精微的吸收，导致化源不足，病情必缠绵难复。

 临证验案

童某，72岁。2007年8月13日初诊。

年逾七旬形体虚弱，饮食少进，情绪不遂，抑郁多虑，遇寒则胃脘不适，大便偏干，小溲时黄。近1年来，食后往往反流，曾做检查示胃无病理性变化，今求于中医。诊其脉来虚而微弦，舌淡红苔薄，此乃脾胃虚寒、肝气横犯之象。拟予健脾温中，降逆和胃法为治。

炒潞党参12g　焦白术15g　云茯神20g　广陈皮10g　姜半夏12g　绿梅花20g　老蔻仁6g　香谷芽25g　代赭石12g　煨姜6g　炙甘草5g

二诊：药尽未见呕吐，二便亦转正常，其他无不适之感。故守原方再进数帖。后来反馈疗效颇好，呕吐再未出现。

按 呕吐一证有客邪与内伤之别。客为卒然内伤则由饮食、情志、脾胃虚寒等所致。如《素问·至真要大论》曰："太阴之复、湿变乃举……食饮不化……呕而密默，唾吐清液。"《金匮要略》对呕吐脉症治疗阐发更详，不仅提出一些现在仍然行之有效的方剂，而且指出虚则应止，实不止呕，如《金匮要略·呕吐哕下利病脉证治》曰："夫呕家有痈脓，不可治呕，脓尽自愈。"说明有时人体排出胃中有害物质是保护性反应，故此时治疗，不应止呕。因此，治呕需明辨虚实寒热，以"反出"为寒、"不入"为火。简短之言，确为诊断提供依据。本例属脾胃虚寒，肝气横逆为患，治用六君合代赭石加减，以暖中和胃，镇逆止呕。因夹有肝气故取用代赭石，并以煨姜佐之，以缓其苦寒之性，防在镇逆中有伤于胃。全方合力，一举而起沉疴。

（徐经世. 徐经世内科临证精华[M]. 合肥：安徽科学技术出版社. 2011）

文献摘录

（1）《伤寒论·辨太阳病脉证并治下》："伤寒，胸中有热，胃中有邪气，腹中痛，欲呕吐者，黄连汤主之"。

（2）《丹溪心法·呕吐》："胃中有热，膈上有痰者，二陈汤加炒山栀、黄连、生姜；有久病呕者，胃虚不纳谷也，用人参、生姜、黄芪、白术、香附之类"。

（3）《景岳全书·呕吐》："暴伤寒凉，或暴伤饮食，或因胃火上冲，或因肝气内逆，或以痰饮水气聚于胸中，或以表邪传里，聚于少阳、阳明之间，皆有呕吐，此皆呕之实邪也。所谓虚者，或其本无内伤，又无外感而常为呕吐者，此既无邪，必胃虚也。或遇微寒，或遇微劳，或遇饮食少有不调，或肝气微逆即为呕吐者，总胃虚也"。

（4）《临证指南医案·呕吐》（华岫云按）："今观先生之治法，以泄肝安胃为纲领。用药以苦辛为主，以酸佐之。如肝犯胃而胃阳不衰有火者，泄肝用芩、连、楝之苦寒。如胃阳衰者，稍减苦寒，用苦辛酸热，此其大旨也。若肝阴胃汁皆虚，肝风扰胃呕吐者，则以柔剂滋液养胃，熄风镇逆。若胃阳虚，浊阴上逆者，用辛热通之，微佐苦降。若但中阳虚，而肝木不甚亢者，专理胃阳，或稍佐椒、梅。若因呕伤，寒郁化热，劫灼胃津，则用温胆汤加减。若久呕延及肝肾皆虚,冲气上逆者,用温通柔润之补下焦主治。若热邪内结,则用泻心法。若肝火冲逆伤肺,则用养金制木,滋水制火。

文献推介

(1)王莉,夏黎明.加味六君子汤联合托烷司琼防治化疗后脾胃气虚型恶心呕吐临床观察[J].中医药临床杂志,2021,33(03):532-535.

(2)姚欣艳,刘朝圣,聂娅,等.熊继柏教授辨治呕吐经验[J].中华中医药杂志,2014,29(10):3160-3162.

20 噎膈

噎膈是由食管干涩或食管狭窄引起的,以吞咽食物哽噎不顺,甚则食物不能下咽,食入即吐为主要表现的一种病证。噎即噎塞,指吞咽之时哽噎不顺;膈为格拒,指饮食不下。噎虽可单独出现,而又每为膈的前驱,故往往以噎膈并称。

噎膈中,膈之病名首见于《黄帝内经》,唐宋以后始将"噎膈"并称。噎膈的病因,《素问》提出其发病与热结津伤及情志因素相关,如《素问·阴阳别论》曰:"三阳结谓之膈。"《素问·通评虚实论》曰:"隔塞闭绝,上下不通,则暴忧之病也。"

宋·严用和《济生方》提出寒温、饮食失调之病因。元·朱震亨《局方发挥》提出血耗致噎膈之论,并在《脉因证治》中提出"润养津血,降火散结"的治疗大法。明·张介宾《景岳全书》又提出噎膈与酒色过度有关,并且认为阳气衰弱可致噎膈,注重从脾肾治疗。

清·李用粹《证治汇补》认为噎膈由气滞、痰凝、血瘀、火炎、食积所致,并强调"七情之变"往往是致病的源头,提出"化痰行瘀"的治法,这些理论对指导临床实践均具有重要意义。清·叶天士《临证指南医案》除肯定瘀血、顽痰、逆气阻隔胃气是噎膈的发病病机外,还指出对"脘管窄隘"的认识,至此对噎膈病机的认识已渐至完善。

根据噎膈的临床表现,西医学中的食管肿物、贲门痉挛、贲门炎、食管憩室、慢性食管炎、食管狭窄、食管贲门失弛缓症等,均可参照本节内容辨证论治。

一、病因病机

(一)病因

1. 七情内伤 平素情志失调,尤以忧思恼怒多见。忧思伤脾,脾伤气结,水湿失运,滋生痰浊;恼怒伤肝,肝伤气郁,血行不畅,瘀血内停,以致痰瘀交阻于食管、贲门而成噎膈。《医宗必读·反胃噎膈》曰:"大抵气血亏损,复因悲思忧恚,则脾胃受伤,血液渐耗,郁气生痰,痰则塞而不痛,气则上而不下,妨碍道路,饮食难进,噎塞所由成也。"

2. 饮食不节 平素嗜酒,喜食肥甘,过食辛辣,致使胃肠积热,津液耗损,痰热内结;或恣食霉物,或喜烫食,灼伤食管而致。《灵枢·四时气》指出:"饮食不下,膈塞不通,邪在胃脘。"

3. 年高久病 久病虚劳，精血渐枯，气运渐弱；或年高肾虚，精血亏损，气阴渐伤，津气失布，痰气瘀阻而成噎膈。《景岳全书·噎膈》曰："正以命门无火，气不化精，所以凝结于下而治节不行……即噎膈之属是也。"

（二）病机

本病与气结、痰阻、血瘀有关，其基本病机为痰、气、瘀交结，阻隔于食管、贲门而致发病。本病病位在食管、贲门，为胃所主。病变脏腑涉及肝、脾、肾三脏，三脏通过经络与食管、胃相连。

七情内伤、饮食不节、年高久病致肝、脾、肾三脏功能失常，肝伤气郁，血瘀内停或化火伤阴；脾伤失运，湿聚成痰；肾阴不足，不能濡养咽嗌，肾阳虚不能温运脾土，以致气滞、痰阻、血瘀，阻于食管、贲门而成噎膈。

本病属本虚标实之症，起病初期，以标实为主，由痰气交阻于食管、贲门，故进食梗塞不顺，久之瘀血内结，以致痰、气、瘀交结，阻隔胃气，通降失调，食物难进，食后复出。病情进一步发展则气郁化火，或痰瘀生热，或瘀结成毒，伤阴耗液，病由标实转为正虚为主，病情也由轻转重，阴津日益枯槁，胃津亏耗，或损及肾阴，或阴损及阳，脾胃阳气衰败，精气并耗，脾之生化告竭，不能输化津液，痰气瘀结更甚，形成虚实夹杂之候，此时食入即吐，水饮也难以咽下，形体日渐羸瘦，肢体浮肿，面容憔悴，萎靡乏力，最终大肉尽脱，形销骨立，终成不治。

本病的预后，与病情发展有关，当病情停留在噎证不向膈证发展，多表现为哽噎不顺的痰气交阻证，当病情进展为膈证，出现胸膈阻塞，饮食难下，渐至阴津枯槁，阴损及阳，脾胃阳气衰败，预后极差。

二、诊断与鉴别诊断

（一）诊断依据

（1）初起进食时有停滞感，继则咽下哽噎，甚至食不得入或食入即吐，常伴有胃脘不适，胸膈疼痛，甚则形体消瘦、肌肤甲错、精神疲惫等。起病缓慢，常表现为由噎至膈的病变过程。

（2）常由饮食、情志等因素诱发，多发于中老年男性。发病在局部地区有聚集现象。

（二）鉴别诊断

1. 反胃 反胃与噎膈均有食入吐出的症状。反胃为脾胃衰败，胃中无火，难以腐熟食入之谷物，无吞咽障碍，饮食可下，食在胃中，宿食不化，常表现为朝食暮吐，暮食朝吐，吐尽方舒；噎膈多属阴虚有热，气、痰、瘀交阻于食管、贲门，症状特点是吞咽困难，食噎不下，胸口阻塞，食物不下或食入即吐，常伴胸膈疼痛。

2. 梅核气 梅核气与噎膈均有咽中不舒的症状。噎膈属有形之物阻隔于食管、贲门，表现为吞咽困难及食物不下。梅核气属痰气无形之邪阻结于咽喉之间，无吞咽困难及食物不下的症状，一般无呕吐。

三、辨证论治

（一）辨证要点

1. 辨病情轻重 本病早期轻症仅有进食梗塞不顺，全身症状不明显，病情严重则进食困难加重，食入即吐，水饮也难咽下，渐至形销骨立等。

2. **辨标本主次** 临床应辨标本主次，标实当辨气结、痰阻、血瘀三者之不同，本虚多责之于阴津枯槁为主，发展至后期可见气虚阳微之证。

（二）治疗原则

本病的治疗应辨本虚标实的程度，给予合理处理。起病初期重在标实，当辨气结、痰阻、血瘀之偏重，而择理气、化痰、消瘀、降火之法，瘀结成毒者，当散结解毒；病至后期重在本虚，当识阴津枯槁或气虚阳微之证候，而以滋阴润燥，或补气温阳为主。

（三）分证论治

1. 痰气交阻证

症状：吞咽梗阻，胸膈痞闷，甚则疼痛，症状可随情志舒畅或抑郁出现轻重改变，可伴嗳气呃逆，呕吐痰涎，口燥咽干。舌质偏红，苔薄腻，脉弦滑。

分析：痰气交阻食管，则吞咽梗阻，胸膈痞闷，甚则疼痛，症状轻重随情绪变化而转变；气结不畅，脾胃失司，则嗳气呃逆，呕吐痰涎；气结津不上承或化热伤津，则口燥咽干；舌质偏红苔薄腻，脉弦滑，为气结痰阻兼有郁热之象。

治法：开郁化痰，润燥降气。

方药：启膈散加减。

方中丹参、郁金、砂仁壳化瘀开郁利气；沙参、贝母润燥化痰；茯苓健脾和中；荷叶、杵头糠升清降浊。

嗳气呕吐明显者，可加旋覆花、代赭石，以增降逆之力，或用旋覆代赭汤加减；呕吐痰涎者，加半夏、陈皮，以加强和胃化痰之功；口干咽燥，气郁化火者，加山豆根、栀子以增清热解毒之力，若为阴津不足，可加麦冬、玄参、天花粉生津润燥；若胃失和降，泛吐痰涎者，加半夏、陈皮、旋覆花以和胃降逆；若肝火犯胃，脘胁疼痛，呕吐酸水，口苦嘈杂，加左金丸疏肝和胃。

2. 瘀血内结证

症状：胸膈疼痛，饮食难下，甚至滴水难进，咽之即吐，有时呕出物如赤豆汁，形体消瘦，肌肤枯燥，面色晦暗，大便干结，坚如羊屎。舌质紫暗，脉细涩。

分析：瘀血阻于食管，故胸膈疼痛，食不得下，甚则滴水难进；阴亏血少，肠失润泽，故大便干结；瘀血阻络，或化热伤络，则呕出物色赤；病久不食，化源告竭，形体消瘦，肌肤枯燥；面色晦暗，舌质紫暗，脉细涩，为血亏瘀结之象。

治法：滋阴补血，破血行瘀。

方药：通幽汤加减。

方中生地黄、熟地黄、当归滋阴养血；桃仁、红花破结行瘀；升麻升清以降浊，槟榔下坠而破气滞；炙甘草调和诸药。

胸膈疼痛，可加血府逐瘀汤活血破瘀；若久病不已，腹部癥积，或胀或痛者，可用三甲散；呕吐频繁，可加莱菔子、生姜汁行气止呕；呕吐物色赤，可另服云南白药化瘀止血；若瘀结成毒，食管狭窄，吞咽困难者，可加青黛、硼砂、硇砂、冰片等兑藕粉冲服；若神疲乏力，呕吐痰涎，大便干结者，可用参赭培气汤益气润肠，化痰降逆。

3. 津亏热结证

症状：吞咽梗塞而痛，水饮可下，食物难进，入而复出，心烦口干，胃脘灼热，形体消瘦，肌肤枯燥，大便干结。舌质光红，干裂少津，脉细数。

分析：胃津亏耗，食管失于濡润，则吞咽梗塞而痛；胃肠津亏热结，则心烦口干，胃脘灼热，大便干结；胃不受纳，无以化生精微，故形体消瘦，肌肤枯燥；舌质光红，干裂少津，脉细数，均属津亏热结之候。

治法：滋阴补血，清肺润燥。

方药：沙参麦冬汤加减。

方中选取沙参、麦冬、玉竹滋养津液，桑叶、天花粉养阴泻热，生扁豆、生甘草益气培中、甘缓和胃，并可加石斛、生地黄、熟地黄等，双补胃肾之阴，以增加疗效。用法宜少量多次，频频呷服，不可操之过急，以免泥胃不化。若大便干结，可加火麻仁、全瓜蒌、郁李仁润肠通便；食物难进，入而复出，可用竹叶石膏汤加大黄泻热存阴。若瘀结成毒，气阴两虚，乏力咽干，呃逆，呕吐，痰涎黏稠者，可用麦门冬汤加减，或加浙贝、连翘、莪术、薏苡仁、白花蛇舌草等。

4. 气虚阳微证

症状：病久饮食不下，面色㿠白，体虚羸弱，形寒气短，面浮足肿，泛吐清涎，腹胀便溏。舌淡，苔白，脉细弱。

分析：病久阴损及阳，脾肾阳气衰微，饮食无以受纳运化，浊气上逆，则饮食不下、泛吐清涎；阳虚无以化津，则面色㿠白，体虚羸弱，形寒气短，面浮足肿，腹胀便溏；舌淡，苔白，脉细弱，亦属气微阳虚之象。

治法：温补脾肾。

方药：补气运脾汤加减。

补气运脾汤用人参、黄芪、白术、茯苓补气益脾，陈皮、半夏、砂仁、大枣、生姜、甘草和胃温脾降逆。阳虚明显者，可用右归丸益火之源。右归丸以熟地黄、山茱萸、当归、枸杞滋肾阴，又用肉桂、附子、杜仲等温肾阳，为阴中求阳之法。胃虚气逆，泛吐清涎，可加吴茱萸、丁香、白蔻仁温胃降逆。

四、预防调护

预防方面，改变不良饮食习惯，保持愉快心情。在饮食上，避免进食过快、过烫，不要嗜好辛辣或腌制食物，勿食变质、霉变食物，戒烟酒；加强水源管理，防止污染，以减少水中亚硝酸盐含量。

调护方面，应多吃新鲜蔬菜水果，宜进食营养丰富的食物，包括牛奶、肉汁、蜂蜜、梨汁等流质饮食，顾护胃气。同时，注意情志调护，避免抑郁焦虑。

五、小 结

噎膈是由食管干涩或食管狭窄引起的，以吞咽食物哽噎不顺，甚则食物不能下咽，食入即吐为主要表现的一种病证，可出现在许多疾病的过程中。多由七情内伤、饮食不节、年高久病等引起，基本病机与气结、痰阻、血瘀交结，阻隔于食管、贲门而致发病。临床辨证当辨病情轻重、标本主次。本病的治疗应辨本虚标实的程度，给予合理处理。起病初期重在标实，当辨气结、痰阻、血瘀之偏重，而择理气、化痰、消瘀、降火之法；病至后期重在本虚，当识阴津枯槁或气虚阳微之证候，而以滋阴润燥，或补气温阳为主。本病的预后，与病情发展有关，噎证尚轻，当病情进展为膈证时，预后极差。预防调护上应调节情绪、饮食清淡、避免食过烫食物。

临证验案

侯某，女，62岁。1979年5月初诊。

从1978年10月起进食作噎，曾服药治疗未见好转，至1979年4月赴某医院CT摄片诊断为食管癌，CT片中见食管中段3.5cm左右的区域狭窄，拉网及胃镜检查亦诊断为食管癌（鳞癌），建议手术。因年高体弱，不愿手术而要求用中药治疗。诊查：吞咽困难（仅能吃半流质食物），胸前区及背部常感闷胀隐痛，咳嗽不爽，痰多黏腻，大便干燥。舌苔薄腻，质偏红绛，脉细弦。

辨证：肾水不足，阴液亏耗。

治法：治拟滋阴养胃，活血消肿。

处方：南北沙参各24g　生熟地黄各24g　天花粉24g　麦冬12g　茯苓24g　牡丹皮12g　瓜蒌皮24g　乌梅肉9g　生熟薏苡仁各24g　土茯苓24g　天龙3条　石见穿12g　石打穿12g　八月札12g　女贞子24g　枸橘李12g　五味子6g　三棱12g　莪术12g　稻豆衣12g

加减药物：如症见口干津少、舌质红绛者，加知母、玉竹、石斛、玄参等；如症见咳嗽痰多黏腻者，加石韦、陈皮、象贝母等；如见胸背灼热隐痛者，则加苏梗、丹参、白花蛇舌草、蒲公英、合欢皮等；如胃纳不佳、大便干结者，加桃仁泥、瓜蒌仁、焦楂曲等。常用成药：六味地黄丸12g，口服。

患者服药半年左右，右胸前区及背部胀闷、疼痛消失，吞咽困难逐渐减轻，大便基本正常，连续服药至1980年9月，X线摄片复查食管中段癌未见进展。嗣后经常服药迄今6年左右，病情稳定，未见明显进展。1985年4月11日在某医院复查，食管双重造影；食管中段可见3cm左右的食管呈狭窄表现，但钡剂仍能顺利通过，狭窄部上方食管略扩张，与老片比较基本相似。结论：食管中段癌，与老片相比，未见明显进展。

按　本病例辨证分析为年高体弱、肾水不足，阴液亏耗，根据《医贯》引王太仆所谓"食入即吐是无水也……无水者壮水之主"的理论，用六味地黄丸常服滋补肾阴，以扶其正而治其本；沙参、麦冬、生地黄、天花粉等养胃生津，增其阴液而润其膈；八月札、枸橘李等理气以散结；丹参、桃仁、天龙、石见穿、石打穿、三棱、莪术等活血以消肿。一面扶正，一面祛邪，标本兼顾，相辅相成，而取得比较满意的效果。

（王永炎. 中国现代名中医医案精粹 第1集[M]. 北京：人民卫生出版社. 2010）

文献摘录

（1）《景岳全书·噎膈》："凡治噎膈大法，当以脾肾为主。盖脾主运化，而脾之大络布于胸膈；肾主津液，而肾之气化主乎二阴。故上焦之噎膈，其责在脾；下焦之闭结，其责在肾。治脾者宜从温养，治肾者宜从滋润，舍此二法，他无捷径矣。"

（2）《济生方·呕吐翻胃噎膈门》："五膈者，忧、恚、寒、热、气也；五噎者，忧、思、劳、食、气也。其为病也，令人胸膈痞闷，呕逆噎塞，妨碍饮食，胸痛彻背，或胁下支满，或心忡喜忘，咽噎气不舒。治疗之法，调顺阴阳，化痰下气，阴阳平匀，气顺痰下，膈噎之疾，无由作矣。"

（3）《医学心悟·卷三》："凡噎膈症，不出胃脘干槁四字。槁在上脘者，水饮可行，食物难入，槁在下脘者，食虽可入，久而复出。"

（4）《玉机微义·卷二十五》："夫治此疾也，咽嗌闭塞，胸膈痞闷，似属气滞，然有服耗气药过多，中气不运而致者，当补气而自运。大便燥结如羊矢，似属血热，然服通利药过多，致血液耗竭而愈结者，当补血润血而自行。有因火逆冲上，食不得入，其脉洪大有力而数者，或痰饮阻滞而脉结涩者，当清痰泄热，其火自降。有因脾胃阳火亦衰，其脉沉细而微者，当以辛香之药温其气，仍以益阴养胃为之主，非如《局方》之惟务燥烈也。若夫不守戒忌厚味房劳之人，及年高无血者，皆不能疗也。"

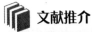

文献推介

(1) 章程鹏,孙易娜,戴天木. 王旭高噎膈、反胃治法特色及临床运用浅析[J]. 南京中医药大学学报,2015,31(02):108-109.

(2) 胡萍萍,金春晖,戈晓兰. 开道散等治疗上消化道癌性狭窄40例[J]. 北京中医药大学学报,2010,33(10):716-717.

21 呃 逆

呃逆是由胃气上逆动膈引起的,以气逆上冲喉间,呃呃连声,且声短而频令人不能自制为主要临床表现的病证。

《黄帝内经》无呃逆之名,其记载的"哕"即指本病。在病因病机上,《黄帝内经》已认识本病的主要病机为胃气上逆,还认识到呃逆发病与寒气及胃、肺有关。在治疗上,《黄帝内经》提出了三种非药物的简易疗法,如《灵枢·杂病》曰:"哕,以草刺鼻,嚏,嚏而已;无息,而疾迎引之,立已;大惊之,亦可已。"

汉·张仲景《金匮要略》认识到虚热也是发病的病因之一,并且将呃逆分为三种,实证采用利法,寒证采用橘皮汤,虚热采用橘皮竹茹汤进行治疗,这为后世寒热虚实辨证分类奠定了基础。元·朱丹溪《格致余论》始称"呃逆"。明·秦景明《症因脉治》将本病分为外感、内伤两类,丰富了呃逆病因病机的认识。明·张景岳《景岳全书》将呃逆病名的定义做了更清晰的表述,并沿用至今。

清·李中梓《证治汇补·呃逆》对本病提出了更系统性的治疗法则:"治当降气化痰和胃为主,随其所感而用药。气逆者,疏导之;食滞者,消化之;痰滞者,涌吐之;热郁者,清下之;血瘀者,破导之;若汗吐下后,服凉药过多者,当温补;阴火上冲者,当平补;虚而挟热者,当凉补。"这些治疗措施至今对临证仍有指导意义。

西医学中的胃肠神经症、胃炎、胃扩张、胸腹腔肿瘤等所引起的膈肌痉挛之呃逆属于本病范畴,可参照本病辨证论治。

一、病因病机

(一) 病因

1. 饮食失宜 饮食过快,贪食生冷,过服寒凉之剂,寒气蕴胃,并循手太阴之脉上动于膈,或过食辛热煎炒,醇酒厚味,过用温补之剂,燥热内生,腑气不行,胃气上逆动膈,发为呃逆。《景岳全书·呃逆》指出:"皆其胃中有火,所以上冲为呃。"

2. 情志不遂 恼怒伤肝,肝气不利,横逆犯胃,胃气上逆动膈,或抑郁伤肝,肝郁克脾,或忧思伤脾,脾失健运,湿聚成痰,或痰饮内伏,复因恼怒气逆,胃气夹痰上逆动膈,或肝郁化火,损阴耗液,日久转化为胃阴亏虚,或气郁日久,气滞血瘀,胃气上逆者可发为呃逆。《证治准绳·呃逆》有因"暴怒气逆痰厥"而发生呃逆的记载，指出与情志相关。

3. 年高久病　年高体弱，或大病久病，正气未复，或吐下太过，虚损误攻，均可耗伤中气，或损及胃阴，胃失和降，发生呃逆，甚则病深及肾，肾气失于摄纳，冲气上乘，上逆动膈，均可发生呃逆。

（二）病机

本病的基本病机是胃失和降、胃气上逆动膈。有虚实之分，疾病初期或急性起病，实证多为寒凝、火郁、气滞、痰阻，胃失和降；虚证每由脾肾阳虚，或胃阴耗损等正虚气逆所致；但亦有虚实夹杂并见者。病机转化决定于病期新久、病邪性质和正气强弱。

本病病位在膈，病变的关键脏腑在胃，与肝、脾、肾、肺相关。胃中寒蕴或燥热伤胃，甚至阳明腑实，腑气不顺，均可致胃失和降，气逆动膈。胃阴不足，呃声短促，口干便结。肝气郁者，呃逆连声，常因情志不畅而诱发或加重；脾虚者，呃声低长，大便溏薄；肾气不足，肾失摄纳，也可影响胃失和降，导致浊气上冲，呃声难续。此外，肺气失于宣通，在发病过程中也起了一定的作用，手太阴肺之经脉还循胃口，上膈，属肺。肺胃之气均以降为顺，肺处膈上，其主肃降，胃居膈下，以降为顺，肺之宣肃影响胃气和降，当各种病因影响肺胃时，可使胃失和降，膈间气机不利，逆气上冲于喉间而致呃逆。《黄帝内经》取嚏使肺及膈间之气疏通，以助胃气复降的治法，就是针对此机制。

呃逆之证，轻重预后差别较大。如正气不虚，大都轻浅，预后良好；如见于重病后期，正气甚虚，表现为呃逆不止、呃声低微、呃声难续、神倦乏力、饮食不进、脉沉细伏者，常提示胃气将绝，元气欲脱，预后不佳。

二、诊断与鉴别诊断

（一）诊断依据

（1）呃逆以喉间呃呃连声，声短而频，令人不能自制为主症。
（2）常伴有胸膈痞闷，胃脘不适，情绪不安等症状。
（3）多由饮食不当、情志不遂、受凉等诱发。

（二）鉴别诊断

1. 干呕　两者均属胃气上逆的表现，干呕为有声无物而呕吐涎沫之病证。呃逆则以气逆上冲喉间呃呃连声，且声短而频令人不能自制的病证。

2. 嗳气　两者均为胃气上逆，嗳气乃胃气阻郁，气逆于上发出的嗳气声，其特点是声长而沉缓，多可自控，可伴酸腐气味，食后多发，预后一般良好。呃逆则是胃气上逆动膈，气逆上冲喉间有声无物之证，其特点是呃呃连声，声短而频，令人不能自制为表现，呃逆若出现于危重阶段，多属难治，预后不良。

三、辨 证 论 治

（一）辨证要点

1. 辨生理病理　若一时性气逆而作呃逆，且无明显兼证，属暂时生理现象，可不药而愈。若呃逆持续或反复发作，兼证明显，或出现在其他慢性病证过程中，可视为呃逆病证，需服药治疗才能止呃。

2. 辨寒热虚实 呃声沉缓有力，得寒则甚，得热则减，舌淡苔薄，多属寒证；呃声洪亮，口干便结，舌红苔厚，多为热证；呃逆声低，时断时续，气出乏力，脉虚弱者，多属虚证；呃逆声高，连续发作，声频有力，脉实者，多属实证。

（二）治疗原则

呃逆一证，总由胃气上逆动膈而成，故治疗原则为理气和胃、降逆止呃，并根据病情的轻重、病性的寒热虚实，分别施以祛寒、清热、补虚、泻实之法，辅以降逆止呃之品，以利膈间气机。对于危重病证中出现的呃逆，当急护胃气。

（三）分证论治

1. 胃寒气逆证

症状：呃声沉缓有力，胸膈及胃脘不舒，得热则减，遇寒更甚，食欲减少，口淡不渴。舌淡苔白润，脉迟缓。

分析：寒阻中焦，肺胃之气失降，气机不利，胃气上逆动膈，故胸膈及胃脘不舒；胃气上冲喉间，故呃声沉缓有力；寒气遇热则散，遇寒则凝益甚，故得热则减，遇寒更甚；食欲减少，口淡不渴，舌淡苔白润，脉迟缓，均属胃中有寒之象。

治法：温中散寒，降逆止呃。

方药：丁香散加减。

方中丁香、柿蒂降逆止呃，高良姜、甘草温中散寒。

寒气较重，胸脘胀痛者，加吴茱萸、肉桂、乌药散寒降逆；寒凝食滞，脘闷嗳腐者，可加厚朴、枳实、莱菔子、槟榔、陈皮、茯苓等以行气化痰导滞。脘腹痞满者，加枳壳、厚朴、陈皮以行气消痞；呃逆频作，气逆甚者，加刀豆子、柿蒂、旋覆花、代赭石以理气降逆。外寒致呃者，可加紫苏、生姜。

2. 胃火上逆证

症状：呃声洪亮，冲逆而出，口臭烦渴，多喜冷饮，脘腹满闷，便结尿赤。舌红苔黄，脉滑数。

分析：胃火上逆，气冲动膈，故呃声洪亮；胃热伤津，肠间燥结，则口臭烦渴而喜冷饮，便结尿赤；舌红苔黄，脉滑数，皆为胃热内盛之征。

治法：清胃泄热，降逆止呃。

方药：竹叶石膏汤加减。

方中竹叶、石膏清泻胃火，沙参、麦冬养胃生津，半夏和胃降逆，粳米、甘草调养胃气。

腑气不通，痞满便秘者，可用小承气汤通腑泄热，使腑气通，胃气降，呃逆自止；若胸膈烦热，大便秘结，可用凉膈散以攻下泻热；若呃逆较重，可加竹茹、丁香、柿蒂以助降逆止呃之力。

3. 气机郁滞证

症状：呃逆连声，常因情志不畅而诱发或加重，伴有胸胁满闷，脘腹胀满，胃纳减少，肠鸣矢气。舌苔薄白，脉弦。

分析：情志抑郁，肝失条达，肝气上冲动膈，故发为呃逆。本病与情志相关，故常因情志不畅诱发或加重。脘属胃分，胁为肝野，肝胃不和，故脘胁胀满。木郁克土，故胃纳减少。肝气下流肠道，故肠鸣矢气。舌苔薄白，脉弦为气滞之征。

治法：顺气解郁，和胃降逆。

方药：五磨饮子加减。

方中木香、乌药解郁顺气，枳实、沉香、槟榔宽中行气。

呃逆明显，可加丁香、代赭石降逆止呃；肝郁明显者，加川楝子、郁金疏肝解郁；心烦口苦，气郁化热者，加栀子、黄连泻肝和胃；气逆痰阻，昏眩恶心者，可用旋覆代赭汤、二陈汤化裁以顺气降逆，化痰和胃；若久呃不止，气滞日久成瘀，胸胁刺痛，可用血府逐瘀汤加减以活血化瘀。

4. 脾胃阳虚证

症状：呃声低弱无力，气不得续，脘腹不舒，泛吐清水，食少困倦，大便溏薄，面色㿠白，手足不温。舌淡苔薄白，脉细弱。

分析：脾胃虚弱，升降失常，化生不足，故呃声低弱无力，气不得续，食少困倦，大便溏薄，面色㿠白。脾胃阳虚，阳气不布，故手足不温。若病久肾阳亏虚，肾不纳气，则呃声断续而病转严重。舌淡苔薄白，脉细弱，为阳衰气弱之征。

治法：温补脾胃，降逆止呃。

方药：理中丸加减。

方中人参、白术、甘草甘温益气，干姜温中散寒。

方中可加吴茱萸、丁香温胃平呃，内寒重者，可加附子、肉桂温肾散寒；呃声难续，气短乏力，中气大亏者，可用补中益气汤以益中气；脾虚失运，食少便溏者，可加参苓白术散以健脾胃；病久及肾，肾失摄纳，腰膝酸软，呃声难续者，可加肉桂、补骨脂补肾纳气。

5. 胃阴不足证

症状：呃声短促而不连续，口干舌燥，烦躁不安，大便干结。舌质红而干或有裂纹，脉细数。

分析：由于热病耗伤胃阴，胃气上逆，则呃声短促。胃失濡养，口干咽燥，大便干结。阴虚内热，故烦躁不安。舌质红干或有裂纹，脉细数，为津液亏耗之征。

治法：养胃生津，降逆止呃。

方药：益胃汤合橘皮竹茹汤加减。前方中沙参、麦冬、生地黄、玉竹滋养胃阴，甘寒生津；冰糖为使，濡养肺胃，调和诸药。后方中橘皮、竹茹、枇杷叶、柿蒂和胃降逆。

呃逆较甚者，加枇杷叶、柿蒂以增和胃降逆之功；口干咽燥，阴虚火旺者，可加石斛、芦根以养阴清热。

四、预 防 调 护

预防方面，应保持精神舒畅，避免暴怒过喜等情志波动刺激；注意寒温适宜，避免外邪侵袭；饮食宜清淡，避免饥饱无常。

调护方面，发作时应进食易消化食物，忌生冷、辛辣、肥腻之品。

五、小　结

呃逆是由胃气上逆动膈引起的，以气逆上冲喉间，呃呃连声，且声短而频令人不能自制为主要临床表现的病证。多由饮食不当、情志不遂、年高久病等引起，基本病机是胃失和降、胃气上逆动膈。临床当辨病情轻重、寒热虚实。治疗原则为理气和胃、降逆止呃，并根据病情的轻重、病性的寒热虚实，分别施以祛寒、清热、补虚、泻实之法，对于危重病证中出现的呃逆，当急护胃气。辨证论治分为胃寒气逆、胃火上逆、气机郁滞、脾胃阳虚、胃阴不足五型。呃逆之证，轻重预后差别较大。预防调护上应注意清淡饮食、放松心情。

临证验案

董某，女，69岁。1985年9月9日初诊。

患者年初即呃逆，喉间呃呃连声，昼夜不止，两胁胀满，脘腹不舒，纳食欠佳。前医曾用丁香柿蒂散加减治之，服药多帖亦未能除。时止时发，夜坐不得卧，寝食俱劣。舌淡红，苔薄白，脉沉弦。

证属肝郁气滞，胃失和降，气逆上冲。应疏肝解郁，降逆和胃。

处方：旋覆花12g　代赭石15g　厚朴花12g　法半夏10g　沉香曲10g　云茯苓12g　广陈皮12g　川楝子12g　刺蒺藜10g　嫩小草10g　大刀豆30g　四花皮10g　炒谷稻芽各10g

二诊：服药7剂，呃逆大减，能安然入寐，饮食亦与日俱增，脉势和缓，胸胁脘腹仍时有作胀。再依原法出入，上方去云茯苓、广陈皮、嫩小草、炒谷麦芽，加郁金、炒枳壳、生姜、大枣。

三诊：服药3剂，诸恙悉平。嘱原方药再进3剂，以善其后。

（董建华. 中国现代名中医医案精华[M]. 北京：北京出版社. 1990）

文献摘录

（1）《灵枢·杂病》："谷入于胃，胃气上注于肺，今有故寒气与新谷气，俱还入于胃，新故相乱，真邪相攻，气并相逆，复出于胃，故为哕。"

（2）《丹溪心法·咳逆》："咳逆为病，古谓之哕，近谓之呃，乃胃寒所生，寒气自逆而呃。"

（3）《景岳全书·呃逆》："呃之大要，亦惟三者而已，则一曰寒呃，二曰热呃，三曰虚脱之呃。寒呃可温可散，寒去则气自舒也；热呃可降可清，火静而气自平也；惟虚脱之呃，则诚危殆之证。"

（4）《证治汇补·呃逆》："火呃，呃声大响，乍发乍止，燥渴便难，脉数有力；寒呃，朝宽暮急，连续不已，手足清冷，脉迟无力；痰呃，呼吸不利，呃有痰声，脉滑有力；虚呃，气不接续，呃气转大，脉虚无力；瘀呃，心胸刺痛，水下即呃，脉芤沉涩。"

（5）《症因脉治·呃逆论》："是《内经》之哕，即今之呃也。诸家谓干呕为咳逆，或因呕而伤胃气以致呃，因咳而吊动胃气以致呃方可，若以干呕即是呃逆，咳逆即是呃逆，大谬矣。有外感，有内伤。"

文献推介

（1）刘玉梅. 平肝和中降气法治疗中风后顽固性呃逆38例临床观察[J]. 实用中医内科杂志，2011，25（07）：63.

（2）吴嘉瑞，张冰，杨冰，等. 基于关联规则和复杂系统熵聚类的颜正华教授治疗呃逆用药规律研究[J]. 中华中医药杂志，2013，28（11）：3416-3419.

22　腹　痛

腹痛是由脏腑气机郁滞，络脉痹阻，或经脉失养引起的，以胃脘以下、耻骨毛际以上部位发生疼痛为主要临床表现的病证。

《黄帝内经》最早提出腹痛的病名，《素问·气交变大论》曰："岁土太过，雨湿流行，肾水受邪，民病腹痛。"并提出腹痛是由寒热之邪引起，《素问·举痛论》曰："寒气客于肠胃之间，膜原之下，血不得散，小络急引故痛""热气留于小肠，肠中痛，瘅热焦渴，则坚干不得出，故痛而闭不通矣。"

汉·张仲景《金匮要略·腹满寒疝宿食病脉证治》对腹痛的辨证论治做了较为全面的论述。"病者腹满，按之不痛为虚，痛者为实，可下之。舌黄未下者，下之黄自去"，对"腹中寒气，雷鸣切痛，胸胁逆满、呕吐"的脾胃虚寒、水湿内停证及"心胸中大寒痛，呕不能饮食，腹中寒，上冲皮起，出见有头足，上下痛而不可触近"的寒邪攻冲证分别提出以附子粳米汤及大建中汤治疗，开创了腹痛证治的先河。

隋·巢元方《诸病源候论·腹痛病诸候》始将腹痛独立辨证，对其病因、证候详细表述，指出："凡腹急痛，此里之有病"，"由腑脏虚，寒冷之气客于肠胃募原之间，结聚不散，正气与邪气交争，相击故痛"。

宋·杨士瀛《仁斋直指方·脾胃》对不同腹痛提出鉴别，"气、血、痰、水、食积、风冷诸证之痛，每每停聚而不散，惟虫痛则乍作乍止，来去无定，又有呕吐清沫之可验焉"。元·李杲在《医学发明·泄可去闭葶苈大黄之属》中强调"痛则不通"的病理学说，并在治疗原则上提出"痛随利减，当通其经络，则疼痛去矣"，对后世产生很大影响。

明·龚信《古今医鉴·心痛》曰："是寒则温之，是热则清之，是痰则化之，是血则散之……是虫则杀之，庶乎临证不可眩惑也。"对腹痛提出不同的治疗原则。清代唐容川、王清任对腹痛有进一步的认识，唐容川《血证论·腹痛》曰："血家腹痛，多是瘀血。"王清任指出瘀血在中焦，可用血府逐瘀汤，瘀血在下焦，应以膈下逐瘀汤治疗。

西医学中的肠易激综合征、消化不良、急慢性胰腺炎、胃肠痉挛、不完全性肠梗阻、肠粘连等疾病，均属于本病范畴，亦可参照本病辨证论治。

一、病 因 病 机

（一）病因

1. 外感时邪 外感风、寒、暑、湿、热之邪，均可使腹中气机阻滞，不通则痛，引起腹痛。如伤于风寒，寒凝气滞，经脉受阻，或寒邪不解，郁而化热，或暑热、湿热壅滞于中，以致肠道传导阻滞，腑气不通而见腹痛。

2. 饮食失宜 暴饮暴食，食滞内停；或误食馊腐不洁之物，或过食肥甘厚腻辛辣之品，酿生湿热，蓄结肠胃；或过食生冷，寒湿内停，脾阳受损，皆可伤及脾胃，影响脾胃之健运，气机失于调畅，腑气通降不利，发生腹痛。《素问·痹论》曰："饮食自倍，肠胃乃伤。"说明饮食不节是导致腹痛的重要因素。另外，饥饱不调，损伤脾胃，气血生化不足，脏腑经脉失于濡养，亦可致腹痛。

3. 情志失调 情志怫郁，恼怒伤肝，肝失条达，气机阻滞而腹痛；或忧思伤脾，肝郁克脾，肝脾不和，气机不利而腹痛；或气滞日久，血行不畅，瘀血内生，气血瘀滞，不通则痛，发生腹痛。《证治汇补·腹痛》曰："暴触怒气，则两胁先痛而后入腹。"足见肝气内犯脾胃是腹痛的病因之一。

4. 阳气素虚 素体脾阳亏虚，或过服寒凉，损伤脾阳，虚寒中生，气血不足，不能温养脏腑，遂致腹痛；或病久肾阳不足，相火失于温煦，脏腑虚寒，经脉失养，导致腹痛。《诸病源候论·腹病诸候》曰："久腹痛者，脏腑虚而有寒，客于腹内，连滞不歇，发作有时。"说明阳气素虚，脏腑虚寒，其腹痛久延不愈。

此外，跌仆外伤或行腹部手术后，可因脉络瘀阻、气滞血瘀引起腹痛。

（二）病机

本病的基本病机为脏腑气机阻滞，气血运行不畅，络脉痹阻，"不通则痛"；或脏腑经脉失养，"不荣则痛"。

腹中有肝、胆、脾、肾、大小肠、膀胱等脏腑，是足三阴、足少阳、手足阳明、冲、任、带等经脉循行之处。上述诸病因，皆可导致腹中脏腑气机郁滞，不通则痛，络脉痹阻，或脏腑经脉失养，不荣则痛而发生腹痛。更有寒邪犯卫，或气血不足，脉络失于濡养，脉络拘挛，而表现为腹部拘急疼痛者。

本病的病理因素主要有寒凝、火郁、食积、气滞、血瘀五个方面。病理性质不外乎寒、热、虚、实四个方面，且可互相转化。寒证是因寒邪凝滞于腹中脏腑经脉，气机郁滞而成；热证是由六淫化热入里，湿热交阻，使肠道气机传导阻滞，腑气不通而痛；实证为邪气阻滞，不通则痛；虚证为阳气素虚，脏腑虚寒，气血不足，不能温养脏腑而痛。四者往往相互错杂，或寒热夹杂，或虚实互见，或为虚寒，或为实热，亦可互为因果，互相转化。如寒痛缠绵发作，可以寒郁化热；热痛日久，失治误治，复感寒邪，可成为寒热夹杂之证；素体脾虚不运，加之饮食不节，食滞内停，可成虚中夹实之证；气滞影响血脉运行导致血瘀，血瘀可影响气机通畅导致气滞。急性暴痛，治不及时，或治不得当，气血逆乱，可致厥脱之证；若湿热蕴结肠胃，蛔虫内扰，或术后气滞血瘀，可造成腑气不通，腹痛拒按之阳明腑实证；气滞血瘀日久，还可变生积聚。

二、诊断与鉴别诊断

（一）诊断依据

（1）以胃脘以下、耻骨毛际以上部位疼痛为特征。
（2）常伴有恶心呕吐、泄泻或便秘、纳呆等兼症。
（3）病性属急性发作，亦有久痛反复发作者。
（4）腹痛发作或加剧常与饮食、情志、受凉等因素有关。

（二）鉴别诊断

1. 胃痛 胃痛部位在心下胃脘处，常伴有烧心、泛酸、恶心、呕吐、嗳气等上消化道症状；腹痛部位在胃脘以下，可伴有便秘、泄泻、腹胀等症状。胃处腹中，与肠相连，腹痛常伴有胃痛的症状，胃痛亦时有腹痛的表现。当两症同时出现时，须辨明以何者为主。

2. 其他内科疾病中的腹痛 许多内科疾病常见腹痛的表现，但均以其本病特征为主。如痢疾之腹痛，伴有里急后重，下痢赤白脓血；积聚之腹痛，以腹中包块为特征；霍乱之腹痛，伴有吐泻交作。

3. 外科腹痛 较内科腹痛疼痛程度更严重，常表现为疼痛剧烈且拒按，痛有定处，压痛明显，可伴肌紧张和反跳痛，如伴发热，一般先腹痛后发热。

4. **妇科腹痛** 多在小腹，与经、带、胎、产有关，如痛经、先兆流产、异位妊娠、输卵管破裂等，应及时进行妇科相关检查，以明确诊断。

三、辨证论治

（一）辨证要点

1. **辨腹痛的性质** 腹痛拘急，疼痛暴作，痛无间断，坚满急痛，遇冷痛剧，得热则减者，为寒痛；腹痛急迫，痛处有热感，或伴有便秘，得凉痛减者，为热痛；腹痛时轻时重，痛处不定，攻冲作痛，伴胸胁不舒，腹胀，嗳气或矢气则胀痛减轻者，属气滞痛；腹部刺痛，痛无休止，痛处不移，痛处拒按，夜间加剧，伴面色晦暗者，为血瘀痛；因饮食不慎，脘腹胀痛，嗳腐吞酸，嗳气频作，嗳气后腹痛稍减，痛甚欲便，便后痛减者，为伤食痛；暴痛多实，伴腹胀、呕逆、拒按等；久痛多虚，痛势绵绵，喜揉喜按。

2. **辨腹痛的部位** 痛在两侧少腹、胁腹，多为肝经病证；痛在大腹，多为脾胃病证；痛在脐腹，多为大小肠病证；痛在脐以下小腹，多为肾、膀胱、胞宫病证。

（二）治疗原则

治疗腹痛多以"通"字立法，临证根据寒热虚实，在气在血，确立相应治法。如清·高秉钧《医学真传·心腹痛》指出："夫通则不痛，理也，但通之法，各有不同。调气以和血，调血以和气，通也；下逆者使之上行，中结者使之旁达，亦通也。虚者，助之使通，寒者，温之使通，无非通之之法也。若必以下泄为通，则妄矣。"在通法的基础上，结合审证求因，标本兼治，用药不可过于香燥，应中病即止。属实证者，重在祛邪疏导；如属虚痛，应温中补虚，益气养血，不可滥施攻下。对于久痛入络，缠绵不愈之腹痛，可采取辛润活血通络之法。

（三）分证论治

1. 寒邪内阻证

症状：腹痛拘急，急迫剧烈，得温痛减，遇寒痛甚，恶寒身冷，手足不温，口淡不渴，形寒肢冷，小便清长。舌苔白，脉沉紧。

分析：腹痛拘急，急迫剧烈，得温痛减，遇冷痛甚，恶寒身冷，手足不温为寒邪入侵，阳气不运，气血被阻所致；口淡不渴是无里热的表现。小便清利，舌苔白脉沉紧皆为里寒之象。

治法：散寒温里，理气止痛。

方药：良附丸合正气天香散加减。方中高良姜、干姜、紫苏温中散寒；乌药、香附、陈皮理气止痛。

若夏日感受寒湿，见恶心呕吐，胸闷纳呆，身重倦怠，舌苔白腻者，可加藿香、苍术、厚朴、豆蔻、半夏以温中散寒，运脾化湿。若腹中雷鸣切痛，胸胁逆满呕吐者，属寒气上逆，用附子粳米汤温中降逆；如腹中冷痛，手足逆冷，而且身体疼痛，为内外皆寒，宜乌头桂枝汤以散内外之寒；若少腹拘急冷痛，苔白，脉沉紧，为下焦受寒，厥阴之气失于疏泄，宜暖肝煎以温肝散寒；若寒实积聚，腹痛拘急，大便不通者，用大黄附子汤温散寒积；若腹痛阵发，挛急而痛，喜温，可用桂枝加芍药汤温中散寒，缓急止痛；若腹痛剧烈，大便不畅者，可用桂枝加大黄汤导滞。

2. 湿热壅滞证

症状：腹痛拒按，胀满不舒，烦渴引饮，大便秘结或溏滞不爽，身热汗出，小便短赤。舌质红，苔黄燥或黄腻，脉滑数。

分析：腹痛拒按，胀满不舒为湿热内结，气机壅滞，腑气不通所致；烦渴引饮为湿热之邪耗伤津液所致；大便秘结或溏滞不爽为大肠传导功能失司而成；身热汗出为湿热交蒸，热迫津液外出所致；小便短赤，舌红，苔黄燥或黄腻，脉滑数，皆为湿热之象。

治法：泄热通腑，行气导滞。

方药：大承气汤加减。

大黄苦寒泄热，攻下燥屎；芒硝咸寒润燥，软坚散结；厚朴、枳实破气导滞，消痞除满。

若燥热不甚，湿热偏重，大便不爽者，可去芒硝，加栀子、黄芩；若痛引两胁，可加郁金、柴胡疏肝理气止痛。如心下满而痛，腹痛剧烈，寒热往来，恶心呕吐，大便秘结者，改用大柴胡汤清解郁热，通腑泄实。

3. 饮食积滞证

症状：脘腹胀满，疼痛拒按，嗳腐吞酸，厌食呕恶，痛则欲泻，泻后痛减，或大便秘结。舌苔厚腻，脉滑。

分析：脘腹胀满，疼痛拒按为宿食停滞肠胃所致；嗳腐吞酸，厌食呕恶为宿食不化，浊气上逆所致；痛则欲泻为食滞中阻，运化无权所致；泻后宿食减故泻后痛减；大便秘结为宿食燥结，郁而化热，腑气不行所致；舌苔厚腻，脉滑为食积之象。

治法：消食导滞，理气止痛。

方药：枳实导滞丸加减。

大黄、枳实、神曲消食导滞；黄芩、黄连、泽泻清热化湿；白术、茯苓健脾和胃。还可加木香、莱菔子、槟榔以助消食理气之力。

若腹痛胀满甚者，加厚朴、木香行气消胀；兼大便自利，恶心呕吐者，去大黄，加陈皮、半夏、苍术理气燥湿，降逆止呕；若属寒食积滞者，去黄连、黄芩，加干姜以温中散寒。若食滞不重，腹痛较轻者，可用保和丸消食导滞。

4. 肝郁气滞证

症状：脘腹胀痛，痛无定处，或痛引少腹，或痛窜两胁，得嗳气或矢气则舒，遇忧思恼怒则剧。舌苔薄白，脉弦。

分析：脘腹胀痛为肝气郁结，气机不畅所致；胁腹、两侧少腹部属肝经循行部位，故痛引少腹，或痛窜两胁；气属无形，走窜游移，故痛无定处；嗳气或矢气后，气机稍得通畅，则疼痛减轻；遇忧思恼怒气郁更甚，故疼痛加剧；苔薄白，脉弦乃气滞之象。

治法：疏肝解郁，理气止痛。

方药：柴胡疏肝散加减。

柴胡、枳壳、香附、陈皮疏肝理气；芍药、甘草缓急止痛；川芎行气活血。

若气滞较重，胸胁胀痛者，加郁金、川楝子；若痛引少腹睾丸者，加橘核、荔枝核；肝郁日久化热者，加牡丹皮、栀子、川楝子清肝泄热。若腹痛肠鸣，气滞腹泻者，可用痛泻要方；若少腹绞痛，阴囊寒疝者，可用天台乌药散。

5. 瘀血内停证

症状：腹痛较剧，痛如针刺，痛处固定，甚至腹部包块，经久不愈，或见大便色黑。舌质紫暗，脉细涩。

分析：腹痛较剧，痛如针刺为瘀血内停，气机阻滞，脉络不通所致；血属有形，则痛处固定；日久积聚不散而成包块；瘀停于肠者，则可见大便色黑；舌质紫暗，脉细涩均为瘀血之象。

治法：活血化瘀，和络止痛。

方药：少腹逐瘀汤加减。

当归、川芎、赤芍养血活血；蒲黄、五灵脂、延胡索、没药化瘀止痛；小茴香、肉桂、干姜温经止痛。可加香附、乌药、青皮理气止痛，桃仁、红花增强活血化瘀作用。

若行腹部手术后疼痛，或外伤致痛，可加泽兰、红花、三七；若瘀血日久发热，可加丹参、牡丹皮、王不留行。若兼有寒象，腹痛喜温，胁下积块，疼痛拒按，可用膈下逐瘀汤；若下焦蓄血，其人如狂，少腹急结，大便不畅者，可用桃核承气汤。

6. 中虚脏寒证

症状：腹痛绵绵，时作时止，喜温喜按，饥饿劳累后加重，得食休息后减轻，形寒肢冷，神疲乏力，面色无华，气短懒言，胃纳不佳，大便溏薄。舌质淡，苔薄白，脉沉细。

分析：腹痛绵绵，时作时止为中阳虚衰，失于温养所致；寒得温而散，气得按则行，故喜温喜按；饥饿劳累后伤正助邪则痛加重，得食休息后正气恢复则痛减轻；形寒肢冷为脾阳虚，失于温养所致；神疲乏力，面色无华，气短懒言为气血不足之象；胃纳不佳为受纳运化失常所致；大便溏薄为脾虚生湿所致；舌质淡，苔薄白，脉沉细皆为虚寒之象。

治法：温中补虚，缓急止痛。

方药：小建中汤加减。

桂枝、饴糖、生姜、大枣温中补虚；芍药、炙甘草缓急止痛；还可加党参、白术、茯苓助健脾益气，附子助温运中阳。

若血气虚弱，腹中拘急冷痛，困倦、短气，纳少，自汗者，酌加当归、黄芪调补气血；若脐中冷痛，连及少腹，加川椒、荜澄茄温肾散寒止痛。若腹中大寒，呕吐肢冷，可用大建中汤温中散寒；若腹痛下利，脉微肢冷，脾肾阳虚者，可用附子理中汤；若大肠虚寒，积冷便秘者，可用温脾汤；若寒热错杂，蛔厥腹痛，时时阵发，伴有四肢厥冷，烦躁吐蛔者，可用乌梅丸；若上热下寒，时时呕吐，腹痛喜温者，可有黄连汤辛开苦降，寒温并用。

四、预防调护

腹痛多与饮食失调相关，平素应饮食有节，忌暴饮暴食，忌过食生冷、不洁之物，应少食辛辣、油腻之品。要养成良好的饮食习惯，饭前洗手，细嚼慢咽，并要做到起居有常，劳逸结合，顺应四时变化。

腹痛患者宜解除思想顾虑，疼痛剧烈者宜卧床休息，进食富有营养的食物。虚寒者宜进热食，热证宜进温食，食积腹痛者宜暂禁食或少食。医生须密切注意患者的面色、腹痛部位、性质、程度、时间、二便及其伴随症状，并须密切观察。如患者出现腹痛剧烈、拒按、冷汗淋漓、四肢不温、呕吐不止等症状，须警惕出现厥脱证，应立即处理，以免贻误病情。

五、小　　结

腹痛是脏腑气机郁滞，络脉痹阻，或经脉失养所致，以胃脘以下、耻骨毛际以上部位发生疼痛为主要临床表现的病证。多由外感时邪、饮食不节、情志失调、阳气素虚等引起。病机为脏腑气机阻滞，气血运行不畅，络脉痹阻，"不通则痛"；或脏腑经脉失养，"不荣则痛"。病理因素主要有寒凝、火郁、食积、气滞、血瘀五个方面。病理性质不外乎寒、热、虚、实四个方面。临床当辨腹痛的寒、热、虚、实以及腹痛的部位。腑以通为顺，以降为和，腹痛的治疗多以"通"字立法，属实证者，重在祛邪疏导；如属虚痛，应温中补虚，益气养血，不可滥施攻下。对于久痛入络，缠绵不愈者，可采取辛润活血通络之法。

腹痛剧烈者宜卧床休息，食积腹痛者宜暂禁食或少食。临床须密切观察患者的面色、腹痛部位、性质、程度、时间、二便及其伴随症状，若出现腹痛剧烈、拒按、冷汗淋漓、四肢不温、呕吐不止等，须警惕出现厥脱证。

 临证验案

韩某，女，49岁。农民。

初诊：患者腹痛，心胸烦热，胃脘痞闷不舒，恶心时欲呕吐，食少纳呆，大便数日一行，每次大便时必腹痛加重，努责方出，为稀软便，扪其上腹部稍有抵抗，脐腹部以下按之不实而凉，舌略红、苔黄白相兼，脉弦滑，西医诊断为"过敏性结肠炎"，久治无效。

中医诊断：腹痛（寒热错杂）。

辨证分析：脾主运化，胃主受纳，脾胃共为升降之枢。胃热，胃失和降，故见胃脘痞满，恶心呕吐。脾寒，中焦失于温煦，故可见腹痛。胃之受纳受累，故见食少纳呆。腹诊可见黄连汤证典型腹证。综合舌脉证，舌略红苔黄白相兼、脉弦滑，乃脾虚胃热、寒热错杂之证。病位在脾胃，病性虚实夹杂，虚为脾虚，实为胃热。失治误治，则病归缠绵。

治法：清热和胃、温中散寒、辛开苦降。

方药：黄连汤加减。

处方：黄连6g 干姜9g 桂枝9g 炙甘草9g 党参6g 法半夏10g 大枣9枚

结果服药1剂，腹痛明显减轻，恶心亦减，但次日就见唇生火疮。考虑是黄连用量不足，黄连遂改为12g，再投3剂，腹痛、烦热、恶心诸症消失，大便较前畅利。遂改为平胃散加黄连、苏叶调理而安。

按 本例即虚实错杂、上热下寒、中虚气滞之证，所以必寒温同用、虚实两顾方安。而黄连汤方是以黄连三两为主药，今服药后腹痛减而唇起火疮者，恐与黄连未遵原剂量，用量不足有关。可见古人"经方应用，首重剂量"之说，确为临床有得之言。

（赵进喜，李继安. 中医内科学实用新教程[M]. 北京：中国中医药出版社. 2018）

文献摘录

（1）《灵枢·邪气脏腑病形》："大肠病者，肠中切痛而鸣濯濯，冬日重感于寒即泄，当脐而痛……小肠病者，小腹痛，腰脊控睾而痛，时窘之后……膀胱病者，小腹偏肿而痛，以手按之，即欲小便而不得。"

（2）《诸病源候论·腹病诸候》："久腹痛者，脏腑虚而有寒，客于腹内，连滞不歇，发作有时，发则肠鸣而腹绞痛，谓之寒中。是冷搏于阴经，令阳气不足，阴气有余也。寒中久痛不瘥，冷入于大肠，则变下痢。"

（3）《寿世保元·腹痛》："治之皆当辨其寒热虚实。随其所得之症施治，若外邪者散之，内积者逐之，寒者温之，热者清之，虚者补之，实者泻之，泄则调之，闭则通之，血则消之，气则顺之，虫则追之，积则消之，加以健理脾胃，调养气血，斯治之要也。"

（4）《医学正传·腹痛》："浊气在上者涌之，清气在下者提之，寒者温之，热者清之，虚者培之，实者泻之，结者散之，留者行之，此治法之大要也。"

（5）《医学入门·杂病分类》："大腹痛，多食积外邪；脐腹痛，多积热痰火；小腹痛，多瘀血及痰与溺涩；脐下卒大痛，人中黑者，中恶客忤，不治。"

📚 **文献推介**

（1）成云水，宫凤英，林锦韬，等. 李可活用"和解少阳枢机"治疗急性阑尾炎经验[J]. 辽宁中医杂志，2021，48（07）：37-41.

（2）姜慧，李军祥，谭祥，等. 李军祥教授治疗溃疡性结肠炎经验[J]. 中国中西医结合消化杂志，2019，27（03）：232-235.

23 痢 疾

痢疾是邪客肠腑，气血壅滞，肠道传导失司引起，以大便次数增多，腹痛，里急后重，痢下赤白脓血为临床表现的病证。本病或具有传染性，多发于夏秋季节。

《黄帝内经》称本病为"肠澼""赤沃"，对其病因及临床特点做了简要的论述，指出感受外邪和饮食不节是两个致病的重要环节。《素问·至真要大论》曰："呕逆躁烦，腹满痛溏泄，传为赤沃。"《难经·五十七难》称之为"大瘕泄"，指出"大瘕泄者，里急后重，数而圊而不能便"。

汉·张仲景在《伤寒论》《金匮要略》中将痢疾与泄泻统称为"下利"，其治疗痢疾的有效方剂白头翁汤等一直为后世沿用。隋·巢元方《诸病源候论·痢病诸候》有赤白痢、脓血痢、休息痢、蛊注痢等二十一候。唐·孙思邈《备急千金要方·脾脏》称本病为"滞下"。宋·严用和《济生方·痢疾论治》曰："今之所谓痢疾者，古所谓滞下是也。"正式启用"痢疾"之病名，一直沿用至今。元·朱丹溪《丹溪心法·痢病》指出"时疫作痢，一方一家，上下相染相似"，进一步阐明痢疾具有流行性、传染性，并认为痢疾的病因以"湿热为本"，提出"通因通用"的治痢原则。明清以后，对痢疾的认识更加深入，如明·张景岳《景岳全书·痢疾》曰："凡里急后重者，病在广肠最下之处，而其病本则不在广肠而在脾肾。"

西医学中的急、慢性细菌性痢疾，阿米巴痢疾均属于本证范畴，另外，非特异性溃疡性结肠炎等以大便次数增多，腹痛，里急后重，痢下赤白脓血为主要表现者，可参照本节辨证论治。

一、病 因 病 机

（一）病因

1. 外感时邪疫毒 本病多由感受时邪疫毒而发病。若感受湿热之邪，湿热郁蒸，肠胃气机阻滞，导致湿热痢的发生；或感受疫毒之邪，疫毒弥漫，气血阻滞，导致疫毒痢的发生；或暑湿、疫毒相搏结，化为脓血而成疫毒痢；或寒湿伤中，肠胃不和，气血阻滞，发为寒湿痢。《景岳全书·痢疾》曰："痢疾之病，多病于夏秋之交……皆谓炎暑大行，相火司令，酷热之毒蓄积为痢。"

2. 内伤饮食 误食不洁之物，或饮食不节，嗜食肥甘厚味，酿生湿热；或过食生冷瓜果，损伤脾胃，脾虚不运，水湿内停，寒湿内生。寒湿或湿热、食积之邪内蕴，肠中气机阻滞，气血壅滞，与肠中腐浊相搏结化为脓血，而成痢疾。

（二）病机

本病的基本病机为邪蕴肠腑，气血壅滞，传导失司，脂络受伤，腐败化为脓血。

本病病位在肠，与脾胃密切相关，日久及肾。病理因素以湿热疫毒为主，病理性质有寒、热、虚、实之分。急性暴痢多因湿热、寒湿、疫毒之邪内蕴肠腑，腑气壅滞，气滞血阻，气血与邪气相搏结，肠道脂络受伤，腐败化为脓血而致痢下赤白脓血；气机阻滞，腑气不通，故见腹痛，里急后重。

本病初期多为实证，外感湿热或饮食不节，湿热内蕴，气血与之搏结，肠道传导失司，则成湿热痢；疫毒内侵，毒盛于里，熏灼肠道，耗伤气血，下痢鲜紫脓血，壮热口渴，发为疫毒痢；外感寒凉或内食生冷，中阳受阻，脾虚不运，寒湿内蕴，邪留肠中，气滞血瘀，与肠中腐浊之气搏结，化为脓血，而成寒湿痢。下痢日久，可由实转虚或虚实夹杂，寒热并见，发展为久痢。疫毒之邪热盛伤津，或湿热内郁不清，伤及阴血，亦有素体阴虚又感邪者，可形成阴虚痢；若脾胃素虚，感受寒湿之邪，或热痢过服寒凉药物，损伤脾肾之阳，易患虚寒痢；若湿热、疫毒之气上攻于胃，或久痢伤正，胃虚气逆，则胃不纳食，形成噤口痢；如痢疾失治迁延，正虚邪恋，或治疗不当，收涩太早，关门留寇，可发展为时发时止的休息痢。

痢疾的预后与转归，古人常以下痢的色、量等情况判断，同时应根据其临床表现，分别病情轻重，判断病者预后，特别注意观察其邪毒炽盛情况，胃气有无衰败，阴津是否涸竭，阳气虚脱与否。一般来说，能食者轻，不能食者重。本病虽在肠，但肠与胃密切相连，如湿热、疫毒之气上攻于胃，胃虚气逆，噤口不食，表现为入口即吐的噤口痢，实属危象。下痢兼见发热不休，口渴烦躁，气急息粗，甚或神昏谵语，虽见下痢次数减少，而反见腹胀如鼓者，常见于疫毒痢及湿热痢邪毒炽盛，热入营血，邪陷心肝之重证，如不及时救治，可发展为内闭外脱证。

二、诊断与鉴别诊断

（一）诊断依据

（1）大便次数增多，腹痛，里急后重，痢下赤白脓血。

（2）暴痢起病急骤，可伴有恶寒、发热；久痢起病缓慢，反复发作，迁延不愈。疫毒痢以儿童为多见，起病急骤，常在腹痛、腹泻尚未出现之时，即有高热、四肢厥冷、面色青灰、神昏惊厥，病情严重而病势凶险。

（3）暴痢常见于夏秋季节，患者多有饮食不洁史，且多具有传染性。久痢则四季皆可发生。

（二）鉴别诊断

泄泻　两者均多发于夏秋季节，病变部位皆在肠，皆可由外感时邪或饮食不节而发病，都有大便次数增多的症状。两者的不同之处是，痢疾之大便次数虽多而量少，排赤白脓血便，腹痛伴里急后重感明显。而泄泻之大便溏薄，粪便清稀，或如水样，或完谷不化，而无赤白脓血便，腹痛多伴腹胀肠鸣，无里急后重感。泄泻的病机为脾虚湿盛，而痢疾的病机为邪蕴肠腑，气血壅滞，传导失司，腐败为脓。泻、痢两病，在一定条件下可相互转化，或先泻后痢，或先痢而后转泻。一般认为先泻后痢病情加重，先痢后泻为病情减轻。

三、辨证论治

（一）辨证要点

1. 辨虚实 暴痢起病急，病程短，腹痛胀满，痛而拒按，痛时窘迫欲便，便后里急后重暂时减轻者为实；久痢发病缓，病程长，腹痛绵绵，痛而喜按，便后里急后重不减，坠胀甚者久痢，病性多为虚中夹实；反复发作之休息痢，常为虚中夹实。

2. 辨寒热 大便排出脓血，色鲜红，甚至紫黑，浓厚黏稠腥臭，腹痛，里急后重感明显，口渴喜冷，口臭，小便黄或短赤，舌红苔黄腻，脉滑数者属热；大便排出赤白清稀，白多赤少，清淡无臭，腹痛喜按，里急后重感不明显，面白肢冷形寒，舌淡苔白，脉沉细者属寒。

3. 辨在气在血 下痢白多赤少，为湿邪伤及气分；赤多白少，或以血为主者，为热邪伤及血分。

（二）治疗原则

热痢清之，寒痢温之，初痢实则通之，久痢虚则补之，寒热交错者清温并用，虚实夹杂者攻补兼施。赤痢重用血药，白痢重用气药。痢疾初起以实证、热证多见，宜清热化湿解毒。久痢多虚证、寒证，宜温中补虚，调补脾胃，兼以清肠收涩固脱。如下痢兼有表证者，宜合解表剂，外疏内通；夹食滞可配合消导药消除积滞。刘完素提出的"行血则便脓自愈，调气则后重自除"的调气和血之法，可用于痢疾的多个证型。在掌握扶正祛邪的辨证治疗过程中，应始终注意顾护胃气。

此外，对于古今医家提出的有关治疗痢疾之禁忌，如忌过早补涩，忌峻下攻伐，忌分利小便等，均可供临床用药之时结合具体病情参考借鉴。

（三）分证论治

1. 湿热痢

症状：腹痛阵作，痛而拒按，里急后重，痢下赤白脓血，肛门灼热，小便短赤。舌苔黄腻，脉滑数。

分析：腹痛，痛而拒按，里急后重为湿热之邪壅滞肠中，气机不畅，肠道失司所致；痢下赤白脓血为湿热熏灼肠道，脂络受伤，气血瘀滞，化为脓血所致；肛门灼热，小便短赤为湿热下注所致；苔腻为湿，黄为热，脉滑数为湿热之征象。

治法：清肠化湿，调气和血。

方药：芍药汤加减。

黄芩、黄连清热解毒、清热燥湿；大黄引热毒之邪下行；芍药、当归、甘草调和营血，缓急止痛；木香、槟榔顺气下行，荡涤湿热；肉桂佐黄芩、黄连之苦寒，并治腹痛。

若痢下赤多白少，口渴喜冷饮，属热重于湿者，加白头翁、秦皮、黄柏清热解毒；若瘀热较重，痢下鲜红者，加地榆、牡丹皮、苦参凉血行瘀；若痢下白多赤少，舌苔白腻，属湿重于热者，可去当归，加苍术、茯苓、厚朴、陈皮等健脾燥湿；若食积化热，痢下不爽，腹痛拒按者，可用枳实导滞丸行气导滞，泻热止痢；痢疾初起，若兼见表证，恶寒发热、头身痛者，可用解表法，用荆防败毒散，解表举陷，逆流挽舟；如表邪未解，里热已盛，症见身热汗出，脉急促者，则用葛根芩连汤表里双解。

2. 疫毒痢

症状：起病急骤，痢下鲜紫脓血，腹痛剧烈，里急后重感明显，壮热口渴，恶心呕吐，头痛烦躁，甚者神昏惊厥，或面白肢冷。舌质红绛，苔黄燥，脉滑数。

分析：疫毒伤人最速，起病急骤；痢下鲜紫脓血，腹痛剧烈，里急后重明显为疫毒熏浊肠道，腑气不通所致；壮热口渴为热盛于里伤津所致；恶心呕吐为浊气上逆所致；头痛烦躁为毒邪上攻清窍、内扰心营所致；神昏惊厥为热毒蒙蔽清窍、热盛动风所致；面白肢冷为邪毒内盛，气阴耗伤所致；舌红绛苔黄燥脉滑数，皆为疫毒内盛之征。

治法：清热解毒，凉血除积。

方药：白头翁汤加减。

白头翁凉血解毒，用量宜大，配合黄连、黄柏、秦皮清热解毒化湿，金银花、牡丹皮增强清热凉血解毒作用。

若症状不典型，表现为高热，神昏，大便不通者，可用大承气汤通腑泄热。若热极动风，痉厥抽搐者，加羚羊角、钩藤、石决明以息风镇痉。若见神昏谵语，甚则痉厥，舌质红，苔黄燥，脉细数者，属热毒深入心营，用犀角地黄汤、紫雪丹以清营凉血，开窍止痉；若暴痢致脱，症见面色苍白，汗出肢冷，唇舌紫暗，尿少，脉微欲绝者，应急服独参汤或参附汤，加用参麦注射液益气固脱。

3. 寒湿痢

症状：痢下赤白黏冻，白多赤少，或为纯白冻，伴有腹痛，里急后重，饮食乏味，脘腹胀闷，头身困重。舌质淡，苔白腻，脉濡缓。

分析：下痢腹痛，里急后重为寒湿留着肠中，气机阻滞所致；痢下赤白黏冻，白多赤少，或为纯白冻，为寒湿伤于气分所致；饮食乏味，脘腹胀闷为寒湿中阻，运化失常所致；头身困重为寒湿困脾，健运失司所致；舌淡苔白腻脉濡缓，皆为寒湿内盛之征。

治法：温中燥湿，调气和血。

方药：不换金正气散加减。

藿香芳香化湿；苍术、半夏、厚朴健脾燥湿；炮姜、桂枝温中散寒；陈皮、大枣、甘草行气散结，健脾和中；木香、枳实理气导滞。

寒积内停，症见腹痛，痢下滞而不爽，加大黄、肉桂，以温通导滞。暑天感受寒湿之邪而下痢者，可用藿香正气散加减，以祛暑散寒，化湿止痢。

4. 阴虚痢

症状：痢下赤白脓血，或下鲜血黏稠，脐腹灼痛，虚坐努责，食少，心烦口干。舌红绛，苔少，或舌光红乏津，脉细数。

分析：素体阴虚，或久痢伤阴致阴虚痢；痢下赤白脓血，或下鲜血黏稠为邪滞肠间，阴血不足所致；阴亏热灼致脐腹灼痛、虚坐努责；胃阴亏虚致食少，口干；阴虚火旺致心烦；舌红绛苔少，或舌光红乏津，脉细数，皆为阴血耗伤之征。

治法：养阴和营，清肠化湿。

方药：驻车丸加减。

黄连苦寒以清肠止痢；阿胶、当归养阴和血；少佐以干姜制黄连苦寒太过。可加芍药、甘草、生地榆酸甘化阴，和营止痛。

若虚热灼津而见口渴、尿少、舌干者，可加沙参、石斛以养阴生津；如痢下血多者，可加牡丹皮、旱莲草凉血止血；若湿热未清，有口苦、肛门灼热者，可加白头翁、秦皮清解湿热。

5. 虚寒痢

症状：痢下稀薄，带有白冻，甚则滑脱不禁，腹部隐痛，食少神疲，四肢不温，腰膝酸软。舌淡苔薄白，脉沉细而弱。

分析：久痢脾虚中寒，寒湿留滞肠中则痢下稀薄，带有白冻；腹部隐痛为寒湿正盛，肠中失于温养所致；胃虚气弱，脾阳不振致食少神疲，四肢不温；滑脱不禁，腰膝酸软为脾肾阳虚，关门不固所致；舌淡苔薄白，脉沉细而弱，皆为虚寒之征。

治法：温补脾肾，收涩固脱。

方药：桃花汤合真人养脏汤加减。前方中赤石脂为君药，性温涩肠固脱；干姜温中祛寒；粳米养胃和中。后方中罂粟壳、肉豆蔻、诃子暖脾温中，涩肠止泻；人参、白术益气健脾；肉桂温肾暖脾；当归、白芍养血和血；木香理气醒脾；炙甘草缓急止痛。二方合用，温补、收涩、固脱之力尤强。

若痢久脾虚气陷，导致少气脱肛，可加黄芪、柴胡、升麻、党参以补中益气，升阳举陷。

6. 休息痢

症状：下痢时发时止，迁延不愈，食少，倦怠嗜卧，常因饮食不当、受凉、劳累而诱发，发时大便次数增多，夹有赤白黏冻。舌质淡，苔腻，脉濡软或虚数。

分析：下痢时发时止，迁延不愈为病久正伤，邪恋肠腑所致；食少，倦怠嗜卧为脾胃虚弱，中阳失于健运所致；湿热留恋不去，余邪未净，故常因饮食不当、受凉、劳累而诱发；舌淡苔腻为湿邪未去，脉濡软或虚数为湿热未尽，正气虚弱之征。

治法：温中清肠，调气化滞。

方药：连理汤加减。

方中人参、白术、干姜、甘草温中健脾；黄连清除肠中湿热余邪；茯苓健脾祛湿；加枳实、木香、槟榔行气化滞；加当归和血。

若久痢兼见肾阳虚衰，关门不固者，宜加肉桂、熟附子、吴茱萸、五味子、肉豆蔻以温肾暖脾，固肠止痢。若脾阳虚极，肠中寒积不化，遇寒即发，症见下痢白冻，倦怠少食，舌淡苔白，脉沉者，用温脾汤加减以温中散寒，消积导滞；若下痢时作，大便清稀，心中烦热，饥不欲食，四肢不温，属寒热错杂者，可用乌梅丸加减。针对久痢，还可以配合中药保留灌肠疗法，选用清热化湿、解毒凉血、敛疮生肌、活血止血等药，如锡类散、云南白药等。

『附：噤口痢』

如湿热、疫毒之气上攻于胃，胃虚气逆，噤口不食，表现为入口即吐的噤口痢，实属危象。噤口痢有虚有实。实者宜用开噤散苦辛通降，泄热和胃。若汤剂不耐受，可先用玉枢丹磨汁少量与服。虚证宜健脾和胃，方用六君子汤加石菖蒲、姜汁以醒脾开胃。若下痢无度，饮食不进，肢冷脉微，为病情危重，急用独参汤或参附汤或参附注射液以益气回阳固脱。

四、预防调护

预防本病，要注意饮食卫生，特别是在夏秋季节，不宜过食生冷和肥甘厚味，禁食不洁和腐烂变质食物。对于具有传染性的细菌性痢疾及阿米巴痢疾，应采取积极有效的预防措施，以控制痢疾的传播和流行，如加强水、粪的管理及饮食管理，消灭苍蝇、蟑螂等。在痢疾流行季节，可适当食用大蒜瓣；亦可食用马齿苋、绿豆，煎汤饮用，对防止肠道感染有较好作用。

痢疾患者，须适当禁食，待病情稳定后，予清淡饮食为宜，忌食油腻荤腥之品，以免加重病情。疫毒痢，须积极抢救，分秒必争。休息痢在缓解期应注意调理脾胃功能，防止病情反复。

五、小　　结

痢疾是由外感时邪疫毒，内伤饮食而致邪蕴肠腑，气血壅滞，肠道传导失司，脂膜血络受伤引起，以大便次数增多，腹痛，里急后重，痢下赤白脓血为临床表现的病证。本病多由感受时邪疫毒和内伤饮食而发病。病机为邪蕴肠腑，气血壅滞，传导失司，脂络受伤，腐败化为脓血。病位在肠，与脾胃密切相关，日久及肾。病理性质有寒、热、虚、实之分。须辨虚实、辨寒热以及辨在气在血。临证治疗宜热痢清之，寒痢温之，初痢实则通之，久痢虚则补之，寒热交错者清温并用，虚实夹杂者攻补兼施。

临床应分别轻重及预后，特别注意观察其邪毒炽盛情况，胃气有无衰败，阴津是否涸竭，阳气虚脱与否。若见邪毒炽盛，热入营血，邪陷心肝之重证，防止发展为内闭外脱证。若为入口即吐的噤口痢，或下痢无度，饮食不进，肢冷脉微，实属危象。

临证验案

方某，男，10岁。暑热夹湿，湿热互蕴，薄于阳明而成痢，窃据少阳而为疟，寒热交作，头痛胸闷，腹痛滞下不畅，舌苔厚，脉弦滑而数。

拟少阳阳明并治。柴胡六分，煨葛根八分，炒黄芩一钱二分，上川连四分，炒薏苡仁三钱，淡竹叶二钱半，青蒿二钱，山楂炭三钱，飞滑石四钱（包），酒芍一钱半，炙青皮一钱，藕节三个，鲜莲子肉三钱。

二诊：前方服后，寒热已解，胸闷见宽，惟腹痛滞下虽减未除，舌苔黄腻转薄，脉来滑数，再予化湿清热。山楂炭三钱，广木香一钱，炒川连四分，陈皮一钱半，炒枳壳一钱，淡竹叶二钱，炒白芍一钱半，黄芩炭一钱，炒谷芽三钱，鲜莲子肉三钱。

按　暑多夹湿，伤于气分。暑为阳邪，湿为阴浊，两者相并，邪在少阳则寒热纷争，邪入阳明则腹痛滞下，疟痢并见，故治用柴葛芩连和解枢机，清理肠道，为少阳阳明同治之法也。

（李学铭. 中国百年百名中医临床家丛书·叶熙春[M]. 北京：中国中医药出版社. 2004）

文献摘录

（1）《仁斋直指方·痢病证治》："痢出于积滞。积，物积也。滞，气滞也。物积欲出，气滞而不与之出，所以下坠里急，乍起乍止，日夜凡百余度……不论色之赤白，脉之大小，一皆以通利。"

（2）《济生方·痢疾》："今之所谓痢疾者，古所谓滞下是也。盖尝推原其故，胃者脾之腑，为水谷之海，荣卫充焉……夫人饮食起居失其宜，运动劳役过其度，则脾胃不充，大肠虚弱，而风冷暑湿之邪，得以乘间而入，故为痢疾。"

（3）《医宗必读·痢疾》："是知在脾者病浅，在肾者病深。肾为胃关，开窍于二阴，未有久痢而肾不损者，故治痢不知补肾，非其治也。"

（4）《赤水玄珠·痢门》："休息痢者，愈后数日又复，痢下时作时止，积年累月不肯断根者是也。此因始得之时，不曾推下，就以调理之剂，因循而致也，又或用兜涩药太早，以致邪不尽去，绵延于肠胃之间而作者，或痢愈之后而肠胃虚弱，复为饮食所伤而作者，当看轻重调理，或热或寒或消导或再推下，然后以异功散等补剂加收涩之药。"

（5）《类证治裁·痢症论治》："痢多发于秋，即《内经》之肠澼也……白伤气分，赤伤血分，赤白相间，气血俱伤。伤气分则调气，四七汤、木香化滞汤；伤血分则和血，四物地榆汤或理阴煎加减。易老所谓调气则后重除，和血则便脓愈也。"

文献推介

（1）李洪军. 氟喹诺酮类药物联用黄连素治疗细菌性痢疾的临床分析[J]. 中国实用医药，2017，12（05）：135-136.

（2）聂娅，李点，姚欣艳，等. 熊继柏教授辨治痢疾经验[J]. 中华中医药杂志，2014，29（06）：1907-1909.

24 泄 泻

泄泻是由脾胃运化功能失职，湿邪内盛引起的，以排便次数增多，粪质稀溏，甚至泻出如水样为主要临床表现的病证。泄者，泄漏之意，粪质稀溏，病势较缓；泻者，倾泻之意，粪质清稀如水，病势较急，两者临床上难以截然区分，总称为泄泻。本病一年四季均可发生，但以夏秋季较为常见。

本病首载于《黄帝内经》，"濡泄""洞泄""飧泄""注下""鹜溏"及"溏糜"等名称，并对其病因病机有较为全面的论述，认为泄泻与风、寒、湿、热以及饮食、起居、情志等均有关系。如《素问·阴阳应象大论》曰："清气在下，则生飧泄""湿盛则濡泄"。汉唐以前，泄与痢混称，《难经·五十七难》从脏腑角度提出"五泄"，其中"胃泄""脾泄""大肠泄"属泄泻，"小肠泄""大瘕泄"属痢疾。

汉·张仲景《金匮要略》将泄泻与痢疾统称为下利。隋·巢元方《诸病源候论》首次明确将泄与痢分论之，宋代以后统称为泄泻。宋·陈言《三因极一病证方论》认为不仅外邪可导致泄泻，情志失调亦可引起泄泻。明·张景岳《景岳全书·泄泻》曰："凡泄泻之病，多由水谷不分，故以利水为上策""泄泻之本，无不由于脾胃"，提出分利之法治疗泄泻的原则，并指出其病位主要在脾胃。明·李中梓《医宗必读》对泄泻的治法进一步概括，提出了著名的治泻九法，即淡渗、升提、清凉、疏利、甘缓、酸收、燥脾、温肾、固涩，在治疗上有了较大发展。清·叶天士《临证指南医案》提出以甘养胃，以酸制肝，创泄木安土之法。

西医学中的急慢性肠炎、胃肠功能紊乱、腹泻型肠易激综合征等疾病属于本病范畴，以腹泻为主要临床表现的其他疾病亦可参考本病辨证论治。

一、病 因 病 机

（一）病因

1. 感受外邪 外感暑、湿、寒、热之邪均可引起泄泻，其中以湿邪为主。湿邪易困脾土，影响脾胃运化，致使脾胃升降失常，清浊不分而发生泄泻。如《素问·生气通天论》曰："因于露风，乃生寒热，是以春伤于风，邪气留连，乃为洞泄。"

2. 饮食失节 饮食过量，宿食内停；或过食肥甘厚腻，湿热内蕴；或过食生冷，寒邪伤中，或误食不洁，损伤脾胃，致脾胃运化失职，升降失调，清浊不分而发为泄泻。《景岳全书·泄泻》云："若饮食失节，起居不时，以致脾胃受伤，则水反为湿，谷反为滞，精华之气不能输化，乃致合污下降而泻痢作矣。"

3. 情志失调 情志不舒，肝气郁结，木不疏土；或忧思伤脾，土虚木乘，均可致肝脾不和，传化失常，发为泄泻。如《景岳全书·泄泻》云："凡遇怒气便作泄泻者，必先以怒时挟食。"

4. 劳倦内伤 长期劳倦，均可导致脾胃虚弱，中阳不健，运化无权，不能受纳水谷和运化精微，清气下陷，水谷糟粕混杂而下，遂成泄泻。

5. 病后体虚 久病失治，脾胃受损，或禀赋不足，素体脾胃虚弱，受纳和运化无力，湿滞内生，混杂而下，遂成泄泻；久病之后，损伤肾阳，或年老体弱，命门火衰，火不暖土，脾失温煦，运化失常，而致泄泻。

（二）病机

本病的基本病机为脾胃运化功能失常，湿困脾土，肠道功能失司。内因以脾虚为主，脾主运化水谷，喜燥恶湿，脾虚则运化失职，清浊不分，发为泄泻；外因以湿邪为主，湿为阴邪，易困脾土，损伤脾胃，致运化失常，所谓"湿盛则濡泄"，故湿邪为其主要病理因素，但可夹寒、夹热、夹滞。

本病的病变脏腑主要在脾胃与大小肠，和肝、肾密切相关。脾主运化，胃主受纳，大小肠司泌浊、传导，若脾胃纳运失职，小肠无以分清浊，大肠无以传化，则水反为湿，谷反为滞，合污而下，发生泄泻；肝主疏泄，协调脾胃升降，若肝失疏泄，气机郁滞，易致脾失健运，发为肝脾不和之泄泻；肾主命门之火，暖脾助运，腐熟水谷，若肾阳虚衰，失于温煦，则脾失健运，水湿内停，发为泄泻。

本病病理性质有虚实之分。急性暴泻多以湿盛为主，因湿盛伤脾，或食滞胃肠，壅滞中焦，脾失健运，水谷清浊不分所致，病属实证；慢性久泻多以脾虚为主，因素体脾虚不运，或肝木克脾，或肾火不暖脾土，水谷不化，湿浊内生，混杂而下，发为泄泻，病属虚证或虚实夹杂证。虚实之间，往往相互转化，如暴泻失治或停药过早，可致迁延或反复发作，病由实转虚，而成久泻；久泻脾虚，易感湿邪，或饮食所伤，亦可呈急性发作，表现为虚中夹实之证。

急性泄泻，及时治疗，多数短期可治愈，少数病人，暴泻不止，损气伤津耗液，可转为惊、厥、闭、脱等危证。急性泄泻因失治误治，迁延日久，由实转虚，可转为慢性泄泻。泄泻日久脾病及肾，肾阳亏虚，脾失温煦，不能腐熟水谷，可致命门火衰之五更泻。

二、诊断与鉴别诊断

（一）诊断依据

（1）以粪质清稀为诊断的主要依据，或大便次数增多，粪质清稀，甚则如水样；或次数不多，粪质清稀；或泻下完谷不化，常兼有腹胀、腹痛、肠鸣、纳呆等症。

（2）暴泻起病急，泻下急迫而量多；久泻起病缓，泻下势缓而量少，且有反复发作病史。

（3）常由感受外邪、饮食不节、情志不调等因素诱发。

（二）鉴别诊断

1. 痢疾 两者均表现为便次增多，但泄泻以排便次数增多、粪便稀溏，甚至泻出如水样为主症；痢疾以腹痛、里急后重，便下赤白脓血为主症。泄泻亦可有腹痛，但多与肠鸣、腹胀同时出现，其痛便后即减；而痢疾之腹痛则与里急后重同时出现，其痛便后不减。

2. 霍乱 两者均有腹泻，但霍乱是一种呕吐与泄泻同时并作的病证，其发病特点是起病急，变化快，病情凶险；起病时突然腹痛，继则吐泻交作，亦有少数病例不见腹痛而专为吐泻者，所泻之物多为夹有大便的黄色粪水，或如米泔而不甚臭秽，常伴恶寒、发热，部分病人在吐泻之后，津液耗伤，筋失濡养而发生转筋、腹中绞痛；若吐泻剧烈，则见面色苍白、目眶凹陷、指螺皱瘪、汗出肢冷等阴竭阳亡之危象。而泄泻仅以排便异常为主要表现，粪质稀溏，便次频多，其发生有急有缓，且不伴有呕吐。

三、辨 证 论 治

（一）辨证要点

1. **辨暴泻、久泻** 暴泻者，起病急骤，病程短，泻下次数频多，以湿盛为主；久泻者，起病较缓，病程较长，一般呈间歇性发作，以脾虚为主。

2. **辨虚实** 暴泻下注，腹痛拒按，泻后痛减者，多属实，其中大便清稀如水样，气腥臭，属寒湿；大便稀溏，色黄褐，气味臭秽，属湿热；大便溏垢，腹痛肠鸣，臭如败卵，属食滞。慢性久泻，腹痛不甚且喜按，多属虚，其中大便时溏时泻，面黄肢倦，属脾虚；每因情志郁怒而诱发，伴胸胁胀闷、嗳气少食，属肝郁脾虚；五更泄泻，完谷不化，伴腰膝酸冷，属肾阳虚。

3. **辨寒热** 粪质清稀，或完谷不化者多属寒；粪质黄褐，气味臭秽，泻下急迫，肛门灼热者多属热。

4. **辨证候特征** 外感泄泻，多夹表证，当进一步辨其属于寒湿泄泻、湿热泄泻还是暑湿泄泻。寒湿泄泻，泻多鹜溏，舌苔白腻，脉濡缓；湿热泄泻，泻多酱黄色，舌苔黄腻，脉濡数；暑湿泄泻，多发于夏暑炎热之时，除泄泻外，尚有胸脘痞闷，舌苔厚腻。食滞胃肠之泄泻，以腹痛肠鸣，粪便臭如败卵，泻后痛减为特点；肝气乘脾之泄泻，以胸胁胀闷，嗳气食少，每因情志郁怒而增剧为特点；脾胃虚弱之泄泻，以大便时溏时泻，夹有水谷不化，稍进油腻之物，则大便次数增多，面黄肢倦为特点；肾阳虚衰之泄泻，多发于黎明之前，以腹痛肠鸣，泻后则安，形寒肢冷，腰膝酸软为特点。

泄泻病变过程较为复杂，临床往往出现虚实夹杂，寒热互见，故而辨证时，应全面分析。

（二）治疗原则

泄泻的治疗原则为运脾化湿。急性暴泻以湿盛为主，应着重化湿，参以淡渗利湿；同时根据寒湿、湿热不同，分别采用温化寒湿、清化湿热之法，结合健运脾胃。慢性久泻以脾虚为主，当以健运脾气为要，佐以化湿利湿；若夹有肝郁者，宜配合抑肝扶脾；肾阳虚衰者，宜补火暖土。暴泻不可骤用补涩，以免闭门留寇；久泻不可分利太过，以防劫其阴液。若病情处于虚、寒、热兼夹或互相转化时，当随证而施治。

泄泻为病，湿盛脾虚为其关键，尚可运用祛风药物，诸如防风、羌活、升麻、柴胡之属，一则有助于化湿，所谓"风胜则燥"，二则风药可升举下陷之清阳。

（三）分证论治

1. 暴泻

（1）寒湿内盛证

症状：泻下清稀，甚则如水样，肠鸣腹痛，脘闷食少，或兼外感风寒，则伴见恶寒发热，头疼身痛。舌苔薄白或白腻，脉濡缓。

分析：泻下清稀，甚如水样为寒湿内侵，脾失健运，清浊不分所致；肠鸣腹痛为寒湿内盛，胃肠气机阻滞所致；寒湿困脾，脾失健运致脘闷食少；恶寒发热，头疼身痛为风寒束表，卫表不和所致；苔白腻，脉濡缓多为寒湿内盛之象。

治法：解表散寒，芳香化湿。

方药：藿香正气散加减。

藿香辛温散寒，芳香化湿；白术、茯苓、陈皮、半夏健脾燥湿；厚朴、大腹皮行气除满；紫苏、白芷、桔梗解表散寒，疏利气机；甘草调和诸药，并协姜、枣以和中。

若表寒重者，可加荆芥、防风增加疏风散寒之力；若外感寒湿，饮食生冷，腹痛，泻下清稀者，可服纯阳正气丸；若湿邪偏重，胸闷腹胀，小便不利，可用胃苓汤以健脾利湿，淡渗分利。

（2）湿热伤中证

症状：泄泻腹痛，泻下急迫，或泻而不爽，粪色黄褐而臭，肛门灼热，烦热口渴，小便短黄。舌质红，苔黄腻，脉濡滑或滑数。

分析：泄泻腹痛，为湿热伤中，气机失调，传导失常所致；泻下急迫，肛门灼热为火热急迫，肠中热结所致；湿热下注，阻滞肠道致粪色黄褐而臭，泻而不爽；烦热口渴，小便短黄多为湿热内蕴之征；舌苔黄腻，脉濡滑或滑数多为湿热内蕴之象。

治法：清热利湿。

方药：葛根芩连汤加减。

葛根解肌清热，升清止泻；黄芩、黄连苦寒清热燥湿；甘草甘缓和中，调和诸药。

若见发热头痛、脉浮等风热表证，可加金银花、连翘、薄荷；若湿邪偏重而见胸脘满闷，口不渴，苔微黄厚腻，脉濡缓者，可加藿香、茯苓、厚朴、猪苓、泽泻等或合平胃散；若在夏暑期间，症见发热头重，烦渴自汗，小便短赤，脉濡数，可用新加香薷饮合六一散以解暑清热，利湿止泻。

（3）食滞肠胃证

症状：腹痛肠鸣，泻下稀便，臭如败卵，或夹有不消化食物，泻后痛减，脘腹痞满，嗳腐酸臭，不思饮食。苔浊腻，脉滑。

分析：腹痛肠鸣，泻后痛减为宿食内停，气机受阻，传导失常所致；泻下不消化食物，臭如败卵为肠中腐物积滞所致；宿食不化，升降失职，浊阴不降致脘腹痞满，不思饮食，嗳腐酸臭；苔浊腻，脉滑多为宿食内停之象。

治法：消食导滞。

方药：保和丸加减。

神曲、山楂、莱菔子消食化积；半夏、陈皮理气和胃；茯苓健脾祛湿，和中止泻；连翘散结消积，清食郁之热。

若食积化热，可加黄芩、黄连清热燥湿止泻；若脾虚较重，可加白术、扁豆健脾祛湿；若食滞较重，生湿蕴热，泻而不畅者，根据"通因通用"的原则，可用枳实导滞丸通腑导滞。

2. 久泻

（1）脾胃虚弱证

症状：大便时泻时溏，迁延反复，饮食减少，食后脘闷不舒，稍进油腻食物，则大便次数增多，伴四肢乏力，神疲倦怠，面色萎黄。舌淡苔白，脉细弱。

分析：大便溏泄，大便次数增多为脾胃气虚，运化无权，清浊不分所致；饮食减少，食后脘闷不舒为脾胃气虚，纳运无力所致；四肢乏力，神疲倦怠，面色萎黄为脾失健运，气血生化不足，肢体肌肤失于濡养所致；舌淡苔白，脉细弱多为脾胃气虚之象。

治法：健脾益气，化湿止泻。

方药：参苓白术散加减。

人参、白术、山药、莲子肉、扁豆、甘草益气健脾；薏苡仁、茯苓健脾渗湿止泻；砂仁调气行滞，桔梗宣肺利气，载药上行。

若脾阳虚衰，阴寒内盛，症见脘腹冷痛，喜温喜按，四肢不温，大便清稀，气腥秽者，可用附子理中汤以温中散寒；若久泻不止，中气下陷，症见食少短气，肛门坠胀，甚则脱肛者，可用补中益气汤以益气健脾，升阳止泻；若泄泻日久，脾虚夹湿，症见肠鸣辘辘，便带黏液，苔腻者，可用升阳益胃汤以升清阳，化湿浊；若泄泻日久伤阴，症见便溏而黏，口渴舌干，形瘦乏力，舌红苔少，脉细数者，可用人参乌梅汤。

（2）肝气乘脾证

症状：平时多有胸胁胀闷，嗳气食少，每因抑郁恼怒或情绪紧张之时发生腹痛腹泻，腹中雷鸣，攻窜作痛，矢气频作。舌淡红苔薄白，脉弦细。

分析：腹痛腹泻，腹中雷鸣，攻窜作痛为肝失条达，气机不利，横逆犯脾，脾失健运所致；胸胁胀闷为肝失疏泄，气机不畅所致；嗳气食少为肝气乘脾，脾气不运所致；舌淡红苔薄白，脉弦细多为肝郁脾虚之象。

治法：抑肝扶脾。

方药：痛泻要方加减。

白术补脾燥湿；白芍柔肝缓急止痛；陈皮理气和胃；防风升清止泻。

若肝郁气滞较重而见脘腹胀满疼痛，嗳气频频者，可加柴胡、枳壳、香附、郁金疏肝理气止痛；若脾虚明显，神疲食少者，加黄芪、党参、扁豆益气健脾；若久泻不止，加乌梅、五倍子、石榴皮收涩止泻。

（3）肾阳虚衰证

症状：泄泻多在黎明之前，脐腹作痛，肠鸣即泻，完谷不化，腹痛喜暖，泻后即安，形寒肢冷，腰膝酸软。舌淡苔白，脉沉细。

分析：命门火衰，火不暖土，脾失健运，五更为肝气主时，肝气疏泄太过，脾肾统摄固藏不及，故表现为五更泻；阳虚寒盛，阴寒凝聚，不通则痛致腹痛喜暖；泻后即安是泻后则腑气通，阴寒随泻而去所致；形寒肢冷，腰膝酸软为肾阳虚弱，机体失于温煦所致；舌淡苔白，脉沉细多为肾阳衰虚之象。

治法：温肾健脾，固涩止泻。

方药：四神丸加减。

补骨脂温阳补肾；吴茱萸温中散寒平肝；肉豆蔻温中散寒止泻；五味子涩肠止泻。

若肾阳虚衰，脐腹冷痛明显，加附子、肉桂等温肾之品；若年老体弱，久泻不止，中气下陷者，加黄芪、党参、白术益气升阳健脾；若滑脱不禁者，可合桃花汤或真人养脏汤固涩止泻；若寒热错杂者，可改用乌梅丸或连理汤加减；若久泻伤阴，阴阳两伤者，当以调补脾肾之阴为主，兼顾补气健脾助运，可用张景岳胃关煎加减。

四、预防调护

加强锻炼，增强体质，使脾气旺盛，则不易受邪；饮食有节，以清淡、富营养、易消化食物为主，避免进食生冷不洁、腐败变质、荤腥油腻之物；平素养成良好卫生习惯，起居有常，调畅情志，保持乐观情绪，谨防风寒湿邪侵袭。急性腹泻者，予流质饮食或半流质饮食；泄泻耗伤胃气者，予淡盐汤、饭汤、米粥以养胃气。虚寒泄泻，予淡姜汤饮用，注意腹部保暖，以振奋脾气，调和胃气；重度泄泻者，应防止津液亏虚，及时补充体液。泄泻痊愈后还应注意饮食调养、精神调养和体育锻炼，防止复发。

五、小　结

泄泻是以排便次数增多，粪质稀薄，甚则泻出如水样为主要表现的病证。常因感受外邪，饮食不节，情志失调，禀赋不足及病后体虚等而发病。基本病机为脾虚湿盛，脾失健运，水湿不化，肠道清浊不分，传导失司。病理因素主要是湿邪。病变脏腑主要在脾、胃与大小肠，同时与肝、肾相关。病理性质有虚实之分，暴泻以湿盛为主，多因湿盛伤脾，或食滞胃肠所致，病属实证；久泻以脾虚为主，多因久病脾虚，或肝木乘脾，或肾虚火不暖土所致，多属虚证或虚实夹杂之证。

泄泻的治疗应以运脾化湿为大法。暴泻以湿盛为主，重用化湿，佐以分利。同时根据寒湿和湿热的不同，分别采用温化寒湿与清化湿热之法；久泻以脾虚为主，当予健脾。暴泻不可骤用补涩，以免关门留寇；久泻不可分利太过，以防劫其阴液。若病情处于虚实寒热兼夹或互相转化的情况下，当温清并用，虚实兼顾，随证施治。

 临证验案

张某，男，20岁。

半年来出现腹泻，每日7～10次。既往患2型糖尿病近1年。长期服用磺脲类降糖药，血糖控制一般。自述脘腹胀满，畏寒，失眠多梦，腰膝酸冷，乏力体倦，舌暗红，苔腻略黄，脉细滑。

中医诊断：泄泻（脾胃阳虚，湿热中阻）。

辨证分析：脾主运化，胃主受纳，脾胃共为升降之枢。患者消渴病久，脾胃阳虚，湿热留恋不去，脾胃运化无权，肠道传化失司，故见泄泻日近十次。脾虚痰湿阻隔，水火升降失司，阳不能入于阴，故见失眠多梦。脾肾阳虚，故见乏力体倦，腰膝酸冷。综合舌脉证，舌暗红，苔腻略黄，脉细滑，乃脾虚湿热之证。病位在脾胃，与肾相关。病性虚实夹杂，虚为脾阳虚，实为湿热，夹有血瘀。失治误治，则缠绵难愈，可渐为脾肾阳衰、大肠滑脱之证。

治法：健脾温阳，清热祛湿。

方药：连理汤加味。

处方：黄连12g　肉桂3g　干姜10g　生晒参3g　炒苍白术各15g　煨葛根30g　丹参30g　甘草6g　荔枝核15g　仙鹤草30g

14剂。

结果服药2周，大便次数明显减少，每日行2～3次，血糖实验室检查在正常范围。原方再服14剂，配合参苓白术丸，每次6g，每日2次。其后大便成形，诸症消失，病归平复。

按　糖尿病性腹泻，多久病脾虚所致，常见脾阳虚或脾肾阳虚。因消渴病热伤气阴，邪热是其发病的关键因素。所以，治疗在健脾益气，或健脾温阳的同时，可配合苦寒坚阴之药。此例即消渴病脾阳虚，湿热留恋不去，所以治以健脾温阳，兼可清热除湿的连理汤加味。黄连配合肉桂，即交泰丸，陈皮、清半夏、茯苓，即二陈汤，可交通心肾，和胃安神。至于加用葛根、丹参者，即师祖祝谌予教授所谓活血对药，为治疗糖尿病及其并发症临床常用。

（赵进喜，李继安. 中医内科学实用新教程[M]. 北京：中国中医药出版社. 2018）

文献摘录

（1）《素问·阴阳应象大论》："清气在下，则生飧泄。"

（2）《伤寒论·辨太阳病脉证并治下》："伤寒服汤药，下利不止，心下痞鞕。服泻心汤已，复以他药下之，利不止，医以理中与之，利益甚。理中者，理中焦，此利在下焦，赤石脂余粮汤主之，复不止者，当利其小便。"

（3）《临证指南医案·泄泻》："泄泻，注下症也。经云：湿多成五泄，曰飧，曰溏，曰鹜，曰濡，曰滑。飧泄之完谷不化，湿兼风也；溏泄之肠垢污积，湿兼热也；鹜溏之澄清溺白，湿兼寒也；濡泄之身重软弱，湿自胜也；滑泄之久下不能禁固，湿胜气脱也。"

（4）《时病论·食泻》："食泻者，即胃泻也。缘于脾为湿困，不能健运，阳明胃腑，失其消化，是以食积太仓，遂成便泻。"

（5）《医学入门·泄泻》："凡泻皆兼湿，初直分理中焦，渗利下焦，又则升提，必滑脱不禁，然后用药涩之，其间有风胜兼以解表，寒胜兼以温中，滑脱涩住，虚弱补益，食积消导，湿则淡渗，陷则升举，随证变用，又不拘于次序，与痢大同。且补虚不可纯用甘温，太甘则生湿，清热亦不可太苦，苦则伤脾，每兼淡剂利窍为妙。"

文献推介

（1）朱茂君，陈涤平，李文林，等. 探析吴中名医张璐从五脏论治泄泻[J]. 中华中医药杂志，2019，34（02）：530-532.

（2）赵欣，孙宏文. 国医大师徐景藩诊治下利经验[J]. 中华中医药杂志，2018，33（07）：2882-2884.

25 便 秘

便秘是由大肠传导功能失常引起的，以大便秘结，排便周期延长，或周期不长，但粪质干结，排出艰难，或粪质不硬，欲大便而艰涩不畅为主要临床表现的病证。

《黄帝内经》称便秘为"大便难""后不利"，涉及肾、脾胃、小肠等脏腑，与脾胃受寒、肠中有热等有关。《素问·金匮真言论》指出："北方黑色，入通于肾，开窍于二阴。"《素问·厥论》曰："太阴之厥，则腹满䐜胀，后不利。"《素问·举痛论》曰："热气留于小肠，肠中痛，瘅热焦渴，则坚干不得出，故痛而闭不通矣。"汉·张仲景称便秘为"阳结""阴结""脾约"等，设立承气汤、麻子仁丸、厚朴三物汤以及蜜煎导和猪胆汁、醋"灌谷道内"诸法，是古籍中应用外导法和灌肠疗法的最早记载。

隋·巢元方《诸病源候论·大便病诸候》曰："大便不通者，由三焦五脏不和，冷热之气不调，热气偏入肠胃，津液竭燥，故令糟粕痞结，壅塞不通也。"强调热入肠胃，致津液竭燥而发便秘。宋代《圣济总录》将本病的证治分类概括为寒、热、虚、实四个方面，提出了"冷秘""热秘"的分类，沿用至今。金元时期，张元素《医学启源·六气方治》曰："凡治脏腑之秘，不可一例治疗，有虚秘，有实秘，有胃实而秘者，能饮食，小便赤……胃虚而秘者，不能饮食，小便清利。"这种虚实分类法，仍是临床概括便秘的纲领。李杲提出便秘与饮食因素有关；朱丹溪认为便秘与血少、肠胃受风、涸燥秘涩有关。明代张景岳则以"阳结""阴结"概之，有火为"阳结"，无火为"阴结"，进一步阐明了两者的病机与治则。清·沈金鳌《杂病源流犀烛·大便秘结源流》指出"若为饥饱劳役所损，或素嗜辛辣厚味，致火邪留滞血中，耗散真阴，津液亏少，故成便秘之症"。

西医学的功能性便秘属于本病的范畴，同时肠易激综合征、肠炎恢复期之便秘、药物性便秘，内分泌及代谢性疾病所致便秘，以及神经系统疾病所致的排便困难等，可参照本病辨证论治。

一、病因病机

（一）病因

1. **饮食不节**　过食辛辣肥甘，嗜饮酒浆，致肠胃积热，热结津伤，肠道干涩，大便干结；或恣食寒凉生冷，致阴寒凝滞，大肠传导失司，引发便秘。

2. **情志失调**　抑郁恼怒，肝失条达，气机郁滞；思虑过度，脾滞气结，均可导致肠腑通降失常，传导失职而便秘。气郁化火伤阴，亦可致津伤阴亏便秘。

3. **外邪侵袭**　寒邪侵袭，阴寒内盛，凝滞胃肠，肠腑失于传导而成冷秘；温热外受，邪犯于肺，累及胃肠，耗伤津液，大肠失润，亦可致便秘。

4. **年老久病**　素体虚弱，或病后、产后及年老体虚之人，气血阴阳亏虚，气虚则大肠传导无力，血虚则肠道失于荣养，阴虚则肠道失于濡润，阳虚则肠道失于温煦，均可导致便秘。

（二）病机

本病的基本病机为大肠传导失司，病位在大肠，同时与肺、脾、胃、肝、肾等脏腑功能失调有关。如肠胃积热，伤津耗液，则肠失濡润；脾肺气虚，则大肠传送无力；肺热过盛，热移于肠，热盛伤津，则肠道失润；肝气郁结，疏泄失职，气机壅滞，或气郁化火伤津，则腑失通利；肾阴不足，则肠道失润；肾阳不足，则肠失温煦，阴寒凝滞，皆可影响大肠的传导功能，而发为本病。

本病的病性可概括为虚、实两个方面。燥热内结者，属热秘；气机郁滞者，属气秘；阴寒积滞者，属冷秘。热秘、气秘、冷秘属实证，气血阴阳亏虚所致便秘，属虚证。而虚实之间，常又相互转化或兼夹。如热秘久延不愈，津液渐耗，肠道失润，则由实转虚。气机郁滞，久而化火，则气滞与热结并存。气血阴阳不足者，每因饮食所伤或情志刺激，则虚实相兼。阳气虚衰与阴寒凝结可以互为因果。久病年老，或见气血双亏、气阴不足、阴阳俱虚之证。

本病的预后，若为单纯性便秘，审因辨证施治，则其愈较易，预后较佳；若便秘重症，或加以饮食失节等诱因，可出现燥屎内结，出现腹胀、腹痛拒按，则为肠结之症，当急治之。若便秘作为症状见于其他疾病者，则需观察病情的新久轻重，审因论治。

二、诊断与鉴别诊断

（一）诊断依据

（1）大便排出困难，排便时间或排便间隔时间延长，排便次数每周少于3次；或周期不长，但粪质干结，排出艰难，或粪质不硬，欲大便而艰涩不畅。

（2）可兼有腹胀、腹痛、口臭、纳差及神疲乏力、头眩心悸等症。

（3）患者常有饮食不节、情志内伤、感受外邪、久病体虚等病史，与久坐少动有关。

（二）鉴别诊断

1. 肠结 两者皆为大便秘结不通。但肠结多为急病，因大肠通降受阻所致，表现为腹部疼痛拒按，大便完全不通，而且可无矢气和肠鸣音，严重者可吐出粪便。便秘多为慢性久病，因大肠传导失司所致，表现为腹部胀满，大便干结，排出困难，有矢气和肠鸣音，或有恶心欲吐，食纳减少。

2. 积聚 两者均可出现腹内包块。积聚之包块，可出现在腹部各处，形状不定，或固定不移，或时聚时消，积证之固定不移者，不因排便而消失或减小。便秘可因燥屎形成包块，出现在小腹左侧，多呈条索状，排便后可消失或减小。

三、辨证论治

（一）辨证要点

便秘当分虚实论治，实者当辨热秘、气秘和冷秘，虚者当审气虚、血虚、阴虚和阳虚之别。

（二）治疗原则

便秘的治疗原则以通下为主，但决不可单纯用泻下药，应针对虚实不同而治。实秘以祛邪为主，根据热秘、冷秘、气秘之不同，分别施以泻热、温通、理气之法，辅以导滞之品；虚秘以扶正为先，予以益气、养血、滋阴、温阳之法，酌用甘温润肠之品。临床常有虚实互见，寒热错杂者，当分清虚实主次，兼顾治疗。

（三）分证论治

1. 实秘

（1）热秘

症状：大便干结，腹胀或痛，口干口臭，面红心烦，小便短赤。舌红，苔黄燥，脉滑数。

分析：肠胃积热，耗伤津液，肠道失润致大便干结；腹胀或痛，口干口臭为腑气不通，浊气上逆所致；面红心烦，小便短赤为里热证；舌红，苔黄燥，脉滑数为里热津伤之象。

治法：泻热导滞，润肠通便。

方药：麻子仁丸加减。

方中大黄、枳实、厚朴通腑泄热；麻子仁、杏仁、白蜜润肠通便；芍药养阴和营。

若津液已伤，大便燥结，可加生地黄、玄参、麦冬、郁李仁、柏子仁等滋阴润肠；若肺热气逆，咳喘便秘者，可加瓜蒌仁、杏仁、芦根、鱼腥草清肺润肠以通便；若兼郁怒伤肝，伴急躁易怒，目赤肿痛，可用更衣丸清肝通便；肝火盛者，用当归龙荟丸；若燥热不甚，或药后大便不爽者，可用青麟丸。

（2）气秘

症状：大便干结，或不甚干结，欲便不得出，或便而不爽，腹中胀满，肠鸣矢气，嗳气频作，纳食减少，胸胁满闷。舌苔薄腻，脉弦。

分析：情志失调，肝脾气结，或肺气壅闭不降，病及肠腑，传导失职，则大便干结，或不甚干结，欲便不得出，或便而不爽；肠腑气滞，则腹中胀痛；肝郁气滞致胸胁满闷；肠鸣矢气，嗳气频作，纳食减少为肝气犯胃，腑气不降，胃气上逆所致；舌苔薄腻，脉弦为气郁夹湿之象。

治法：顺气导滞，润肠通便。

方药：六磨汤加减。

方中木香调气，乌药顺气，沉香降气，三药合用，气味辛通，解郁行气；大黄、槟榔、枳实攻积导滞。

若肝气郁结，胁腹胀痛者，可加柴胡、白芍、厚朴、香附、莱菔子以助理气之功；若气郁化火，便秘口苦，舌红苔黄者，可加黄芩、栀子、龙胆草清肝泻火；若气逆呕恶者，可加半夏、陈皮、竹茹、代赭石；若忧思郁结，抑郁寡言者，合用逍遥散疏肝解郁；若跌仆损伤，行腹部手术后，便秘不通，属气滞血瘀者，可加红花、赤芍、桃仁等药活血化瘀。

（3）冷秘

症状：大便艰涩，腹中胀满，或腹痛拘急，喜温恶寒，四肢不温，或呃逆呕吐。舌苔白腻，脉弦紧。

分析：大便艰涩，腹中胀满，或腹痛拘急为阴寒凝滞，大肠传导失职所致；喜温恶寒，四肢不温为寒遏阳气，失于温煦所致；呃逆呕吐为寒蕴中焦，胃失和降所致；寒湿盛则苔白腻，阴寒盛则脉弦紧。

治法：温里散寒，通便止痛。

方药：温脾汤加减。

附子温里散寒；大黄荡涤积滞，人参、干姜、甘草温中益气。

若便秘腹痛，可加枳实、厚朴、木香助泻下之力；若腹部冷痛，手足不温，加高良姜、小茴香以增散寒之功。

2. 虚秘

（1）气虚秘

症状：大便并不干硬，虽有便意，临厕努挣乏力，挣则汗出短气，便后乏力，面白神疲，肢倦懒言。舌淡苔白，脉弱。

分析：大便并不干硬，虽有便意，临厕努挣乏力，挣则汗出短气，便后乏力为脾肺气虚，大肠传送无力所致；面白神疲，肢倦懒言，舌淡苔白，脉弱为脾气亏虚之征象。

治法：健脾益肺，润肠通便。

方药：黄芪汤加减。

方中黄芪补脾肺之气；麻仁、白蜜润肠通便；陈皮理气。

若乏力汗出，气息低微，懒言少动者，可加生白术、党参或红参以助补气之功；若排便困难，腹部坠胀者，合用补中益气汤补中升阳；若脘腹痞满，舌苔白腻者，可加茯苓、白扁豆、薏苡仁健脾祛湿；若肢倦腰酸者，可合用大补元煎补肾益气。

（2）血虚秘

症状：大便干结，面色无华，头晕目眩，心悸气短，口唇色淡。舌淡苔白，脉细弱。

分析：大便干结为血虚津亏，肠道失荣；面色无华，头晕目眩，口唇色淡为血虚不荣；心悸气短为血虚气弱，心失所养；舌淡苔白，脉细弱为气血亏虚之象。

治法：养血滋阴，润燥通便。

方药：润肠丸加减。

方中当归、生地黄滋阴养血；麻仁、桃仁润肠通便；枳壳行气导滞。

若面白眩晕，血虚甚者，加黄芪、熟地黄、阿胶、制首乌、枸杞子、白芍养血润肠；若阴血已复，便仍干燥，可配五仁丸以润肠通便。

（3）阴虚秘

症状：大便干结，或如羊屎，潮热盗汗，心烦少眠，头晕耳鸣，两颧红赤，腰膝酸软。舌红少苔，脉细数。

分析：大便干结，或如羊屎为阴津不足，肠失濡润；潮热盗汗，心烦少眠，头晕耳鸣，两颧红赤为阴虚火旺；腰膝酸软为肾阴不足，腰府失养；舌红少苔，脉细数为阴虚火旺之象。

治法：滋阴增液，润肠通便。

方药：增液汤加减。

方中玄参、麦冬、生地黄滋阴生津，润肠通便。

若大便干结，燥如羊屎，加火麻仁、柏子仁、当归、沙参、瓜蒌仁、枳壳、厚朴等滋阴润肠，行气通便；若胃阴不足，纳呆呕恶，口干口渴者，可用益胃汤加减；若肾阴不足，腰膝酸软者，可用六味地黄丸加减；若阴亏燥结，大便干硬难解者，可用增液承气汤增水行舟。

（4）阳虚秘

症状：大便艰涩，排出困难，畏寒肢冷，或腹中冷痛，或腰膝酸冷，小便清长，面色㿠白。舌淡苔白，脉沉迟。

分析：大便艰涩，排出困难为阳虚寒盛，失于温润，肠道大肠传送无力；畏寒肢冷为阳气亏虚，温煦无权；腹中冷痛为阳虚失于温煦，阴寒凝结，气机不畅；腰膝酸冷，小便清长，面色㿠白为肾阳不足，温养固摄失职；舌淡苔白，脉沉迟为阳虚之象。

治法：温补肾阳，润肠通便。

方药：济川煎加减。

方中肉苁蓉、牛膝温补肾阳；当归养血润肠；升麻、泽泻升清降浊；枳壳通腑行气。

若寒凝气滞，腹痛较甚，加肉桂、木香、白芍、厚朴温中行气，缓急止痛；若大便干结，加火麻仁、郁李仁、瓜蒌仁等润肠通便；若肾阳不足，可选用右归丸加减。对于年老体弱、便结较甚，服药不应之患者，为防止过度用力努挣，诱发痔疮便血、心脑疾病，可配合应用中药保留灌肠或清洁灌肠等。

四、预防调护

注意饮食、生活调摄。多吃粗纤维的食物及果蔬，避免过食辛辣、寒凉之品或饮酒无度。养成每日定时排便习惯。因体质差异，年迈病后之便秘，难以短期根治，治宜缓图，坚持调治。

保持心情舒畅，加强身体锻炼，特别是腹肌的锻炼，有利于胃肠功能的改善。可采用食饵疗法，如黑芝麻、胡桃肉、松子仁、桑椹子、蜂蜜、香蕉等。

五、小 结

便秘是临床上的常见病证，以大便排出困难，排便时间和（或）排便间隔时间延长，大多粪质干硬为临床特征，与饮食、情志、外感、体虚有关。临床分类虽较复杂，但不外乎虚实两大类。实证有热结、气滞、寒凝，虚证有气虚、血虚、阴虚和阳虚，总由大肠传导失常而成。其病位在大肠，与肺、脾、胃、肝、肾等脏腑有关。在治法上实证以祛邪为主，根据热秘、冷秘、气秘之不同，分别施以泻热、温通、理气之法；虚证以扶正为先，气虚者益气，血虚者养血，阴虚者滋阴，阳虚者温阳。上述各证，既可单发，也易相兼，辨证时不可忽略。如气郁化火，气血两虚，气虚及阳，以及夹湿、夹痰、夹食、夹瘀等，故临证时应审慎其因，详辨其病，权衡轻重主次，灵活变通治疗。

临证验案

陈某，男，17岁，腹胀便秘半月余。2004年6月7日初诊。

腹胀，无明显疼痛，偶有排气，无恶心呕吐，伴泛酸、嗳气，食少纳呆，口干，乏力，喜冷饮，夜眠不足但质量尚可，小便正常。因中考学习繁忙，半月未排便，自觉腹胀难忍，做钡透视：肠内积气较多，未见液平面。予2瓶甘露醇灌肠，排便出，症状略缓解，然此后又无排便，且腹胀加重。经常不吃早餐，喜辛辣饮食，经常吃方便面喝碳酸饮料。察其体格偏瘦，营养状态欠佳。舌质薄，淡绛，苔白，脉沉弦。

诊断：脾约型便秘。治法：消食健脾，活血行气。方拟：回溪汤加减。

处方：桃仁15g 当归15g 厚朴15g 槟榔15g 莱菔子15g 火麻仁15g 郁李仁5g 酒军5g 沉香5g 神曲15g 麦芽15g 扁豆15g 桑椹子20g 草决明20g

6剂，水煎服，日1剂。

嘱其调情志，忌食油腻之品、方便面及碳酸饮料。

复诊：服药后，症状减轻。察其舌瘦，质绛淡，苔薄白，脉沉弦。上方去桃仁、沉香、神曲、麦芽、扁豆，加香附15g，肉苁蓉10g，6剂，水煎服，日1剂。

按 该患排便困难半月未行，患者舌脉虽无明显里热象，但肠内燥结已成，口干喜冷饮。肠内郁滞日久，耗气伤津，加之于用甘露醇灌肠，本为强力脱水之剂，更伤津液，使燥结愈甚。李玉琦采用解郁通腑、润肠通便的方法进行疏导，而不采用大承气汤之类峻下恐伤其正。方中桃仁、火麻仁、郁李仁润肠通便，滑利肠道；厚朴、槟榔、莱菔子、沉香行腑中气滞，调畅三焦，推动糟粕下行；当归、酒军既活血散结除郁，又可润燥滑肠，方用酒军，重在活血化瘀，而取其缓泄之作用；桑椹子补肝益肾以滋液，草决明清肝热以通便；神曲、麦芽、扁豆消化食滞，健脾和胃，防其疏导太过以伤正。大肠腑气不通，急下本意是为存阴，故遣方用药更不可选用耗液伤津之品，以犯虚虚实实之戒。

（贺兴东. 当代名老中医典型医案集·李玉琦医案[M]. 北京：人民卫生出版社. 2014）

文献摘录

（1）《伤寒论·辨脉法》："其脉浮而数，能食，不大便者，此为实，名曰阳结也，期十七日当剧。其脉沉而迟，不能食，身体重，大便反鞭，名曰阴结也。"

（2）《金匮要略·腹满寒疝宿食病脉证治》："痛而闭者，厚朴三物汤主之。"

（3）《金匮要略·五脏风寒积聚病脉证并治》提出："趺阳脉浮而涩，浮则胃气强，涩则小便数，浮涩相搏，大便则坚，其脾为约，麻子仁丸主之。"

（4）《圣济总录·大便秘涩》："大便秘涩，盖非一证，皆荣卫不调，阴阳之气相持也。若风气壅滞，肠胃干涩，是谓风秘；胃蕴客热，口糜体黄，是谓热秘；下焦虚冷，窘迫后重，是谓冷秘。或肾虚小水过多，大肠枯竭，渴而多秘者，亡津液也。或胃实燥结，时作寒热者，中有宿食也。"

（5）《素问病机气宜保命集·泻痢论》："凡脏腑之秘，不可一例治疗，有虚秘，有实秘。胃实而秘者，能饮食，小便赤……胃虚而秘者，不能饮食，小便清利。"

文献推介

（1）吴韬，贺平. 自拟补阴润肠汤治疗脾肾阴虚型老年功能性便秘临床研究[J]. 广西中医药，2022，45（02）：12-15.

（2）卢海霞，陆为民. 从"肺肠合治"探讨国医大师徐景藩治疗肺气郁闭型便秘经验[J]. 中华中医药杂志，2022，37（01）：190-193.

26 胁 痛

胁痛是由胁络失和引起的，以一侧或两侧胁肋部疼痛为主要临床表现的病证。胁，指侧胸部，为腋以下至第12肋骨部的总称。

《黄帝内经》是最早提及有关胁痛记载的古籍，其认为胁痛的发生与善怒、寒邪、肝热、恶血等有关，病位主要责之于肝胆。如《素问·脏气法时论》云："肝病者，两胁下痛引少腹，令人善怒。"《素问·举痛论》云："寒气客于厥阴之脉，厥阴之脉者，络阴器系于肝，寒气客于脉中，则血泣脉急，故胁肋与少腹相引痛矣。"隋·巢元方《诸病源候论·心腹痛诸候》云："胸胁痛者，由胆与肝及肾之支脉虚，为寒气所乘故也。"其中指出胁痛的发病与肾有关。宋·严用和《济生方·胁痛评治》认为胁痛的病因主要是由情志不遂所致，指出"肝病者，两胁下痛。多因疲极嗔怒，悲哀烦恼，谋虑惊忧，致伤肝脏"。

明·张景岳《景岳全书·胁痛》云："胁痛有内伤外感之辨，凡寒邪在少阳经，乃病为胁痛，耳聋而呕，然必有寒热表证者，方是外感；如无表证，悉属内伤。但内伤胁痛者十居八九，外感胁痛则间有之耳。"将病因分为外感与内伤两大类，并提出以内伤者多见，认为胁痛的病因与情志、饮食、房劳等关系最为密切。清·李用粹《证治汇补·胁痛》对胁痛的病因进行了较为全面系统的描述："因暴怒伤触，悲哀气结，饮食过度，风冷外侵，跌仆伤形，叫呼伤气，或痰积流注，或瘀血相搏，皆能为痛。至于湿热郁火，劳役房色而病者，间亦有之。"对其治疗提出"治宜伐肝泻火为要，不可骤用补气之剂，虽因于气虚者，亦宜补泻兼施"，对临床具有较高的指导价值。

西医学中的急慢性胆囊炎、胆石症、急慢性肝炎、胆道蛔虫、肋间神经痛等以胁痛为主要表现者属于本病范畴，可参照本病辨证论治。

一、病 因 病 机

（一）病因

1. 情志不遂　若因情志所伤，或暴怒，或抑郁，皆可致肝失条达，疏泄不利，气阻胁络，不通则痛，发为胁痛。若气郁日久，血行不畅，瘀阻胁络，亦致胁痛。《金匮翼·胁痛统论》云："肝郁胁痛者，悲哀恼怒，郁伤肝气。"《临证指南医案·胁痛》云："久病在络，气血皆窒。"

2. 饮食不节　饮食不节，过食肥甘，辛辣嗜酒，损伤脾胃，积湿生热，湿热郁于肝胆，肝胆失于疏泄，发为胁痛。《景岳全书·胁痛》云："以饮食劳倦而致胁痛者，此脾胃之所传也。"

3. 外感湿热　湿热之邪外袭，郁结少阳，枢机不利，肝胆失于疏泄，亦可导致胁痛。《素问·缪刺论》云："邪客于足少阳之络，令人胁痛不得息。"

4. 跌仆损伤　跌仆外伤，或因强力负重，致使胁络受伤，瘀血停留，阻塞胁络，发为胁痛。《金匮翼·胁痛统论》云："污血胁痛者，凡跌仆损伤，污血必归胁下故也。"

5. 劳欲久病　久病耗伤，劳欲过度，使精血亏虚，肝阴不足，胁络失养，不荣则痛。《景岳全书·胁痛》云："凡房劳过度，肾虚羸弱之人，多有胸胁肋间隐隐作痛，此肝肾精虚。"

（二）病机

本病的基本病机为胁络失和，其病机变化可归结为"不通则痛"与"不荣则痛"两类。因肝郁气滞、瘀阻胁络、湿热蕴结所导致的胁痛属实证，是为"不通则痛"；阴血不足，胁络失养所导致的胁痛则为虚证，属"不荣则痛"。

本病的病变脏腑主要在肝胆，且与脾胃及肾有关。因肝居胁下，其经脉布于两胁，胆附于肝，其脉亦循于胁，故胁痛之病，当主要责之于肝胆。脾胃居于中焦，纳运水谷，调理升降，若因饮食所伤，脾失健运，湿热内生，郁遏肝胆，疏泄不畅，可发为胁痛。反之，肝郁失疏，横逆乘脾犯胃，亦可致肝郁脾虚，肝胃不和。肝肾同源，精血互化，若因肝肾阴虚，精亏血少，胁络失于濡养，则胁肋隐隐作痛。

本病的病理性质有虚实之分。其病理因素不外乎气滞、血瘀、湿热，三者又以气滞为主。气滞、血瘀、湿热三者可以相互兼夹，虚实之间可以相互转化。一般胁痛之初病在气，由肝郁气滞，气阻胁络而致。气为血之帅，气行则血行，故气滞日久，血行不畅，其病变由气滞转为血瘀，或气滞血瘀并见。湿热蕴结，肝胆失疏，气阻胁络，以致气滞湿热兼夹。气滞日久，易于化火伤阴；或湿热久羁，耗伤阴津，皆可致肝阴不足，胁络失养，而转为虚证或虚实夹杂证。若肝阴不足，病延日久，久病入络，可致虚中夹瘀，故临床常见虚实夹杂之证。

二、诊断与鉴别诊断

（一）诊断依据

（1）一侧或两侧胁肋部疼痛为主要表现。疼痛的性质可以表现为胀痛、灼痛、刺痛、隐痛、钝痛、窜痛等。

（2）部分患者可伴见胸闷、腹胀、嗳气呃逆、急躁易怒、口苦纳呆、厌食恶心等症。

（3）患者常有饮食不节、情志内伤、感受外湿、跌仆损伤、劳欲久病等病史。

（二）鉴别诊断

悬饮　因饮停胸胁，络气不和，可见胁肋疼痛，但其表现为胸胁咳唾引痛，伴见咳嗽、咯痰，咳嗽、呼吸或转侧时疼痛加重，患侧肋间饱满，或兼见发热，一般不难鉴别。

三、辨证论治

（一）辨证要点

1. 辨虚实　实证之中以气滞、血瘀、湿热为主，多病程短，来势急，症见疼痛较重而拒按，脉实有力。虚证多为阴血不足，胁络失养，症见胁痛隐隐，绵绵不休，且病程长，来势缓，并伴见阴亏之证。

2. 辨气血　大抵胀痛多属气郁，且疼痛游走不定，时轻时重，症状轻重与情绪变化有关；刺痛多属血瘀，且痛处固定，持续不已，局部拒按，入夜尤甚。

（二）治疗原则

根据"通则不痛"的理论，胁痛之治疗原则以疏肝和络止痛为基本治则，结合肝胆的生理特性，灵活运用。实证者，宜理气、活血、清利湿热；虚证者，宜滋阴、养血、柔肝，同时佐以理气和络之品，补中寓通。

（三）分证论治

1. 肝郁气滞证

症状：胁肋胀痛，走窜不定，疼痛每因情志变化而增减，胸闷腹胀，抑郁易怒，善太息，纳少口苦。舌苔薄白，脉弦。

分析：胁肋胀痛，走窜不定，疼痛每因情志变化而增减为肝失条达、气郁胁络所致；胸闷腹胀，善太息，纳少口苦为肝郁气滞，乘脾犯胃所致；抑郁易怒，舌苔薄白，脉弦为肝郁之象。

治法：疏肝理气，和络止痛。

方药：柴胡疏肝散加减。

方中柴胡、枳壳、香附、陈皮疏肝理气，解郁止痛；白芍、甘草养血柔肝，缓急止痛；川芎活血行气通络。

若胁痛甚，可加郁金、延胡索、川楝子以增强理气止痛之力；若气郁化火，症见胁肋掣痛，口干口苦，烦躁易怒，溲黄便秘，舌红苔黄者，可加山栀、牡丹皮、黄芩、夏枯草、野菊花等清肝泻火；若肝气横逆乘脾，症见便溏、腹胀、困倦乏力，舌苔白腻者，可合用逍遥散；若肝郁日久，化火伤津，症见胁肋胀痛，双目干涩，口干咽燥，眩晕少寐，舌红少津，脉细者，可去方中川芎、柴胡，配合一贯煎加减；若气滞兼见血瘀者，可酌加牡丹皮、赤芍、当归、丹参、郁金等。

2. 肝胆湿热证

症状：胁肋胀痛，口苦口黏，胸闷纳呆，恶心呕吐，小便黄赤，大便不爽，或兼有身热，身目发黄。舌红，苔黄腻，脉弦滑数。

分析：胁肋胀痛为湿热蕴结肝胆、胁络失和所致；口苦口黏，胸闷纳呆，恶心呕吐，大便不爽为湿热困遏中焦、脾胃升降失调所致；身热，身目发黄，小便黄赤因湿热壅盛，肝胆失疏，胆汁泛溢所致；舌红，苔黄腻，脉弦滑数为肝胆湿热之象。

治法：清热利湿，疏肝利胆。

方药：龙胆泻肝汤加减。

方中龙胆草清利肝胆湿热；山栀、黄芩清肝泻火；木通、泽泻、车前子渗湿清热；生地凉血清热；柴胡、当归、甘草疏肝理气，和络止痛。

若痛甚者，可酌加川楝子、郁金、延胡索等疏肝理气止痛；若兼见发热、黄疸，加茵陈、黄柏、蒲公英以清热利湿退黄；若肠胃积热，大便不通，腹胀腹满者，加大黄、芒硝通腑泄热；若湿热煎熬，结成砂石，阻滞胆道，症见胁肋剧痛，连及肩背者，可加金钱草、海金沙、鸡内金、郁金、木香、枳实、延胡索，或酌配硝石矾石散等以利胆排石；如胁肋剧痛，呕吐蛔虫者，先以乌梅丸安蛔，再予驱蛔。

3. 瘀血阻络证

症状：胁肋刺痛，痛有定处，痛处拒按，入夜痛甚，胁肋下或有癥块。舌质紫暗，脉沉涩。

分析：胁肋刺痛，痛有定处，痛处拒按，入夜痛甚为瘀阻胁络所致；胁肋下或有癥块为瘀血久羁胁络而成；舌质紫暗，脉沉涩为瘀血之象。

治法：活血化瘀，通络止痛。

方药：血府逐瘀汤或复元活血汤加减。前方功用活血化瘀，行气止痛，适用于因气滞血瘀，血行不畅所致的胸胁刺痛，日久不愈者。后方具有祛瘀通络、消肿止痛之功，适用于因跌打外伤所致之胁下积瘀肿痛，痛不可忍者。

方中当归、川芎、桃仁、红花活血化瘀，消肿止痛；柴胡、枳壳疏肝调气，散瘀止痛；制香附、川楝子、广郁金善行血中之气，行气活血，使气行血畅；五灵脂、延胡索散瘀活血止痛；三七粉活血通络，祛瘀生新。

如胁痛甚者，加香附、川楝子、郁金、延胡索、五灵脂等以增强行气活血之力；若因跌打损伤而致胁痛，局部积瘀肿痛，加穿山甲、大黄、瓜蒌根，或用复元活血汤破瘀散结；若胁肋下有癥块，而正气未衰者，可酌加三棱、莪术、水红花子等以增加破瘀散结消坚之力，或配合服用鳖甲煎丸。

4. 肝络失养证

症状：胁肋隐痛，悠悠不休，遇劳加重，口干咽燥，心中烦热，头晕目涩。舌红少苔，脉细弦。

分析：胁肋隐痛，悠悠不休，遇劳加重为肝肾阴亏，胁络失养；口干咽燥，头晕目涩为阴精不能上荣；心中烦热为阴虚生内热；舌红少苔，脉细弦为肝阴不足之象。

治法：养阴柔肝，和络止痛。

方药：一贯煎加减。

方中生地黄、枸杞、沙参、麦冬滋养肝肾，养阴柔肝；当归养血和络；川楝子疏肝理气止痛。

可酌加白芍、炙甘草、延胡索、郁金等养阴柔肝，缓急止痛；若心烦不寐者，可酌配酸枣仁、炒栀子、淡豆豉、珍珠母等清热除烦安神；若肝肾阴虚，头晕目涩者，可加菊花、女贞子、石斛、天冬等滋养肝肾；若阴虚火旺，五心烦热者，可酌配玄参、知母、鳖甲、地骨皮等。

四、预防调护

胁痛的发生与肝的疏泄功能失常有关，因此，要调摄情志，保持精神愉快，情绪稳定，气机条达。平时应注意休息，劳逸结合，起居有常，多食蔬菜、水果、瘦肉等清淡有营养的食物。忌酒、辛辣肥甘、生冷不洁之品。不宜过量或长期服用香燥理气之品。

已患胁痛者，应积极治疗，按时服药。还应注意起居有常，防止过劳，忌食肥甘辛辣及嗜酒过度，保持心情舒畅，忌恼怒忧思，饮食宜清淡。

五、小 结

胁痛是以一侧或两侧胁肋部疼痛为主要表现的病证。病因主要有情志不遂、饮食不节、跌仆损伤、久病体虚。病位在肝胆，且与脾、胃、肾相关。基本病机为胁络失和，病理变化可归纳为"不通则痛"和"不荣则痛"两类。病理性质有虚实之分，以气血、湿热所致"不通则痛"属实，以阴血不足所致"不荣则痛"属虚。临证当辨气血虚实，基本治则为疏肝和络止痛，实证多采用疏肝理气、活血通络、清热利湿之法；虚证则多以滋阴养血柔肝为治，同时佐以理气和络之品。

 临证验案

韩某，女，57岁。2005年10月28日初诊。

22年前无明显诱因出现胁肋刺痛、胀痛，伴乏力、脱发、畏光等症状，于当地医院查抗ds-DNA（+），血沉（ESR）55mm/h，诊断为系统性红斑狼疮。给予泼尼松（具体用量不详）口服。现症：形体偏胖，面部无红斑，双目干涩，每10～15天结膜出血一次，纳可，小便调，大便偏干。查其胁下硬块可触及；舌暗，苔黄微腻；脉弦。

辨证：胁痛，肝郁气滞，夹血瘀、湿热。

治法：疏肝理气，活血化瘀，清肝明目。
处方：拟燮枢汤加减治疗。

柴胡 12g　黄芩 12g　制半夏 10g　酒大黄 3g　厚朴 10g　炒枳实 12g　皂角刺 6g　红花 10g　白蒺藜 10g　焦三仙各 10g　莪术 5g　生牡蛎 30g　玄参 20g　浙贝 5g　连翘 15g　霜桑叶 12g　杭菊花 10g

嘱其勿恼怒，少生气。

二诊（2005年11月18日）：服药后，诸症减，饭目多眵，胁下仍有痞块，双目胀痛，大便干。查其舌暗，苔薄白而干，脉弦略滑。效不更方，继守前方加减。

柴胡 10g　黄芩 12g　酒大黄 3g　厚朴 12g　炒枳实 12g　皂角刺 6g　南红花 10g　白蒺藜 12g　生牡蛎 30g　玄参 25g　浙贝 5g　连翘 15g　霜桑叶 12g　杭菊花 10g　陈皮 10g　忍冬藤 30g

嘱其调情志，少生气，起居要有规律。

按　此为肝居于胁，主疏泄、藏血，肝失疏泄，导致气机郁滞，气血互结，结滞于胁下而成痞块，导致胁下胀痛、刺痛；肝开窍于目，肝郁气滞日久而致肝火上炎，出现目赤，郁火灼伤经络而致结膜出血；脉弦主痛，苔黄微腻主湿热。燮枢汤具有协调枢机、调和治理、燮理阴阳、斡运正气之意，使气机调畅，疏泄正常。其中柴胡畅郁阳而化滞阴，黄芩苦泄降浊，二药相配，柴胡升清，黄芩降浊，二药合用一升一降，燮理阴阳升降之枢机；白蒺藜、红花、皂角刺三药相配，具有疏达肝气、行瘀散结之功。该患者病程长达22年之久，三药合用能深达病所，燮理枢机，同时起到消散痞块的作用；另方中合用半夏、焦三仙以健运中焦，寓有"见肝之病，当先实脾"之意。二诊时胁下仍有痞块，故加陈皮以增强疏肝理气之效；双目多眵、大便干为内有热蕴之象，故加用忍冬藤30g以清热通络散结。

（贺兴东. 当代名老中医典型医案集·焦树德医案[M]. 北京：人民卫生出版社. 2014）

文献摘录

（1）《素问·刺热》："肝热病者，小便先黄，腹痛多卧，身热。热争则狂言及惊，胁满痛，手足躁，不得安卧。"

（2）《灵枢·五邪》："邪在肝，则两胁中痛，寒中，恶血在内，行善掣节，时脚肿。取之行间，以引胁下，补三里以温胃中，取血脉以散恶血；取耳间青脉，以去其掣。"

（3）《丹溪心法·胁痛》："有气郁而胸胁痛者，看其脉沉涩，当作郁治。痛而不得伸舒者蜜丸龙荟丸最快。胁下有食积一条扛起，用吴茱萸、炒黄连，控涎丹。一身气痛及胁痛，痰挟死血，桃仁泥，丸服。"

（4）《医学正传·胁痛》："外有伤寒，发寒热而胁痛者，足少阳胆、足厥阴肝二经病也，治以小柴胡汤，无有不效者。或有清痰食积，流注胁下而为痛者，或有登高坠仆，死血阻滞而为痛者，又有饮食失节，劳役过度，以致脾土虚乏，肝木得以乘其土位，而为胃脘当心而痛，上支两胁痛，膈噎不通，食饮不下之证。"

（5）《症因脉治·胁痛论》："内伤胁痛之因，或痰饮悬饮，凝结两胁；或死血停滞胁肋；或恼怒郁结，肝火攻冲；或肾水不足，龙雷之火上冲；或肾阳不足，虚阳上浮；皆成胁肋之痛矣。"

文献推介

（1）周浩. 大柴胡汤治疗老年急性胆囊炎肝胆湿热型临床观察[J]. 光明中医，2019，34（09）：49-51.

（2）杨雯珺，陈兰玲. 陈兰玲教授治疗胁痛的经验[J]. 中医临床研究，2020，12（12）：15-16.

附：胆胀

胆胀是由胆腑气郁、通降失常引起的，以右胁胀痛为主要临床表现的病证。

《黄帝内经》最早提出"胆胀"病名。《灵枢·胀论》云："胆胀者，胁下痛胀，口中苦，善太息。"

汉·张仲景《伤寒论》对其论述更加精确、详细，所立大柴胡汤、茵陈蒿汤等皆为临床治疗胆胀的有效方剂。

清·秦景明《症因脉治》治疗胆胀的柴胡疏肝饮及清·魏之琇《柳州医话》所创的一贯煎皆为历代治疗胆胀习用效方。清·叶天士《临证指南医案》首载胆胀医案，为后世临床辨证治疗积累了经验。

西医学中的慢性胆囊炎、慢性胆管炎、胆石症等，临床上见以右胁胀痛、反复发作为主症的疾病属于本证范畴，可参照本证辨证论治。

一、病因病机

（一）病因

胆胀的病因主要有饮食不节、情志不遂、外邪侵袭等，基本病机为胆腑气郁，通降失常。

1. 饮食不节 过食肥甘厚腻，伤及脾胃，久则生湿化热，蕴结胆腑，气机郁滞，胆液通降失常；或湿热久蕴，煎熬胆液，结为砂石，阻滞胆道，胆腑气郁，胆液通降失常，不通则痛，发为胆胀。

2. 情志不遂 忧郁暴怒，肝失疏泄，累及胆腑，气机郁滞；或郁而化火，胆液通达降泄失常，郁滞于胆，发为胆胀。

3. 外邪侵袭 邪热外袭，或感受湿邪化热，或湿热内侵，蕴结胆腑，胆失通降，发生胆胀。此外，也有由瘀血、积块阻滞胆道而致者。

（二）病机

胆胀病机主要为气滞、湿热、胆石、瘀血等导致胆腑气郁，胆液失于通降。病位在胆腑，与肝胃关系最为密切。若日久不愈，反复发作，湿热久恋不去，湿伤气，热伤阴，或气滞及血，或郁而化火，正气愈虚，最后可致肝肾阴虚或脾肾阳虚的正虚邪实之候。胆胀治疗原则为疏肝利胆，和降通腑。临床当辨虚实，实证宜泻中通降；虚证宜补中疏通。

二、辨证论治

1. 肝胆气滞证

症状：右胁胀满疼痛，痛引右肩，遇怒加重，胸闷脘胀，善太息，嗳气频作，吞酸嗳腐，苔白腻，脉弦。

治法：疏肝利胆，理气通降。

方药：柴胡疏肝散加减。

本方以柴胡、白芍、川芎疏肝利胆；枳壳、香附、陈皮理气通降止痛；甘草调和诸药。可加青皮、郁金、延胡索、木香行气止痛。

如脘腹胀满，加苏梗、厚朴；若口苦心烦，加龙胆草、黄芩、栀子；嗳气，呕吐，加半夏、竹茹、代赭石；右胁刺痛拒按，舌质紫暗或舌边有瘀斑，脉弦细涩，加炒五灵脂、牡丹皮、丹参、桃仁、红花等活血化瘀；便溏、腹胀、困倦乏力，舌苔白腻，肝郁脾虚者，可合用逍遥散。

2. 胆经郁热证

症状：右胁灼热疼痛，口苦咽干，面红目赤，大便秘结，小便短赤，心烦易怒，舌红，苔黄厚而干，脉弦数。

治法：疏肝利胆，通腑泄热。

方药：清胆汤加减。

方中栀子、黄连、柴胡、白芍、蒲公英、金钱草、瓜蒌清泻肝火；郁金、延胡索、川楝子理气止痛；大黄利胆通腑泄热。

如心烦失眠，加丹参、炒酸枣仁、淡豆豉；如黄疸加茵陈、黄柏、枳壳；恶心呕吐，加半夏、竹茹。

3. 肝胆湿热证

症状：右胁胀满疼痛，胸闷纳呆，恶心呕吐，口苦心烦，大便黏滞，舌红苔黄腻，脉弦滑。

治法：清热利湿，疏肝利胆。

方药：茵陈蒿汤加减。

方中茵陈、栀子、大黄清热利湿，疏通胆腑。可加柴胡、黄芩、虎杖、黄柏、车前子、郁金疏肝利胆，清利湿热，或合用大柴胡汤。

若为胆石者，加鸡内金、金钱草、海金沙、木香、枳实、延胡索利胆排石；如苔白腻而湿重者，去大黄、栀子，加茯苓、苍术、薏苡仁、砂仁健脾祛湿。

4. 阴虚郁滞证

症状：右胁隐隐作痛，或略有灼热感，口燥咽干，急躁易怒，头晕目眩，午后低热，舌红少苔，脉细数。

治法：滋阴清热，疏肝利胆。

方药：一贯煎加减。

方中生地黄、枸杞、沙参、麦冬滋养肝肾，养阴柔肝；当归养血和络；川楝子疏肝理气止痛。

如灼痛者，加白芍、甘草、栀子；如胀痛者，加佛手、延胡索、郁金；如五心烦热者，加知母、黄柏、银柴胡。

5. 阳虚郁滞证

症状：右胁隐隐胀痛，时作时止，脘腹胀满，畏寒肢凉，气短乏力，舌淡苔白腻，脉弦弱无力。

治法：温阳益气，疏肝利胆。

方药：理中汤加减。

方中党参、白术、干姜、甘草温阳益气。可加柴胡、香附、白芍、木香以增疏肝利胆之力。

如脘腹冷痛，畏寒肢凉者，加吴茱萸、白豆蔻、乌药、炮附子；如神疲气短，倦怠乏力，脾气虚者可选用香砂六君子汤加减。

27 黄 疸

黄疸是由湿浊阻滞，脾胃肝胆功能失调，胆液不循常道引起的，以目黄、身黄、尿黄为主要临床表现的病证，其中尤以目睛黄染为主要临床表现。

《黄帝内经》已有黄疸之名，并对黄疸的病因、病机、症状等都有了初步的认识，如《素问·平人气象论》云："溺黄赤，安卧者，黄疸。已食如饥者，胃疸。面肿曰风。足胫肿曰水。目黄者曰黄疸。"并阐述了"湿热相搏"是导致黄疸的发病机制。

汉·张仲景《金匮要略》将黄疸分为黄疸、酒疸、谷疸、女劳疸和黑疸四种，并提出了"诸病黄家，但利其小便"的治疗原则，首创茵陈蒿汤、茵陈五苓散、麻黄连翘赤小豆汤等方剂。隋·巢元方《诸病源候论》中认识到热毒并加是"急黄"的主因，并首次提出了"阴黄"病名，宋·韩祗和《伤寒微旨论》还特设《阴黄证篇》。元·罗天益《卫生宝鉴》总结前人经验，进一步明确湿从热化为阳黄，湿从寒化为阴黄，把阳黄和阴黄的辨证论治系统化，对临床实践指导意义较大，至今仍被采用。明·张景岳《景岳全书·杂证谟》中已初步认识到黄疸的发生与胆汁外泄密切相关，提出了"胆黄"这一病名，认为"胆伤则胆气败，而胆液泄，故为此证"。清·程国彭《医学心悟》提出"瘀血发黄"的理论。清·沈金鳌《沈氏尊生书·黄疸》中提出"天行疫疠""杀人最急""俗谓之瘟黄"，描述了其传染性及严重性。

西医学中的肝细胞性黄疸、阻塞性黄疸、溶血性黄疸及临床常见的急慢性肝炎、肝硬化、胆囊炎、胆结石及某些消化系统肿瘤等疾病，凡出现目黄、身黄、尿黄等临床表现者属于本病范畴，可参照本病辨证论治。

一、病因病机

（一）病因

1. **外感时邪** 外感湿浊、湿热、疫毒等时邪自口而入，蕴结于中焦，脾胃运化失常，湿热熏蒸于脾胃，累及肝胆，以致肝失疏泄，胆液不循常道，随血泛溢，外溢肌肤，上注眼目，下流膀胱，使身目小便俱黄，而成黄疸。若疫毒较重者，则可伤及营血，内陷心包，发为急黄。如隋·巢元方《诸病源候论·急黄候》指出："脾胃有热，谷气郁蒸，因为热毒所加，故卒然发黄，心满气喘，命在顷刻，故云急黄也。"

2. **饮食不节** 饥饱失常或嗜酒过度，皆能损伤脾胃，以致运化功能失职，湿浊内生，郁而化热，熏蒸肝胆，胆汁外溢，浸淫肌肤而发黄。宋·太医院《圣济总录·黄疸门》说："大率多因酒食过度，水谷相并，积于脾胃，复为风湿所搏，热气郁蒸，所以发黄为疸。"

3. **劳倦体虚** 素体脾胃虚弱，或劳倦太过，或久病脾阳受损，导致脾胃运化失司，气血亏损，湿从寒化，寒湿困遏中焦，壅塞肝胆，致肝胆失疏，胆汁外溢。

4. **久病迁延** 癥积日久不消，脉络瘀阻，或因砂石、虫体阻滞胆道，肝胆疏泄不畅，胆道淤滞，胆汁外溢，发为黄疸。隋·巢元方《诸病源候论·黄疸诸候》言："气、水、饮停滞，结聚成瘀，因热气相搏，则郁蒸不散，故胁下满痛而身发黄，名而瘀黄。"

（二）病机

本病的基本病机正如《金匮要略·黄疸病脉证并治》所说"黄家所得，从湿得之"，多因外感湿热疫毒，内伤饮食劳倦等，导致湿邪壅阻中焦，脾胃失健，肝气郁滞，疏泄不利，胆液不循常道，而致目黄、身黄、尿黄。

本病的病理因素有湿邪、热邪、寒邪、疫毒、气滞、瘀血六种，其中以湿邪为主。本病病变脏腑在脾胃、肝胆，且往往由脾胃波及肝胆。脾主运化，为人体气机升降的枢纽，散布水谷精微，若脾运不健，湿邪壅阻，气机不畅，升降失司，气郁日久可化热，湿邪入侵，热与湿合，湿热蕴结，下注膀胱，则小便黄。肝胆为热郁，肝失疏泄，致胆汁不循常道，外溢肌肤，则目黄、面黄、身黄。黄疸的病理性质有阴阳虚实之分，因湿热所伤或过食甘肥酒热，胃火偏旺之人，则湿从热化，湿热蕴结，多为阳黄；因湿热夹毒，病邪深入，病情迅速加重，热毒炽盛而转化为急黄危候。若因寒湿伤人，或素体脾胃虚寒，或久病脾阳受伤，则湿从寒化，寒湿阻遏，多为阴黄。如黄疸日久，脾失健运，气血亏虚，湿滞残留，面目肌肤淡黄晦暗久久不能消退，则形成阴黄的脾虚血亏证。

阳黄、阴黄、急黄三者可相互转化。阳黄失治，热势鸱张，病情急剧加重，伤营动血，蒙闭心窍，引动肝风，发为急黄；阳黄误治失治，迁延不愈，伤及脾阳，湿从寒化，则可转为阴黄；阴黄复感外邪，湿郁复又化热，又可呈阳黄表现，病情错杂。

黄疸日久不愈，则生变证。湿浊之邪积聚于内，气机不畅，血行瘀阻，故成积证；水停于腹间为臌胀；湿邪化毒，热入营血，或瘀血阻络，血不循经，或气血亏虚，不能摄血，可转为血证；久病耗伤气血，生化乏源，脏腑失养，又可演变为虚劳。

二、诊断与鉴别诊断

（一）诊断依据

（1）凡是以目黄、身黄、尿黄为临床特征者，即可诊断为黄疸病。其中以目睛黄染为本病的重要特征。

（2）常伴脘腹胀满，纳呆呕恶，胁痛，肢体困重等症，随着黄疸的加重症状可加剧，主症消退后，仍然可持续存在。

（3）常有外感湿热疫毒，内伤酒食不节，服用损害肝脏的药物及过度疲劳等病因，或有胁痛、癥积、臌胀等病史。

（二）鉴别诊断

1. 萎黄病 萎黄为气血不足、肌肤失养所致。肌肤呈现淡黄色、干枯无光泽，且常有眩晕耳鸣、心悸少寐、神疲乏力等伴随症状。

2. 黄胖病 是由虫积匿伏肠中，耗伤气血所致，症见面部淡黄虚浮，肌肤色黄带白，兼见头晕、气短、乏力、腹痛间作及嗜异物等症，而无目黄及小便黄等症状。

三、辨证论治

（一）辨证要点

1. 辨急黄、阳黄、阴黄 急黄因湿热疫毒而致，起病急骤，变化迅速，身黄如金，伴热毒炽盛，或神志异常，或动血，或正虚邪实、错综复杂等危重症，需紧急救治。阳黄乃湿热为患，起病急，病程短，黄色鲜明如橘色，常伴口干，发热，小便短赤，大便秘结，舌苔黄腻，脉弦数等热证、实证的表现，若治疗及时，一般预后良好。阴黄多以寒湿为主，起病缓，病程长，黄色晦暗或黧黑，常伴纳少，脘腹胀满，大便不实，神疲形寒，口淡不渴，舌淡苔白腻，脉濡滑或沉迟等虚证、寒证以及血瘀证的表现，病情多缠绵，不易速愈。

2. 辨阳黄湿热偏胜 阳黄有湿热孰轻孰重之分。热重于湿者，身目俱黄，黄色鲜明，发热口渴，恶心呕吐，小便短少黄赤，大便秘结，舌苔黄腻，脉弦数；湿重于热者，身目俱黄，其色不如热重者鲜明，头重身困，胸脘痞满，恶心呕吐，便溏，舌苔厚腻微黄，脉弦滑。

3. 辨阴黄虚实不同 阴黄寒湿阻遏、肝郁血瘀多为实证，或虚实夹杂；脾虚血亏为虚证。具体而言：黄色晦暗，伴脘腹痞闷、畏寒神疲、苔白腻多属阴黄寒湿证；色黄晦暗，面色黧黑，舌质紫暗有瘀斑，多属阴黄血瘀证；目黄、身黄而色淡，伴心悸气短，纳呆便溏，舌淡苔薄等为阴黄虚证。

（二）治疗原则

黄疸的治疗原则根据其病因病机当以化湿邪、利小便为治疗大法，并配合健脾疏肝利胆为宜。故《金匮要略·黄疸》有"诸病黄家，但利其小便"之训，并应依湿从热化、寒化的不同，分别施以清热利湿之法和温中化湿之法。具体而言，阳黄以湿热为主，治宜清化湿热；阴黄以寒湿为主，治以温化寒湿。急黄则在清热利湿的基础上，合用解毒凉血开窍之法；还需针对病因病机，合理地选用通利腑气、活血化瘀等治法。

（三）分证论治

1. 阳黄

（1）热重于湿证

症状：身目发黄，色泽鲜明，壮热口渴，心中懊恼，口苦而干，恶呕纳呆，小便短赤，大便秘结。舌红苔黄腻或黄糙，脉弦数或滑数。

分析：湿热蕴蒸，肝胆失于疏泄，胆汁不循常道，泛溢于肌肤，身目发黄，色泽鲜明；热毒化火，伤津耗气则见壮热口渴，心中懊恼，口苦而干，湿热困遏阻脾胃，脾胃气机升降失司则见恶呕纳呆，小便短赤，大便秘结；舌红苔黄腻，脉弦数或滑数为热重于湿之象。

治法：清热通腑，利湿退黄。

方药：茵陈蒿汤加减。

方中茵陈味苦微寒，入肝、脾、膀胱经，为清热利湿退黄的要药；栀子有清泻三焦湿热之功；大黄有降泻胃肠瘀热之效；茵陈配栀子，使湿热从小便而去；茵陈配大黄，使湿热从大便而解，三药相合，共奏清利降泻之功。

若腹胀胁痛较甚可加柴胡、郁金、川楝子、延胡索等疏肝理气止痛；若心烦、衄血者，可加牡丹皮、赤芍以凉血止血；若口苦而干，酌加升麻、连翘、大青叶、虎杖、田基黄、板蓝根等清热解毒；恶呕纳呆，加竹茹、鸡内金降逆和胃；若小便短赤，大便秘结，则加车前子、猪苓、泽泻等渗利湿邪，使湿热分消，从二便而去。

（2）湿重于热证

症状：身目发黄，身热不扬，头重身困，食欲减退，恶心呕吐，腹胀或便稀溏垢。舌苔厚腻微黄，脉濡缓或弦滑。

分析：肝失疏泄，湿遏热伏，胆液不循常道，溢于肌肤则身目发黄，因湿重于热则发黄不如热重于湿者鲜明；且湿阻热遏不宣，热不散透则身热不扬；阻遏脾胃，脾胃气机升降失司则食欲减退，恶心呕吐，腹胀或便稀溏垢；舌苔厚腻微黄，脉濡缓或弦滑为湿重于热之象。

治法：利湿化浊运脾，佐以清热。

方药：茵陈五苓散合甘露消毒丹加减。前方作用在于利湿退黄；后方作用在于清热利湿，化浊解毒。

前方以茵陈为主药，清热利湿退黄，配以猪苓、茯苓、泽泻淡渗利湿，白术健脾燥湿，桂枝化气解表。后方中滑石、茵陈配木通，以清热利湿；黄芩、连翘合贝母、射干以清热解毒，利咽散结；石菖蒲、白豆蔻、藿香、薄荷芳香化湿浊，宣畅气机。

若湿困脾胃，胃脘闷胀，口中甜者，可加厚朴、苍术；若湿阻运化不利，见纳呆或无食欲者，加炒麦芽、鸡内金以醒脾消食；若初起见表证者，宜先用麻黄连翘赤小豆汤以解表利湿，如热留未退，乃因湿热未得透泄，可加用栀子柏皮汤，增强泻热利湿作用。

（3）胆腑郁热证

症状：身目发黄鲜明，右胁胀闷疼痛，牵引肩背，壮热或寒热往来，伴见口苦咽干，呕逆，尿黄，便秘。舌红苔黄而干，脉弦滑数。

分析：胆腑郁热，胆汁外溢则见身目发黄，色泽鲜明；湿热砂石郁滞，瘀血阻滞，不通则痛则右胁胀闷疼痛，牵引肩背；胆腑郁热，内扰少阳则壮热或寒热往来，伴有口苦咽干；热郁肝胆，肝失疏泄，胃失和降则呕逆，尿黄，便秘；舌红苔黄而干，脉弦滑数为郁热之象。

治法：疏肝泻热，利胆退黄。

方药：大柴胡汤加减。

方中柴胡、黄芩、半夏和解少阳，和胃降逆；大黄、枳实通腑泄热；郁金、佛手、茵陈、栀子疏肝利胆退黄；白芍、甘草缓急止痛。

若砂石阻滞，可加金钱草、海金沙、鸡内金疏肝利胆；恶心呕逆明显者，加厚朴、竹茹、陈皮和胃化湿降逆止呕。若因蛔虫阻滞胆道而见黄疸者，可选用乌梅丸加栀子、茵陈等安蛔驱虫；发热甚者，加金银花、黄芩清热解毒。

2. 急黄（疫毒炽盛证）

症状：急骤起病，黄疸迅速加深，其色黄如金，伴见壮热烦渴，尿少，便结腹胀，胁痛，烦躁不安，或神昏谵语，或呕血便血，皮下瘀斑，舌质红绛，苔黄而干燥，扪之干，脉弦数或洪大。

分析：感受时邪疫毒，蕴结于中焦，脾胃运化失常，肝失疏泄，胆液外溢，浸淫肌肤则起病急骤，黄疸迅速加深，其黄如金，伴见胁肋疼痛；热毒内盛，伤及津液则出现壮热烦渴，尿少；热结阳明则见便结腹胀，烦躁不安；热毒内陷心包则神昏谵语；热毒侵入营血，迫血妄行则呕血便血，皮下瘀斑，舌质红绛为苔黄而干燥，扪之无津，脉弦数或洪大则为热毒炽盛之象。

治法：清热解毒，凉血开窍。

方药：千金犀角散加减。

方中犀角（用水牛角代之）是清热解毒凉血之要药，配以黄连、栀子、升麻加强清热解毒，凉血清营之力，茵陈则可清热利湿退黄。

若热盛伤阴，阴虚火旺，则加生地黄、玄参、石斛、牡丹皮清热解毒，养阴凉血；若热毒炽盛，大便秘结者，急以通涤胃肠热毒为要务，可加大黄、芒硝或用五味消毒以清解热毒；若如出现躁扰不宁，心神昏乱，可配服安宫牛黄丸或至宝丹以凉开清窍；若衄血、便血或者肌肤瘀斑重者，可加用地榆炭、柏叶炭等凉血止血之品。

3. 阴黄

（1）寒湿阻遏证

症状：身目俱黄，黄色晦暗不泽，或如烟熏，痞满食少，神疲畏寒，腹胀便溏，口淡不渴。舌淡苔白腻，脉濡缓或沉迟。

分析：脾胃虚寒，或久病脾阳受伤，湿从寒化，久之肝失所养，疏泄失职，胆汁外溢则身目俱黄，黄色晦暗不泽，或如烟熏；脾土失于温煦则胃脘痞满，食少，腹胀便溏，口淡不渴；阳气受遏则见神疲畏寒；舌淡苔白腻，脉濡缓或沉迟为寒湿之象。

治法：温中化湿，健脾和胃。

方药：茵陈术附汤加减。

方中茵陈除湿利胆退黄，附子、干姜温中散寒，佐以白术、甘草健脾和胃。

若腹胀明显，口淡不渴，可酌加茯苓、泽泻、郁金健脾行气利湿之品；若腹胀苔厚者，可去甘草加苍术、厚朴以燥湿消胀；若胁下积块胀痛，固定不移，肤色暗黄，头晕乏力，舌质暗红，脉弦细，乃属气血两虚，浊邪瘀阻脉络，可用硝石矾石散以化浊祛瘀软坚；若黄疸日久，气滞血瘀，湿浊残留，结于胁下，常见胁下积块、刺痛拒按，宜服鳖甲煎丸活血化瘀，并可配服逍遥散以疏肝扶脾；若脾胃虚弱明显者，可配服香砂六君子汤，以健脾和胃。

（2）脾虚湿滞证

症状：面目及肌肤淡黄，甚则晦暗不泽，肢体倦怠乏力，心悸气短，大便溏薄。舌淡苔薄，脉濡细。

分析：脾虚不运，湿邪蕴滞则面目及肌肤淡黄，甚则晦暗不泽；脾虚血亏，无以濡养则肢体倦怠乏力，心悸气短，大便溏薄；舌淡苔薄，脉濡细为脾虚湿滞之象。

治法：健脾养血，利湿退黄。

方药：黄芪建中汤加减。

方中黄芪、桂枝、生姜、白术益气温中；当归、白芍、甘草、大枣补气养血；茵陈、茯苓利湿退黄。

若气虚乏力明显者，应重用黄芪，并加党参，以增强补气作用；畏寒，肢冷，舌淡者，加附子温阳祛寒；心悸不宁，脉细而弱者，加熟地黄、酸枣仁等补血养心。

4. 黄疸消退后的调治

黄疸消退，有时并不代表病已痊愈。如湿邪不清，肝脾气血未复，可导致病情迁延不愈，或黄疸反复发生，甚至转成积证、臌胀。因此，黄疸消退后，仍须根据病情继续调治。

（1）湿热留恋证

症状：胁肋隐痛，口中干苦，脘痞腹胀，饮食减少，小便黄赤。苔腻，脉濡数。

分析：肝经湿热，疏泄失职则见胁肋隐痛，口干口苦；脾失运化，湿热困阻脾胃则脘痞腹胀，饮食减少，小便黄赤；苔腻，脉濡数为湿热留恋、余邪未清之象。

治法：清肝利胆，化湿宽中。

方药：茵陈四苓散加减。

方中茵陈、黄芩、黄柏清热化湿；茯苓、泽泻、车前草淡渗分利；苍术、苏梗、陈皮化湿行气宽中。

若口苦心烦明显，可酌加龙胆草、栀子、鸡骨草等清泄肝火；若胁肋胀满，脘痞胸闷，恶心欲吐明显者，可用小柴胡汤合温胆汤清胆和胃，化痰理气；若湿热久羁且素体阴虚，导致阴虚湿困者，可用一贯煎合五苓散养阴而不助湿，利湿而不伤阴。

（2）肝脾不调证

症状：胁肋隐痛不适，脘腹痞闷，肢倦，乏力，纳差，大便不调。舌苔薄白，脉细弦。

分析：肝郁气滞，肝失疏泄则见胁肋隐痛不适；肝木克土，脾失健运则脘腹痞闷，肢倦乏力，饮食欠香，大便不调；舌苔薄白，脉细弦为肝郁脾虚之象。

治法：调和肝脾，理气助运。

方药：柴胡疏肝散或归芍六君子汤加减。前方偏重于疏肝理气；后方偏重于调养肝脾。

前方用四逆散去枳实，加陈皮、枳壳、川芎、香附，柴胡疏肝解郁，香附理气疏肝，川芎行气活血止痛，陈皮、枳壳理气行滞，芍药、甘草养血柔肝、缓急止痛。后方以四君子汤加陈皮、半夏、当归、白芍而成，方中以四君子汤益气健脾，人参补气，茯苓健脾，重用白术，较四君子汤燥湿化痰之力益盛；半夏温化湿痰，降逆止呕；陈皮理气降逆，燥湿化痰；当归活血养血；白芍柔肝缓急。

若肢倦、乏力、纳差明显，伴见精神抑郁者，可服逍遥散疏肝解郁，养血健脾；若脾虚胃弱明显者，可配服香砂六君子汤以健脾和胃；若热积便干明显者，加山栀子、大黄、厚朴攻下软坚。

（3）气滞血瘀证

症状：胸胁胀闷，或刺痛不适，面颈部见有赤丝红纹。舌有紫斑或紫点，脉涩。

分析：肝郁气滞，不通则痛，见胸胁胀闷，或刺痛不适；气滞血瘀则见面颈部见有赤丝红纹；舌有紫斑或紫点，脉涩为气滞血瘀之象。

治法：疏肝理气，活血化瘀。

方药：逍遥散合鳖甲煎丸。前方偏重于疏肝理气；后方偏重于活血化瘀。

前方中柴胡疏肝解郁，条达肝气；当归养血和血；白芍酸苦微寒，养血敛阴，柔肝缓急；白术、茯苓健脾祛湿；炙甘草益气补中，缓肝之急；加入薄荷少许，疏散郁遏之气，透达肝经郁热；生姜温胃和中。后方中鳖甲软坚散结，入肝络而搜邪，又能咸寒滋阴；赤硝破坚散结；大黄攻积祛瘀、蜣螂、鼠妇、蜂窠、桃仁、紫葳、牡丹皮破血逐瘀，助鳖甲以加强软坚散结的作用；再以厚朴舒畅气机，瞿麦、石韦利水祛湿；半夏、射干、葶苈子祛痰散结，柴胡、黄芩清热疏肝；干姜、桂枝温中通阳，以调畅郁滞之气机，消除凝聚之痰湿；人参、阿胶、白芍补气养血。

若胁下癥积胀痛，腹部胀满，属浊邪瘀阻者，可服硝石矾石散；若胸胁胀闷刺痛明显，可服用膈下逐瘀汤化瘀通络；若瘀久生热，可加连翘、牡丹皮、草河车清热活血。

四、预防调护

本病重在预防。有病毒性肝炎家族史、进食不洁之物史、输血史以及疫区生活史的人群应重点防护，要接种疫苗，定期检查，及时发现，及时诊断。避免摄入及接触对肝脏有毒之物。对已患黄疸者，应明确诊断病因，对症治疗，防止疾病出现传变，如臌胀、积聚的发生。

本病除了药物治疗外，精神状态、生活起居、休息营养等均有着重要影响。首先要保持良好的心态，使心情舒畅；其次要饮食清淡，忌食油腻煎炸、辛辣刺激之品，要戒酒，禁食坚硬的食物；急性期或慢性活动期应适当卧床休息，病情缓解后，适当参加体育锻炼；急黄患者应密切观察病情变化，绝对卧床休息，吃流质食物，可予补液对症治疗。

五、小　　结

黄疸是以目黄、身黄、尿黄为主要症状的病证，其中目睛黄染为本病重要特征。病因有外感湿热疫毒、饮食不节、劳倦及病后续发等。基本病机为湿浊内蕴，肝胆疏泄失调，胆液不循常道，外溢肌肤，下注膀胱，而致目黄、身黄、尿黄之病证。黄疸的病理性质有阴阳虚实之分，故其辨证当首辨阳黄、阴黄。属阳黄者，当辨湿热之轻重、胆腑郁热及疫毒之盛等。属阴黄者，应辨虚实及病因。总的治疗原则为祛湿邪利小便、健脾疏肝利胆。阳黄宜清化湿热，热重于湿证需清热通腑，利湿退黄；湿重于热证予利湿化浊运脾，佐以清热；胆腑郁热证宜疏肝泄热，利胆退黄；急黄疫毒炽盛者，在清热利湿基础上，合用解毒凉血开窍之法。阴黄当温化寒湿，寒湿阻遏明显，应温中化湿，健脾和胃；脾虚湿滞者，宜健脾养血，利湿退黄。黄疸消退并不意味着病已痊愈，仍应需根据病情调治，以免湿邪未清，或肝脾气血未复，导致黄疸复发，甚至转为积聚、臌胀等病证。

临证验案

冯某，男，17岁。1995年2月8日初诊。

因突发黄疸，皮肤和巩膜皆黄，急诊住某传染病医院治疗。肝功化验：谷丙转氨酶（ALT）2615U/L，谷草转氨酶（AST）932U/L，碱性磷酸酶（ALP）193U/L，谷氨酰转移酶（GGT）122U/L，胆红素（BIL）8.1mg/dl，直接胆红素（D-BIL）4.6mg/dl，抗 HAV-IgM（+）。症状：目睛、皮肤、巩膜皆黄染，黄色鲜明如橘，头晕，口苦，脘腹胀满，呕恶纳呆，午后发热（体温在37.2～37.6℃），神疲乏力，倦怠嗜卧，小便黄赤，大便偏干，舌体胖，苔白厚腻夹黄，脉弦滑而数。

辨证：湿热蕴阻，熏蒸肝胆，疏泄不利。

处方：茵陈(先煎)30g　柴胡14g　黄芩10g　栀子10g　苍术10g　厚朴15g　陈皮10g　半夏12g　竹茹15g　凤尾草15g　水红花子10g

7剂。

二诊：药服7剂后，黄疸变浅，脘腹痞满，呕恶不食减轻，午后低热已退，恶闻腥荤，倦怠乏力，小便黄赤，大便隔日一行，舌苔白腻，脉来弦滑。

处方：茵陈(先煎)30g　大金钱草30g　垂盆草15g　白花蛇舌草15g　柴胡15g　黄芩10g　土茯苓15g　凤尾草15g　草河车15g　炙甘草4g　泽兰10g　土元10g　茜草10g

三诊：服上方7剂后，病情大有好转，食欲大开，体力增加，大便每日一行，小便略黄，视其面、目，黄色已褪尽。肝功化验：ALT 141U/L，AST 42U/L，ALP 116U/L，GGT 35U/L，LDH 132U/L，TP 8.2g/dl；ALB 4.6g/dl，D-BIL 2.1mg/dl。治守原法巩固，前方再服14剂。

药后面、目、身黄皆已退净，食欲增加，二便调，余症悉蠲，肝功能复查正常。嘱其注意休息，忌食肥甘厚腻，未再服药。

按　黄疸有阴、阳之分。本案患者发黄，颜色鲜明，并伴有身热、口苦、溲赤、便干，显为"阳黄"范畴，由湿热熏蒸肝胆，气机疏泄不利，胆汁不能正常排泄而外溢所致。湿热黄疸，临床有湿重于热，热重于湿和湿热俱盛之不同，其论治亦有别。本案脉证所现，属湿热俱盛型黄疸，湿与热俱盛，缠绵胶结不解，如油入面，蕴阻于内，必致肝胆气机疏泄不利，进而影响脾胃。治疗首当疏肝利胆，清利湿热，兼理脾胃为法。一诊方药为柴胡茵陈蒿汤合平胃散加减，方中柴胡、黄芩清肝利胆；茵陈蒿清热利湿退黄；栀子清利三焦之湿热。加用平胃散之苦温以化脾胃湿浊之邪，甘草留湿助邪，故去之；半夏、竹茹、凤尾草、水红花子和胃化浊降逆，清解湿热之毒，故加之。

（刘渡舟撰. 刘渡舟伤寒临证指要[M]. 陈明等整理. 北京：学苑出版社. 1998）

文献摘录

（1）《灵枢·论疾诊尺》："身痛而色微黄，齿垢黄，爪甲上黄，黄疸也。"

（2）《素问·六元正纪大论》："溽暑湿热相薄，争于左之上，民病黄瘅而为胕肿。"

（3）《景岳全书·黄疸》："阴黄证，则全非湿热，而总由血气之败。盖气不生血，所以血败；血不华色，所以色败。凡病黄疸而绝无阳证阳脉者，便是阴黄。阴黄之病何以致然？盖必以七情伤脏，或劳倦伤形，因致中气大伤，脾不化血，故脾土之色自见于外。"

（4）《诸病源候论·小儿杂病候》："黄疸之病，由脾胃气实，而外有温气乘之，变生热。脾与胃合，候肌肉，俱象土，其色黄。胃为水谷之海，热搏水谷气，蕴积成黄，蒸发于外。"

（5）《杂病源流犀烛·诸疸源流》："又有天行疫疠，以致发黄者，俗谓之瘟黄，杀人最急。"

文献推介

（1）萧焕明，罗国亮，池晓玲. 古代不同时期黄疸证治规律探析[J]. 中医杂志，2012，53（23）：1998-2001.

（2）杨菊. 中医药治疗黄疸研究进展[J]. 河南中医，2010，30（02）：205-207.

附：萎黄

萎黄是指因脾土虚弱，水谷不能化生精微，所致肌肤萎黄无光之证。

萎黄的病因病机为虫积食滞导致脾土虚弱，运化失职，水谷不能化生精微，气血生化乏源，气虚血衰，或失血过多、大病之后血亏气耗，而致脏腑失养，肌肤失润，以致肌肤萎黄无光泽。若由虫证所致，久而耗伤气血，亦可引起面部肿胖色黄，其病机则可兼有湿热浊邪，郁蒸脾胃。

萎黄的治疗以健脾养胃，益气补血为要。

1. 脾虚营亏

症状：两目不黄，周身肌肤干萎色黄无泽，倦怠乏力，眩晕耳鸣，心悸少寐，大便溏薄，舌淡苔薄，脉弦细。

分析：两目不黄，周身肌肤干萎色黄无泽为脾气虚弱，水谷不能化生精微，肌肤失润；大便溏薄，倦怠乏力，眩晕耳鸣，心悸少寐为脾土虚弱，运化失职，气血生化乏源，气虚血衰；舌淡苔薄，脉弦细为气血不足之象。

治法：健脾养胃，益气补血。

方药：人参养荣汤加减。

方中黄芪、人参益气补元，白术、茯苓、陈皮健脾助运，熟地黄、白芍、当归、甘草、桂心养血和营，五味子、远志、大枣、生姜等安神和中。

若血虚损伤甚者，可去桂心加入代赭石、赤石脂以加重养血之力。

2. 脾虚湿滞

症状：面色萎黄少华，胃纳不佳，痞胀，便溏，身重，神疲乏力，舌淡苔薄或白腻，脉濡。

分析：面色萎黄少华为脾气虚弱，无以化生水谷精微濡养肌肤；胃纳不佳，伴有痞胀便溏，身重，神疲乏力为脾虚无以运化水液，湿困于脾；舌淡苔薄或白腻，脉濡为湿邪停滞体内之象。

治法：健脾益气，燥湿化浊。

方药：黄芪建中汤加减。

黄芪、桂枝、生姜、白术益气温中；当归、白芍、甘草、大枣补气养血；茵陈、茯苓利湿退黄。

湿困甚者，可酌加白豆蔻、茯苓、砂仁、蚕沙等醒脾之品。

28 积 证

积证是由气机阻滞，瘀血内结引起的，以腹内结块，或胀或痛，痛处固定不移为主要临床表现的病证。积属有形，结块固定不移，痛有定处，病在血分，多为脏病。积证一般较重，为时较久，积块而成，故难治。积证亦称为"癥积""癖块""肥气"等。

"积"之病名首见于《黄帝内经》，如《灵枢·五变》云："皮肤薄而不泽，肉不坚而淖泽，如此则肠胃恶，恶则邪气留止，积聚乃伤。"其中首次将积证分为伏梁、肥气、痞气、息贲、奔豚，为"五积"之说奠定了基础。《难经·五十五难》曰："积者，阴气也，其始发有常处，其痛不离其部，上下有所终始，左右有所穷处。"对"积"的症状进行了扼要论述，并认为积证由五脏所生，肝之积为肥气，心之积为伏梁，脾之积为痞气，肺之积为息贲，肾之积为奔豚，首创"五积"之说。

汉·张仲景《金匮要略·五脏风寒积聚病脉证并治》云："积者，脏病也，终不移；聚者，腑病也，发作有时。"进一步对积和聚进行了区分，其所制鳖甲煎丸、大黄䗪虫丸至今仍为治疗积证临床常用方剂。《金匮要略》中首载"癥病"之说，将癥病与妊娠进行了详细鉴别，提出以桂枝茯苓丸消其癥疾。

隋·巢元方《诸病源候论·虚劳积聚候》云："虚劳之人，阴阳伤损，血气凝涩，不能宣通经络，故积聚于内也。"认识到"虚劳"与"积聚"的关系，创"虚劳致积"学说，并增述癥、瘕、癖的病因病机及证候特点。唐·王焘《外台秘要》收载诸多积证治疗方药，治疗上除采用内服药物外，还主张运用膏药外贴、药物外熨、针灸等综合疗法，丰富了积证的治疗内容。

明·张景岳《景岳全书·积聚》认为积证的治疗"总其要不过四法，曰攻，曰消，曰散，曰补"，并创制化铁丹、理阴煎等方剂。明·李中梓《医宗必读·积聚》云："屡攻屡补，以平为期。"将攻补之法应用于积证初、中、末三期，认为积证治疗不能急于求成。清·尤怡《金匮翼·积聚统论》云："积聚之病，非独痰、食、气、血，即风寒外感，亦能成之。"认识到积证为多个因素协同作用的结果。

西医学中的腹腔肿瘤、肝脾大、增生性肠结核等以腹内结块、固定不移、痛有定处为主要表现者属于本病范畴，可参照本病辨证论治。

一、病 因 病 机

（一）病因

1. 情志失调 情志不畅，肝气郁滞，气滞不能帅血畅行，脉络瘀阻，以致瘀血内停，结而成块，则成积证。《儒门事亲·五积六聚治同郁断》云："积之成也，或因暴怒、喜、悲、思、恐之气。"

2. 饮食所伤 饮食不节，饥饱失常，损伤脾胃，脾失健运，湿浊内生，痰阻气滞，痰浊与气血相搏，气滞血瘀，结而成块，则成积证。《太平圣惠方·治食癥诸方》曰："夫人饮食不节，生冷过度，脾胃虚弱，不能消化，与脏气相搏，结聚成块，日渐生长，盘牢不移。"

3. 感受外邪 寒、湿、热等多种外邪或邪毒侵袭人体，稽留不去，致脏腑功能失和，气血运行不畅，痰浊内生，终致气滞血瘀痰凝，日久结为积块，而为积证。《诸病源候论·积聚病诸候》云："诸脏受邪，初未能为积聚，留滞不去，乃成积聚。"

4. 他病续发 黄疸病后，或黄疸经久不退，湿邪留恋，阻滞气血；或久疟不愈，湿痰凝滞，脉络痹阻；或感染虫毒，虫阻脉道，气血不畅，脉络瘀阻；或虚劳日久；或久病体虚，脾胃虚弱，气化不利，痰湿内生，气血运行涩滞，均可导致气滞血瘀，结而成块，以致成积。

（二）病机

积证的基本病机为气机阻滞，瘀血内结。凡气滞血瘀，脉络阻塞，结而成块者，则为积证。本病病位主要在肝、脾、胃、肠。如因情志、饮食、外邪、久病等原因，引起肝气不疏，脾失健运，胃肠失和，气血涩滞，壅塞不通，形成腹内结块，导致本病发生。

本病病理性质初起多实，后期转为正虚为主。病理因素主要有气滞、血瘀、寒邪、湿浊、痰浊、食滞、虫积等，但主要以血瘀为主。

本病初起，气滞血瘀，邪气壅实，正气未虚；本病日久，瘀阻伤正，脾运失健，生化乏源，可致气血亏虚，甚则阴阳并损；正气愈亏，气虚血涩，则癥积愈加不易消散而逐渐增加。本病日久亦可发生诸多严重并发症，如积久肝脾两虚，藏血与统血失司，或瘀热灼伤血络，血不循经，则导致出血；湿热郁结，肝脾失调，胆汁泛溢，则见黄疸；气血瘀阻，水湿泛溢，亦可见腹满肢肿。故本病的病理演变与血证、黄疸、臌胀等病证有较为密切的联系。

二、诊断与鉴别诊断

（一）诊断依据

（1）腹部可扪及包块，固定不移为本病主症，常伴有胀闷或疼痛，以痛为主，痛有定处等症状。

（2）常有情志失调、饮食不节、感受外邪，或黄疸、久疟、虫毒、虚劳等病史。

（二）鉴别诊断

1. 聚证　是以气机阻滞为主要病机，腹内结块聚散无常，痛无定处，以胀痛为主，病在气分，多属腑病，一般病史较短，病情较轻；而积证之结块为有形实邪，固定不移，痛有定处，以刺痛为主，病在血分，多属脏病，一般病史较长，包块由小渐大，由软渐硬，疼痛逐渐加剧，病情较重。

2. 臌胀　是以腹部胀大，绷急如鼓，甚则腹皮青筋显露为主症的一种病证。除腹部包块外，臌胀患者腹有水液停聚，下肢常见浮肿，腹部胀大显著，而积证一般腹内尚无停水，但积证日久可转化为臌胀。

3. 腹痛　积证与瘀血内停之腹痛均可见腹部刺痛，痛处固定不移。积证之腹痛，或胀或痛，疼痛常不甚，以腹中包块为主要特征；瘀血内停之腹痛，以腹部刺痛为主症，一般痛势较剧烈，亦可见腹部结块，日久可转化为积证。

三、辨证论治

（一）辨证要点

1. 辨部位　积块所在部位不同，标志其所病脏腑不同，导致其临床症状、治疗方药也各不相同。一般而言，心下属胃，两胁及少腹属肝，大腹属脾。如积块在两胁，伴见胁肋刺痛、黄疸、纳差、腹胀等症状者，病在肝；如积块在胃脘部，伴见泛恶、呕吐、呕血、便血等症状者，病在胃；如左胁腹部积块，伴见患处胀痛，倦怠乏力，反复出血者，多病在肝脾；如左腹或右腹部积块，伴见腹泻或便秘，消瘦乏力，或大便次数增多，混有脓血，其病在肠。

2. 辨积证初、中、末三期　积证临床上可分为初、中、末三期。初期正气尚盛，邪气虽实而不甚，表现为积块形小，按之不坚；中期正气已虚，邪气渐盛，表现为积块增大，按之较硬；末期正气大伤，邪盛已极，表现为积块明显，按之坚硬。辨积证初、中、末三期，以知正邪之盛衰，从而选择攻补之法。

3. 辨标本缓急　随着积证病程的逐渐发展，常可出现一些急危重症。如因血热妄行、气不摄血或瘀血内积而出现吐血、便血；因胃气不降，胃气上逆而出现呕吐；因肝胆郁滞，胆汁外溢而出现黄疸等；以上表现属标证，应按照急则治其标，或标本兼顾的原则及时治疗。

（二）治疗原则

积证病情较重，病在血分，以活血化瘀、软坚散结为基本原则。治疗时须根据病机演变过程中正邪盛衰的趋势，或消，或补，或消补兼施。临床常分为初、中、末三个阶段：初期积块软而不坚，正气尚强，治疗应予消散，以行气活血、通络消积为法；中期积块渐大，质渐坚硬，正气渐伤，邪实正虚，治宜消补兼施，予以祛瘀软坚、补益脾胃之法；末期积块坚硬，形瘦神疲，正气大虚而邪气盛实，治宜养正除积为主，予以大补气血，酌加理气、化瘀、消积之品。此外，对于本病的治疗，始终要注意顾护正气，攻伐药物不可过用。

（三）分证论治

1. 气滞血阻证

症状：积块软而不坚，固定不移，胀痛不适。舌苔薄，脉弦。

分析：气滞血瘀，脉络不和，积而成块，故胀痛并见，固定不移；病属初起，积犹未久，故软而不坚。脉弦为气滞之象。

治法：行气消积，活血散瘀。

方药：大七气汤加减。

青皮、香附疏肝胆之气，陈皮、藿香理脾胃之气，桔梗开胸膈之气，此五味药共用，以行气散结；三棱、莪术活血祛瘀；肉桂、益智仁振奋脾胃之阳而温通经脉。

若兼烦热口干，舌红脉弦细者，加牡丹皮、栀子、赤芍、黄芩等凉血清热；腹中冷痛，畏寒喜温，舌苔白，脉缓，可加肉桂、吴茱萸、当归等温经祛寒散结；亦可酌加茯苓、白术以防脾胃之伤。

2. 瘀血内结证

症状：积块渐大而明显，硬痛不移，形瘦面晦，纳谷乏力，时寒时热，面颈胸臂或有血痣赤缕，女子或见月事不下。舌质紫暗或有瘀点瘀斑，脉细涩。

分析：积成日久，气结不行，血瘀日甚，脉络阻塞，故积块渐大，硬痛不移；气血互结，营卫不和，故时寒时热；瘀血内结，新血不生，兼之脾胃已虚，生化乏源，充养失职，故纳谷乏力，形瘦面晦；瘀阻脉络，故见血痣赤缕。女子月事不下，舌质紫暗或有瘀点瘀斑，脉细涩均是病在血分，瘀血内结之象。

治法：祛瘀软坚，佐以健脾益气。

方药：膈下逐瘀汤合六君子汤加减。前方重在活血行气，消积止痛，适用于瘀血结块；后方用于调补脾胃，适用于脾虚气弱，运化失健。

当归、川芎、桃仁、红花、赤芍、五灵脂、延胡索活血化瘀、通络止痛；香附、乌药、枳壳行气止痛；党参、白术、茯苓、甘草健脾益气；半夏、陈皮化痰祛湿。

若积块疼痛甚，加三棱、莪术、佛手等活血行气止痛；痰瘀互结，苔白腻者，加白芥子、胆南星、苍术等化痰散结；食纳不振者，加山楂、神曲、鸡内金等助胃消食。

3. 正虚瘀结证

症状：积块坚硬，隐痛或剧痛，饮食大减，乏力神衰，面色萎黄或黧黑，消瘦脱形，甚则面肢浮肿。舌质淡紫无苔，脉细数或弦细。

分析：积证日久，瘀结不消，故积块坚硬，隐痛或剧痛；瘀结愈甚，正气伤残，脾胃俱败，化源告竭，故饮食大减、消瘦脱形、乏力神衰；血瘀日久，新血不生，营气大虚，故面色萎黄，甚至黧黑；气血大亏，水湿不化，则面肢浮肿。舌质淡紫无苔，脉细数或弦细，均为气血耗伤，津液枯竭，血瘀气机不利之象。

治法：补益气血，化瘀消积。

方药：八珍汤合化积丸加减。前方补血益气，适用于气血衰少之证；后方活血化瘀、软坚消积，适用于瘀血内结之积块。

人参、白术、茯苓、甘草健脾益气；当归、白芍、地黄、川芎养血和血。三棱、莪术、阿魏、苏木活血化瘀；香附、槟榔疏肝理气；海浮石、瓦楞子软坚消瘀；雄黄解毒杀虫。

若头晕目眩，午后潮热，舌光无苔，脉细数者，为阴伤较甚，可加西洋参、石斛、麦冬、沙参、龟甲等以滋阴；牙龈出血、鼻衄，酌加山栀、牡丹皮、白茅根、茜草、三七等凉血化瘀止血；舌淡胖有齿痕、畏寒、神倦、肢肿等，乃阳败之象，可酌加鹿角胶、补骨脂、附子、肉桂、仙茅、巴戟天等温补元阳。

四、预防调护

饮食有节、起居有常、劳逸结合、调畅情志对于积证的预防具有重要意义。保持正气充足，气血流畅是预防积证的重要措施，如出现胃脘痛、胁痛、泄泻、便血等病证，应及早检查治疗。黄疸、疟疾等疾病缓解后，应注意调理肝脾，舒畅气血。此外，在血吸虫流行区域，要整治疫水，做好防疫工作，防止虫毒感染。

对于积证患者，应避免饮食过量，忌食生冷油腻，注意保暖，以免寒湿之邪伤及脾胃，凝滞气血。如见湿热、郁热、伤阴、出血者，要忌食辛辣之品，防止进一步伤阴动血。保持心情舒畅，有助于气血流通，积证消散。本病兼气血大亏者，宜进食营养丰富、易于消化吸收的食物，以补养气血，促进康复。

五、小　　结

积证是以腹内结块，或胀或痛，痛处固定不移为主要临床表现的一类病证。本病病在血分，属脏病，多因情志失调，饮食所伤，感受外邪，他病续发所致气机阻滞，瘀血内结而成。临床辨证上首当辨明积块部位，明确所病脏腑，常见于肝脾胃肠。治疗上当以活血化瘀、软坚散结为基本原则，并详审疾病初、中、末三个阶段，初期属实，应予消散；中期正气渐伤，邪实正虚，治宜消补兼施；末期正气大虚而邪气盛实，治宜养正除积。对于功伐药物的应用，应遵循"衰其大半而止"的原则，始终要注意顾护正气。随着病情的进展，本病常出现一些急危重症，应按照急则治其标，或标本兼顾的原则及时治疗。本病日久可导致出血、黄疸、腹满肢肿等诸多严重并发症，预后不良。

 临证验案

黎某，男，65岁。

初诊：患者5年前开始出现乏力，劳累后加重，伴口干、尿多，当地医院查血糖偏高，B超示早期肝硬化，经护肝、降糖治疗好转后出院。此后时有胁肋隐隐不适。现症：乏力，胁肋隐痛，口干，面色晦暗，可见肝掌、蜘蛛痣，上肢可见瘀斑，心烦难眠，二便调；舌紫暗，苔薄白，脉弦细。饮酒史30余年。实验室检查：空腹血糖 6.7mmol/L；肝功能示总胆红素（TBIL）30μmol/L；AST 65U/L。

西医诊断：酒精性肝硬化。

中医诊断：肝郁脾虚夹瘀之肝积。

治法：疏肝解郁，活血化瘀。

处方：柴胡6g　白芍15g　太子参15g　白术5g　薏苡仁20g　桑枝12g　丹参15g　防己10g　黄芪20g　玄参15g　枳壳10g　茵陈15g　茯苓15g　茜草15g

嘱避风寒，防感冒，调情志，不可过急；禁止饮酒。

二诊：服上方5剂后，胁肋疼痛减轻，呈刺痛感；舌紫暗，苔淡白，脉弦涩。以柔肝止痛之法可取得一定疗效，但肝硬化多因痰瘀内结而致，症状亦见肝区刺痛，故当以活血化瘀之法为主治之。

处方：鳖甲15g 龙骨(先煎)20g 牡蛎(先煎)20g 桃仁10g 红花10g 白芍15g 三棱10g 莪术10g 柴胡10g 郁金10g 枳实10g 甘草5g

三诊：服上方5剂后，胁肋疼痛好转，精神可，无明显口干，睡眠一般，舌淡暗，苔薄白，脉弦细，病情缓解。

按 酒精性肝硬化病因为酒精湿热之品，蕴郁肝胆，致瘀毒内生，运化失司，疏泄不利，脉络瘀阻。因此禁止饮酒可以阻断湿热化毒之源，且予疏肝解郁之法以利肝气；肝为刚脏，故除疏肝理气止痛外，还需考虑柔肝止痛、活血祛瘀之法，方能取得全面的效果。

[贺兴东，翁维良，姚乃礼. 当代名老中医典型医案集·内科分册（中册）[M]. 北京：人民卫生出版社. 2009]

文献摘录

（1）《素问·举痛论》："寒气客于小肠膜原之间，络血之中，血泣不得注于大经，血气稽留不得行，故宿昔而成积矣。"

（2）《景岳全书·杂证谟》："治积之要，在知攻补之宜，而攻补之宜，当于孰缓孰急中辨之。凡积聚未久而元气未损者，治不宜缓，盖缓之则养成其势，反以难制，此其所急在积，速攻可也。若积聚渐久，元气日虚，此而攻之，则积气本远，攻不易及，胃气切近，先受其伤，愈攻愈虚，则不死于积而死于攻矣，此其所重在命，不在乎病，所当察也。"

（3）《医宗必读·积聚》："初者，病邪初起，正气尚强，邪气尚浅，则任受攻；中者，受病渐久，邪气较深，正气较弱，任受且攻且补；末者，病魔经久，邪气侵凌，正气消残，则任受补。"

文献推介

（1）姜兰，李华成，邵志林，等. 膈下逐瘀汤加减方辅助治疗中重度气滞血瘀型肝癌疼痛患者的临床观察[J]. 时珍国医国药，2020，31（07）：1668-1669.

（2）王暴魁，谢宁，姜德友. 张琪治疗肝炎后肝硬化经验[J]. 中医杂志，1996，37（04）：202-203.

29 聚 证

聚证是由气机阻滞引起的，以腹内结块，或胀或痛，聚散无常，痛无定处为主要临床表现的病证。聚属无形，聚散无常，痛无定处，病在气分，多为腑病。聚证较轻，为时尚暂，故易治。聚证亦称为"瘕""痃气""痞块"等。

"聚"之病名首见于《黄帝内经》，如《灵枢·五变》云："皮肤薄而不泽，肉不坚而淖泽。如此，则肠胃恶，恶则邪气留止，积聚乃伤，脾胃之间，寒温不次，邪气稍至，蓄积留止，大聚乃起。"其中论述了聚证的成因，指出体质因素在发病中的重要作用。《难经·五十五难》云："积者五脏所生，聚者六腑所成""聚者，阳气也，其始发无根本，上下无所止，其痛无常处。"明确了"积"与"聚"的区别，阐述了聚证的临床表现，为后世医家辨治聚证开创了先河。汉·张仲景《金匮要略·五脏风寒积聚病脉证并治》云："聚者，腑病也，发作有时，展转痛移，为可治。"扼要论述了聚证的证候特点及预后。

宋·严用和《严氏济生方·症瘕积聚门》云："六腑属于三阳，太阳利清气，阳明泄浊气，少阳化精气""夫苟六腑失常，则邪气聚而不散，始发既无根本，上下无所留止，其痛亦无常处"，从三阳经论述聚证，提出发生机制为六腑气机不畅，气聚不散。明·张景岳《景岳全书·积聚》曰："诸无形者，或胀或不胀，或痛或不痛，凡随触随发，时来时往者，皆聚之类，其病多在气分，气无形而动也。"认为聚证的发生多在气分，由无形之气的变化所引起，并对其症状进行了较为详细的描述，提出用排气饮、神香散、七气汤、十香丸等治疗。

西医学中的多种原因引起的胃肠功能紊乱、不完全性肠梗阻等以腹内结块，聚散无常，痛无定处为主要表现者属于本证范畴，可参照本证辨证论治。

一、病因病机

（一）病因

1. **情志失调**　情志不舒，所愿不遂，肝气不畅，脏腑失和，使气机阻滞或逆乱，聚而不散，则致聚证发生。《金匮翼·积聚统论》云："凡忧思郁怒，久不得解者，多成此疾。"

2. **食滞痰阻**　饮食不节，恣食生冷，损伤脾胃，健运失司，痰湿内伤，或食滞、虫积与痰气交阻，气机不畅而结聚，则成聚证；亦有饮食不调，因食遇气，食气交阻，气机不畅而成聚证。

（二）病机

聚证的基本病机为气机阻滞。凡以肝气郁滞，痰气交阻，食滞痰阻等以气滞为主因者，多为聚证。本病病位主要在肝脾。肝主疏泄，以气为用，肝气不疏，则气机不畅，气滞则能生聚；脾主运化，为生湿生痰之源，气机升降之枢纽，脾虚则运化失常，痰湿内生，痰气交阻，气机不畅则可致聚证发生。本病病理性质初起多实，后期转以正虚为主。病理因素有气滞、寒湿、痰浊、食滞、虫积等，但以气滞为主。

本病病程较短，一般预后良好。少数聚证日久不愈，或因虚极，或因燥热，或因痰浊，或因瘀阻而加重病情，进而由气入血，形成积证。病久损伤脉道，可致脉络瘀阻，伤及心脉者，可致胸痹、心痛、心悸等证；伤及脑窍者，可致中风偏瘫，眩晕口僻，甚至昏迷不醒；伤及肾络者，可致三焦不通，开阖不利，浊毒积留，出现腰痛、水肿、关格等。

二、诊断与鉴别诊断

（一）诊断依据

（1）腹内结块，聚散无常为本病主症，常伴有胀闷或疼痛，以胀为主，时作时止，痛无定处等症状。

（2）常有情志失调、饮食不节、外邪侵袭等病史。

（二）鉴别诊断

1. **积证**　是以气机阻滞、瘀血内结为主要病机，结块固定不移，以痛为主，痛有定处，病在血分，多属脏病，一般病史较长，包块由小渐大，由软渐硬，疼痛逐渐加剧，病情较重；而聚证之结块为无形之气聚，聚散无常，包块或胀或痛，以胀为主，时作时止，痛无定处，病在气分，多属腑病，一般病史较短，病情较轻。

2. 臌胀 聚证与臌胀之气鼓均有脘腹满闷、胀痛的症状。臌胀之气鼓以腹部膨隆，叩之如鼓等为特征；聚证以腹中气聚，局部可扪及结块，按之柔软，聚散无常，时作时止，痛无定处为主要表现。

3. 胃痞 两病均有脘腹满闷的症状。胃痞的满闷为自觉症状，而无结块可扪及，其病变部位主要在胃；聚证发作时，除有胀闷症状外，腹内可扪及结块，缓解时腹内结块消散，脘腹胀闷症状缓解，其病变部位重在肝脾。

三、辨证论治

（一）辨证要点

辨气、食、痰、燥屎 聚证的形成多为气滞、食积、痰阻、燥屎等内结所致。若腹部以胀痛为主，嗳气则舒，症状随情绪变化而起伏者，则以气滞为主；若脘腹胀满，嗳腐吞酸，厌食呕吐者，则以食积为主；若脘腹痞闷，呕吐痰涎，舌苔滑腻者，则以痰湿为主；若大便秘结，甚则不通，腹痛拒按者，则以燥屎内结为主。

（二）治疗原则

聚证病在气分，病情较轻，正伤不显，治疗上以疏肝理气、行气消聚为基本原则。根据病理因素的不同，分别采用行气散结、消食散结、化痰散结、导滞散结的治法。聚证的治疗，重在处理好攻补关系，对攻伐药物的使用应谨慎，不可过用，要注意顾护卫气，正如《素问·六元正纪大论》所云："大积大聚，其可犯也，衰其大半而止。"

（三）分证论治

1. 肝气郁结证

症状：腹中结块柔软，攻窜胀痛，时聚时散，脘胁之间时或不适，病情常随情绪波动而变化。舌苔薄，脉弦。

分析：情志不畅，肝脾气结，故腹中气聚，攻窜胀痛；气结则聚，气顺则散，故时聚时散，病情常随情绪波动而变化。脘胁不适，脉弦均为肝气不疏、气机不利之象。

治法：疏肝解郁，行气散结。

方药：逍遥散加减。

柴胡、白芍、当归、薄荷疏肝解郁、柔肝缓急；白术、茯苓、甘草调理肝脾。

如气滞较重，可加香附、青皮、广木香、枳壳以疏肝理气；如兼瘀象者，加延胡索、莪术以活血化瘀；如寒湿中阻，症见脘腹痞满，食少纳呆，舌苔白腻，脉弦缓者，可用木香顺气散以温中散寒，行气化湿。

2. 食滞痰阻证

症状：腹胀或痛，腹部时有条索状物聚起，按之胀痛更甚，便秘，纳呆。舌苔腻，脉弦滑。

分析：脾失健运，湿痰内生，痰食互阻，腑气不通，故腹胀或痛、便秘纳呆；痰食阻滞，气聚不散，故腹部时有条索状物聚起。舌苔腻，脉弦滑均为食滞痰阻之象。

治法：理气导滞，化痰散结。
方药：六磨汤加减。

大黄、槟榔、枳实行气导滞，通利大便；沉香、木香、乌药疏利气机，燥湿止痛。

如痰湿较盛，兼有食滞，腑气虽通，苔腻不化者，可用平胃散加山楂、神曲以消食导滞；如痰浊中阻，呕恶苔腻者，加半夏、陈皮、生姜等化痰降逆；如蛔虫结聚，阻于肠道，可配乌梅丸或加服鹤虱、雷丸、使君子等驱虫药。聚证以实证多见，如反复发作，脾气损伤，可常服香砂六君子汤以健脾和中，扶助正气。

四、预防调护

聚证的发生与情志因素关系最为密切，保持心情舒畅，正气充足，气血流畅对于聚证的预防具有重要意义。饮食上，应尽量避免饮酒，食用生冷寒凉、辛辣油腻之品，以免损伤脾胃，助湿生痰；宜进食易消化的食物且不可过量，适当增加运动，以舒畅气机，避免食滞。对于黄疸、胁痛、疟疾等疾病，应及时治疗，防止邪气残留，以致聚证变证的发生。

对于聚证患者，应注重心理调节，嘱患者心胸开阔，避免情绪刺激，消除顾虑，保持心情舒畅，有利于聚证的康复。饮食上不可过于寒凉、辛辣，宜清淡有节。应注意保暖，起居有常，不可过劳。可经常进行适当的体育活动，增强体质，以舒畅气机、配合治疗。

五、小　　结

聚证是以腹内结块，或胀或痛，聚散无常，痛无定处为主要临床表现的病证。本病病在气分，属腑病，多由情志失调、食滞痰阻引起。其基本病机为气机阻滞，病位在肝脾，病理因素有气滞、寒湿、痰浊、食滞、虫积之分。临床辨证应明确具体成因，若腹部以胀痛为主，嗳气则舒，症状随情绪变化而起伏者，则以气滞为主；若脘腹胀满，嗳腐吐酸，厌食呕吐者，则以食积为主；若脘腹痞闷，呕吐痰涎，舌苔滑腻者，则以痰湿为主；若大便秘结，甚则不通，腹痛拒按者，则以燥屎内结为主。本病病理性质初起多实，后期转以正虚为主。本病病程较短，一般预后良好，少数患者可出现病程延绵，由气入血，形成积证；或损伤脉络，以致心、脑、肾病的发生。

 临证验案

金某，男，32岁。

初诊：病已月余，腹胀而痛，右少腹时现凸起包块，按之上移，或左窜，并不固定。肠鸣辘辘，但不腹泻，且间见大便干结。饮食正常，睡眠正常。舌苔厚腻微黄，脉弦涩兼见。

西医诊断：消化不良肠胀气症。

中医诊断：肝郁气滞，食浊内停之聚证。

治法：疏肝行气，化湿消食。

处方：川厚朴 5g　香附炭 10g　台乌药 6g　青皮炭 5g　莱菔子 6g　苏梗 5g　桔梗 5g　陈皮炭 5g　莱菔子 6g　炒枳壳 5g　云茯苓 10g　法半夏 6g

二诊：服上方7剂后，腹胀减轻，胸间堵闷，并有一硬块，按之则痛，大便干。治从前法，方药如下。

处方：青皮炭 5g　瓦楞子 30g　生牡蛎 15g　代赭石(先煎)10g　旋覆花 6g　陈皮炭 5g　紫油厚朴 5g　法半夏 6g　香附炭 10g　苏梗 5g　桔梗 5g　薤白头 10g　全瓜蒌 25g　台乌药 6g　炒枳壳 5g　炙甘草 3g　晚蚕沙 10g　炒皂角子 10g

三诊：服上方6剂后，胀痛全消，大便通畅。嘱其将二诊方留用，稍觉胀满即服2～3剂。

按 患者腹胀且痛，右少腹时现凸起包块，按之上移，部位不定，或左或右，痛无定处，此为典型的聚证特点。患者平素饥饱不均，加之情志郁结，肝气不疏，气机痹阻，故腹中气聚，攻窜胀痛，肠鸣辘辘；饮食不节，食滞肠道，则大便干结；苔厚腻微黄，脉弦涩，皆为食浊内停、气机不畅之象。立法治从疏肝行气，化湿消食，方取四七汤和木香顺气散加减。二诊腹胀减而未愈，胸闷堵并有一硬块，按之疼痛，大便干结，此乃痰浊盘踞，胸阳失展，气机痹阻未除，故除治从前法外，加用瓜蒌薤白半夏汤合旋覆代赭汤以通阳泄浊，豁痰降逆，瓦楞子、生牡蛎、晚蚕沙、炒皂角子以软坚化积。药后胀痛全消，大便转畅，气机条达，痰浊聚块顿消。

（张小萍，陈明人．中医内科医案精选[M]．上海：上海中医药大学出版社．2001）

文献摘录

（1）《医林绳墨·积聚》："夫积者，阴也，五脏之气积蓄于内，以成病也。聚者，阳也，六腑之气聚而不散，以为害也。其症之所因，皆由痰而起，由气而结。"

（2）《医宗金鉴·杂病心法要诀》："痃者，外结募原肌肉之间，癖者，内结隐僻膂脊肠胃之后，故曰别浅深也。然积者属脏，阴也，故发有常处，不离其部；聚者属腑，阳也，故发无根本，忽聚忽散。癥不移可见，故类积、类痃也；瘕能移，有时隐，故类聚、类癖也。"

（3）《诸病源候论·虚劳积聚候》："积聚者，脏腑之病也。积者，脏病也，阴气所生也；聚者，腑病也，阳气所成也。虚劳之人，阴阳伤损，血气凝涩，不能宣通经络，故积聚于内也。"

（4）《诸病源候论·癥瘕诸病》："癥瘕者，皆由寒温不调，饮食不化，与脏气相搏结所生也。其病不动者，直名为癥。若病虽有结瘕，而可推移者，名为瘕。瘕者，假也，谓虚假可动也。"

文献推介

（1）刘瑞涛，郑南方，宋太平，等．通结除胀汤治疗不完全性肠梗阻的临床研究[J]．中国肛肠病杂志，2020，40（12）：10-11．

（2）王松，赵锡艳，刘文科．仝小林教授治疗难治性聚证1例[J]．世界中西医结合杂志，2013，8（06）：615-616．

30 臌 胀

臌胀是由肝、脾、肾三脏功能受损，气滞、血瘀、水停于腹引起的，以腹部胀大，皮色苍黄，甚则腹皮脉络显露，或胁下、腹部痞块，四肢枯瘦为主要临床表现的病证。为"风、痨、鼓、膈"四大顽证之一，为临床重证，治疗较为棘手。

臌胀病名首见于《黄帝内经》，其对症状、治法等都有认识。《素问·腹中论》记载其症状是"心腹满，旦食则不能暮食"，病机是"饮食不节""气聚于腹"，并"治之以鸡矢醴"。汉·张仲景《金匮要略》所论述的石水、肝水等与本病相似。晋·葛洪在《肘后备急方》中首次提出放腹水的适应证和具体的操作方法。

隋·巢元方《诸病源候论》称之为"水蛊"，在病因上提出了"水毒致病说"，提示已经认识到此病由水中之虫所致。元·朱丹溪《丹溪心法》又名"单鼓"，惟脾土受伤，运化乏力，清浊相混，隧道壅塞，湿浊内生而成；治法上有主攻和主补的不同争论，此阶段深化了臌胀的研究。

明·李中梓《医宗必读》称为"蛊胀"。戴思恭又有"膨脝""蜘蛛蛊"之称。清·唐容川《血证论》提出"血鼓"。臌胀称谓虽有不同，但多数医家认识到其病变脏腑重点在脾，确立了臌胀的病机为气血水互结，治法上更加灵活多样，为治疗臌胀积累了宝贵的经验，至今仍指导着临床实践。

西医学中的肝硬化腹水，包括病毒性、自身免疫性、胆汁淤积性、血吸虫性、营养不良性等以腹水为主要表现者均属于本证范畴，可参照本证辨证论治。

一、病因病机

（一）病因

1. **酒食不节**　饮食不节，或嗜酒过度，脾失健运，湿浊蕴结中焦，土壅木郁，水谷精微失于输布，气滞则血不行，气滞、血瘀、水湿三者相互影响，导致水停腹中，而成臌胀。此即《诸病源候论·蛊毒病诸候》指出"水毒有阴阳，觉之急视下部。若有疮正赤如截肉者，为阳毒，最急；若疮如鳢鱼齿者，为阴毒，犹小缓"。

2. **情志刺激**　情志失调，郁怒伤肝，肝失疏泄，气机不利，血行不畅，以致脉络阻滞。肝郁日久，横逆乘脾，脾失健运，水湿内停，以致气滞、血瘀交阻，水停于腹中，而成臌胀。《丹溪心法·臌胀》指出"七情内伤，六淫外感……清浊相混，隧道壅塞，郁而为热，热留为湿，湿热相生，遂成胀满"。

3. **虫毒感染**　因感染血吸虫，久而失治，内伤肝脾，肝伤则气滞，脾伤则湿聚为水，虫阻脉络则血瘀，气滞、水湿、虫毒、血瘀相互作用，水停腹中，形成臌胀。《医宗必读·水肿胀满》中指出"蛊胀者，中实有物，腹形充大，非虫即血也"。

4. **病后续发**　黄疸、积聚之证日久不愈而致臌胀。黄疸之疾，属肝脾损伤，每因湿邪致病，日久不退，湿邪蕴阻，肝脾俱损，气滞血瘀，水停腹中。或病久致积，气郁与痰血凝聚，终致气滞、血瘀，水停腹中，发生臌胀。《医门法律·胀病论》认识到癥积日久可致臌胀，"凡有瘕、积块、痞块，即是胀病之根"。

（二）病机

臌胀的基本病机是肝、脾、肾三脏功能受损，气滞、血瘀、水停于腹。本病病位主要在肝脾，久则及肾。若肝脾之病迁延日久不愈，可累及肾，导致肾气亏虚，肾虚则膀胱气化无权，水湿不化而内停，终而导致气滞、血瘀、水停腹中，而成本病。如此在本病的病变过程中，肝、脾、肾三脏常相互影响，所以终致肝、脾、肾同病的难治之证。本病病理性质多属本虚标实之证，是气、血、水互结为病。病理因素主要为气滞、血瘀、水湿。

发病早期肝脾所伤，肝失疏泄，或脾失健运，两者可互为因果，而致气滞湿阻，此属实证。继而湿浊内蕴中焦，阻滞气机，既可郁而化热，而致水热蕴结，亦可因湿从寒化，出现水湿困脾之候。久则气血凝滞，脉道壅塞，瘀结水留更甚。肝脾日虚，病延及肾，元阳虚衰，无力温助脾阳，蒸化水湿，且开阖失司，气化不利，而致阳虚水盛。如阳伤及阴，或湿热内盛，湿聚热郁，热耗阴津，则肝肾阴亏，阳无以化，则水津失布，阴虚水停，故后期以虚证为主。至此因肝、脾、肾三脏俱虚，运行蒸化水湿更难，气滞、血瘀、水停三者错杂为患，壅结益甚，由于邪愈盛而正愈虚，故本虚标实，更为错综复杂，病势日益深重。气滞则脉络瘀阻而血瘀，血不利则为水，水阻则气滞，日久正气耗损，故虚实夹杂，互为因果，水气血交互循环，病情胶固难愈。虚实并见为本病的主要病机特点，故在诊治的过程中，要分清虚实孰多孰少而分治之。

二、诊断与鉴别诊断

（一）诊断依据

（1）初起脘腹作胀，腹渐胀大如鼓，按之柔软，食后尤甚。重者可见腹部胀满膨隆，腹壁青筋显露，病甚者腹部膨隆坚满，脐孔突起。

（2）常伴神疲乏力，四肢消瘦，纳差，尿少等。也可见面色萎黄，黄疸，以及齿衄，鼻衄，皮肤紫斑等出血现象，还可见颈胸部赤丝血缕，手部出现肝掌、血痣及蟹爪纹。

（3）本病常有酒食不节，情志内伤，虫毒感染，或黄疸、胁痛、癥积等病史。

（二）鉴别诊断

1. **水肿** 也可见肢体水肿及腹部膨隆，但多以头面部或下肢先浮肿，继而全身浮肿，面色㿠白，腹壁无青筋暴露。主要由肺、脾、肾三脏气化失调导致水液泛溢肌肤而成。

2. **积证** 以腹中结块或胀或痛为主症，与臌胀有别。但腹中积块又多为诱发臌胀的原因之一。

3. **痞满** 也有腹部胀满的症状，但胃痞胀满见于上腹部，外观无胀形可见，按之柔软，与臌胀胀及全腹，皮色苍黄，脉络显露，按之腹皮绷紧有别。

三、辨证论治

（一）辨证要点

1. **辨虚实** 临床上应首先辨明虚实，是虚多实少，或实多虚少，或虚实夹杂的不同。臌胀之病程一般比较长，相对而言，实证，病程短，腹膨急起，纳佳，身体壮实，大便艰，舌红或紫暗，苔腻，脉弦滑或弦数。虚证，病程长，反复发生，面色枯槁，精神萎靡，少气懒言，形体消瘦，畏寒，便溏，头面或下肢浮肿，舌淡或红绛，脉虚、缓、细。

2. **辨标本** 标本之辨，标实需辨明气滞、血瘀、水湿。气滞（气鼓）者，以腹部胀满，按之空空然，按之即陷，随手而起，如按气囊，叩之如鼓等症为主；血瘀（血鼓）者，以腹部胀大，内有积块疼痛，外有腹壁青筋暴露，面颈部、胸部出现红丝赤缕为主；水停（水鼓）者，以腹部胀大，状如蛙腹，按之如囊裹水，或见腹部坚满，腹皮绷急，叩之呈浊音为主。本虚需辨明病位、阴阳、气血。

（二）治疗原则

臌胀是本虚标实、虚实错杂之证，故其治疗需分清缓急，随证辨治，顾护正气，慎用攻下，宜采用攻补兼施为基本原则。

实证者当根据气、血、水的偏盛，合理选择行气、活血、利水之法，腹水严重者，可兼行攻逐之法，但中病即止。虚证者根据阴虚和阳虚之不同，可分别采取健脾、温肾、养阴等法，同时兼以祛邪，配以行气、活血、利水之法。

标实为主者，当根据气、血、水的偏盛，分别采用行气、活血、祛湿利水或暂用攻逐之法，同时配以疏肝健脾；本虚为主者，当根据阴阳的不同，分别采取温补脾肾或滋养肝肾之法，同时配合行气活血利水。由于本病总属本虚标实错杂之证，故治当攻补兼施，补虚不忘实，泻实不忘虚。

（三）分证论治

1. 气滞湿阻证

症状：腹大胀满，按之不坚，胁肋疼痛或胀满，纳差，尿少，或食后胀甚，嗳气得舒。舌苔薄白腻，脉弦。

分析：肝气郁结，疏泄不利，肝失条达，胁络不和则见胁肋疼痛或胀满；肝木克脾，脾失健运，湿阻中焦则纳差，食后胀甚，嗳气得舒；肝郁脾虚，气滞湿阻，水道不利，浊气充塞，故尿少。苔薄白腻，脉弦为肝郁湿阻之象。

治法：疏肝理气，运脾利湿。

方药：柴胡疏肝散合胃苓汤加减。前方偏重于疏肝理气；后方偏重于运脾利湿消胀。

方中柴胡、枳壳、白芍、香附疏肝理气解郁；川芎、白芍养血和血；白术、茯苓、猪苓、泽泻健脾利水渗湿；桂枝辛温通阳，助膀胱之气化而利水；苍术、厚朴、陈皮健脾化湿除胀，甘草调和诸药。

若胁肋疼痛或胀满加重，嗳气得舒者，属气滞较甚者，加莱菔子、木香调畅气机；若腹大胀满、尿量少，加车前子、玉米须利水化湿；若胁下刺痛，面青舌紫，舌质偏暗，为气滞血瘀者，加延胡索、丹参、莪术理气活血；若渐至口干而苦，苔转腻微黄，脉弦数者，为气郁化火，可酌加牡丹皮、栀子凉血活血。

2. 水湿困脾证

症状：腹大胀满，按之如囊裹水，甚则颜面微浮或下肢浮肿，脘腹痞胀，得热则减，怯寒神疲，大便溏薄，小便短少。舌苔白腻，脉弦迟。

分析：脾阳不振，水湿停聚，故腹大胀满，按之如囊裹水；寒与水相搏，中焦气机不利，故脘腹痞胀，得热则减；寒湿困脾，则大便溏薄；脾病及肾，脾肾阳虚，气化失司，故小便短少，下肢浮肿，怯寒神疲。苔白腻，脉弦迟为湿盛阳微之象。

治法：温中健脾，行气利水。

方药：实脾饮加减。

方中附子、干姜温补脾肾；茯苓、白术温中健脾利水；厚朴、木香、草果、槟榔理气健脾；木瓜利湿而不伤阴；生姜、大枣、甘草调和药性。

若水肿较甚，小便短少，腹大坚满，水湿较盛者，加桂枝、肉桂、猪苓、泽泻、车前子等温阳化气，利水消肿；若脘腹痞胀甚者，可加香附、郁金、枳壳、砂仁等理气宽中；若大便稀溏甚者，去槟榔、厚朴，加怀山药、扁豆健脾实大便，伴有神疲、纳呆、懒动乏力者，加黄芪、党参益气健脾；若兼有胸闷气急，加葶苈子、苏子、半夏等泻肺行水，止咳平喘。

3. 水热蕴结证

症状：腹大坚满，皮紧拒按，烦热口渴，渴不欲饮，或有面目肌肤发黄，小便赤涩，大便秘结或溏垢。舌质边尖红，苔黄腻或灰黑而润，脉弦数。

分析：肝胆疏泄不利，脾胃湿热蕴结，水湿壅盛，故腹大坚满，皮紧拒按；湿热上蒸，故烦热口渴，渴不欲饮；湿热内蕴，胆汁不循常道外溢，故面目肌肤发黄；湿热阻滞气机，故小便赤涩，大便秘结或溏垢不爽。舌边尖红,苔黄腻或灰黑而润,脉弦数,为湿热内阻之象。

治法:清热利湿,攻下逐水。

方药:中满分消丸合茵陈蒿汤加减。前方清热化湿,行气利水,适用于湿热蕴结,脾气阻滞所致胀满;后方清泄湿热,通便退黄,适用于湿热黄疸。

中满分消丸中黄芩、黄连、知母清热除湿;茯苓、猪苓、泽泻淡渗利湿;厚朴、枳壳、半夏、陈皮、砂仁健脾下气,燥湿除胀;干姜与黄芩、黄连、半夏同用,辛开苦降,消除中满,祛除湿热;姜黄活血化瘀;少佐人参、白术、甘草健脾益气,祛湿清热而不伤正。诸药合用,水退热清气行,中满得消。茵陈蒿汤中茵陈退湿热黄疸,栀子清三焦湿热;大黄泻肠中瘀热。

若小便赤涩不利者,加陈葫芦、滑石、蟋蟀粉以行水利窍;若湿热壅盛,可去人参、干姜、甘草,加栀子、虎杖;若热势较重,加连翘、龙胆草、半边莲清热解毒;若病情加重,热甚动血,骤然大量吐血、下血,病情危急者,犀角地黄汤加参三七、生地榆、仙鹤草等清热凉血止血;若热毒内陷,可见怒目狂叫,四肢抽搐或颤动,用安宫牛黄丸或至宝丹,清热凉血开窍。

4. 瘀结水留证

症状:腹大坚满,青筋显露,胁腹刺痛拒按,面色晦暗,或面颈胸臂见血痣或赤丝血缕,或肌肤甲错,口干而不欲饮,或见大便色黑。舌质紫暗或边有瘀斑,脉细涩。

分析:肝郁不舒,脾失健运,络脉瘀阻,则隧道不通,水气内聚,故腹大坚满,青筋显露,胁腹刺痛拒按;日久瘀血蕴阻下焦,则面色晦暗,入血则面颈胸臂见血痣或赤丝血缕,或肌肤甲错;气血水浊互结,故口干而不欲饮;瘀血血不归经,则便血色黑。舌质紫暗有瘀斑,唇紫,脉细涩,均为瘀血之征。

治法:活血化瘀,行气利水。

方药:调营饮加减。

方中当归、川芎、赤芍、大黄、莪术、延胡索活血化瘀;葶苈子、瞿麦、赤茯苓清热利水;槟榔、大腹皮、陈皮、桑白皮理气利水;官桂、细辛通阳化湿;甘草调和诸药。

若大便色黑甚,可加参三七、侧柏叶化瘀止血;若水肿,胀满过甚者,可用十枣汤以攻逐水饮,但不可过伐伤正;若瘀痰互结,水积不退者,加白芥子、半夏等,甚者加穿山甲、䗪虫、水蛭;若久病体虚或攻逐伤正者,可用八珍汤或人参养荣汤等补养气血。

5. 阳虚水盛证

症状:腹大胀满,形如蛙腹,朝宽暮急,面色苍黄或㿠白,食少便溏,畏寒肢冷,小便短少。舌胖质淡紫,苔厚腻而滑,脉沉细无力。

分析:脾肾阳虚,水湿内停,故腹大胀满,形如蛙腹,入暮尤甚;水湿中阻,故脘闷纳呆;阳虚气化不利,故小便短少;阳虚失却温煦,故畏寒肢冷,食少便溏,畏寒肢冷。舌胖质淡紫,苔厚腻而滑,脉沉细无力,为脾肾阳衰、水湿内停之征。

治法:温补脾肾,化气行水。

方药:附子理苓汤或济生肾气丸加减。前方适用于脾阳虚弱、水湿内停者;后方适用于肾阳虚衰,水气不化者。

附子理苓汤由附子理中汤合五苓散组成,方中用附子、干姜温中散寒;党参、白术、甘草益气健脾除湿;茯苓、猪苓、泽泻利尿渗湿;桂枝辛温通阳化气;肉桂温补肾阳,化气行水。济生肾气丸即金匮肾气丸加车前子、牛膝。方中附子温肾助阳而消阴翳;官桂温肾补火,助膀胱气化;泽泻、车前子利水渗湿;茯苓、山药益气健脾,补土制水;熟地黄滋肾填精,可奏"阴中求阳"之功,又制桂附之温燥;牛膝益肝肾而滑利下行;牡丹皮寒凉清泄。

若脾阳虚见神疲乏力、少气懒言、纳呆、便溏者，加黄芪、山药、薏苡仁、扁豆益气健脾益气；若面色苍白、畏寒肢冷、腰膝酸冷痛，偏于肾阳虚衰者，加仙茅、淫羊藿、巴戟天温补脾肾；若腹筋暴露者，稍加赤芍、泽兰、三棱、莪术等。

6. 阴虚水停证

症状：腹大坚满，重者见腹部青筋暴露，消瘦，面色晦暗，口舌干燥，五心烦热，失眠多梦，或齿衄、鼻衄，小便短少。舌质红绛少津，苔少或光剥，脉弦细数。

分析：肝病久延，累及肾阴，肝失疏泄，气机郁滞，肝肾同病，津液不能输布，水湿停聚于内，故腹大胀满，小便短少；阴虚煎熬津液，血行涩滞，瘀血阻络，则兼见青筋暴露、面色晦暗；阴虚内热，则口舌干燥；虚热扰心，则心烦少寐；虚火灼伤血络，则齿衄、鼻衄；舌红绛少津，脉细数皆为肝肾阴虚之征。

治法：滋肾柔肝，养阴利水。

方药：六味地黄丸合一贯煎加减。前方适用于偏肾阴虚者；后方适用于偏肝阴虚者。

六味地黄丸中熟地黄、山茱萸、山药滋养肝肾；茯苓、泽泻、牡丹皮淡渗利湿。一贯煎中生地黄、沙参、麦冬、枸杞子滋养肝肾；当归、川楝子养血活血，疏肝理气。

若口干舌燥，合并咽干明显，加石斛、玄参、知母等养阴生津；若午后发热，烦躁者，酌加银柴胡、地骨皮等清虚热；若齿鼻衄血甚，加栀子、藕节炭、鲜茅根、仙鹤草等凉血止血；若兼耳鸣，面赤、颧红、阴虚阳浮，加龟甲、生牡蛎等滋阴潜阳；若见胁下疼痛不移，形成痞块，舌质偏暗，或舌下络脉怒张，酌情选用膈下逐瘀汤活血祛瘀，行气止痛。

四、预防调护

平时应饮食有节，宜清淡、低盐饮食，忌食热性、坚硬、辛辣刺激、生冷寒凉、不洁之品，应严格忌酒；避免与疫水（血吸虫）接触；注意舒缓情志，保持身心愉悦，避免精神刺激；避免接触对肝脏有毒的物质；如感受外邪，应及时治疗。

臌胀的护理应注意防寒保暖，防止正虚邪袭；注意饮食营养，多进食蔬菜、水果等富含维生素的食物；病重者以卧床休息为主；保持情绪稳定，避免精神刺激，消除恐惧心理，增强治疗信心。

五、小 结

臌胀是指腹部胀大如鼓的一类病证，其病机是肝、脾、肾三脏功能受损，气滞、血瘀、水停于腹。本病常属本虚标实之证。临床辨证时应首辨虚实，其次辨明气、血、水的轻重。根据偏实偏虚的不同，偏实者以疏肝运脾为原则，根据气、血、水三者的偏盛，合理选择理气、活血、行水之法；偏虚者以补虚为主，根据阳虚水盛与阴虚水停的不同，采用温补脾肾或滋养肝肾之法。同时要注意虚实之间的错杂与转化，分清缓急，随证辨治，顾护正气，重视脾胃，慎用攻下，以攻补兼施为基本原则，补虚不忘实，泻实不忘虚。

 临证验案

张某，男，37岁。1993年5月4日初诊。

主诉：腹胀，下肢肿胀1年余。

患者1年多来自觉腹胀，阴囊及下肢肿胀，经某院确诊为肝硬化腹水。就诊时症见胃脘胀满，食纳不佳，精神不振，睡眠不安，乏力气短，小便黄少如浓茶。查体发育正常，营养中等，巩膜皮肤无黄染，腹部胀满，腹壁青筋显露，腹水征明显，腹围83cm，肝脾未触及，下肢有明显凹陷性水肿。化验：麝香草酚浊度试验（TTT）20U，白蛋白/球蛋白值1.9∶2.9。

舌脉：舌苔白，质暗淡，脉沉弦细。

西医诊断：肝硬化腹水。

中医诊断：臌胀。

中医辨证：气虚血滞，水湿内停。

治法：活血化瘀，益气行水消肿。

方药：茵陈10g　茯苓15g　通草3g　泽泻10g　杏仁10g　橘红10g　生黄芪30g　当归10g　杭白芍15g　牡丹皮10g　牛膝10g　生姜皮3g

二诊（1993年5月20日）：服上方15剂后，小便量逐渐增多，精神好转，睡眠、食纳好转。检查腹围75cm，腹水基本消失，下肢水肿消失。化验：TTT 5U，白蛋白/球蛋白值3.5∶2.6。继服上方巩固治疗。

按　关老在治疗腹水的过程中，很重视活血行气化瘀之法，由于久病脏腑虚损而气虚血滞，气虚不畅是水湿停滞的重要环节。又因湿热凝聚结瘀，瘀阻血络，则更致血滞瘀阻而水湿难消。本例患者病程1年余，有明显腹水，下肢水肿，证属气虚血滞，水湿内停。关老首先重视使用生黄芪、当归养血益气扶正，使气充血行，且以牛膝、杭白芍和当归养血柔肝，又以杏仁、橘红化痰通络且可醒脾，继以茯苓、通草、茵陈、生姜皮、泽泻利水消肿，佐牡丹皮凉血活血，旨在活血行气，化瘀以助水行。此乃"治水先治气，气行水自制"的原则，方中虽无行气之品，但以补气为治，气充血行，血活瘀化，以利水行，故药后小便量增，腹水减少，下肢水肿消失，非但症状改善，肝功能也趋于恢复。

（徐春军. 关幼波医论医案医方辑[M]. 北京：北京科学技术出版社. 2016）

文献摘录

（1）《金匮要略·水气病脉证并治》："肝水者，其腹大，不能自转侧，胁下腹痛，时时津液微生，小便续通。"

（2）《诸病源候论·水肿病诸候》："此由水毒气结聚于内，令腹渐大，动摇有声，常欲饮水，皮肤粗黑，如似肿状，名水蛊也。"

（3）《格致余论·臌胀论》："今也七情内伤，六淫外侵，饮食不节，房劳致虚，脾土之阴受伤，转输之官失职，胃虽受谷不能运化，故阳自升阴自降，而成天地不交之否。于斯时也，清浊相混，隧道壅塞，气化浊血瘀郁而为热。热留而久，气化成湿，湿热相生，遂成胀满。《经》曰臌胀是也。"

（4）《丹溪心法·臌胀》："朝宽暮急，血虚；暮宽朝急，气虚；终日急，气血皆虚。"

（5）《景岳全书·肿胀》："少年纵酒无节，多成水鼓。盖酒为水谷之液，血亦水谷之液，酒入中焦，必求同类，故直走血分。"

文献推介

（1）朱奥翔. 肝硬化腹水1号方治疗肝脾血瘀型臌胀的临床观察[D]. 武汉：湖北中医药大学，2020.

（2）闫军堂，孙良明，刘晓倩，等. 刘渡舟治疗肝硬化腹水十法[J]. 中医杂志，2012，53（21）：1820-1823.

『附：变证』

1. 臌胀出血　症见轻者齿鼻出血，重者骤然大量吐血呕血，色鲜红，或便血，色暗红或油黑，脘腹胀满，胃脘不适，舌红苔黄，脉弦数。此多属瘀热互结，热迫血溢。治宜清热凉血，活血止血。轻者方可选用泻心汤合十灰散，或犀角地黄汤加减。泻心汤中大黄、黄连、黄芩大苦大寒，清胃泻火；十灰散中大蓟、小蓟、荷叶、侧柏叶、茅根、茜根、山栀、大黄、牡丹皮、棕榈皮凉血化瘀止血。伴见身目黄染明显，热入血分，热伤血络者，可选犀角地黄汤，犀角（水牛角代替）、生地黄、芍药、牡丹皮凉血散瘀，酌加三七、仙鹤草、地榆炭、血余炭、大黄炭凉血活血止血。

若出血过多，气随血脱，汗出如油，四肢厥冷，脉细微欲绝，治宜扶正固脱，益气摄血，可急用独参汤加山萸肉以扶正救脱，还应施以中西医结合抢救治疗。

2. 臌胀神昏　症状见神志昏迷，高热烦躁，甚则怒目狂叫，或手足抽搐，口臭便秘，尿短赤，舌红苔黄，脉弦数等。治宜清心开窍之法。根据辨证，可分别选用安宫牛黄丸、紫雪丹、至宝丹或醒脑静注射液等清心开窍之剂治疗。

若热势尤盛，内陷心包者，见舌红苔黄，脉弦滑数，治当清热豁痰，开窍息风，宜选安宫牛黄丸，或可加龙胆泻肝汤。痰热内闭，昏迷较深者，见神情淡漠呆滞，口中秽气，舌淡苔浊腻，脉弦细者，治当化痰泄浊开窍，苏合香丸合菖蒲郁金汤，或选用至宝丹。抽搐痉厥较甚者，选用紫雪丹，也可加石决明、钩藤。若兼有大便不通者，加大黄、芒硝。若患者热盛耗伤津液者，加麦冬、石斛、生地黄。

若病情继续恶化，昏迷加深，汗出肢冷，气促，两手抖动，脉细微绝，此为气阴耗竭、元气将绝之脱证，急予敛阴回阳固脱，中西医结合积极抢救，可以选用醒脑静注射液、参麦注射液、参附注射液等。

31　眩　　晕

眩晕是由清窍失养或清窍受扰引起的，以目眩、头晕为主要临床表现的病证。目眩即眼花或眼前发黑，视物模糊；头晕即感觉自身或外界景物旋转，站立不稳。两者常同时并见，故统称为"眩晕"。

眩晕的病名最早见于《黄帝内经》，称为"眩""眩冒"。《素问·至真要大论》云："诸风掉眩，皆属于肝。"认为眩晕属肝所主，与髓海不足、血虚、邪中等多种因素有关。《灵枢·海论》云："髓海不足，则脑转耳鸣，胫酸眩冒。"《灵枢·卫气》云："上虚则眩。"

汉·张仲景《金匮要略·痰饮咳嗽病脉证并治》指出"心下有支饮，其人苦冒眩，泽泻汤主之""卒呕吐，心下痞，膈间有水，眩悸者，小半夏加茯苓汤主之"。这些关于痰饮致眩的理论和治疗方法为后世"无痰不作眩"的论述提供了理论依据。

至金元时期，对眩晕病因病机的认识进一步深化，金·刘完素《素问玄机原病式·五运主病》云："风火皆属阳，多为兼化，阳主乎动，两动相搏，则为之旋转。"主张眩晕应从风火立论。元·朱丹溪《丹溪心法·头眩》则强调"无痰则不作眩"，并提出当"治痰为先"。

明清时期对于眩晕的发病又有了新的认识。明·张景岳《景岳全书·眩运》云："眩运一证，虚者居其八九，而兼火兼痰者，不过十中一二耳""无虚不能作眩"。明·虞抟在《医学正传·眩运》中记载："大抵人肥白而作眩者，治宜清痰降火为先，而兼补气之药；人黑瘦而作眩者，治宜滋阴降火为要，而带抑肝之剂。"指出眩晕的发病有痰湿及真水亏久之分，治疗眩晕亦当分别针对不同体质及证候辨证治之。此外，该篇还记载了"眩运者，中风之渐也"，认识到眩晕与中风之间有一定的内在联系，这些理论至今值得临床借鉴。

西医学中的内耳性眩晕，如梅尼埃病、迷路炎、晕动病等；中枢性眩晕，如椎-基底动脉供血不足、脑动脉粥样硬化、高血压脑病等；颅骨占位性疾病，如听神经瘤、小脑肿瘤；高血压、低血压、阵发性心动过速等以眩晕为主要临床表现者属于本证范畴，可参照本证辨证论治。

一、病因病机

（一）病因

1. **情志不遂** 忧郁恼怒太过，肝失条达，肝气郁结，气郁化火，肝阴耗伤，风阳易动，上扰头目，发为眩晕。正如《类证治裁·眩晕》所言"良由肝胆乃风木之脏，相火内寄，其性主动主升；或由身心过动，或由情志郁勃，或由地气上腾，或由冬藏不密，或由高年肾液已衰，水不涵木，以至目昏耳鸣，震眩不定"。

2. **饮食不节** 若饮食不节，嗜酒肥甘，损伤脾胃，以致健运失司，水湿内停，积聚生痰，痰阻中焦，清阳不升，或脾胃日虚，气血生化乏源，清窍失养，故发为眩晕。

3. **年迈体虚** 若年高肾精亏虚，髓海不足，无以充盈于脑；或体虚多病，损伤肾精肾气；或房劳过度，阴精亏虚，均可导致髓海空虚，发为眩晕。若肾阴素亏，水不涵木，肝阳上亢，肝风内动，亦可发为眩晕。

4. **久病失血** 久病不愈，耗伤气血，或失血之后，气随血耗，气虚则清阳不振，清气不升，血虚则肝失所养，而虚风内动，皆能发生眩晕。如《景岳全书·眩晕》所说："原病之由有气虚者，乃清气不能上升，或汗多亡阳而致，当升阳补气；有血虚者，乃因亡血过多，阳无所附而然，当益阴补血，此皆不足之证也。"

5. **跌仆坠损** 跌仆坠损，头脑外伤，瘀血停留，阻滞经脉，而致气血不能上荣于头目，清窍失养而发眩晕。

6. **瘀血内阻** 气滞血瘀，或气虚血瘀，或痰瘀交阻，或肝气郁结，气机不畅，导致脑络痹阻，脑失所养，故眩晕时作。

（二）病机

眩晕的基本病机为清窍失养或清窍受扰。病位在脑窍，与肝、脾、肾三脏关系密切。病性以虚者居多，气虚血亏、髓海空虚、肝肾不足所导致的眩晕多属于虚证；因痰浊中阻、瘀血阻络、肝阳上亢所导致的眩晕属于实证或本虚标实之证。风、火、痰、瘀、虚是眩晕常见病理因素。

在眩晕的病变过程中，各种病因彼此影响，病机相互兼夹或转化。如脾胃虚弱，气血亏虚而生眩晕，而脾虚又可聚湿生痰，两者相互影响，临床上可以表现为气血亏虚兼有痰湿中阻的证候。如痰湿中阻，郁久化热，形成痰火为患，甚至火盛伤阴，形成阴亏于下，痰火上蒙的复杂局面。再如肾精不足，本属阴虚，若阴损及阳，或精不化气，可以转为肾阳不足或阴阳两虚之证。此外，风阳每夹有痰火，肾虚可以导致肝旺，久病入络形成瘀血，故临床常形成虚实夹杂之证候。

二、诊断与鉴别诊断

（一）诊断依据

（1）以头晕目眩，视物旋转为主症，轻者闭目即止，重者如坐车船，甚则昏仆。
（2）可伴头痛、项强、恶心呕吐、眼球震颤、心悸、耳鸣耳聋、汗出、面色苍白等表现。

（3）多有情志不遂、年高体虚、饮食不节、跌仆损伤等病史。

（二）鉴别诊断

1. 中风 以猝然昏仆，不省人事，伴有口舌㖞斜、语言謇涩、半身不遂为主症的一种疾病；或不经昏仆而仅以㖞僻不遂为特征。眩晕发作严重者，有突然昏仆的现象，但神志清醒，且无口舌㖞斜、半身不遂等症状。

2. 厥证 以突然昏仆、不省人事或伴有四肢厥冷为主，患者短时间内逐渐苏醒，醒后无后遗症，但特别严重者也可一厥不复而死亡。眩晕发作严重者，有欲仆或仆倒现象，与厥证相似，但一般无昏迷及不省人事的表现。

3. 痫证 是一种发作性神志异常的疾病，其特征为发作性精神恍惚，甚则突然仆倒、昏不知人、口吐涎沫、两目上视、四肢抽搐，或口中如作猪羊叫声、移时苏醒。眩晕发作严重者，有突然仆倒现象，与痫证相似，但无口吐涎沫、两目上视、四肢抽搐等症状。

三、辨证论治

（一）辨证要点

1. 辨脏腑 眩晕病在脑窍，但与肝、脾、肾三脏功能失调密切相关。肝阳上亢之眩晕兼见头胀痛、面色潮红、急躁易怒、口苦脉弦等症状。脾胃虚弱，气血不足之眩晕，兼有纳呆、乏力、面色㿠白等症状。脾失健运，痰湿中阻之眩晕，兼见纳呆呕恶、头痛、苔腻诸症。肾精不足之眩晕，多兼有腰酸腿软、耳鸣如蝉等症。

2. 辨标本虚实 眩晕以肝肾阴虚、气血不足为本，风、火、痰、瘀为标。其中阴虚多见咽干口燥，五心烦热，潮热盗汗，舌红少苔，脉弦细数；气血不足则见神疲倦怠，面色不华，爪甲不荣，纳差食少，舌淡嫩，脉细弱。标实又有风性主动，火性炎上，痰性黏滞，瘀性留着之不同，要注意鉴别。凡病程较长，反复发作，遇劳即发，伴两目干涩，腰膝酸软，或面色㿠白，神疲乏力，脉细或弱者，多属虚证，由精血不足或气血亏虚所致。凡病程短，或突然发作，眩晕重，视物旋转，伴呕恶痰涎，头痛，面赤，形体壮实者，多属实证。其中，痰湿所致者，头重昏蒙，胸闷呕恶，苔腻脉滑；瘀血所致者，头昏头痛，痛点固定，唇舌紫暗，舌有瘀斑；肝阳风火所致者，眩晕、面赤、烦躁、口苦、肢麻震颤，甚则昏仆，脉弦有力。

（二）治疗原则

眩晕的治疗原则是补虚泻实，调整阴阳。虚者当滋养肝肾，补益气血，填精生髓。实证当平肝潜阳，清肝泻火，化痰行瘀。治疗眩晕还要注意治疗原发病，如因跌仆外伤、妇女崩中、漏下等致眩晕者，应重点治疗失血；脾胃不健，中气虚弱者，应重在治疗脾胃，一般原发病得愈，本病亦随之而愈。

（三）分证论治

1. 肝阳上亢证

症状：眩晕耳鸣，头痛且胀，遇劳或恼怒加重，面时潮红，急躁易怒，失眠多梦。舌质红，苔黄，脉弦或数。

分析：眩晕耳鸣，头痛且胀为肝阳化风，上扰清窍；遇劳或恼怒加重，为肝阳升发太过；急躁易怒，失眠多梦为肝阳上亢，阳扰心神；面时潮红为肝阳亢盛，邪火上炎；舌红，苔黄，脉弦或数皆是肝阳上亢之征。

治法：平肝潜阳，清火息风。

方药：天麻钩藤饮加减。

天麻、石决明、钩藤平肝潜阳息风；杜仲、桑寄生补益肝肾；牛膝引血下行；黄芩、山栀清肝泻火；茯神、夜交藤养心安神；益母草活血通络。

若肝火上炎，口苦目赤，烦躁易怒者，酌加龙胆草、牡丹皮、夏枯草；若阴虚较甚，舌红少苔，脉弦细数者，可酌加何首乌、生地黄、麦冬、玄参；若见目赤便秘，可选加大黄、芒硝或当归龙荟丸以通腑泄热；若眩晕剧烈，兼见手足麻木或震颤者，加羚羊角、石决明、生龙骨、生牡蛎、全蝎、蜈蚣等镇肝息风，清热止痉。

2. 痰浊中阻证

症状：头晕目眩，头重如蒙，胸闷恶心，呕吐痰涎，食少多寐。苔白腻，脉弦滑。

分析：头晕目眩为痰浊中阻，上蒙清窍；头重如蒙为痰浊阻遏清阳；胸闷恶心为痰浊中阻，气机不利；呕吐痰涎为胃气上逆；食少多寐为痰浊阻遏而脾阳不振；苔白腻，脉弦滑皆是痰浊内蕴之征。

治法：燥湿化痰，健脾和胃。

方药：半夏白术天麻汤加减。

陈皮、半夏燥湿化痰；茯苓、白术健脾除湿；天麻息风止眩；甘草、生姜、大枣健脾和胃，调和诸药。

若眩晕较甚，呕吐频繁，加代赭石、竹茹和胃降逆止呕；若脘闷纳呆，腹胀较甚者，加白蔻仁、砂仁理气化湿健脾；若耳鸣重听者，加葱白、郁金、石菖蒲通阳开窍；若头目胀痛，心烦口苦，渴不欲饮，舌红苔黄腻，脉弦滑者，宜黄连温胆汤清化痰热。

3. 瘀阻清窍证

症状：眩晕头痛，兼见健忘，失眠，心悸，精神不振，耳聋耳鸣，面唇紫暗。舌暗有瘀斑瘀点，脉弦涩或细涩。

分析：眩晕，健忘，耳鸣耳聋为瘀血阻络，气血不畅，脑失所养；头痛为脑络不通；心悸失眠，精神不振为瘀血不去，新血不生，心神失养；面唇紫暗为气血不畅，肌肤失养；舌暗有瘀点瘀斑，脉弦涩或细涩为瘀血内阻之征。

治法：祛瘀生新，活血通窍。

方药：通窍活血汤加减。

川芎、赤芍、桃仁、红花活血化瘀，通窍止痛；麝香开窍散结止痛；老葱散结通阳；黄酒辛窜，以助血行；鲜姜辛温发散；大枣甘温益气。

若兼见神疲乏力，少气自汗等症，加入黄芪、党参益气行血；若兼畏寒肢冷，感寒加重，可加附子、桂枝温经活血；若因天气变化而加重，或当风而发，可重用川芎，加防风、白芷、荆芥、天麻等理气祛风之品。

4. 气血两虚证

症状：头晕目眩，动则加剧，遇劳则发，面色苍白，神疲乏力，唇甲不华，心悸少寐。舌淡，苔薄白，脉细弱。

分析：头晕目眩为气血亏虚，脑失所养；动则加剧为劳则耗气；神疲乏力为气虚之象；心悸少寐为气血不足，心神失养；唇甲不华，面色苍白为血虚失濡；舌淡，苔薄白，脉细弱皆是气血两虚之征。

治法：补益气血，调养心脾。

方药：归脾汤加减。

人参、白术、黄芪益气健脾；当归、熟地黄、龙眼肉、大枣补血生血养心；茯苓补中健脾；远志、枣仁养血安神；木香健脾醒胃。

若气虚卫阳不固，自汗时出，易于感冒，当重用黄芪，加防风、浮小麦益气固表敛汗；若脾虚湿盛，腹泻或便溏者，可酌加薏苡仁、炒扁豆、泽泻等；若中气不足，清阳不升，兼见气短乏力、纳少神疲、便溏下坠、脉象无力者，可合用补中益气汤；若气损及阳兼见形寒肢冷，腹中隐痛，脉沉者，可酌加桂枝、干姜以温中助阳；若血虚较甚，面色㿠白，唇舌色淡者，可加熟地黄、阿胶、紫河车粉（冲服）。

5. 肾精亏虚证

症状：眩晕日久不愈，精神萎靡，腰酸膝软，少寐多梦，健忘，耳鸣。偏于阴虚者，五心烦热，舌红少苔，脉细数；偏于阳虚者，四肢不温，形寒肢冷，舌质淡，苔白，脉沉细无力。

分析：眩晕，精神萎靡为脑髓失充；腰膝酸软为骨骼失养；少寐多梦健忘为心肾不交；耳鸣为肾精虚少；五心烦热为虚热内生；舌红少苔脉细数为阴虚之象。四肢不温，形寒肢冷为肾气不足；舌淡苔白，脉沉细无力为阳虚之征。

治法：滋养肝肾，补精填髓。

方药：左归丸加减。

熟地黄、山萸肉、山药滋阴补肾；龟甲胶、鹿角胶滋肾助阳，益精填髓；枸杞子、菟丝子补益肝肾；牛膝强肾益精。

若阴虚火旺，症见五心烦热，潮热颧红，舌红少苔，脉细数者，可加鳖甲、知母、黄柏、牡丹皮、地骨皮等；若肾失封藏固摄，遗精滑泄者，可酌加芡实、莲须、桑螵蛸等；若兼失眠、多梦、健忘诸症，加阿胶、鸡子黄、酸枣仁、柏子仁等交通心肾，养心安神；若阴损及阳，肾阳虚明显，表现为四肢不温，形寒怕冷，精神萎靡，舌淡脉沉者，予右归丸温补肾阳，填精补髓，或酌配巴戟天、淫羊藿、肉桂；若兼见下肢浮肿、尿少等症，可加桂枝、茯苓、泽泻等温肾利水。

四、预防调护

预防眩晕的发生，应避免和消除能导致眩晕发生的各种内、外致病因素。要适当锻炼，增强体质；保持心情开朗愉悦，防止七情内伤；注意劳逸结合，避免体力和脑力的过度劳累，同时应保证充足的睡眠；饮食有节，以清淡易消化食物为宜，多吃蔬菜、水果，忌烟酒、油腻、辛辣之品，少食海腥发物，尽量戒烟戒酒。

眩晕发作时应卧床休息，闭目养神，少做或不做旋转、弯腰等动作，避免突然、剧烈的体位改变和头颈部运动，以防眩晕症状加重，或发生昏倒。重症患者要密切注意血压、呼吸、神志、脉搏等情况，以便及时处理。有眩晕史的患者，当避免剧烈体力活动，避免高空作业。

五、小　结

眩晕常以头晕眼花，甚至视物旋转为主症，既可单独出现，亦可伴见于其他疾病。病因多以情志、饮食、体质、外伤等所致肝阳上亢、痰浊中阻、气血不足、肾精亏虚以及瘀血内阻为主。病机不外乎虚实两端：虚者多为气、血、精不足，脑髓不充，清窍失养；实者多为风、火、痰、瘀导致风阳内动、清窍不宁或清阳不升，脑窍失养而突发眩晕。临证亦常见本虚标实、虚实夹杂之证。眩晕病位在脑，病变涉及肝、脾、肾诸脏。治疗可根据标本缓急，分别采取平肝、息风、潜阳、清火、化痰、化瘀等法以治其标，补益气血、滋补肝肾等法以治其本。本病易反复发作，少数患者治疗不当或不及时，有发为中风之忧。

 临证验案

赵某，男，54岁，干部。1972年7月8日就诊。

时当夏令，症见头晕，倦怠，睡眠欠佳，胃口不佳，血压105/90mmHg。诊其面色暗滞，唇稍暗，舌嫩色淡暗，苔白润（稍厚），脉软稍数而重按无力，寸、尺俱弱。患者一向血压偏低，舒张压从未如此之高。从症、脉、舌来分析，此属脾胃素虚证。最近工作时至深夜，致肾阴有所损耗，肝阴便为之不足，致肝阳相对偏亢所致。病为阴阳俱虚，治疗脾阳当升而肝阳应降，但升提不能太过，潜降不应过重。拟定处方如下：

党参15g　云苓12g　白术12g　甘草5g　干莲叶9g　扁豆花9g　败龟甲30g　素馨花5g

按　此方用四君子汤以健脾，李东垣认为干莲叶有升发脾阳的作用，故与扁豆花同用以升脾阳兼解暑，用败龟甲以潜肝阳，素馨花以疏肝气。服药3剂后，精神转好，脉转细缓，血压95/75～95/80mmHg，脉压差仍小。处方：照上方加黄芪9g，去干莲叶与败龟甲。服3剂后，血压在100/75～100/80mmHg。当脉压差超过30mmHg时，患者症状便消失。此后改用补中益气汤，服后患者精神较好，面色转润，脉稍有力，血压在105/70～105/80mmHg。连服补中益气汤一个多月，以巩固疗效。

（邓铁涛．中国百年百名中医临床家丛书 邓铁涛[M]．北京：中国中医药出版社．2011）

 文献摘录

（1）《素问·六元正纪大论》："木郁之发……甚则耳鸣眩转。"

（2）《济生方·眩晕门》："所谓眩晕者，眼花屋转，起则眩倒是也。由此观之，六淫外感，七情内伤，皆所能致。"

（3）《景岳全书·眩运》："头眩虽属上虚，然不能无涉于下。盖上虚者，阳中之阳虚也；下虚者，阴中之阳虚也。阳中之阳虚者，宜治其气，如四君子汤……归脾汤、补中益气汤……阴中之阳虚者，宜补其精，如……左归饮、右归饮、四物汤之类是也。"

（4）《古今医统·眩晕宜审三虚》："肥人眩晕，气虚有痰；瘦人眩晕，血虚有火；伤寒吐下后，必是阳虚。"

（5）《临证指南医案·眩晕》华岫云按："头为六阳之首，耳目口鼻，皆系清空之窍。所患眩晕者，非外来之邪，乃肝胆之风阳上冒耳，甚则有昏厥跌仆之虞。其症有夹痰、夹火、中虚、下虚、治胆、治胃、治肝之分。"

文献推介

（1）高剑虹，权红，范春琦，等．方和谦治疗眩晕辨证思路[J]．北京中医药，2017，36（2）：139-141．

（2）许亚楠．针刺颈夹脊穴结合艾灸治疗颈性眩晕临床观察[J]．实用中医药杂志，2021，37（08）：1408-1409．

32 头 痛

头痛是由脉络绌急或失养，清窍不利引起的，以患者自觉头部疼痛为主要临床表现的病证，可见于多种急慢性疾病过程中。

头痛病名首见于《黄帝内经》，又称为"首风""脑风"，《素问·风论》曰："新沐中风，则为首风""首风之状，头面多汗恶风""风气循风府而上，则为脑风"，对本病病因病机、发病特点进行论述，为后世头痛的辨证奠定了理论基础。汉·张仲景《伤寒论》分别论述了太阳、阳明、少阳、厥阴经头痛的治法和方药。如治太阳经风寒头痛，当辛温发汗；风热头痛，则当辛凉解表，调和营卫；治厥阴经"干呕，吐涎沫，头痛者"，当温散寒邪，以降浊阴。

隋·巢元方《诸病源候论·膈痰风厥头痛候》曰："膈痰者，谓痰水在于胸膈之上，又犯大寒，使阳气不行，令痰水结聚不散，而阴气逆上，上与风痰相结，上冲于头，即令头痛。或数岁不已，久连脑痛，故云膈痰风厥头痛。"提出风痰搏结，上冲于脑可致头痛，并指出头痛可数年不愈。

金·李杲《兰室秘藏》始将头痛分为外感和内伤两类，补充了太阴头痛和少阴头痛，创分经用药之法。元·朱丹溪《丹溪心法·头痛》强调痰与火在头痛发病中的地位，并提出头痛"如不愈各加引经药，太阳川芎，阳明白芷，少阳柴胡，太阴苍术，少阴细辛，厥阴吴茱萸"，至今对临床仍有指导意义。

明·李中梓还阐述了运用风药治疗头痛的机制。清·王清任大力提倡瘀血之说，并创立了通窍活血汤、血府逐瘀汤治疗头痛顽症。至此，祖国医学对头痛的证治日臻完善，并有效地指导着中医临床实践。

西医学中的感染发热性疾病、高血压性头痛、偏头痛、血管神经性头痛、紧张性头痛、三叉神经痛、外伤后头痛、神经症、五官科疾病等以头痛为主要表现者属于本证范畴，可参照本证辨证论治。

一、病 因 病 机

（一）病因

1. 感受外邪 头痛多由起居不慎，感受六淫外邪，侵袭经络，上犯巅顶，清阳之气受阻，气血不畅，而致头痛。以风邪为主，常兼夹其他邪气。《医碥·头痛》曰："六淫外邪，惟风寒湿三者最能郁遏阳气。火暑燥三者皆属热，受其热则汗泄，非有风寒湿袭之，不为患也。"

2. 情志失调 忧郁恼怒太过，肝失条达，肝气郁结，气郁化火，上扰清窍；若郁火日久，耗伤阴血，肝肾亏虚，肝阳上亢，上扰清空而致头痛。

3. 饮食劳倦或体虚久病 饮食劳倦，或体虚久病，脾失健运，痰湿内生，阻遏清阳，上蒙清窍发为痰浊头痛；脾胃虚弱，气血生化不足，脑脉失养，发为头痛。

4. 先天不足或房室不节 先天禀赋不足，或房室不节，导致肾精久亏。肾主骨生髓，脑为髓海，肾虚则脑髓空，清窍失养而为头痛。

5. 头部外伤或久病入络 跌仆损伤，脑脉受损，瘀血阻于脑络，不通则痛。或各种头痛迁延不愈，久病入络，也可转变为瘀血头痛。

（二）病机

头痛的基本病机为脉络绌急或失养，清窍不利。病位在头，病理因素涉及痰湿、风火、血瘀。头为"诸阳之会""清阳之府""脑为髓海"，居于人体最高位。手足三阳经上循头面，五脏六腑之精气皆上注于头。若六淫之邪上犯清窍，阻碍清阳；或肝郁化火，肝阳上亢，上扰清窍；或痰瘀痹阻，壅遏经络气血运行；或气血亏虚，肾精不足，头部经脉失养，均可导致头痛的发生。

头痛可分为外感和内伤两大类。外感头痛多为外邪侵袭，经脉阻滞，以风邪为主，夹寒、热、湿邪气客于三阳经脉，气血不畅。所谓"伤于风者，上先受之""高巅之上，惟风可到"，因于风寒者，血脉凝滞，脉道不通，不通则痛；因于风热者，风热炎上，上扰清窍，清窍被扰，发为头痛；若风夹湿邪，阻遏阳气，蒙闭清窍，可致头痛。内伤头痛，多责之于肝、脾、肾三脏。脑为髓海，依赖于肝肾精血和脾胃精微物质的滋养。肝为风木之脏，以血为本，以气为用，气郁化火，发为头痛；久则阴血耗伤，肝肾亏虚，风阳内动，上扰清窍。脾主运化，若脾失健运，聚湿生痰，上蒙清窍；或中气不足，气血不足，清阳之气不能上升，血虚不能上荣，亦可引起头痛。肾藏精，主骨生髓，脑为髓海，若精气耗伤，髓海空虚，亦可发为头痛。

外感头痛的病理性质以实证为主，起病急，病程短；内伤头痛的病理性质以虚实相兼者为多，大多病程较长，反复发作，病情较为复杂。部分患者可因外感或情志不遂等急性发作，痛势剧烈，病情危重。气血亏虚、肾精不足者属虚证，肝阳、痰浊、瘀血所致之头痛多属实证。两者在一定条件下可相互转化。如肝阳、肝火日久，耗损阴精，可转化为肾精亏虚之头痛，或阴虚阳亢，虚实夹杂之头痛；痰浊中阻日久，脾胃受损，气血生化乏源，脑窍失养，可成为气血亏虚之头痛；各种头痛迁延不愈，久病入络，可转为瘀血头痛。

二、诊断与鉴别诊断

（一）诊断依据

（1）以头部疼痛为主要临床表现，疼痛的部位为前额、额颞、颞顶、顶枕或全头部疼痛，性质多为跳痛、刺痛、胀痛、昏痛、隐痛等；头痛可突然发作，或缓慢起病，或反复发作，时痛时止；头痛持续时间不一，可数分钟、数小时或数天、数周不等。

（2）本病常有一定诱因。外感头痛多因感受外邪或起居不慎所致；内伤头痛常有饮食、劳倦、病后体虚或房室不节等诱因。

（二）鉴别诊断

1. **眩晕** 头痛与眩晕病位皆在头部，临床可单独出现，亦可并见。以头晕眼花为主，兼有头痛者，可诊断为眩晕，以虚证为主；以头痛为主，兼见眩晕者，可诊断为头痛，实证较多。头痛的病因有外感和内伤之分，眩晕的病因则以内伤为主。

2. **类中风** 发病年龄多在45岁以上，见于眩晕反复发作、头痛突然加重时，常由风痰壅盛引起，常兼偏侧肢体活动不灵，或舌謇语涩。

3. **真头痛** 多突然剧烈头痛，持续不解，阵发加重，甚至出现喷射状呕吐、手足逆冷以致肢体痉厥、抽搐。真头痛病情凶险，与一般头痛不难区别。

三、辨证论治

（一）辨证要点

1. **辨外感与内伤** 外感头痛起病较急，痛势较剧，病程较短，常伴有外邪袭表的症状，并应区别风、寒、湿、热之不同。内伤头痛，起病较缓，病程较长，常反复发作，时轻时重。当区别气虚、血虚、肾虚、肝阳、痰浊、瘀血之不同。

2. **辨疼痛性质** 凡胀痛、刺痛、跳痛、灼痛、重痛者，以实证为主或虚实夹杂；昏痛、空痛、隐痛、痛势悠悠，劳则加剧者，以虚证为多。

3. **辨脏腑经络** 太阳经头痛多在头后部，下连于项；阳明经头痛多在前额部及眉棱骨处；少阳经头痛多在头之两侧，并连及耳；太阴经头痛多沉重如裹；厥阴经头痛则在巅顶部，或连于目系。

4. **辨影响因素** 气虚者与过劳有关；肝火者因情志波动而加重；阳亢者常因饮酒或暴食而加重；肝肾阴虚者每因失眠而病情发作或加重。

（二）治疗原则

本病的发生是因脉络痹阻绌急或失养，清窍不利而成。因此，治疗时必以调神利窍，缓急止痛为基本原则。外感头痛属实证，以风邪为主，故治疗主以疏风，兼以散寒、清热、祛湿。内伤头痛多属虚证或虚实夹杂证。虚者以滋阴养血、益肾填精为主；实证当平肝、化痰、行瘀；虚实夹杂者，酌情兼顾并治。

（三）分证论治

1. 外感头痛

（1）风寒犯头证

症状：头痛连及项背，常伴拘急收紧感，或有跳动感，痛势较剧，恶风畏寒，遇风受寒则疼痛加剧，口不渴。苔薄白，脉浮紧。

分析：头痛连及项背为风寒外袭，凝滞经脉；拘急收紧感为寒性收引凝滞；恶风畏寒，遇寒加剧为风寒束表，卫阳被遏；口不渴，苔薄白，脉浮紧，均为风寒在表之征。

治法：疏风散寒，通经止痛。

方药：川芎茶调散加减。

方中川芎辛温香窜，上行头目，祛风活血止痛；荆芥、白芷、羌活、防风疏风散寒止痛；细辛散寒止痛，薄荷清利头目。

若头痛、恶寒明显者，酌加麻黄、桂枝、制川乌等温经散寒；若寒邪侵犯厥阴经脉，引发巅顶痛、干呕、吐涎沫，方用吴茱萸汤温散寒邪，降逆止痛；若寒邪客于少阴经脉，症见头痛、足寒、气逆、背冷、脉沉细，方用麻黄附子细辛汤加白芷、川芎温经散寒止痛。

（2）风热犯头证

症状：头痛而胀，甚则头痛如裂，发热或恶风，面红目赤，口渴欲饮，大便不畅或便秘，小便黄。舌质红，苔薄黄，脉浮数。

分析：头痛而胀为风热外袭，上扰清窍；面红耳赤为火性炎上；口渴欲饮为热邪伤津；便秘溲赤，舌红苔薄黄，脉浮数，均为风热邪甚之征。

治法：疏风清热，通经止痛。

方药：芎芷石膏汤加减。

方中川芎祛风止痛；生石膏清热泻火；菊花疏风清热；白芷、羌活、藁本辛温解表止痛。

若热甚伤津，症见烦热口渴、舌红少津者，加知母、石斛、天花粉等生津止渴；若目痛、咽干、口舌生疮者，加黄芩、生地黄、竹叶、栀子清热降火；若大便秘结，数日不行，腑气不通者，可合用小承气汤通腑泄热。

（3）风湿犯头证

症状：头痛如裹，肢体困重，纳呆胸闷，大便或溏，小便不利。苔白腻，脉濡滑。

分析：头痛如裹为风湿上蒙头窍，困遏清阳；四肢沉重，纳呆胸闷为湿浊中阻，脾阳被困；小便不利、大便或溏为湿邪流注下焦；苔白腻，脉濡滑均为湿浊内蕴之象。

治法：祛风胜湿，通经止痛。

方药：羌活胜湿汤加减。

方中羌活、独活，祛风胜湿；藁本、防风解肌祛湿止痛；川芎、蔓荆子祛风通络止痛。

若胸闷脘痞、腹胀便溏，可加苍术、厚朴、陈皮、佩兰以燥湿宽中，理气消胀；若恶心欲呕者加半夏、生姜降逆止呕；若湿郁日久化热，症见口干，舌苔薄黄腻，脉濡数者，可加秦艽、防己、豨莶草等祛风除湿，清热止痛。

2. 内伤头痛

（1）肝阳上亢证

症状：头昏胀痛，两侧为重，常波及巅顶，头晕目眩，心烦易怒，睡眠不宁，面红目赤，口干苦，或兼胁痛。舌红，苔黄，脉弦数。

分析：头痛头晕目眩为肝阳上亢，上扰清窍；心烦易怒，夜寐不宁为肝火偏亢，扰乱心神；胁痛为肝郁气滞；口干苦，舌红，苔黄，脉弦数均为肝阳上亢之象。

治法：平肝潜阳息风。

方药：天麻钩藤饮加减。

方中天麻、钩藤、石决明平肝潜阳，息风止痛；杜仲、桑寄生、川牛膝补益肝肾；栀子、黄芩清降肝火；茯神、夜交藤养心安神。

若肝郁化火，肝火上炎，症见头痛剧烈，目赤口苦，加夏枯草、龙胆草、白蒺藜；若兼肝肾亏虚，水不涵木，症见头晕目涩，视物不清，腰膝酸软，加枸杞子、山茱萸、女贞子、墨旱莲；若头痛而目眩甚，肢体麻痹、震颤，加龙骨、牡蛎、龟甲。

（2）痰浊犯头证

症状：头痛头昏，头重如裹，时有目眩，胸脘痞闷，纳呆呕恶，倦怠乏力。苔白腻，脉滑或弦滑。

分析：头痛头昏，头重如裹为痰浊上蒙清窍，清阳不展；胸脘痞闷为痰浊阻滞中焦；恶心为痰浊上逆，胃失和降；纳呆为脾失健运之象；苔白腻，脉滑为痰浊内停之征。

治法：健脾燥湿，化痰降气。

方药：半夏白术天麻汤加减。

方中半夏、白术、茯苓健脾燥湿化痰、降逆止呕；天麻平肝息风，而止头眩。

若痰湿郁久化热，症见口苦，大便不畅，苔黄腻，脉滑数，去白术加黄芩、竹茹、枳实、胆南星等清热化痰；若纳差食少，胸闷脘痞者，加砂仁、白蔻仁健脾理气化湿；若痰湿阻络，气血不通，瘀血内生，痰瘀互结，症见头部刺痛，夜间痛甚，舌质紫暗，苔白腻者，可合用通窍活血汤，活血化瘀止痛。

（3）气虚头痛证

症状：头痛隐隐，时发时止，遇劳加重，纳食减少，神疲乏力，气短懒言。舌质淡，苔薄白，脉细弱。

分析：头痛隐隐，时发时止，遇劳加重为脾胃虚弱，中气不足，清阳不升，清窍失养；纳食减少，神疲乏力，气短懒言为气虚；舌质淡，苔薄白，脉细弱均为气虚之征。

治法：健脾益气升阳。

方药：益气聪明汤。

方中黄芪、人参健脾益气；葛根、升麻、蔓荆子轻扬升发，升举清气；白芍敛阴和血，黄柏滋补肾水；炙甘草甘缓，以和脾胃。

若气血两虚，症见头痛绵绵不休，心悸怔忡，失眠者，加当归、熟地黄、何首乌补血，或用人参养荣汤加减；若头痛畏寒，加炮附子、益智仁、葱白温阳通络；若气不摄津，症见汗出不止者，可合用牡蛎散固表止汗。

（4）血虚头痛证

症状：头痛隐隐，时时昏晕，心悸失眠，面色少华，神疲乏力，遇劳加重。舌质淡，苔薄白，脉细弱。

分析：头痛隐隐，时时昏晕为血虚不能上荣，清窍失养；心悸失眠，面色少华，神疲乏力，遇劳加重为血虚心失所养；舌质淡，苔薄白，脉细弱为血虚之征。

治法：滋阴补血和络。

方药：加味四物汤加减。

方中当归、生地黄、白芍、川芎养血滋阴，补血调血；蔓荆子、菊花、黄芩疏风清热；甘草调和诸药。

若血虚气弱，兼见乏力气短，神疲懒言，汗出恶风等，可加党参、黄芪；若阴血亏虚，阴不敛阳，肝阳上扰者，可加入天麻、钩藤、石决明等；若血虚生风，症见筋脉拘急，眼睑或面部肌肉瞤动者，可合用阿胶鸡子黄汤养血息风。

（5）肾虚髓亏证

症状：头痛且空，眩晕耳鸣，腰膝酸软，神疲乏力，遗精带下。舌淡苔白，脉细无力。

分析：头痛且空，眩晕耳鸣为脑髓失养；腰膝酸软为肾虚失养；遗精为男子肾虚精关不固，带下为女子肾虚带脉不束；舌淡苔白，脉细无力为肾虚髓亏之征。

治法：滋养肾阴，补精填髓。

方药：大补元煎加减。

方中熟地黄、山茱萸、杜仲、枸杞子补肾填精；人参大补元气；山药、当归健脾养血。

若头痛畏寒，面色㿠白，四肢不温，腰膝无力，证属肾阳不足者，当温补肾阳，选用金匮肾气丸或右归丸；若头痛而晕，面颊红赤，心烦不寐，舌红少苔，证属心肾不交，去人参，加知母、黄柏滋阴泻火，磁石镇心安神，或服知柏地黄丸；若肾精亏虚，精不化神，元神失养，症见神志淡漠，反应迟钝，记忆力减退者，可合用七福饮填精养神。

（6）瘀血犯头证

症状：头痛屡发，痛处固定，痛如锥刺，日轻夜重。舌质紫暗，或有瘀斑，苔薄白，脉细或细涩。

分析：头痛经久不愈，且痛有定处，痛如锥刺为瘀血阻滞脑脉，不通则痛；头痛日轻夜重为阴气盛，血行不畅之故；舌质紫暗，或有瘀斑，脉细涩，均为瘀血内阻之征。

治法：活血化瘀，通络止痛。

方药：通窍活血汤加减。

方中麝香开窍通闭；桃仁、红花、赤芍、川芎活血通络止痛；白芷、老葱、生姜辛香温通，通络止痛。

若头痛甚者可加全蝎、蜈蚣、䗪虫、地龙等搜风通络定痛之品；若久病气血不足，可加黄芪、当归、党参、熟地黄等益气养血；若瘀久化热者，可加牡丹皮、赤芍、丹参等清热凉血。

四、预防调护

预防本病要注意平素起居有时，顺应四时变化增减衣物，加强体育锻炼，可在空气清新、环境优雅的地方散步，也可选游泳、太极拳、慢跑等项目，增强体质，抵御外邪入侵。要注意保持心情舒畅，避免精神刺激，劳逸结合，饮食有度。

已病之后，应禁食辛辣厚味，禁烟酒，适当休息，保持室内光线柔和，环境安静，严重者需及时就医。此外，尚可选择适当的头部保健按摩法及音乐疗法，以疏通经络，调畅气血，怡情养性。

五、小　结

头痛是由脉络绌急或失养，清窍不利引起的，以患者自觉头部疼痛为主要临床表现的病证，可见于多种急慢性疾病过程中。基本病机为脉络绌急或失养，清窍不利。头痛可分为外感和内伤两大类。外感头痛多为外邪侵袭，经脉阻滞，以实证为主，起病急。内伤头痛多因情志、饮食、劳倦、房劳、体虚、头部外伤等原因导致肝阳偏亢、痰浊中阻、瘀血阻窍、气血亏虚、肾精不足等病理改变，以致头窍失养，或清窍被扰而发头痛，病理性质以虚实相兼者为多。临床辨证除辨别外感内伤外，还需分经辨治，配合相应引经药。外感头痛病程短，预后良好；内伤头痛大多病程较长，反复发作，虚实夹杂，病情较为复杂，治疗多采取补虚泻实、标本兼治的原则，切忌头痛医头。

 临证验案

邓某，男，46岁，2005年11月17日初诊。

主诉：头痛反复发作3年。

初诊：患者患有发作性头痛3年，开始时以左侧头项为主，每1~2个月发作1次，以后出现双侧头痛，每月发作数次，严重时1周发作3~4次，常因生活小事不遂心愿而发病，突发突止，每次持续半小时至数小时不等，为两侧头项部剧痛，呈锥钻感或裂开感，十分痛苦。服普通止痛药疗效不佳，发作时伴头胀、心烦、头昏、胸胁闷胀、恶心纳差、寐差。既往无特殊病史，但心情压抑。就诊时见其抱头向壁，大汗淋漓，面色苍白，舌暗，舌下络脉青紫，苔白腻，脉弦。

中医诊断：头痛。

辨证：风痰瘀阻证。

治法：祛风化痰，活血通络。

处方：川芎茶调散合二陈、活络效灵丹加减。整方如下：

川芎10g　防风10g　薄荷6g　僵蚕10g　陈皮8g　法半夏10g　胆南星6g　全蝎（研兑）3g　丹参15g　当归10g　乳香6g　白芍15g　甘草5g　夜交藤15g　赤灵芝15g　蔓荆子10g　郁金10g

7剂，水煎服，日1剂，早、晚各1次。

二诊：服药后头痛已4天未作，查见舌淡，舌下络脉青紫，苔薄腻，脉弦。原方去蔓荆子、薄荷，续服7剂，水煎服，日1剂。

三诊：头痛未作，诸症消除，纳食睡眠如常，舌暗淡，舌下络脉略显青紫，苔薄白，脉沉。上方去陈皮、法半夏、夜交藤，续服7剂，水煎服，日1剂。

按　本病突发突止，来去速疾，是为风象，因其痰瘀交结阻于脑络，故久久不愈；其头痛较剧，可伴有其他相关症状，未发病时也可没有任何症状。治法首重风、痰、瘀，即祛风化痰，活血止痛，根据风、痰、瘀的偏轻偏重的情调整药物，并可加用虫类息风通络药如全蝎、僵蚕等以增强疗效。本病有一定的诱因，注意小心避免，可减少发作。

[贺兴东，翁维良，姚乃礼. 当代名老中医典型医案集·内科分册（中册）[M]. 北京：人民卫生出版社. 2009]

文献摘录

（1）《素问·奇病论》："当有所犯大寒，内至骨髓，髓者以脑为主，脑逆故令头痛。"

（2）《兰室秘藏·头痛门》："太阳头痛，恶风，脉浮紧，川芎、羌活、独活、麻黄之类为主；少阳经头痛，脉弦细，往来寒热，柴胡为主；阳明头痛，自汗，发热恶寒，脉浮缓长实者，升麻、葛根、石膏、白芷为主；太阴头痛，必有痰……苍术、半夏、南星为主；少阴经头痛……其脉沉细，麻黄附子细辛为主；厥阴头项痛，或吐痰沫厥冷，其脉浮缓，吴茱萸汤主之。"

（3）《医宗必读·头痛》："高巅之上，惟风可到，味之薄者，阴中之阳，自地升天者也，在风寒湿者，固为正用，即虚与热者亦假引经。"

（4）《景岳全书·头痛》："头痛有各经之辨。凡外感头痛，当察三阳、厥阴。盖三阳之脉俱上头，厥阴之脉亦会于巅，故仲景《伤寒论》则惟三阳有头痛，厥阴亦有头痛，而太阴少阴则无之。其于辨之之法，则头脑、额颅虽三阳俱有所会，无不可痛，然太阳在后，阳明在前，少阳在侧，此又各有所主，亦外感之所当辨也。至若内伤头痛，则不得以三阳为拘矣。"

（5）《医学心悟·头痛》："头为诸阳之会，清阳不升，则邪气乘之，致令头痛。然有内伤、外感之异，外感风寒者，宜散之。热邪传入胃腑，热气上攻者，宜清之。直中证，寒气上逼者，宜温之……然除正风寒外，复有偏头风，雷头风，客寒犯脑，胃火上冲，痰厥头痛，大头天行，破脑伤风，眉棱骨痛，眼眶痛等证。更有真头痛，朝不保暮，势更危急。皆宜细辨。"

文献推介

（1）张薇，张临洪. 乙哌立松联合天舒胶囊治疗紧张型头痛 45 例临床观察[J]. 中华中医药杂志，2013，28（11）：3423-3425.

（2）刘绪银. 清脑通络止偏头痛——国医大师张学文治疗脑病经验之四[J]. 中医临床研究，2011，（18）：100.

33　中　风

中风是由阴阳失调，气血逆乱，上犯于脑引起的，以卒然昏仆，不省人事，半身不遂，口舌㖞斜，言语不利为主要临床表现的病证。根据脑髓神机受损程度的不同，有中经络、中脏腑之分，病轻者可无昏仆，具有起病急骤的特点。临床症见不一，变化多端而速疾，有昏仆、抽搐等症候表现，与自然界"风性善行数变"的特征相似，故历代医家取类比象，将其取名为"中风"，因其发病突然，亦称"卒中"。

春秋战国时期，医家始将中风称为"仆击""偏枯""薄厥""大厥"，认为本病发生与虚邪外袭、膏粱饮食、情绪失控等因素有关，如《灵枢·刺节真邪》云："虚邪偏客于身半，其入深，内居荣卫，荣卫稍衰，则真气去，邪气独留，发为偏枯。"《素问·生气通天论》云："大怒则形气绝，而血菀于上，使人薄厥。"其病机为"血之与气，并走于上"，预后多不良，如《素问·调经论》云："血之于气，并走于上，则为大厥。厥则暴死。气复反则生，不反则死。"

汉·张仲景《金匮要略》始有"中风"病名及其专篇，对中风的病因病机、临床特征、诊断和治疗有了较为深入的论述。唐宋以前，多以"内虚邪中"立论，如《金匮要略·中风历节病脉证并治》认为"夫风之为病，当半身不遂""络脉空虚，贼邪不泻"，并有"邪在于络""邪在于经"和"邪入于腑""邪入于脏"之分类。

唐宋以后，尤其是金元时期，以"内风"立论。如金·刘河间《素问玄机原病式》力主"心火暴甚"。元·李杲《医学发明》认为"正气自虚"。元·朱丹溪《丹溪心法》主张"湿痰生热"。元·王履《医经溯洄集·中风辨》提出"因于风者，真中风也。因于火，因于气，因于湿者，类中风"。

延至明清，明·张景岳《景岳全书》明确提出"中风非风"说，认为中风乃"内伤积损"所致。明·李中梓《医宗必读》又将中风重证分为闭证和脱证。

近代医家张伯龙、张山雷、张锡纯进一步认识到本病的发生主要是肝阳化风、气血上逆、直冲犯脑所致。当代对中风的诊断、治疗、康复、预防等方面逐步形成了较为规范的方法，疗效也有了较大提高。

西医学中的急性脑血管病与之相似，如短暂性脑缺血发作、脑梗死、脑出血、蛛网膜下腔出血等属于本证范畴，可参照本证辨证论治。

一、病因病机

（一）病因

1. 内伤积损 《素问·阴阳应象大论》云："年四十，而阴气自半也，起居衰矣。"年老体弱，或久病气血亏损，脑脉失养；气虚则运血无力，血流不畅，而致脑脉瘀滞不通；阴血亏虚则阴不制阳，内风动越，携痰浊、瘀血上扰清窍，突发本病。正如《景岳全书·非风》云："卒倒多由昏愦，本皆内伤积损颓败而然。"

2. 劳欲过度 烦劳过度，耗伤阴精，阴虚火旺，或阴不制阳易使阳气暴涨，引动风阳上旋，气血上逆，则气火俱浮，壅阻清窍；纵欲过度，或房室不节，亦能引动心火，耗伤肾水，水不制火，则阳亢风动。正如《素问·生气通天论》云："阳气者，烦劳则张。"

3. 饮食不节 平素嗜食肥甘醇酒，辛香炙烤之物，致使脾失健运，痰浊内生，郁久化热，痰热互结，壅滞经脉，上蒙清窍；或素体肝旺，肝克脾土，痰浊内生；或肝郁化火，烁津成痰，痰郁互结，携风阳之邪，窜扰经脉，发为中风。正如《丹溪心法·中风》云："湿土生痰，痰生热，热生风也。"

4. 情志过极 平素忧郁恼怒，情志不畅，或七情所伤，肝失条达，气机郁滞，郁而化火或血行不畅，瘀结脑脉；暴怒伤肝，则肝阳暴涨，或五志过极，心火暴盛，引动内风而发为卒中。正如《素问玄机病原式·火类》云："多因喜怒思恐悲之五志有所过极而卒中者，由五志过极，皆为热甚故也。"

5. 气虚邪中 气血不足，脉络空虚，尤其在气候突变之际，风邪乘虚入中，气血痹阻，或形盛气衰，痰湿素盛，外风引动痰湿，闭阻经络，而致喎僻不遂。

（二）病机

中风的基本病机为阴阳失调，气血逆乱，上犯于脑。其病位在脑，与心、肝、脾、肾关系密切。病理因素主要为风、火、痰、气、瘀，其形成与脏腑功能失调有关。病理性质多属本虚标实。肝肾阴虚，气血不足为致病之本，风、火、痰、气、瘀为发病之标，两者可互为因果。发病之初，邪气鸱张，风阳痰火炽盛，气血上菀，故以标实为主；如病情剧变，在病邪的猛烈攻击之下，正气急速溃败，可以正虚为主，甚至出现正气虚脱。后期因正气未复而邪气独留，可留后遗症。

由于病位深浅、病情轻重不同，中风又有急性期、恢复期和后遗症期之分，其中急性期又有中经络和中脏腑之别。中经络者病位较浅，病情较轻。可因肝风夹痰，横窜经络，血脉瘀阻，气血不能濡养机体，则见半身不遂，口舌㖞斜，言语不利，但不伴神智障碍；中脏腑者病位较深，病情较重，可因风阳痰火蒙蔽神窍，气血逆乱，上冲于脑，络损血溢，瘀阻脑络，则见卒然昏仆，不省人事。因邪正虚实不同，而有闭、脱之分及由闭转脱的演变。闭证之中腑者，因肝阳暴亢或痰热腑实，风痰上扰，则见口僻不遂，神志欠清，大便不通；中脏者风阳痰火内闭神窍，脑络瘀阻，则见昏仆，不省人事，肢体拘急等症。因于痰火瘀热者，为阳闭；因于痰浊瘀闭者为阴闭。若风阳痰火炽盛，进一步耗灼阴精，阴虚及阳，阴竭阳亡，阴阳离决，则出现脱证，表现为目合口开，手撒肢冷，气息微弱等虚脱症状。

在恢复期，中经络之证因风、火、痰、瘀等邪留滞经络，气血运行不畅，而仍留有半身不遂、口㖞或言语不利等后遗症，一般恢复较慢。而中脏腑病情虽危重，如经积极治疗，往往可使患者转危为安，神志渐清，然恢复期往往因气血失调、血脉不畅而后遗经络病证。

由此可见，中风的发生，病机虽然复杂，但归纳起来不外乎虚（阴虚、血虚）、火（肝火、心火）、风（肝风、外风）、痰（风痰、湿痰）、气（气逆、气滞）、瘀（血瘀）六端，此六端多在一定条件下相互作用，相互影响。由外邪侵袭而引发者为真中风，无外邪侵袭而发病者称为类中风。

二、诊断与鉴别诊断

（一）诊断依据

（1）以卒然昏仆，不省人事，半身不遂，口舌㖞斜，言语不利为主要临床表现的病证。病轻者可无昏仆，仅见半身不遂，口舌㖞斜等症。

（2）发病前多有先兆症状，如有头晕、头痛、耳鸣、肢体麻木、力弱、一过性言语不利等症。

（3）平素即有心烦易怒、眩晕、头痛、心悸，或有长期烦劳过度、精神紧张、嗜食甘肥醇酒、形体肥胖等病史。每因暴怒、暴喜、过劳、排便用力、暴饮暴食、不慎跌仆等诱发。

（4）多急性起病，好发年龄为40岁以上。

（二）鉴别诊断

1. 口僻 俗称吊线风，以口眼㖞斜为主症，主要表现为病侧额纹消失、闭目不能、鼻唇沟变浅、口角下垂，患者发病前可有同侧耳后疼痛，但不伴有半身不遂、偏身麻木或神志障碍等症。

2. 痫病 以发作性神昏、肢体抽搐为主要表现，神昏时四肢抽搐、口吐白沫，或发出异样叫声如猪羊啼叫，醒后一如常人，但可再发。中风神昏者常伴有半身不遂，神志转清后多留有半身不遂、口舌㖞斜、言语謇涩等症。

3. 厥证 以突然神昏、面色苍白、四肢厥冷、移时苏醒为主要表现，醒后无半身不遂等症，与中风之神昏而半身不遂不同，一般而言，厥证神昏时间短暂。

4. 痉证 以四肢抽搐、项背强直，甚至角弓反张为主症。病发亦可伴神昏，需与中风闭证相鉴别。但痉证之神昏多出现在抽搐之后，而中风患者多在起病时即有神昏，而后可能出现抽搐。痉证抽搐时间长，中风抽搐时间短。痉证患者无半身不遂、口舌㖞斜等症状。

5. **痿证** 可有肢体瘫痪、活动无力等类似中风之表现；中风后半身不遂日久不能恢复者，亦可见肌肉瘦削，筋脉弛缓，两者应予以区别。但痿证一般起病缓慢，以双下肢瘫痪或四肢瘫痪，或肌肉萎缩为多见；而中风的肢体瘫痪多起病急骤，且以偏瘫不遂为主。痿证起病时无神昏，中风则常有不同程度的神昏。

三、辨证论治

（一）辨证要点

1. **辨中经络与中脏腑** 中经络者，病位较浅，病情较轻；中脏腑者，病位较深，病情较重。中经络者虽有半身不遂、口舌㖞斜、言语不利等症状，但意识清楚；中脏腑者则昏不知人，或神志昏糊、迷蒙，伴见肢体不用；两者的鉴别要点是有无神志障碍。

2. **辨闭证与脱证** 闭证因邪气内闭清窍，症见神昏、牙关紧闭、口噤不开、肢体强痉，属实证。脱证是五脏真阳散脱于外，阴阳即将离决之候，症见昏聩无知、目合口开、四肢松懈瘫软、手撒肢冷多汗、二便自遗、鼻息低微等，属虚，为中风危候。闭证常见于中风骤起，脱证则多由闭证恶化转变而成。临床上尚有内闭清窍未开而外脱虚象已露，即所谓"内闭外脱"者，此时往往是疾病安危演变的关键时机，应引起高度重视。

3. **辨阳闭与阴闭** 闭证根据有无热象而分为阳闭与阴闭。阳闭者为瘀热痰火闭阻清窍，症见面赤身热，躁扰不宁，气粗鼻鼾，痰声如拽锯，便秘溲黄，舌苔黄腻，舌绛干，甚则舌体卷缩，脉弦滑而数；阴闭者有寒湿痰浊之征，症见面白唇紫，静卧不烦，四肢不温，痰涎壅盛，舌苔白腻，脉沉滑。阳闭和阴闭可相互转化，当依据临床表现、舌象、脉象的变化综合判断。

4. **辨病期** 中风根据病期长短可分为三期。急性期指发病后两周以内，中脏腑者可延长至一个月；恢复期指发病两周后或一个月至半年以内者；后遗症期指发病半年以上者。

5. **辨顺势与逆势** 若先中脏腑，神志逐渐转清，半身不遂未再加重或有恢复者，病由中脏腑向中经络转化，病势为顺，预后多好。如见呃逆频频，或突然神昏，四肢抽搐不已，或腹背灼热而四肢发凉甚至手足厥逆，或见戴阳证及呕血证者，均属病势逆转。

（二）治疗原则

中经络以平肝息风、化痰祛瘀通络为主。中脏腑闭证，治当息风清火，豁痰开窍，通腑泄热；脱证急宜救阴回阳固脱；对内闭外脱之证，则须醒神开窍与扶正固脱兼用。恢复期及后遗症期，多为虚实兼夹，当扶正祛邪，标本兼顾，平肝息风，化痰祛瘀，与滋养肝肾、益气养血并用。

（三）分证论治

急性期

1. **中经络**

（1）风痰瘀阻证

症状：头晕头痛，手足麻木，突然发生口舌㖞斜，口角流涎，舌强语謇，甚至半身不遂，或兼见手足拘挛。舌质紫暗，或有瘀斑，脉弦涩或小滑。

分析：风痰上扰，故头晕头痛；正气不足，脉络空虚，卫外不固，风邪得以乘虚入经络，痹阻气血，故口舌㖞斜，言语不利，口角流涎，甚至半身不遂，手足拘挛；风痰阻络，痰瘀互结，脉络痹阻，故舌质紫暗或有瘀斑，舌苔薄白，脉弦涩或小滑。

治法：息风化痰，活血通络。

方药：半夏白术天麻汤合桃仁红花煎加减。前方化痰息风，健脾祛湿，用于风痰上扰证；后方行血顺气，用于瘀血凝滞。

半夏、茯苓、陈皮、甘草补脾益气；白术燥湿化痰；天麻平息内风；桃仁、红花逐瘀行血；香附、青皮、穿山甲、延胡索理气行血；生姜、大枣调和营卫。

若眩晕较甚且痰多者，加胆南星、天竺黄、石菖蒲；大便干结者，可加大黄、黄芩、栀子；头痛甚，耳鸣目眩者，加钩藤、石决明。

（2）风阳上扰证

症状：平素自觉眩晕头痛，耳鸣目眩，突然发生口舌㖞斜，言语不利，半身不遂。舌质红，舌苔薄黄，脉弦或弦数。

分析：肝阳上亢，故平素自觉头晕头痛、耳鸣目眩；风阳内动，夹痰走窜经络，脉络不畅，故突然口舌㖞斜，言语不利，半身不遂；肝阳上亢化火，故舌质红，舌苔薄黄，脉弦或弦数。

治法：平肝潜阳，活血通络。

方药：天麻钩藤饮加减。

天麻、钩藤平肝息风；石决明镇肝潜阳；牛膝引血下行；桑寄生、杜仲补益肝肾；黄芩、山栀、茯神清热除烦宁神；桑叶、菊花清肝泄热。

若头痛较重，加羚羊角、夏枯草以清肝息风；胸闷、恶心，口苦，舌苔黄腻，痰热甚者，加胆南星、竹茹、川贝母以清热化痰。

（3）阴虚风动证

症状：平素头晕耳鸣，腰酸酸软，突然发生口舌㖞斜，言语不利、半身不遂。舌质红，舌苔薄黄，脉弦细数。

分析：肝肾阴虚，不能濡养，故平素头晕耳鸣，腰膝酸软；肝肾阴虚，虚风内动，扰动经络，故突然口舌㖞斜，言语不利，半身不遂；肝肾阴虚而生内热，故舌质红，舌苔薄黄，脉弦或弦数。

治法：滋阴潜阳，息风通络。

方药：镇肝熄风汤加减。

代赭石、龙骨、牡蛎、龟甲镇肝潜阳；玄参、白芍养阴柔肝；牛膝引血下行等。

若阴虚阳亢，肝火偏旺，心烦燥热者，加黄芩、焦山栀以清热除烦；伴肢体抽搐者，可加僵蚕、地龙息风镇痉；伴肾阴不足，腰膝酸软无力者，可加何首乌、枸杞子、桑寄生、熟地黄等补益肝肾。

2. 中脏腑

（1）闭证：突然昏仆，不省人事，牙关紧闭，口噤不开，两手握固，肢体偏瘫，拘急，抽搐，由于有瘀热痰火和痰浊内闭之不同，故有阳闭和阴闭之分。

1）阳闭

症状：除闭证主要症状外，兼见面赤身热，气粗口臭，躁扰不宁。舌质红，舌苔黄腻，脉弦滑而数。

分析：肝阳暴涨，阳亢风动，痰火壅盛，气血上逆，神窍闭阻，故突然昏仆，不省人事；风火痰热之邪内闭经络，故见面赤身热；气粗口臭，躁扰不宁，舌质红，舌苔黄腻，脉弦滑而数。

治法：息风清火，豁痰开窍。

方药：羚角钩藤汤合用安宫牛黄丸加减。前方凉肝息风，增液舒筋，用于热盛动风证；后方清热解毒，开窍醒神，用于邪热内陷心包证。

羚羊角（山羊角代）为清肝息风主药；桑叶疏风清热；钩藤、菊花平肝息风；生地黄清热凉血；

白芍柔肝养血；川贝母、竹茹清热化痰；茯神养血安神；甘草调和诸药。安宫牛黄丸可辛凉透窍。

若肝火旺盛，面红目赤，脉弦劲有力者，加龙胆草、焦山栀、夏枯草、磁石等清肝镇摄之品；便秘腑实热结，苔黄者，加生大黄、枳实、厚朴清热通便；痰热伤津，舌质干红，苔黄燥者，加沙参、麦冬、石斛、生地黄以滋阴清热。

2）阴闭

症状：除闭证主要症状外，兼见面白唇紫或暗，四肢不温，静而不烦。舌质暗淡，苔白腻滑，脉沉滑。

分析：痰浊偏盛，风痰上扰，内闭心神，故突然昏仆，不省人事，口噤不开，两手握固，肢体强痉；痰湿属阴，故静卧不烦；痰湿阻遏阳气，不得温煦，故四肢不温，面白唇紫或暗；痰湿内盛，故苔白腻，脉沉滑。

治法：豁痰息风，辛温开窍。

方药：涤痰汤合苏合香丸加减。前方涤痰开窍，用于中风痰迷心窍证；后方芳香开窍，行气止痛，用于寒闭证。

半夏、茯苓、橘红、竹茹化痰；郁金、菖蒲、胆南星豁痰开窍；天麻、钩藤、僵蚕息风化痰等。

若兼有动风者，加天麻、钩藤以平息内风；有化热之象者，加黄芩、黄连；见戴阳证者，属病情恶化，宜急进参附汤、白通加猪胆汁汤救治。

闭证适时配合通下之法，但正虚明显，元气欲脱者忌用。

（2）脱证

症状：突然昏仆，不省人事，面白唇暗，目合口开，鼻鼾息微，汗出，大小便自遗，肢体软瘫。舌萎缩，脉沉细微或脉微欲绝。

分析：阳浮于上，阴竭于下，阴阳有离绝之势，故出现突然昏仆，不省人事，面白唇暗，目合口开，肢体软瘫，大小便自遗等危症；元气衰微，精去神脱，阴阳欲绝，故鼻鼾息微，汗出，舌萎缩，脉沉细微或脉微欲绝。

治法：回阳救阴，益气固脱。

方药：参附汤合生脉散加减。前方补气回阳，用于阳气衰微，汗出肢冷欲脱；后方益气养阴，用于津气耗竭。

人参、附子补气回阳；麦冬、五味子、山萸肉滋阴敛阳。

若阴不敛阳，阳浮于外，津液不能内守，汗泄过多者，加煅龙骨、煅牡蛎以敛汗回阳；阴精耗伤，舌干，脉微者，可加玉竹、黄精以救阴护津；兼有瘀象，可加丹参、赤芍、当归活血通络。

恢复期和后遗症期

中风病急性期经抢救治疗，神志渐清，痰火渐平，饮食稍进，渐入恢复期，但后遗症有半身不遂、口舌㖞斜、言语謇涩或失语等，此时仍需积极治疗并加强护理，针灸与药物治疗并进可以提高疗效，药物治疗根据病情的不同可采用标本兼顾或先标后本等治法。

1. 风痰瘀阻证

症状：口舌㖞斜，舌强，言语謇涩或失语，半身不遂，肢体麻木。舌质紫暗或有瘀斑，苔滑腻，脉弦滑或涩。

分析：风痰阻于经络，以致口舌㖞斜，舌强，言语謇涩或失语，半身不遂，肢体麻木；痰瘀互结，脉络痹阻，故舌质紫暗或有瘀斑，苔滑腻，脉弦滑或涩。

治法：搜风化痰，行瘀通络。

方药：解语丹加减。

天麻、地龙、僵蚕、全蝎息风解痉；天竺黄、胆南星、半夏、陈皮燥湿化痰；远志、石菖蒲长于开窍；豨莶草、桑枝、鸡血藤、丹参、红花化瘀通络。

若痰热偏盛者，加竹茹、贝母、全瓜蒌以清热化痰；兼有肝阳上亢，头晕头痛，面赤，苔黄舌红，脉弦劲有力，加钩藤、石决明、夏枯草平肝息风潜阳；口干咽燥者，加天花粉、天冬以养阴润燥。

2. 气虚络瘀证

症状：半身不遂，口眼㖞斜，语言謇涩，口角流涎，小便频数或遗尿失禁。舌暗淡，苔白，脉缓无力。

分析：气虚血瘀，脉络瘀阻，以致筋脉肌肉失养，故半身不遂，口眼㖞斜；气虚血滞，舌体失养，故见语言謇涩；气虚固摄失职，故小便频数，或遗尿失禁；气虚络瘀，故舌暗淡，苔白，脉缓无力。

治法：益气养血，化瘀通络。

方药：补阳还五汤加减。

黄芪大补元气，使气旺则血行，瘀去而络通；当归尾活血和血，且化瘀不伤血；川芎、赤芍、桃仁、红花活血祛瘀；地龙通经活络，以行药力。

若血虚甚，加枸杞子、制何首乌以补血；肢冷，阳失温煦者，加桂枝温经通脉；腰膝酸软者，加川续断、桑寄生、杜仲以壮筋骨，强腰膝。

3. 肝肾亏虚证

症状：半身不遂，患肢僵硬，拘挛变形，舌强不语，或偏瘫，肢体肌肉萎缩。舌质淡红或舌质红，脉沉细或脉细。

分析：肝肾亏虚，阴血不足，不能濡养筋脉，故患肢僵硬，拘挛变形，舌强不语，或偏瘫，肢体肌肉萎缩；肝肾亏虚，虚火上炎，痰浊上泛，故舌质淡红或舌质红，脉沉细或脉细。

治法：滋养肝肾。

方药：左归丸合地黄饮子加减。两方均有滋阴补肾的作用，治疗阴肾亏虚，但前方以填精益髓为主，用于真阴不足，精髓亏损；后方则以补肝阴为主，用于肾虚不足而兼内热。

干地黄、何首乌、枸杞子、山萸肉补肾益精；麦冬、石斛、五味子养阴生津、滋养肺肾，金水相生，壮水以济火；石菖蒲、远志、茯苓合用以开窍化痰、交通心肾。

若腰酸腿软较甚者，加杜仲、桑寄生、牛膝补肾壮腰；肾阳虚者，加巴戟天、肉苁蓉补肾益精，加附子、肉桂温补肾阳；夹有痰浊者，加石菖蒲、远志、茯苓化痰开窍。

四、预防调护

首先，针对中风的危险因素采取预防性干预措施，如避免内伤积损，减少情志过极，改变不良饮食习惯，控制体重，坚持适当运动等，以降低中风的发生风险。对于已经罹患中风的人群，应当积极采取治疗性干预措施，以预防中风再次发生和中风后痴呆、抑郁、癫痫等继发病证的发生，降低病残率和病死率。

其次，中风急重症患者多"五不能"，如说话、翻身、咳痰、进食、大小便均不能自理，宜采取针对性调护措施。严密观察，精心护理，积极抢救，以促进病情向愈，减少后遗症；采取良肢位卧床休息，同时密切观察神志、瞳神、气息、脉象等情况，若体温超过39℃，可物理降温，并警惕抽搐、呃逆、呕血及虚脱等变证发生；保持呼吸道通畅，防止肺部、口腔、皮肤、会阴等部位感染；尽早进行康复训练，可采取针灸、推拿及相关功能训练，如语言、运动、平衡等训练，并指导患者自我锻炼，促进受损功能的恢复。

五、小　　结

中风是一种严重危害中老年人健康的常见病、多发病。病因以内伤积损、情志过极、饮食不节、体态肥盛等为主，病机为阴阳失调，气血逆乱，上犯于脑，病位在脑，与肝、心、脾、肾等脏腑密切相关。中风急性期，病情较轻者，伤及脑脉，病在经络；病情较重者，伤及脑髓，病在脏腑。中风的证候属于本虚标实，急性期常以风火、痰热、血瘀等实证多见，多用平肝潜阳、化痰息风、清热通腑、活血化瘀之法。恢复期或后遗症期则以气虚血瘀、阴虚阳亢等虚证居多，多用滋阴潜阳、益气活血之法。本病常于急性期病情恶化，宜及时采取救治措施，精心护理。同时，在急性期还要积极治疗，以减少复发，降低病死率和病残率。

 临证验案

刘某，男，74 岁，陕西乾县人。2005 年 1 月 3 日初诊。

患者 2 个月来无明显诱因出现左下肢乏力，后又逐渐出现左上肢无力，并伴有麻木感，血压正常，头 CT 示"脑梗死"。诊时症见左侧肢体无力，左上肢麻木，舌质暗，苔白腻，脉沉细略弦。神经系统检查：左侧上下肢浅感觉减退，左下肢肌力Ⅳ级，跟膝腱反射减弱，左霍夫曼征（+）。

中医诊断：中风-中经络。

辨证：肝热血瘀型。

治法：清肝活血。

处方：脑清通汤加减。

天麻 10g　决明子 15g　菊花 12g　川芎 10g　地龙 10g　桂枝 6g　赤芍 10g　豨莶草 15g　桑寄生 15g　路路通 15g　生山楂 15g　红花 6g　伸筋草 15g

二诊：服 10 剂后，左下肢无力较前明显好转，行走有力。惟站立较久后左膝发软，偶于颠簸时觉头痛。舌质暗红，苔薄白水滑，脉沉细。药已获效，治法不变。前方基础上加黄芪 30g，僵蚕 10g，再服 10 剂，诸症消失。

按　张老根据其临床经验，将中风概括为六大证型：肝热血瘀、气虚血瘀、痰瘀阻窍、瘀热腑实、颅脑水瘀、肾虚血瘀，其认为瘀血贯穿病变始终，乃其发病关键。肝脏体阴而用阳，喜条达，主升，主动，肝热血瘀为中风常见证型，系肝经郁热或肝肾阴虚，水不涵木，肝阳上亢，化热灼津为瘀；或肾精匮乏，肝血不足，血涩为瘀所致。在临床运用时须详辨肝热之虚实：一为肝之实火，如肝火素旺或暴怒郁怒，伤肝化火，阳气烦劳则胀，工作繁忙，加之恣食烟酒辛辣肥甘化火，也可致肝火渐旺，肝经郁热；二为肝之虚火，年四十而阴气自半也。中老年人肝肾之阴常不足，水不涵木，虚热内生；还要注意中老年人气血常有不足，易导致血行滞涩，脉道不充，而气虚无力推动血液运行亦可致瘀。肝热、血瘀互结而发为中风。因此，张老在临床上采用清肝活血法治疗该型中风，可使肝火得宁，血行顺畅，诸症得消。该患者年过四旬，阴气已衰，肾精不足，故肝血乏源、脉道失充，血缓为瘀；同时阴虚生燥热，血行不利为瘀，终致肢体失用；又肝肾阴亏日甚，水不涵木，渐致肝阳化热充脑，炼血成瘀阻络而肢麻无力。张老治以清肝活血，佐以滋阴，应手取效。

（曹晓岚，张文高. 中风病中医特色诊疗[M]. 北京：人民军医出版社. 2008）

文献摘录

（1）《景岳全书·非风》："非风一证，即时人所谓中风证也。此证多见卒倒，卒倒多由昏愦，本皆内伤积损颓败而然，原非外感风寒所致。"

（2）《医学衷中参西录·治内外中风方》："内中风之证，曾见于《内经》。而《内经》初不名为内中风，亦不名为脑充血，而实名之为煎厥、大厥、薄厥……盖肝为将军之官，不治则易怒，因怒生热，煎耗肝血，遂致肝中所寄之相火，掀然暴发，挟气血而上冲脑部，以致昏厥。"

（3）《临证指南医案·中风》："今叶氏发明内风，乃身中阳气之变动。肝为风脏，因精血衰耗，水不涵木，木少滋荣，故肝阳偏亢，内风时起，治以滋液熄风，濡养营络，补阴潜阳……或风阳上僭，痰火阻窍，神识不清，则有至宝丹芳香宣窍，或辛凉清上痰火。"

（4）《证治汇补·中风》："平人手指麻木，不时眩晕，乃中风先兆，须预防之，宜慎起居，节饮食，远房帏，调情志。"

文献推介

（1）邱富华，王宁，曹忠耀，等. 解语丹加减结合项针治疗中风后失语临床疗效及其机理研究[J]. 四川中医，2021，39（08）：131-134.

（2）王永炎，谢颖桢. 化痰通腑法治疗中风病痰热腑实证的源流及发展（一）——历史源流、证候病机及临床应用[J]. 北京中医药大学学报（中医临床版），2013，20（01）：1-6+24.

34 瘿 病

瘿病是由气滞、痰凝、血瘀壅结颈前引起的，以颈前喉结两旁结块肿大为主要临床表现的病证。具有病程长，病情变化较大，病性以实证为主，久病因实致虚，虚实夹杂等特点。古籍中称为瘿、瘿气、瘿囊、瘿瘤、影袋等。

战国时期记载了瘿病病名及其主要病因。战国·庄周《庄子》有"瓮盎大瘿"。战国时期《吕氏春秋·尽数》载有"轻水所，多秃与瘿人"，说明瘿的发病与地理环境密切相关。

晋代已有情志失调成瘿和瘿的药物及手术治疗方法的记载。东晋·葛洪《肘后备急方》首先记载用昆布、海藻治疗瘿病。西晋·陈寿《三国志》引《魏略》有"发愤生瘿"及"十人割瘿九人死"的记载。

隋·巢元方《诸病源候论·瘿候》云："诸山水黑土中出泉流者，不可久居。常食令人作瘿病，动气增患""瘿者，由忧恚气结所生。亦曰饮沙水，沙随气入于脉，搏颈下而成之"。指出情志内伤和水土因素是瘿病的主要病因。《诸病源候论·瘿候》最早将瘿病分为血瘿、息肉瘿、气瘿三类。唐·孙思邈《备急千金要方》和《千金翼方》有气瘿、实瘿、劳瘿、土瘿、忧瘿等五类瘿病，记载了19首治疗瘿病方剂，都着重应用含碘药物及用动物甲状腺来治疗瘿病，如海藻、昆布、羊靥、鹿靥等药物。唐·王焘《外台秘要》收载瘿病治疗方剂35首，其中31首方剂应用海藻、昆布或羊靥、鹿靥。

宋·赵佶《圣济总录·瘿瘤门》言："石瘿、泥瘿、劳瘿、忧瘿、气瘿是为五瘿。石与泥则因山水饮食而得之；忧、劳、气则本于七情。"根据病因，将瘿病分为石瘿、泥瘿、劳瘿、忧瘿、气瘿五类，指出瘿病山区多发，常因七情致病。宋·陈言《三因极一病证方论·瘿瘤证治》根据瘿病局部临床表现不同分类："坚硬不可移者，名曰石瘿；皮色不变，即名肉瘿；筋脉露结者，名筋瘿；

赤脉交络者，名血瘿；随忧愁消长者，名气瘿。"治疗以内服药物为主，提出不可轻易施以刀针。

明·李时珍《本草纲目》明确黄药子有"凉血降火，消瘿解毒"功效，记载了用黄药子酒治疗瘿病时，"常把镜自照，觉消即停饮"及"以线逐日度之，乃知其效也"的疗效观察方法。明·陈实功《外科正宗·瘿瘤论》说："夫人生瘿瘤之症，非阴阳正气结肿，乃五脏瘀血、浊气、痰滞而成。"指出瘿瘤主要由气、痰、瘀壅结而成，主要治法为"行散气血""行痰顺气""活血散坚"，该书所载的海藻玉壶汤等方沿用至今。清·沈金鳌《杂病源流犀烛》提出瘿又称为瘿气、影袋，多因气血凝滞，日久渐结而成。

西医学中的单纯性甲状腺肿、甲状腺功能亢进症、甲状腺炎、甲状腺腺瘤、甲状腺癌等以甲状腺肿大为主要表现者属于本证范畴，可参照本证辨证论治。

一、病因病机

（一）病因

1. **情志所伤** 长期忧思恼怒，气机郁滞，肝失条达。气机郁滞，津液凝聚成痰，循厥阴、太阴经脉结于颈部而发为瘿病。《诸病源候论·瘿候》曰："瘿者由忧恚气结所生。"《济生方·瘿瘤论治》载："夫瘿瘤者，多由喜怒不节，忧思过度，而成斯疾焉。大抵人之气血，循环一身，常欲无滞留之患，调摄失宜，气凝血滞，为瘿为瘤。"肝气横逆犯脾，肝木克脾，脾失健运，亦致聚湿成痰，痰结颈前而成瘿病。

2. **饮食及水土失宜** 食物单调或久居海滨，嗜食肥甘海味，饮食不节，影响脾胃功能，使脾失健运，影响水湿运化，聚而生痰；脾胃所伤，气血运行失常，气郁血滞，痰气瘀结，气滞、痰凝、血瘀壅结颈前发为瘿病。瘿病发病与水土因素最为相关，久居高山地区或海滨，易引起体内碘缺乏或多碘而致瘿病。《杂病源流犀烛·颈项病源流》曰："西北方依山聚涧之民，食溪谷之水，受冷毒之气，其间妇女，往往生结囊如瘿。"水土失宜，气血运行失常，引起气滞、痰凝、血瘀壅结于颈前发为瘿病。此即瘿病分类中的泥瘿、土瘿。

3. **体质因素** 本病多见于女性。《圣济总录·瘿瘤门》言："妇人多有之，缘忧恚有甚于男子也。"因女性先天禀赋不足，天癸虚弱，经带胎产乳期间肝血不足，肾气亏损，冲任失调，若有饮食、情志、劳倦等致病因素，可引起脾虚痰瘀、气郁痰结、气滞血瘀、肝郁化火、阴虚阳亢等病理变化，气郁痰阻结于颈前而发为瘿病。素体阴虚之人，以肝、肾、心三脏阴虚尤甚。若情志不畅，气机郁滞，肝气失于条达，郁久化火，阴虚火旺，炼津灼液成痰，凝结于颈前亦发为瘿病。

（二）病机

瘿病的基本病机为气滞、痰凝、血瘀壅结颈前，初期多为气机郁滞，津凝痰聚，痰气搏结颈前，气滞日久，血脉瘀阻而成瘿肿或结节。气、痰、瘀三者壅于颈前，合而为患。病理因素有气滞、痰浊、血瘀。病理性质以实证为主，久病由实致虚，可见气虚、阴虚或虚实夹杂之候。病变部位在颈部，与肝、脾、心有关。肝郁则气滞，脾伤则气结，气滞则津停，脾虚则酿生痰湿，痰气交阻，血行不畅，则气、血、痰壅结而成瘿病。瘿病日久，肝阴受损，伤及心阴，出现心悸、烦躁、脉数等症。

瘿病病变过程中，常发生病机转化。如痰气郁结日久可化火，形成肝火亢盛证；火热内盛，耗伤阴津，导致阴虚火旺之候，其中以心肝阴虚最为常见；气滞或痰气郁结日久，则深入血分，血液运行不畅，形成痰结血瘀之候。

瘿病的预后大多较好。瘿肿小、质软、病程短、治疗及时者，多可治愈；但瘿肿较大者，不容易完全消散。肝火旺盛及心肝阴虚的轻中症患者，疗效较好；重症患者则阴虚火旺的各种症状常随病程的延长而加重，当出现烦躁不安、谵妄神昏、高热、大汗、脉疾等症状时，为病情危重的表现。本病日久，气郁化火，心阴亏虚，可致心神失养，出现心悸或怔忡；若损伤脾阳，水湿外溢，可见水肿。若瘿肿在短期内迅速增大，质地坚硬，移动性差，结节高低不平者，可能恶变，预后不佳。

二、诊断与鉴别诊断

（一）诊断依据

（1）瘿病以颈前喉结两旁瘿肿结块为最基本的临床特征，女性多发。望诊和触诊有助于本病的诊断。颈前肿块，可随吞咽动作而上下移动；初见如樱桃或指头大小，一般生长缓慢；大小程度不一，大者可如囊如袋；触之多柔软、光滑，病程日久则质地较硬，或可扪及结节。

（2）瘿病早期多无明显伴随症状，发生阴虚火旺的病机转化时，可见怕热、多汗、心悸、多食易饥、面赤、脉数，或有低热。

（3）瘿病多发于女性，常有情志不舒或饮食不节病史，或发病有地域性特征。

（二）鉴别诊断

1. 瘰疬 也有颈项部出现肿块者，需加以鉴别。瘿病的肿块在颈部正前方，肿块一般较大。瘰疬的患病部位是在颈项的两侧，肿块一般较小，每个约黄豆大，个数多少不等。

2. 消渴 瘿病之阴虚火旺致多食易饥、形体消瘦与消渴类似。瘿病颈前肿大，或伴有怕热多汗、急躁易怒、眼球突出等症状；消渴颈前无肿块，无突眼，有多饮多尿等症状，且尿中有甜味。

三、辨 证 论 治

（一）辨证要点

1. 辨痰与瘀 瘿病初期，多为气机郁滞，津凝痰聚，痰气搏结颈前，临床表现为颈前喉结两旁瘿肿结块，质软不痛，颈部觉胀，当从痰论治，重在理气化痰；本病日久，深入血分，血液运行不畅，血脉瘀阻于颈前，临床表现为颈前喉结两旁瘿肿结块，按之较硬或有结节，肿块经久难消，当从瘀论治，重在活血化瘀。

2. 辨火旺与阴伤 瘿病常表现为肝火旺盛及阴虚火旺之证。如兼见烦热，易汗，性情急躁易怒，眼球突出，手指颤抖，面部烘热，口苦，舌红苔黄，脉数者，为火旺；如见心悸不宁，心烦少寐，易出汗，手指颤动，两目干涩，头晕目眩，倦怠乏力，舌红，脉弦细数者，为阴虚。

（二）治疗原则

理气化痰，消瘿散结为瘿病的基本治疗原则。瘿肿质地较硬及有结节者，应配合活血化瘀。火郁阴伤而表现阴虚火旺者，以滋阴降火为主。

（三）分证论治

1. 气郁痰阻证

症状：颈前喉结两旁结块肿大，质软不痛，颈部觉胀，或咽中如有物梗塞，吞之不下，咯之不出，胸闷，善太息，或兼胸胁胀满，病情常随情志波动而变化。舌淡红，苔薄白，脉弦滑。

分析：气机郁滞，痰浊壅阻，凝结颈前，故颈前喉结两旁结块肿大，质软不痛，颈部觉胀，咽部有异物感；因情志不舒，肝气郁结，故胸闷、善太息，胸胁窜痛，且病情随情志波动而变化；脉弦为肝郁气滞之象。

治法：理气舒郁，化痰消瘿。

方药：四海舒郁丸加减。

方中昆布、海带、海藻、海螵蛸、海蛤粉化痰软坚，消瘿散结；青木香、陈皮疏肝理气。

若肝气不疏明显而见胸闷、胁痛者，加柴胡、枳壳、香附、延胡索、川楝子疏肝解郁；咽部不适，声音嘶哑者，加牛蒡子、木蝴蝶、射干利咽消肿。

2. 痰结血瘀证

症状：颈前喉结两旁结块肿大，按之较硬或有结节，肿块经久未消，胸闷，纳差。舌质暗或紫，苔薄白或白腻，脉弦或涩。

分析：痰气交阻，血脉瘀滞，搏结成瘿，气痰瘀壅结颈前，故瘿肿较硬，或有结节，经久不消；气郁痰阻，脾失健运，故见胸闷纳差；舌暗苔白腻，脉弦或涩为内有痰湿及气滞血瘀之象。

治法：理气活血，化痰消瘿。

方药：海藻玉壶汤加减。

方中海藻、昆布、海带化痰软坚，消瘿散结；青皮、陈皮疏肝理气；半夏、胆南星、连翘、甘草理气化痰散结；当归、川芎行气活血。

若胸闷不舒加郁金、香附理气开郁；郁久化火而见烦热、舌红苔黄、脉数者，加夏枯草、玄参；纳差、便溏者，加白术、茯苓健脾益气；结块较硬或有结节者，可酌加黄药子、僵蚕等以增强活血软坚、消瘿散结的作用；若结块坚硬且不可移者，可酌加土贝母、山慈菇、犀黄丸等以散瘀通络，解毒消肿。

3. 肝火旺盛证

症状：颈前喉结两旁轻度或中度肿大，一般柔软光滑，烦热汗出，性情急躁易怒，眼球突出，手指颤抖，面部烘热，口苦。舌质红，苔薄黄，脉弦数。

分析：痰气交阻，气郁化火，壅结颈前，痰气壅结颈前故见瘿肿；郁而化火，肝火炽盛故见烦躁易怒，烦热汗出，面部烘热，口苦；肝火上炎，风阳内盛而见手指震颤，眼球突出；舌质红，苔薄黄，脉弦数为肝火旺盛之象。

治法：清肝泻火，消瘿散结。

方药：栀子清肝汤合消瘰丸加减。前方清肝泻火，适用于肝郁化火之瘿病；后方清热化痰，软坚散结，适用于痰结化热之瘿病。

方中柴胡疏肝解郁；栀子、牡丹皮清泄肝火；当归养血活血；白芍柔肝，配合牛蒡子散热利咽消肿；生牡蛎、浙贝母化痰软坚散结；玄参滋阴降火。

若肝火旺盛，烦躁易怒甚，脉弦数者，可加龙胆草、黄芩、夏枯草；手指颤抖者，加石决明、钩藤、白蒺藜平肝息风；兼有胃热内盛而见多食易饥者，加生石膏、知母；火郁伤阴，阴虚火旺而见烦热，多汗，消瘦乏力，舌红少苔，脉细数等症者，可用二冬汤合消瘰丸加减。

4. 心肝阴虚证

症状：颈前喉结两旁结块或大或小，质软，病起较缓，心悸不宁，心烦少寐，易出汗，手指颤动，眼干，目眩，倦怠乏力。舌质红，苔少或无苔，舌体颤动，脉弦细数。

分析：气火内结日久，心肝之阴耗伤；气火郁结于颈前，故渐起瘿肿；火盛伤阴，心阴亏虚而见心悸不宁，心烦少寐；心液不守而汗出；阴虚风动则指颤；肝阴虚，肝血不足则头晕，目干目眩；舌质红，苔少或无苔，舌体颤动，脉弦细数为心肝阴虚之象。

治法：滋阴降火，宁心柔肝。

方药：天王补心丹或一贯煎加减。前方滋阴清热，宁心安神，适用于心阴亏虚为主者；后方养阴疏肝，适用于肝阴亏虚兼肝气郁结者。

方中以生地黄、沙参、玄参、麦冬、天冬养阴清热；人参、茯苓益气宁心；当归、枸杞子养肝补血；丹参、酸枣仁、柏子仁、五味子、远志养心安神；川楝子疏肝理气。

若虚风内动，手指及舌体颤抖甚者，加钩藤、白蒺藜、鳖甲、白芍；脾胃运化失调致大便稀溏，便次增加者，加白术、薏苡仁、怀山药；肾阴亏虚而见耳鸣、腰酸膝软者，酌加龟甲、桑寄生；病久正气耗伤，精血不足，而见消瘦乏力，妇女月经量少或经闭，男子阳痿者，可酌加山茱萸、熟地黄、枸杞子、制何首乌等。

四、预防调护

预防瘿病宜保持心情愉悦，水土适宜，少食海产品及肥腻、香燥、辛辣之品，忌烟忌酒，科学补充碘元素。

瘿病患者应避免情绪波动及精神刺激，应注意饮食宜忌，保持劳逸适度，严防外感病邪。如瘿肿经久不消，增大变硬，应提防恶变的发生。

五、小 结

瘿病由气滞、痰凝、血瘀壅结颈前引起，以颈前喉结两旁结块肿大为主要临床表现。主要因情志所伤，饮食水土失宜，体质因素而发病。气滞、痰凝、血瘀壅结颈前是瘿病的基本病机。基本治疗原则为理气化痰，消瘿散结，配合活血软坚，滋阴降火。瘿病初起常以气郁痰结化热为患，阴虚、肝郁、痰结夹杂者，常以阴虚内热、气郁痰结化热共见，病久则阴虚明显，或可伤阴耗气，而见气阴两虚之证，甚至因阴津暴脱出现厥脱之危证。气郁痰结者，予以疏肝解郁，化痰散结。阴虚者宜养阴，实火者宜清热，夹瘀者宜活血化瘀。其预后因病程长短、年龄大小、证候轻重以及治疗积极性的不同而有异。在预防护理上，应注意患者保持心情舒畅，坚持合理的治疗，做到饮食有节，防治外感病，女性患者慎妊娠及手术。

临证验案

叶某，女，36岁。1974年9月初诊。

诉甲状腺右侧有一鸽蛋大小肿块，按之质地偏硬，表面光滑，边缘清楚，至某医院检查诊断为甲状腺瘤，需手术治疗。因有顾虑而来我院要求中药治疗。

诊查：经常低热不退，精神疲惫，心情急躁，动辄烦躁易怒，胃纳不佳，月经不调，经来腹胀腹痛，腰肌酸楚。苔薄腻，脉细弦。

中医诊断：瘿病。

辨证：肝气郁结化火，灼伤津液，痰火胶结致成肿核。

治法：疏肝理气，化痰消瘿。

处方：海藻玉壶汤合内消瘰疬丸加减。

夏枯草24g　昆布24g　海藻12g　水红花子12g　生黄芪12g　玄参12g　煅牡蛎(先煎)24g　象贝母3g　炒

白术 9g　香附 12g　天龙 2 条

7 剂。

复诊：药后肿块稍有柔软，胃纳较佳，苔薄，脉弦。仍宗上法加减，原方加橘皮叶各 6g，苦桔梗 6g，减去炒白术。14 剂。

之后患者以原方续服药 20 余剂，至 1974 年 12 月复诊时肿块基本消失。随访 3 年，身体健康，甲状腺瘤一直未复发。

按　本例女性患者长期情绪急躁，脾胃虚弱而致痰气交阻，经常低热不退而致火盛津伤，痰火胶结致成瘿肿。脾失健运，气郁痰阻，故见胃纳不佳。月经不调，苔薄腻，脉细弦为气滞血瘀，内有痰湿之象。治以海藻玉壶汤理气活血，化痰消瘿；内消瘰疬丸软坚散结，消肿止痛。守法随症加减。

（董建华. 中国现代名中医医案精华[M]. 北京：北京科学技术出版社. 1990）

文献摘录

（1）《医学入门》："瘿、瘤所以两名者，以瘿形似樱桃，一边纵大亦似之，槌槌而垂，皮宽不急。原因忧恚所生，故又曰瘿气，今之所谓瘿囊者是也。"

（2）《明医指掌·瘿瘤证》："瘿但生于颈项之间；瘤则遍身体头面、手足，上下不拘其处，随气凝结于皮肤之间，日久结聚不散，累积而成。若人之元气循环周流，脉络清顺流通，焉有瘿瘤之患也。必因气滞痰凝，隧道中有所留止故也。"

文献推介

（1）凌珑，陈永华. 海藻玉壶汤联合甲巯咪唑治疗瘿病（痰结血瘀证型）42 例临床观察[J]. 黔南民族医专学报，2015，28（01）：34-35+38.

（2）黄柔，喻嵘，谭艳，等. 国医大师治疗瘿病用药规律研究[J]. 实用中医内科杂志，2021，35（07）：7-10+144.

35　疟　疾

疟疾是由感受疟邪，邪伏半表半里，出入营卫之间，邪正交争引起的，以寒战、壮热、头痛、汗出，休作有时为主要临床表现的病证。本病多发于夏秋季节，但其他季节亦可以发生。

疟疾之名首见于《黄帝内经》，本书对其病因、证候、治法进行了详细论述。《素问》指出疟疾病因为"疟气"。在治疗时机选择上，《素问·刺疟》提出"先发如食顷，乃可以治，过之则失时也"。《神农本草经》明确记载常山及蜀漆有治疟的功效。汉·张仲景《金匮要略》阐述了瘅疟、温疟、牝疟等各种不同类型疟疾的辨证论治，并补充了"疟母"这一病类，其中治温疟的白虎加桂枝汤和治疟母的鳖甲煎丸一直沿用至今。

晋·葛洪《肘后备急方》认为其病因是感受山岚瘴毒之气，首先提出了瘴疟的名称，并明确了青蒿为治疟要药。隋·巢元方《诸病源候论》明确提出间日疟和劳疟的病证名称。唐·孙思邈《备急千金要方》除制订以常山、蜀漆为主药的截疟诸方外，还用马鞭草治疟。宋·陈言《三因极一病证方论》指明了疫疟的特点。

明·张景岳《景岳全书》进一步肯定疟疾因感受疟邪所致,并非痰、食引起。清·吴有性于《温疫论》一书中制订的"达原饮",用槟榔、厚朴、草果等祛邪治疟。近年来,开展的青蒿素治疗疟疾的研究极大丰富和发展了中医药治疗疟疾的方法。

西医学中的疟疾、亚败血症、回归热、黑热病、伤寒、病毒性感染以及部分血液系统疾病等以寒热往来为主要表现者属于本证范畴,可参照本证辨证施治。

一、病因病机

(一)病因

1. 感受疟邪 本病的发生,主要是感受疟邪(主要指疟原虫),诱发因素与外感风寒、暑湿、饮食劳倦有关,其中尤以暑湿诱发最多。夏秋暑湿当令之际,正是蚊毒疟邪肆虐之时,若人体被疟蚊叮吮,疟邪则入侵致病。

2. 正气虚弱 内因与正虚不能抗邪有关。多因平素饮食不节,脾胃虚弱,痰湿内生,或起居失常,劳倦太过,元气耗伤,营卫不固,疟邪乘袭而发。

(二)病机

疟疾的基本病机为感受疟邪,邪伏半表半里,出入营卫之间,邪正交争;病位总属少阳,故有"疟不离少阳"之说。发作时,邪入与营阴相争,卫阳不得外达,则玄府紧缩,肌肤栗起而恶寒;随后,邪出与卫阳相搏,阳热亢于肌表,则又转为高热;待正胜邪退,疟邪伏藏,汗出热退,症状消失。其休作间隔时间长短与邪气伏藏深浅有关,日发、隔日发者邪气尚浅,三日一发者,邪留较深。

本病的病理性质以邪实为主,后期正虚邪恋而成虚实夹杂之证。由于感邪不一及正气强弱及体质差异,疟疾可表现出不同的病理变化。临床以寒热休作有时的正疟多见。如素体阳虚寒盛,或感受寒湿诱发,可表现为寒多热少的寒疟或但寒不热的牝疟;素体阳热偏盛,或感受暑热诱发,则表现为热多寒少之温疟;因感受山岚瘴毒之气而发为瘴疟者,可出现神昏谵语,甚至内闭外脱的危候。疫毒邪热深重,内陷心肝,则为热瘴;湿浊蒙蔽心神者为冷瘴。疟邪久恋,屡发不已,耗伤气血,不时寒热,可成为遇劳即发的劳疟;或久疟不愈,气滞血瘀,痰浊内聚,结于左胁下而形成疟母,并常兼气血亏虚之象,表现为邪实正虚之证。

二、诊断与鉴别诊断

(一)诊断依据

(1)发作时寒战、高热,汗出则热退,每日或隔日或三日发作一次,伴有头痛身楚、恶心呕吐等症;反复发作后可出现脾大。

(2)本病多发于夏秋季节和流行地区,患者有疟蚊叮咬病史,或输入过疟疾患者血液。

(二)鉴别诊断

1. 风温发热 风温初起,邪在卫分,可见发热,恶寒,伴有咳嗽、头痛等肺系症状,多发于冬春季;疟疾则以寒热往来,汗出热退,休作有时为特征,无肺系症状,多发于夏秋季。

2. 淋证发热 淋证初起,湿热邪盛,正邪交争,可见寒战发热,但多见小便频急,淋漓刺痛,腰部酸胀疼痛等症,且发作无定时,可与疟疾相鉴别。

三、辨证论治

（一）辨证要点

根据病情的轻重，寒热的偏盛，正气的盛衰及病程的久暂，区分正疟、温疟、寒疟、瘴疟、劳疟的不同。寒热休作有时，以周期性的寒战—高热—汗出—热退为发作特征，寒热均等为正疟；热多寒少，或但热不寒为温疟；寒多热少，或但寒不热为寒疟；若发病急骤，病势凶险，伴神昏谵语或昏蒙嗜睡等神志异常者为瘴疟，其中热甚寒微，甚至壮热不寒者为热瘴，而寒甚热微，甚至但寒不热者为冷瘴；疟疾迁延日久，耗伤气血，遇劳则发为劳疟；疟疾久治不愈，痰浊瘀血互结于胁下，形成痞块则为疟母。

（二）治疗原则

祛邪截疟为疟疾的基本治疗原则。由于寒热偏盛和正气盛衰的不同，应区分处理。如温疟兼清；寒疟兼温；瘴疟宜解毒除瘴；劳疟则以扶正、补益气血为主，佐以截疟；若属疟母，则当祛瘀化痰，软坚散结，并兼顾扶正。

（三）分证论治

1. 正疟

症状：发作症状较典型，常先呵欠乏力，继而寒栗鼓颔，寒罢则内外皆热，头痛面赤，口渴欲饮，终则遍身汗出，热退身凉。每日或间一二日发作一次，休作有时。舌红苔薄白或黄腻，脉弦。

分析：寒热往来，发作有时为疟邪伏于少阳，与营卫相搏，正邪交争；皮肤栗起，寒战鼓颔为病邪入与阴争，阳气被遏；高热头痛，烦渴面赤为病邪出与阳争，郁阳外达，上蒸头目；汗出热退为正胜邪退，疟邪伏藏，郁阳随汗外泄。病初苔薄白，化热则见苔黄腻，脉弦为正疟之象。

治法：祛邪截疟，和解少阳。

方药：柴胡截疟饮或截疟七宝饮加减。前方祛邪截疟，和解表里，用于治疗正疟；后方和解少阳，燥湿，祛痰，截疟，用于痰湿偏盛之疟疾。

前方中柴胡、黄芩和解少阳；常山、槟榔、半夏化痰截疟；乌梅生津和胃；人参补气建中；桃仁活血祛瘀兼以润下；生姜、大枣、甘草调和营卫，顾护胃气。后方中常山、草果、槟榔截疟；青陈皮、厚朴燥湿健脾，理气化痰；甘草和中，合奏截疟燥湿除痰之效。

2. 温疟

症状：发作时热多寒少，汗出不畅，头痛，骨节酸痛，口渴引饮，便秘溲黄。舌红苔黄，脉弦数。

分析：热多寒少为阳热素盛，疟邪与营卫相搏，热炽于里；烦渴引饮，便秘溲黄为热盛伤津；汗出不畅，头痛、骨节酸痛为邪气外束肌表；舌红苔黄、脉弦数多为阳热偏盛之象。

治法：清热解表，和解祛邪。

方药：白虎加桂枝汤或白虎加人参汤加减。前方清热通络止痛，用于治疗身热多寒少之温疟；后方清热、益气、生津，用于治疗里热炽盛，伤津较重之证。

前方中生石膏、知母清泄邪热；桂枝和解疏表；粳米滋养脾胃以缓药性之峻猛；甘草调和诸药。并可加柴胡、青蒿、常山截疟祛邪。后方中加入人参益气生津。

3. 寒疟

症状：发作时寒多热少，口不渴，胸脘痞闷，神疲倦怠。舌苔白腻，脉弦。

分析：发作时寒多热少为素体阳气不足，阴寒内盛，疟邪入侵伏于阴分，阳气不能外达；胸脘痞闷，神疲倦怠为寒湿内盛，困阻中阳，运化失司；口不渴为寒湿困脾，津不上承；舌苔白腻，脉弦多为寒湿困阻之象。

治法：和解表里，温阳达邪。

方药：柴胡桂枝干姜汤合截疟七宝饮加减。前方功能和解表里，温阳达邪，用于寒多热少或但寒不热之寒疟；后方具有截疟化痰、运脾和胃的作用，用于痰湿偏盛之疟疾。

方中柴胡、黄芩和解少阳；桂枝、干姜温阳达邪；常山、草果、槟榔、厚朴、青皮、陈皮运脾燥湿，化痰截疟；瓜蒌根、牡蛎软坚散结；甘草缓峻并调和诸药。

若但寒不热者，去苦寒之黄芩；若寒郁化热，心烦口干者，去桂枝、草果，加石膏、知母清泄郁热；若汗出不畅，当去牡蛎。

4. 瘴疟

（1）热瘴

症状：热甚寒微，或壮热不寒，头痛，肢体烦疼，面红目赤，胸闷呕吐，烦渴饮冷，大便秘结，小便热赤，甚则神昏谵语。舌质红绛，苔黄腻或垢黑，脉洪数或弦数。

分析：热甚寒微，或壮热不寒为瘴毒热邪深陷的表现；身痛面赤，烦渴饮冷为热炽阴伤；胸闷呕吐为热毒上冲，胃气上逆；神昏谵语为邪热内陷心包；舌质红绛，苔黄腻或垢黑，脉洪数或弦数多是瘴疟热毒炽盛之象。

治法：解毒除瘴，清热保津。

方药：清瘴汤加减。

方中黄芩、黄连、知母清热解毒除瘴；常山、青蒿、柴胡截疟祛邪；陈皮、半夏、茯苓、竹茹、枳实理气化痰和胃；益元散清热利湿。

若壮热烦渴甚者，去半夏，加石膏；若热盛津伤，口渴心烦，舌红少津者，可加生地黄、玄参、石斛、玉竹；若神昏痉厥，高热不退者，急服紫雪丹清心开窍。

（2）冷瘴

症状：寒甚热微，或但寒不热，或呕吐泄泻，甚嗜睡不语，神志昏蒙。舌苔厚腻色白，脉弦。

分析：寒甚热微，或但寒不热为外受瘴毒、邪气内盛、遏阻阳气的表现；呕吐泄泻为瘴毒湿浊弥漫，困阻脾胃，升降失司；嗜睡神昏为瘴毒湿浊弥散，蒙蔽心神；苔白厚腻，脉弦多为瘴疟寒湿内盛之象。

治法：解毒除瘴，芳香化浊。

方药：加味不换金正气散加减。

方中苍术、厚朴、陈皮、藿香、佩兰、半夏燥湿化浊，健脾理气；石菖蒲豁痰开窍；槟榔、草果除痰截疟；荷叶升阳护胃；甘草调和诸药。

若嗜睡昏蒙甚者，加服苏合香丸芳香开窍；若呕吐明显者，吞服玉枢丹以辟秽化浊，和中止呕；若但寒不热，四肢厥冷，脉细无力，加人参、附子、干姜益气温阳固脱。

5. 劳疟

症状：疟疾病久迁延不愈，遇劳累则发作，发时寒热较轻，面色萎黄，倦怠乏力，少气懒言，纳差自汗。舌淡，脉细弱。

分析：发时寒热较轻，遇劳则发为疟疾日久、耗伤气血、正虚邪恋的表现；纳差为脾胃虚弱、运化无力；面色萎黄，倦怠乏力，少气懒言为气血亏虚，失于濡养；舌淡，脉细多为气血亏虚之象。

治法：益气养血，扶正祛邪。

方药：何人饮加减。

何首乌、人参、当归益气补血；陈皮、生姜健脾理气和中。

若气虚甚，倦怠自汗者，加黄芪、浮小麦；若偏于阴虚，伴见下午或夜间低热，舌红少苔者，加生地黄、鳖甲、白薇；若胸脘痞闷，便溏苔腻者，去何首乌，加姜半夏、草果除湿化浊。

此外，久疟不愈，瘀血内生，痰浊瘀血交阻互结，于左胁下形成积块者，此为《金匮要略》所称之疟母，治疗宜软坚散结，祛瘀化痰，方用鳖甲煎丸。兼气血两虚者，配合八珍汤扶正祛邪。

疟疾的治疗可在辨证的基础上选加截疟药物，常用药物如常山、青蒿、槟榔、马鞭草、豨莶草、乌梅等。此外，服药时间一般以疟发前2小时为宜。若在疟发之际服药，容易发生呕吐不适，且难以控制发作。

四、预防调护

疟疾为蚊虫传播性疾病，故应加强防蚊、灭蚊措施。疟疾发作期当卧床休息，寒战时加盖衣被，饮温水保暖；发热时减去衣被，若高热不退者配合物理降温。

瘴疟患者当加强护理，密切观察其生命体征及神志变化，及时处理。汗出应避风，用温水擦身，并及时更换湿衣。服药时间宜在发作前 2 小时，发作时不宜服药或进食。饮食须清淡易消化，以富有营养之流质或半流质饮食为宜。久病者，应多休息，避免劳累，加强饮食调补。

五、小　　结

疟疾是以寒战、壮热、头痛、汗出、休作有时为主要临床表现的疾病。感受疟邪是疟疾的主要病因，其基本病机为疟邪伏于半表半里，出入营卫之间，邪正交争。其病位在少阳，病理因素为疟邪、瘴毒。病理性质以邪实为主，后期正虚邪恋而成虚实夹杂之证。其中寒热休作有时者为正疟；热多寒少或但热不寒属温疟；寒多热少或但寒不热属寒疟；瘴毒内盛，病势严重，多伴神志障碍者属瘴疟；疟邪久留，耗伤气血，遇劳即发者为劳疟；疟久不愈，血瘀痰凝，结于胁下，则为疟母。治疗原则为祛邪截疟，并根据疟疾的不同证候论治。如温疟兼清，寒疟兼温，瘴疟宜解毒除瘴，劳疟以扶正为主，佐以截疟。如属疟母，又当祛瘀化痰，软坚散结。

临证验案

患者，男，49岁。1975年9月初诊。

发病已6日，每日下午发生欠伸、寒栗、体痛，继之则寒去身热口渴而头痛，然后汗出热解如常人，惟渐肢体乏力。乃秋伤风凉，邪居风府，卫气应而病作，则名曰"疟疾"。治宜散其风寒，调其阴阳，拟方柴胡桂枝干姜汤加味。

处方：柴胡15g　黄芩10g　干姜10g　桂枝10g　牡蛎（先煎）10g　天花粉10g　炙甘草10g　常山10g　乌梅10g

2剂，以水煎服，日二次。

二诊：药服2剂而疟解。

按　《素问·疟论》说："夫痎疟皆生于风……疟之始发也，先起于毫毛，伸欠乃作，寒栗鼓颔，腰脊俱痛，寒去则内外皆热，头痛如破，渴欲冷饮。帝曰：'何气使然？愿闻其道。'岐伯曰：'阴阳上下交争，虚实更作，阴阳相移也。'"邪居风府，卫气应之而病作，故疟病蓄作有时。其气上下并居，并于阴则阴盛而阳虚，阴盛则外寒，阳虚则内寒，内外皆寒，故欠伸、寒栗、体痛；并于阳则阳盛而阴虚，阳盛则外热，阴虚则内热，外内皆热，故身热、口渴、头痛。《素问·疟论》说："疟气者，必更盛更虚，当气之所在也。病在阳，则热而脉躁；在阴，则寒而脉静。极则阴阳俱衰，卫气相离，故病得休……"物极必反，其邪正相搏至极，则阴阳俱衰，卫气相离，故汗出热解如常人。邪久不去，正气日伤，故渐肢体乏力。柴胡桂枝干姜汤加味，用柴胡、桂枝、干姜祛风散寒以和阳，黄芩、天花粉清热以和阴，常山、乌梅截疟，甘草和中，牡蛎入肝软坚散结，以防气血之着肝坚结而成肝积。共奏散风寒、和阴阳、愈疟病、防坚积之效。

（李今庸. 国医大师李今庸医案医论精华[M]. 北京：北京科学技术出版社. 2014）

文献摘录

（1）《素问·疟论》："此皆得之夏伤于暑，热气盛。藏于皮肤之内，肠胃之外，此荣气之所舍也。"
（2）《金匮要略·疟病脉证并治》："温疟者，其脉如平，身无寒但热，骨节疼烦，时呕，白虎加桂枝汤主之。"
（3）《肘后备急方·治寒热诸疟方》："青蒿一握，以水二升渍，绞取汁，尽服之。"
（4）《症因脉治·疟疾总论》："瘴疟之症，疟发之时，神识昏迷，狂妄多言，或声音哑嗄。"
（5）《医学纲目·疟寒热》："卫与邪相并，则病作；与邪相离，则病休。其并于阴则寒，并于阳则热；离于阴则寒已，离于阳则热已，至次日又集而并合，则复病也。"

文献推介

（1）刘慧，陈利娜，郑钟原，等. 基于网络药理学的青蒿-川芎配伍治疗脑型疟作用分析[J]. 中国实验方剂学杂志，2021，27（06）：159-168.
（2）林明欣，朱建平，张萌. 中医治疗疟疾之理论争鸣[J]. 中华中医药杂志，2015，30（11）：3821-3823.

36 水 肿

水肿是由肺失通调，脾失转输，肾失开阖，三焦气化不利，水液泛溢肌肤引起的，以眼睑、头面、四肢、腹背，甚至全身浮肿为主要临床表现的病证。

《黄帝内经》对水肿的病名、病因病机及治疗论述颇详，称水肿为"水"，并根据不同症状分为"风水""石水""涌水"。病因有劳汗当风、邪客玄府和饮食失调等，病机与肺、脾、肾有关。《素问·水热穴论》云："勇而劳甚则肾汗出，肾汗出逢于风，内不得入于脏腑，外不得越于皮肤，客于玄府，行于皮里，传为胕肿，本之于肾，名曰风水""故其本在肾，其末在肺"。《素问·至真要大论》云："诸湿肿满，皆属于脾。"治疗水肿，《素问·汤液醪醴论》提出"平治于权衡，去宛陈莝……开鬼门，洁净府"的治疗原则。

汉·张仲景《金匮要略》对水肿的分类较《黄帝内经》更为详细，称水肿为"水气"，以表里上下为纲，分为风水、皮水、正水、石水、黄汗五种类型，又根据五脏发病机制及证候分为心水、肝水、肺水、脾水、肾水，并提出"诸有水者，腰以下肿，当利小便，腰以上肿，当发汗乃愈"的两大治疗原则。

宋·严用和《严氏济生方·水肿门》提出了"疮毒内归"及"久病劳倦"的病因理论，对水肿病因认识日趋成熟。首次将水肿分为阴水、阳水两类。"阴水为病，脉来沉迟，色多青白，不烦不渴，小便涩少而清，大腑多泄……阳水为病，脉来沉数，色多黄赤，或烦或渴，小便赤涩，大腑多闭"。如此虚实分类法，为水肿病的临床辨证奠定了基础。宋·杨士瀛《仁斋直指方》创用活血利水法治疗水肿。

明·张景岳《景岳全书·肿胀》发展了《黄帝内经》理论，认为本病多以饮食失节，或湿热所致，并进一步阐明水肿的病机，"乃脾、肺、肾三脏相干之病，盖水为至阴，故其本在肾；水化于气，故其标在肺；水惟畏土，故其制在脾。今肺虚则气不化精而化水，脾虚则土不制水而反克，肾虚则水无所主而妄行"。明·李中梓倡导"虚者，温补脾肾"之法，在前人汗、利、攻的基础上开创了补法。

近年来，根据清·唐容川《血证论》"瘀血化水亦发水肿，是血病而兼水也"的理论，临床已较广泛应用活血化瘀法治疗水肿，并取得了较好疗效。

西医学中的肾性水肿，包括急慢性肾小球肾炎、肾病综合征、继发性肾小球疾病、慢性肾衰竭等以水肿为主要表现者属于本证范畴，可参照本证辨证论治。"肝性水肿"属于臌胀范畴，"心性水肿"可以参照心悸、喘证等章节进行论治。

一、病因病机

（一）病因

1. **风邪袭表** 风为六淫之首，风热或风寒之邪，侵袭卫表，壅结咽喉，内舍于肺，下及于肾，肺失通调，肾失气化，以致风水相搏，泛溢肌肤，发为水肿。正如《景岳全书·肿胀》曰："凡外感毒风，邪留肌腠，则亦能忽然浮肿。"

2. **疮毒内犯** 肌肤痈疡疮毒，咽喉肿烂，未能清解消散，疮毒内归肺脾，流注下焦，损伤肾络，致水液气化失常，发为水肿。《严氏济生方·水肿门》云："又有年少，血热生疮，变为水，肿满，烦渴，小便少，此为热肿。"

3. **水湿浸渍** 久居湿地，冒雨涉水，水湿浸渍，脾为湿困，湿性下趋，阻遏肾阳，气不化水，水无所制，发为水肿。如《医宗金鉴·水气病脉证》云："皮水，外无表证，内有水湿也。"

4. **饮食不节** 过食肥甘，嗜食辛辣、寒凉，或海膻发物，损伤脾胃，脾虚不运，湿浊内生，遏伤肾阳，或药毒伤及脾肾，以致脾肾气化失职，发为水肿。《景岳全书·水肿》曰："大人小儿素无脾虚泄泻等证，而忽尔通身浮肿，或小水不利者，多以饮食失节，或湿热所致。"

5. **久病劳倦** 因消渴、眩晕、淋证、紫斑等，久病迁延，伤及肾脏，或年老肾精亏耗，或劳倦过度，纵欲无节，肾气内伐，气化不利，而成水肿。如唐·王焘《外台秘要·消中消渴肾消方》云："三渴饮水不能多，但腿肿，脚先瘦小，阴痿弱。数小便者，此是肾消病也。"

6. **禀赋不足** 先天禀赋薄弱，肾精不足，每因风邪、湿毒、水湿所犯，或因饮食劳倦所伤，易发本病。《严氏济生方·水肿门》云："水肿为病，皆由真阳怯少，劳伤脾胃，脾胃既寒，积寒化水。"

（二）病机

水不自行，赖气以动。水肿一证，是全身气化功能障碍的一种表现，其基本病机为肺失通调，脾失转输，肾失开阖，三焦气化不利，水液泛溢肌肤。病位在肺、脾、肾，而关键在肾。肺主治节，为水之上源，通调水道，下输膀胱。风邪犯肺，肺失宣畅，通调失职，风遏水阻，风水相搏，发为风水。脾主运化，散精布水，水湿外侵，困遏脾阳，或饮食劳倦伤脾，脾失转输，水湿内停，乃成水肿。肾藏精，主气化，为主水之脏，风邪、疮毒、水湿流注下焦，伤及肾脏，或久病劳欲，肾气亏虚，则肾失蒸化，开阖不利，水液泛滥肌肤，则为水肿。

病理性质有阴水、阳水之分，并可相互转化夹杂。阳水属实，多由外感风邪、疮毒、水湿而成；阴水属虚实夹杂，多由饮食不节、久病劳倦、禀赋不足所致。阳水迁延反复，或因失治、误治，脾肾渐虚，可转为阴水。反之，阴水复感外邪，或饮食不节，情志劳倦所伤，使病情复发，呈现阳水的证候，而成本虚标实之证。

水肿各证之间互有联系。阳水风水相搏之证，若风去湿留，可转化为水湿浸渍证。而水湿浸渍证则有寒化、热化之不同。湿从寒化，寒湿伤及阳气，则转为脾阳不振，或肾阳虚衰证。湿从热化，可转为湿热壅盛证。湿热久延伤阴，则可表现为肝肾阴虚证。肾阳虚衰，阳损及阴，又可导致阴阳两虚之证。此外，水肿各证，迁延反复，久病入络，水停气滞，络脉不通，或因虚致瘀，瘀水互结，则水肿每多迁延难愈。其病理因素为风邪、水湿、疮毒、瘀血。

水肿日久，易发诸多变证。如湿热伤阴，或阳损及阴，肝肾阴虚，肝阳上亢，则可兼见眩晕；若肺失通调，脾失健运，肾与膀胱气化无权，可见小便点滴或闭塞不通，则转为癃闭。阴水每因外邪、饮食、情志、劳倦而诱发，病延日久，肾脏虚极，中阳衰败，气血阴阳亏虚引发虚劳。若脾肾衰败，气化不行，浊毒壅塞三焦，导致小便不通与呕吐并见，是由水肿发展为关格，甚或脾肾衰微，水邪凌心犯肺出现心悸、喘脱之重证。

二、诊断与鉴别诊断

（一）诊断依据

（1）水肿先从眼睑或下肢开始，继及四肢或全身。

（2）轻者仅眼睑或足胫浮肿，重者全身皆肿；甚则腹大胀满，气喘不能平卧。更严重者可见尿闭或尿少，恶心呕吐，口有秽味，鼻衄牙宣，头痛眩晕，抽搐，神昏谵语等危象。

（3）可有乳蛾、心悸、疮毒、紫斑以及久病体虚病史。

（二）鉴别诊断

臌胀　两者均可见肢体浮肿，腹部胀满。臌胀往往先见腹部胀大，面色苍黄，腹壁青筋暴露，四肢多不肿，后期或可伴见肢体浮肿。而水肿则头面或下肢先肿，继及全身，面色㿠白，腹壁亦无青筋暴露。臌胀是由于肝、脾、肾功能失调，导致气滞、血瘀、水湿聚于腹中。水肿乃肺、脾、肾三脏气化失调，致水液泛滥肌肤而成。

三、辨证论治

（一）辨证要点

1. 辨阳水和阴水　阳水病因多为风邪、疮毒、水湿。发病较急，肿多由面目开始，自上而下，继及全身，肿处皮肤绷急光亮，按之凹陷即起，兼有寒热、口渴、小便赤涩、大便秘结等表、热、实证，一般病程较短。阴水病因多为饮食不节、久病劳倦、禀赋不足，发病缓慢，或由阳水转化而来，肿多从足踝开始，自下而上，继及全身，肿处皮肤松弛，按之凹陷不易恢复，甚则按之如泥，兼有畏寒神疲、大便稀溏、腰酸膝软等里虚寒证，病程较长。

2. 辨脏腑病位 水肿应辨病变脏腑在肺、脾、肾、心之不同。在肺多并见咳嗽气喘；在脾多见脘腹满闷；在肾多见腰酸膝软；在心多见心悸怔忡。对于虚实夹杂，多脏同病者，应仔细辨清本虚标实之主次。

（二）治疗原则

发汗、利尿、泻下逐水为治疗水肿的基本原则，具体应用视阴阳虚实不同而异。阳水以祛邪为主，应予发汗、利水或攻逐，同时配合清热解毒、理气化湿、活血化瘀等法；阴水当以扶正为主，温肾健脾、益气养阴，同时配以利水、行气、活血等法。对于虚实夹杂者，则当兼顾，或先攻后补，或攻补兼施。肿退后以本虚为主，予以扶正固本，多从脾肾调治。

（三）分证论治

1. 阳水

（1）风水相搏证

症状：眼睑浮肿，继则四肢及全身皆肿，来势迅速，多有恶寒发热，肢节酸楚，小便不利等症。偏于风热者，伴咽喉红肿，或乳蛾肿痛。舌质红，脉浮滑数。偏于风寒者，兼恶寒咳喘，痰稀色白。舌苔薄白，脉浮滑或浮紧。

分析：眼睑浮肿，继则四肢及全身皆肿，来势迅速，小便不利是风邪外袭，肺气闭塞，通调失职，风遏水阻，泛溢肌肤所致；恶寒发热，肢节酸楚为卫表不和证；咽喉红肿，或乳蛾肿痛，舌红脉浮滑数为风热上受，熏蒸咽喉所致；恶寒咳喘，痰稀色白，舌苔薄白，脉浮滑或浮紧为风寒外袭、邪遏肺卫所致。

治法：疏风解表，宣肺行水。

方药：越婢加术汤加减。

本方有宣肺清热、祛风利水之功效，主治风水夹热之证。麻黄宣肺发汗，以祛在表之水；生石膏清肺泄热；白术、甘草、生姜、大枣健脾化湿，有培土制水之意。可酌加茯苓、猪苓、泽泻、白茅根、西瓜皮等淡渗利水消肿。

若风寒偏盛甚，去生石膏，加苏叶、桂枝、防风祛风散寒；若风热偏盛，去生姜、大枣，加金银花、连翘、桔梗、板蓝根、芦根等，以清热解毒利咽；若见有血尿，可加小蓟、地榆、生地黄、白茅根、旱莲草等，以清热凉血止血；若见汗出恶风，卫阳已虚，则用防己黄芪汤加减，以益气行水；若表证渐解，身重而水肿不退者，可按水湿浸渍证论治。

（2）湿毒浸淫证

症状：眼睑浮肿，延及全身，身发疮痍，或咽喉肿烂，尿少色赤，或有泡沫，发热口渴。舌质红，苔薄黄，脉滑数。

分析：眼睑浮肿，延及全身为疮毒内归脾肺，流注下焦，损伤肾络，肾失气化所致；身发疮痍，咽喉肿烂为湿毒在表；尿少色赤，或有泡沫为湿毒伤肾，封藏失职；发热口渴，舌质红，苔薄黄，脉滑数为湿毒内盛之象。

治法：宣肺解毒，利湿消肿。

方药：麻黄连翘赤小豆汤合五味消毒饮加减。前方宣肺解毒，清热利湿，用于湿热蕴郁于内，外阻经络肌肤之水肿；后方清热解毒，消散疔疮，用于热毒壅滞于肌肤之证。

前方中麻黄、杏仁、桑白皮、赤小豆宣肺利水；连翘清热散结；后方以金银花、野菊花、蒲公英、紫花地丁、紫背天葵加强清解热毒之力。

若湿盛而糜烂，加苦参、土茯苓、黄柏化湿解毒；若风盛而瘙痒，加白鲜皮、地肤子、蝉蜕祛风止痒；若毒盛而红肿，加芦根、连翘、牡丹皮、赤芍凉血解毒；若见尿血，酌加生地黄、大蓟、小蓟、地榆等凉血止血；若尿有泡沫，酌加白茅根、石韦、白花蛇舌草、菟丝子、金樱子等清利湿热，补肾固涩。

（3）水湿浸渍证

症状：四肢或全身水肿，按之没指，身体困重，胸脘满闷，纳呆腹胀，小便短少。苔白腻，脉沉缓。

分析：四肢或全身水肿，按之没指，小便短少是水湿困脾、脾失健运、肾失气化所致；身体困重，胸脘满闷，纳呆腹胀为湿遏中焦，气机不畅；苔白腻，脉沉缓，起病缓慢，病程较长为湿邪内盛之征象。

治法：运脾化湿，通阳利水。

方药：五皮饮合胃苓汤加减。前方行气化湿，利水消肿，用于全身之水肿；后方利水止泻，健脾祛湿，用于治疗脾湿过盛所致水肿。

前方桑白皮、陈皮、大腹皮、茯苓皮、生姜皮化湿利水；后方白术、茯苓、苍术、厚朴健脾燥湿理气；猪苓、泽泻利尿消肿；桂枝温阳化气行水。两方合用共奏运脾化湿、通阳利水之功。

若外感风邪，肿甚而兼表证者，可按风水相搏论治；若湿困中焦，脘腹胀满，纳呆泛恶者，可加紫苏梗、砂仁、厚朴、半夏化湿行气；若病情迁延，或反复难愈，当佐以黄芪、杜仲、淫羊藿、泽兰、川芎、丹参等补肾健脾，活血化瘀。

（4）湿热壅盛证

症状：遍体浮肿，皮肤绷急光亮，胸脘痞闷，烦热口渴，小便短赤，或大便干结。舌红，苔黄腻，脉沉数或滑数。

分析：遍体浮肿，皮肤绷急光亮为湿热壅滞三焦，水道不通，泛溢肌肤所致；胸脘痞闷为水湿壅遏，气机不畅所致；烦热口渴，小便短赤，或大便干结为里热炽盛，伤及津液所致。舌红，苔黄腻，脉沉数或滑数为湿热之象。

治法：分利湿热。

方药：疏凿饮子加减。

羌活、秦艽、防风、大腹皮、茯苓皮、生姜皮疏风透表，发汗消肿，使在表之水从汗而解；泽泻、木通、椒目、赤小豆协同商陆、槟榔通利二便，使在里之水从下而夺，如此疏通表里，上下内外，分消走泄，湿热得去，水邪得除。

若腹满不减，大便不通者，可合己椒苈黄丸，以助攻泻之力，使水从大便而泄；若水邪壅盛，上迫于肺，肿势严重，兼见喘促不得平卧，脉弦有力者，可用五苓散、五皮散合葶苈大枣泻肺汤，以泻肺行水；若湿热久羁，化燥伤阴者，可加白茅根、芦根、石韦、生地黄、女贞子、鳖甲等，不宜过用苦温、滋腻之品；若湿热伤及肾络，可见尿血、尿有泡沫者，酌加小蓟、旱莲草、侧柏叶、槐花、土茯苓、半边莲、黄柏等清热利湿，凉血止血。

攻下逐水法是治疗阳水的一种方法，即《黄帝内经》"去宛陈莝"之意。只宜用于病初体实肿甚，正气尚旺，用发汗、利水法无效，症见全身高度浮肿，气喘，心悸，腹水，小便不利，脉沉而有力，确有当下之脉证者，宜抓住时机，逐水化瘀，通腑泻浊，使水邪从大小便而去，可用十枣汤加减，但应中病即止，水肿衰其大半即应停药，以免过用伤正。俟水退后，即调补脾胃，以善其后。病至后期，脾肾两亏而水肿甚者，若强攻之，水退可暂安一时，但攻逐之药多易伤正，究属病根未除，待水邪复来，势更凶猛，病情反重，故逐水法应慎用。

2. 阴水

（1）脾阳虚衰证

症状：身肿日久，腰以下为甚，按之凹陷不易恢复，脘腹胀闷，纳减便溏，面色不华，神倦肢冷，小便短少。舌质淡，苔白腻或白滑，脉沉缓或沉弱。

分析：身肿日久，腰以下为甚，按之凹陷不易恢复，小便短少为脾阳不振，水湿不运所致；脘腹胀闷，纳减便溏为脾失健运，胃失受纳；面色不华，神倦肢冷为阳气亏虚，失于温煦。舌质淡，苔白腻或白滑，脉沉缓或沉弱为阳虚水湿之象。

治法：健脾温阳利水。

方药：实脾饮加减。

干姜、附子、草果仁温阳散寒；白术、茯苓、炙甘草、生姜、大枣健脾补气；茯苓、大腹皮、木瓜利水祛湿；木香、厚朴理气行水。气虚甚者，可加党参、黄芪以健脾益气。

若湿伤肾阳，或脾虚及肾，兼有肾虚者，可酌加淫羊藿、菟丝子、杜仲等温肾暖脾。

又有水肿一证，由于长期饮食失调，脾胃虚弱，或久病脾虚，精微不化，而见遍体浮肿，面色萎黄，晨起头面较甚，动则下肢肿胀，疲倦乏力，大便如常或溏，小便正常，舌淡，苔薄腻，脉细弱，与上述水肿不同。此由脾气虚弱，气失舒展，不能运化水湿所致。治宜健脾益气化湿，不宜分利伤气，可用参苓白术散加减，可加黄芪、桂枝益气通阳。积极治疗原发病，并适当注意营养，可用黄豆、花生佐餐，以辅助治疗。

（2）肾阳衰微证

症状：水肿反复消长不已，面浮身肿，腰以下甚，按之凹陷不起，尿少，多有泡沫，腰酸冷痛，怯寒神疲，面色㿠白或晦滞，甚者心悸胸闷，喘促难卧，腹大胀满。舌质淡胖，苔白，脉沉细或沉迟无力。

分析：水肿反复消长不已，面浮身肿，腰以下甚，按之凹陷不起为肾阳虚衰，肾不化气，水寒内聚所致；腰酸冷痛，怯寒神疲，面色㿠白或晦滞为肾阳亏虚，失于温养所致；尿少有沫为肾失气化，精微不固；心悸胸闷，喘促难卧为水气凌心射肺；腹大胀满为水邪壅盛，停聚腹中。舌淡胖苔白，脉沉细或沉迟无力为阳虚夹湿之象。

治法：温肾助阳，化气行水。

方药：济生肾气丸合真武汤加减。前方温肾化气，利水消肿，用于肾阳不足、水湿内停之水肿；后方温阳利水，用于治疗脾肾阳虚衰所致的水肿。

方中用六味地黄丸滋补肾阴，附子、肉桂温补肾阳，两相配合，能补水中之火，温肾中之阳；白术、茯苓、泽泻、车前子通利小便；生姜温散水寒之气；白芍调和营阴；牛膝引药下行，强壮腰膝。

若腰酸冷痛甚，四肢厥冷，酌加淫羊藿、巴戟天、狗脊、杜仲以温补肾阳；若病至后期，肾阳久衰，阳损及阴，可致肾阴亏虚，出现口干咽燥，手足心热，舌红，脉细弱等，当酌减温阳之品，以滋补肾阴，兼利水湿，方用左归丸加泽泻、茯苓等，但养阴不宜过于滋腻；若肾阴久亏，水不涵木，肝阳上亢，出现眩晕头痛，腰酸耳鸣、面色潮红者，加鳖甲、天麻、杜仲、桑寄生、夏枯草等平肝潜阳；若尿有泡沫甚，加黄芪、菟丝子、金樱子、牡蛎、海螵蛸等补肾固涩；若水饮凌心，心阳被遏，瘀血内阻，见有心悸胸闷，喘息唇绀，脉虚数或结代，去肉桂，加桂枝、炙甘草、葶苈子、丹参、黄芪等温阳化瘀。

若病程缠绵，反复不愈，正气日衰，复感外邪，症见发热恶寒，肿势增剧，此为虚实夹杂、本虚标实之证，治当急则治标，先从风水论治，但应顾及正气虚衰一面，祛邪与扶正并用。

(3) 瘀水互结证

症状：水肿延久反复，肿势轻重不一，四肢或全身浮肿，以下肢为主，尿少，多有泡沫，或伴血尿，皮肤瘀斑，腰部刺痛，面色晦暗。舌紫暗，苔白，脉沉细涩。

分析：水肿久病入络，因虚致瘀，瘀水互结，以致水肿延久反复难愈；尿少，多有泡沫，或伴血尿为瘀阻肾络，血溢脉外，肾失封藏所致；皮肤瘀斑、腰部刺痛、面色晦暗、舌紫暗，脉沉细涩为血瘀之象。

治法：活血化瘀，化气行水。

方药：桃红四物汤合五苓散加减。前方活血化瘀，后方通阳行水，适用于水肿兼夹瘀血者或水肿久病之患者。

方中桃仁、红花活血化瘀；熟地黄、当归滋阴补肝、养血调经；芍药养血和营，以增补血之力；川芎活血行气、调畅气血；泽泻利水渗湿；茯苓、猪苓可增其利水渗湿之力；白术、茯苓相须，佐以白术健脾以运化水湿。

若见腰膝酸软，神疲乏力，乃为脾肾亏虚之象，可合用济生肾气丸加黄芪、白术、茯苓等以温肾健脾，利水消肿。

另外，各型水肿迁延反复，消长不已，临床上虽无明显瘀血之象，亦当在辨证的基础上，酌加地龙、水蛭、川芎、丹参、牡丹皮、泽兰等活血化瘀之品，以加强利尿消肿的效果。

四、预防调护

水肿病的预防，应注意避免各种诱因。外感风邪是水肿复发的主要诱因，湿邪是其缠绵难愈的重要因素，故患者应注意保暖，感冒流行季节，避免去公共场所；居室宜通风，经常用食醋熏蒸，进行空气消毒；避免淋雨、潮湿、受凉等，以免湿邪外侵；阴水患者卫表多虚，应参加体育锻炼，可服玉屏风散等，提高机体抗病能力。

注意调摄饮食。水肿患者应低盐饮食（每日食盐量 3~4g），严重者应限盐；若因营养障碍而致水肿者，饮食应富含蛋白质，清淡易消化；避免使用肾毒性药物。高度水肿或长期卧床患者，皮肤外涂滑石粉，经常保持干燥，并定时翻身，以免褥疮发生；每日记录水液的出入量，以了解水肿的进退消长。若每日尿量少于 500ml 时，要警惕癃闭的发生。

五、小 结

水肿是由肺失通调，脾失转输，肾失开阖，三焦气化不利，水液泛溢肌肤引起的，以眼睑、头面、四肢、腹背，甚至全身浮肿为主要临床表现的病证。多由风邪袭表、疮毒内犯、水湿浸渍、饮食不节、久病劳倦、禀赋不足等引起，基本病机为肺失通调，脾失转输，肾失开阖，三焦气化不利，水液泛溢肌肤。病位在肺、脾、肾，其本在肾，其制在脾，其标在肺。病理性质有阴水、阳水之分，并可相互转化夹杂，病理因素为风邪、水湿、疮毒、瘀血。治宜发汗、利尿、泻下逐水。如风水相搏，则眼睑浮肿，继则四肢及全身，来势迅速，多有恶寒发热等表证。湿毒浸淫，则眼睑浮肿，延及全身，身发疮痍，或咽喉肿烂；水湿浸渍，则四肢或全身水肿，身体困重，脘闷纳呆；湿热壅盛，则遍体浮肿，胸脘痞闷，烦热口渴，苔黄腻；脾阳虚衰，则身肿腰以下为甚，肢冷便溏；肾阳衰微，则水肿反复不已，身肿腰以下甚，腰酸冷痛；瘀水互结，水肿延久反复，以下肢为主，腰刺痛，舌紫暗，脉涩。水肿日久易发眩晕、癃闭、虚劳、关格、心悸、喘脱诸多变证。

 临证验案

王某，女，25岁。2005年12月25日初诊。

主诉：反复两下肢浮肿近2年。

初诊：幼年常有尿失禁，近2年发现尿蛋白（++），经常面浮，下肢肿，腹胀，腰痛，厌油，大便溏，尿黄，量少不舒，月经量偏多，痛经，有血块，下肢按有印痕，苔黄薄腻，质红略暗，脉细。

中医诊断：水肿。

辨证：脾肾两虚，气不化水。治拟健脾温肾、化气利水，方选五苓散、五皮饮、防己黄芪汤加减。

处方：桂枝10g　苍术6g　白术10g　泽兰15g　泽泻15g　大腹皮10g　猪苓15g　茯苓15g　陈皮6g　炙桑白皮10g　生姜皮3g　海藻10g　路路通10g　天仙藤15g　地枯萝15g　黄芪20g　防己10g　防风10g　淫羊藿10g

水煎服，日一剂。

二诊（2006年1月13日）：下肢前方浮肿消退明显，腹泻间有发作，颈胀，查甲状腺功能正常，B超示右侧甲状腺结节，苔黄薄腻，质红略暗，脉细。

处方：12月25日方加乌药10g，秕豆衣10g。

三诊（2006年2月17日）：最近尿失禁基本未发，但活动后劳累，尿黄、尿沫不显，大便干，舌淡苔黄薄腻，质暗，脉细。脾肾两虚，气不化水，久病络瘀。

处方：桂枝10g　苍术10g　白术15g　猪苓15g　茯苓15g　泽泻15g　泽兰15g　生黄芪20g　路路通10g　汉防己12g　鬼箭羽15g　海藻10g　菟丝子15g　淫羊藿10g　益智15g　天仙藤15g　地枯萝15g　乌药10g　秕豆衣10g

四诊（2006年5月8日）：排尿时有痛感，尿次不多，色黄有沫，尿检（-），口渴，大便正常，胸闷，苔黄，质红，脉细。脾肾两虚，水湿内停，下焦湿热。

处方：桂枝10g　炒苍术6g　炒白术10g　猪苓15g　茯苓15g　泽泻15g　泽兰15g　生黄芪20g　汉防己12g　路路通10g　地枯萝15g　炙桑白皮15g　冬瓜皮15g　海藻10g　乌药10g　车前子10g　黄柏6g

15剂。

按　水肿"其标在肺，其制在脾，其本在肾"，本患者表现为面浮，下肢肿，腹胀，厌油食，腰痛，大便溏，呈现脾肾两虚、气不化水之征，且以脾虚为主，舌暗红为久病有瘀之象，故治以健脾温肾，化气利水，药用黄芪、苍白术、茯苓、猪苓、防己健脾利水；大腹皮、陈皮、桑白皮、生姜皮行气利水；天仙藤、路路通为周仲瑛治疗络阻水停的常用对药，有活血通络利水之功。桂枝通阳化气利水，淫羊藿温补肾阳，防风取风能胜湿之意，海藻行水消肿；妙在用地枯萝，一可顺肺利水，"肺气顺则膀胱之气化而水自行"；二可行脾胃滞气而消胀。由于辨证准确，用药得当，故初诊即可获效。二诊加乌药以利下焦之气，秕豆衣养阴利水。

本案可见周仲瑛辨治水肿的特色：一是重视肺、脾、肾之间的联系。本病虽以脾肾两虚为主，但与肺之通调失职相关，常用地枯萝、杏仁、桑白皮等药顺肺气而利水。二是重视表里相合。水肿治疗适当配入表散之品，如羌活、防风等，使风能胜湿，有助水之消退。三是重视"血不利则为水"理论。水肿日久，络阻血瘀，血不利又可加重水肿，故常用其经验对药天仙藤、路路通活血通络利水。

[贺兴东，翁维良，姚乃礼．当代名老中医典型医案集·内科分册（下册）[M]．北京：人民卫生出版社．2009]

文献摘录

（1）《济生方·水肿》："年少血热生疮，变为肿满，烦渴，小便少，此为热肿""水肿为病，皆由真阳怯少，劳伤脾胃，脾胃既寒，积寒化水""或因消渴、淋证日久，伤及脾肾，变生水肿"。

(2)《丹溪心法·水肿》："若遍身肿，烦渴，小便赤涩，大便闭，此属阳水""若遍身肿，不烦渴，大便溏，小便少，不涩赤，此属阴水。"

(3)《医宗必读·水肿胀满》："水虽制于脾，实则统于肾，肾本水脏，而元阳寓焉。命门火衰，既不能自制阴寒，又不能温养脾土，则阴不从阳而精化为水，故水肿之证，多属火衰也。"

(4)《素问·汤液醪醴论》："平治于权衡，去宛陈莝，微动四极，温衣，缪刺其处，以复其形。开鬼门，洁净府，精以时服，五阳已布，疏涤五脏，故精自生，形自盛，骨肉相保，巨气乃平。"

文献推介

(1) 刘喜红，易著文，陈丹，等. 肾病综合征水肿治疗效果的循证医学证据[J]. 中国当代儿科杂志, 2007, 9 (02): 139-143.

(2) 邓琳蓉，孙贵香，孙豪娴，等. 国医大师熊继柏教授辨治肾病性水肿经验采撷[J]. 中国医药导报, 2020, 17 (33): 145-148.

37 淋 证

淋证是由湿热蕴结下焦，肾与膀胱气化不利引起的，以小便频数短涩，淋沥刺痛，欲出未尽，小腹拘急，或痛引腰腹为主要临床表现的病证。

淋的病名，最早见于《黄帝内经》。《素问·六元正纪大论》称其为"淋""淋闭"，指出淋证为小便淋沥不畅，甚或闭阻不通之病证。汉·张仲景在《金匮要略·五脏风寒积聚病脉证并治》中称其为"淋秘"，将其病机归为"热在下焦"，并在《金匮要略·消渴小便不利淋病脉证并治》中描述了其症状。汉·华佗《中藏经》根据淋证表现，将其分为冷淋、热淋、气淋、劳淋、膏淋、砂淋、虚淋、实淋八种，是淋证临床分类的雏形。隋·巢元方《诸病源候论》将淋证分为石淋、劳淋、气淋、血淋、膏淋、寒淋、热淋七种，并对其病机进行了高度概括，对诸淋各自不同的病机特性进行了探讨。唐·孙思邈《备急千金要方》将淋证归纳为石淋、气淋、膏淋、劳淋、热淋五种。宋·严用和《济生方》又将其分为气淋、石淋、血淋、膏淋、劳淋五种。

明清时期，对淋证辨证论治的认识进一步提高。明·张景岳在《景岳全书》中提出，淋证初起，虽多因于热，但由于治疗及病情变化各异，又可转为寒、热、虚等不同证型，从而倡导清利、升提、温补的治疗原则。清·尤在泾《金匮翼》中指出各种淋证可相互转化，或同时存在，同时对石淋、膏淋提出"开郁行气，破血滋阴"的治疗原则。至此，对淋证的认识日趋全面。

西医学中的泌尿系急、慢性感染，泌尿系结核，泌尿系结石，急、慢性前列腺炎，乳糜尿以及尿道综合征等以尿频、尿急、尿痛和尿意不尽为主要表现者属于本证范畴，可参照本证辨证论治。

一、病因病机

(一) 病因

1. 感受外邪 因下阴不洁，湿热秽浊毒邪侵入膀胱，移行肾脏，发为淋证。

2. **饮食不节** 恣食辛辣、炙煿、肥甘厚味之品，或嗜酒太过，脾胃运化失常，积湿生热，下注膀胱而成淋证。如《济生方·淋闭论治》曰："此由饮酒房劳，或动役冒热，或饮冷逐热，或散石发动，热结下焦，遂成淋闭。"

3. **情志失调** 情志不遂，肝气郁结，膀胱气滞，或气郁化火，气火郁于膀胱，导致淋证。如《医宗必读·淋证》曰："妇女多郁，常可发为气淋和石淋。"

4. **禀赋不足或劳伤久病** 禀赋不足，肾与膀胱先天畸形，或久病缠身，劳伤过度，房室不节，多产多育，或久淋不愈，耗伤正气，或妊娠、产后脾肾气虚，膀胱易感外邪，而致本病。

（二）病机

淋证的基本病机为湿热蕴结下焦，肾与膀胱气化不利。病位在肾和膀胱，且与肝脾有关。多以肾虚为本，膀胱湿热为标。初起多因湿热为患，多属实证。淋久湿热伤正，而由实转虚。如邪气未尽，正气渐伤，或虚体受邪，则成虚实夹杂之证。由于湿热导致病理变化的不同，临床上乃有六淋之异。以实证而言，热结膀胱，小便灼热刺痛则为热淋；热熬尿液，日增月益，聚砂成石则为石淋；湿热阻肾，肾失分清泌浊，清浊相混，尿白混浊则为膏淋；湿热内盛，热伤血络，血随尿出则为血淋；气滞火郁于膀胱则为气淋。久淋不愈，脾肾亏虚而成虚证。肾阴亏虚，虚火灼络或气虚阳衰，统摄失常，血不归经则为血淋；脾气下陷，肾元失固，精微脂液下泄，尿如脂膏成膏淋；中气下陷，膀胱气化无权，少腹坠胀，尿有余沥则为气淋；小便淋沥，遇劳即发则为劳淋。在由实转虚的过程中，常见虚实夹杂的情况。

淋证日久，则易发变证。久淋不愈，湿热留恋膀胱，由腑及脏，脾肾虚衰，气化不利，浊邪壅塞三焦，可发为关格，出现呕吐尿闭等临床危象。

二、诊断与鉴别诊断

（一）诊断依据

（1）以小便频数，淋沥涩痛，小腹拘急，腰部酸痛为主症者，即可诊断为淋证，并根据各种淋证的不同特征，确定淋证的类型。

（2）病久或反复发作后，常伴有低热、腰痛、小腹坠胀、疲劳等。

（3）多见于已婚女性，每因疲劳、情志变化、房室不洁而诱发。

（二）鉴别诊断

1. **癃闭** 淋证与癃闭都有小便量少、排尿困难之症状。但淋证尿频而尿痛，每日排尿总量多为正常；癃闭无排尿疼痛，以小便量少，点滴而出，甚则小便闭塞不通，点滴全无为特征，每日排尿总量明显少于正常，严重者甚至无尿。

2. **尿血** 淋证中的血淋与尿血都有小便出血，尿色红赤，甚至溺出纯血等症状。其鉴别要点是有无尿痛。尿血多无疼痛之感，虽可兼有轻微胀痛或热痛，但终不若血淋之小便滴沥而疼痛难忍。故一般以痛者为血淋，不痛者为尿血。

3. **尿浊** 淋证中的膏淋与尿浊均有小便浑浊白如米泔水等共同特征，然而膏淋以小便频数、涩滞疼痛为主；而尿浊排尿时多无疼痛及滞涩感，尿出自如，可资鉴别。

三、辨证论治

（一）辨证要点

1. 辨六淋　热淋以小便灼热刺痛为特点；石淋以小便排出砂石为特点；血淋以溺血而涩痛为特点；气淋以少腹胀满，小便艰涩疼痛，尿有余沥为特点；膏淋以淋证而见小便混浊如米泔水或滑腻如脂膏为特点；劳淋以小便淋沥不断，涩痛不甚，遇劳即发为特点。

2. 辨虚实　辨别淋证虚实的主要依据有三：一辨病程长短。一般而论，新病初发多实，乃湿热邪毒蕴结；久病不愈多虚，乃病久气阴受伤所致。二辨尿痛的轻重程度，往往与湿热邪毒的盛衰有关。尿痛甚者，湿热邪毒较重，随着湿热邪毒的清除，尿痛也随之减轻或消失，这在热淋、血淋中表现尤为明显。不过在伴有高热恶寒的情况下，有时尿痛反而不是很明显，此时更应详察。三辨小便色泽。若小便混浊黄赤，多为湿热邪毒壅盛，溺液清白，则多为邪退或正衰之象。此外，小便色泽对辨别血淋的虚实有着特别的意义。血热者，尿时灼热刺痛，血色鲜红，脉有力；血瘀者，尿时茎中痛如刀割，尿色紫暗有块，小腹硬满，脉沉弦或数；血虚者，尿时疼痛不剧，血色淡红，脉虚。

3. 辨标本缓急　各种淋证之间可以互相转化，也可以同时存在，辨证应注意标本缓急。一般按照正气为本，邪气为标；病因为本，证候为标；旧病为本，新病为标等来进行分析判断。以劳淋转为热淋为例，从邪与正的关系看，劳淋正虚是本，热淋邪实为标；从病因与证候关系看，热淋的湿热蕴结膀胱为本，而热淋的证候为标，根据急则治标、缓则治本的原则，当以治热淋为急务，从而确立清热通淋利尿的治法，待湿热渐清，转以扶正为主。同样在石淋并发热淋时，如无尿道阻塞等紧急病情，仍应先治热淋，再治石淋；此外，若石淋不愈，则热淋仍有再发之可能，故治疗热淋以后，必须根治石淋。

（二）治疗原则

淋证的基本治则为实则清利，虚则补益。实证以膀胱湿热为主者，重在清热利湿；以热灼血络为主者，重在凉血止血；以砂石结聚为主者，重在通淋排石；以气滞不利为主者，重在利气疏导。虚证以脾虚为主者，治以健脾益气；以肾虚为主者，治宜补虚益肾。虚实夹杂者，当审其标本缓急，通补兼施。

（三）分证论治

1. 热淋

症状：小便频数短涩，灼热刺痛，溺色黄赤，少腹拘急胀痛，或有寒热，口苦，呕恶，或有腰痛拒按，或有大便秘结。舌红、苔黄腻，脉滑数或濡数。

分析：小便频数短涩，灼热而刺痛，痛引小腹为湿热蕴结下焦，膀胱气化不利；小便量少黄赤，少腹拘急胀痛为邪热伤津或湿热蕴结，阻遏气机；恶寒发热，口苦，呕恶为湿热郁蒸，少阳枢机不利；腰痛拒按为湿热之邪侵犯于肾府；大便秘结为热盛伤津，肠失濡润。舌红、苔黄腻、脉滑数或濡数乃湿热蕴结之象。

治法：清热利湿通淋。

方药：八正散加减。

木通、萹蓄、瞿麦、滑石利尿通淋；大黄、山栀、甘草梢清热解毒。

若大便秘结甚，腹胀者，可重用生大黄，并加枳实以通腑泄热；若伴见寒热，口苦，呕恶甚者，可合用小柴胡汤以和解少阳；若湿热伤阴者，加生地黄、白茅根以养阴清热；若小腹胀满，加乌药、川楝子行气止痛；热证明显者，可加金银花、败酱草、红藤、蒲公英以增强清热解毒之力；若头身疼痛，恶寒发热，鼻塞流涕，有表证者，加柴胡、金银花、连翘等宣透热邪。

2. 石淋

症状：尿中时夹砂石，排尿涩痛，或排尿时突然中断，尿道窘迫疼痛，少腹拘急，多突发一侧腰腹绞痛难忍，甚则牵及外阴，尿中带血。舌红，苔薄黄，脉弦或弦数。

分析：尿中时夹砂石为湿热蕴结下焦，煎熬尿液成石；排尿涩痛，或排尿时突然中断，尿道窘迫疼痛，少腹拘急，腰腹绞痛难忍，牵及外阴为砂石刺激尿道，甚至嵌于尿道狭窄部，阻滞气机运行，致膀胱气化失司；尿中带血为砂石损伤尿道血络；舌红、苔薄黄，脉弦或弦数为湿热内蕴之象。

治法：清热利湿，排石通淋。

方药：石韦散加减。

石韦、冬葵子、瞿麦、滑石、车前子清热利尿，通淋排石；可加金钱草、海金沙、鸡内金等以排石化石。

若腰腹绞痛者，可加木香、乌药、芍药、甘草以理气导滞，缓急止痛；若见尿中带血，加小蓟、生地黄、藕节以凉血止血；尿中有血块者，加川牛膝、赤芍、血竭以活血祛瘀；若兼有发热，可加蒲公英、黄柏、金银花以清热解毒。石淋日久，虚实并见，腰膝酸软，腰部隐痛者，加杜仲、续断、补骨脂补肾壮腰；若形寒肢冷，夜尿清长，加巴戟天、肉苁蓉、肉桂以温肾化气。

3. 血淋

（1）实证

症状：小便热涩刺痛，尿色深红，或夹有血块，小腹疼痛满急，或见心烦。舌红苔黄，脉滑数。

分析：小便出血，尿色深红，甚或夹有血块为湿热下注膀胱，热伤血络，迫血妄行而致；排尿疼痛，牵引小腹，其疼痛满急加剧为血块阻塞尿道，不通则痛。舌红苔黄，脉滑数为湿热之象。

治法：清热通淋，凉血止血。

方药：小蓟饮子合导赤散加减。

小蓟、生地黄、蒲黄、藕节清热凉血止血；川木通、淡竹叶通淋利小便，降心火；栀子清三焦之湿热；滑石利尿通淋；当归引血归经；生甘草梢泻火以缓急止痛。

若夹有血块，可加参三七、琥珀粉、马鞭草以化瘀通淋止血。

（2）虚证

症状：尿色淡红，尿痛涩滞不显著，神疲腰酸。舌淡红，脉细数。

分析：尿色淡红为病延日久，肾阴不足，虚火灼络，络伤血溢；尿痛涩滞不显著，神疲腰酸。舌淡红，脉细数为血淋之虚象。

治法：滋阴清热，补虚止血。

方药：知柏地黄丸加减。

知母、黄柏清热泻火；六味地黄丸滋阴补肾；可加旱莲草、阿胶、龟甲、小蓟、地榆等以补虚止血。

4. 气淋

（1）实证

症状：小便涩滞，淋沥不畅，少腹满痛。苔薄白，脉沉弦。

分析：小便涩滞，淋沥不畅，少腹满痛为肝失条达，气机郁结，膀胱气化不利。苔薄白，脉沉弦为肝气郁滞之象。

治法：利气疏导，通淋利尿。
方药：沉香散加减。
沉香、橘皮利气；当归、白芍柔肝；甘草清热；石韦、冬葵子、滑石、王不留行利尿通淋。
若胸闷胁胀者，可加青皮、乌药、小茴香以疏肝理气；日久气滞血瘀者，可加红花、赤芍、川牛膝、益母草等以活血化瘀。

（2）虚证

症状：尿后余沥，少腹坠胀，面色㿠白。舌淡，脉虚细。

分析：尿后余沥，少腹坠胀为脾虚气陷，膀胱气化无权；面色㿠白，舌淡，脉虚细无力为脾虚气血生化无源，机体失于气血濡养之象。

治法：补中益气通淋。

方药：补中益气汤加减。

黄芪、白术、党参等补益中气；升麻、柴胡升提中气；甘草益气调中。

若小便涩痛，服补益药后，反增小腹胀满，为兼湿热，可加车前草、白茅根、滑石以清热利湿；若兼血虚肾亏者，可用八珍汤加杜仲、枸杞子、怀牛膝，以益气养血，脾肾双补。

5. 膏淋

（1）实证

症状：小便混浊如米泔水，或置之沉淀有如絮状，尿道热涩疼痛。舌红苔黄腻，脉濡数。

分析：小便混浊如米泔水，或置之沉淀有如絮状，尿道热涩疼痛为湿热蕴结下焦，阻滞络脉，脂液失其常道而外溢；舌红苔黄腻，脉濡数为湿热之象。

治法：清利湿热，分清泌浊。

方药：程氏萆薢分清饮加减。

萆薢、石菖蒲清利湿浊；黄柏、车前子清热利湿；白术、茯苓健脾除湿；莲子心、丹参清心活血通络，使清浊分，湿热去，络脉通，脂液重归其道。可加土茯苓、荠菜以加强清热利湿、分清泄浊之力。

若小腹胀，尿涩不畅者，加乌药、青皮理气利湿；小便夹血者，加小蓟、蒲黄、藕节、白茅根凉血止血。

（2）虚证

症状：久病不已，反复发作，淋出如脂，涩痛较轻，神疲乏力，腰膝酸软。舌淡，苔白，脉细弱无力。

分析：久病不已，反复发作，淋出如脂，涩痛较轻为日久反复不愈，肾虚下元不固，不能制约脂液，脂液下泄；神疲乏力、腰膝酸软为肾虚。舌淡，苔白，脉细弱无力是脾肾亏虚之象。

治法：补虚固涩。

方药：膏淋汤加减。

党参、山药补脾；地黄、芡实滋肾；白芍养阴；龙骨、牡蛎收敛固摄。

若脾肾两虚，中气下陷，肾失固摄者，可用补中益气汤合七味都气丸益气升陷，滋肾固涩。

6. 劳淋

症状：小便淋沥不已，赤涩疼痛不甚，时轻时重，时作时止，遇劳即发，腰膝酸软，神疲乏力，病程缠绵。舌淡，脉细弱。

分析：小便淋沥不已，赤涩疼痛不甚，时轻时重，时作时止，为湿热留恋，日久不愈，或过用苦寒清利之品，正气耗伤，脾肾两虚，膀胱气化无权；腰膝酸软，神疲乏力。舌淡，脉细弱为脾肾两虚之象。

治法：健脾益肾。

方药：无比山药丸加减。

山药、茯苓、泽泻健脾利湿；熟地黄、山茱萸、巴戟天、菟丝子、杜仲、牛膝、五味子、肉苁蓉、赤石脂益肾固摄。

若见少腹坠胀，尿频涩滞，余沥难尽，不耐劳累，面色㿠白，少气懒言，舌淡，脉细无力，可用补中益气汤加减；若肾阴虚，舌红苔少，加生地黄、龟甲滋养肾阴；阴虚火旺，面红烦热，尿黄赤伴有灼热不适者，可用知柏地黄丸滋阴降火；低热者，加青蒿、鳖甲清虚热养肾阴；肾阳虚者，加附子、肉桂、鹿角片、巴戟天等温补肾阳。

四、预防调护

增强体质，防止情志内伤，消除各种外邪入侵和湿热内生的有关因素，如忍尿、过食肥甘、纵欲过劳、外阴不洁等，是预防淋证发病及病情反复的重要方面。注意妊娠及产后卫生，对防止子淋、产后淋的发生有重要意义。积极治疗消渴、痨瘵等疾病，避免不必要的导尿及泌尿道器械操作，也可减少本病证的发生。

淋证应多饮水，饮食宜清淡，忌肥腻香燥、辛辣之品，禁房事，注意适当休息，以利于早日恢复健康。

五、小　　结

淋证是由湿热蕴结下焦，肾与膀胱气化不利引起的，以小便频数短涩，淋沥刺痛，欲出未尽，小腹拘急，或痛引腰腹为主要临床表现的病证。可出现在许多疾病的过程中。多由感受外邪、饮食不节、情志失调、禀赋不足或劳伤久病等引起，基本病机为湿热蕴结下焦，肾与膀胱气化不利。临床辨证当分为热淋、石淋、血淋、气淋、膏淋、劳淋六类。热淋以小便灼热刺痛为特点；石淋以小便排出砂石为特点；血淋以溺血而涩痛为特点；气淋以少腹胀满，小便艰涩疼痛，尿有余沥为特点；膏淋以淋证而见小便混浊如米泔水或滑腻如脂膏为特点；劳淋以小便淋沥不已，遇劳即发为特点。淋证初期若治疗及时得当，湿热得除，则病情趋愈。若久病迁延不愈，不仅可转变为劳淋，甚则可转变成水肿、癃闭、关格等临床危重病症。

 临证验案

陈某，女性，45岁。

初诊：就诊时诉尿意频频，淋沥不尽，尿道涩痛，小腹拘急反复发作已5年，发作时去门诊口服或者静脉应用抗生素后症状缓解，但是每遇疲劳或者其他原因即易复发，近年常伴腰酸乏力，疲惫不堪。此次就诊查小便白细胞（+++），红细胞及蛋白（-），中段尿培养（-）。患者面色无华，胃纳减少，平素大便溏薄，舌红、苔薄黄腻，脉滑细。

辨证：膀胱湿热，脾肾不足。

处方：萹蓄、瞿麦、石韦、牡丹皮、生地黄、山药、泽泻、甘草、车前子、茯苓各10g，大叶金钱草、山萸肉、薏苡仁、白茅根各30g，共7剂。

二诊：患者尿频急涩痛明显好转，仍感腰酸乏力，大便溏薄，舌红、苔薄，脉细。尿常规复查正常。

处方：山萸肉、大叶金钱草、薏苡仁各30g，生地黄、泽泻、牡丹皮、茯苓、山药、黄芪、白术、女贞子、补骨脂、台乌药、益智仁、杜仲、狗脊、车前子各 10g，共 14 剂。

药后患者自觉腰酸等症基本缓解。患者继续门诊巩固治疗达半年之久。随访 2 年，未再复发。

按 吴老认为患者反复发作尿频尿急已多年，证属本虚标实，其病理改变是肾虚膀胱湿热，脾肾亏虚为其本，膀胱湿热为其标。本虚是导致其反复发作的主要原因，但初诊时下焦湿热比较突出，此时治疗当急则治其标，清化膀胱湿热为主，兼顾脾肾。二诊时湿热之邪基本已除，缓则治其本，以补益脾肾为主，适当佐以清利下焦湿热之品，故以六味地黄丸合缩泉丸化裁。淋家忌补之说是针对实热之证而言，诸如劳淋，或为脾虚中气下陷，肾虚下元不固之证者，自当运用健脾益气、补肾固涩等法治之，不必过于拘泥于"忌补"之说。吴老认为淋证急性期治疗并不困难，困难的是如何预防复发，其关键在于巩固阶段疗程宜长，并常加入黄芪、补骨脂等，以补益脾肾，扶正祛邪。同时要注意适当休息，养成良好的卫生习惯。

[詹程胐，吴滇. 吴滇医案三则[J]. 浙江中医杂志，2007（10）：608.]

文献摘录

（1）《金匮要略·消渴小便不利淋病脉证并治》："淋之为病，小便如粟状，小腹弦急，痛引脐中""淋家不可发汗"。

（2）《中藏经·论诸淋及小便不利》："诸淋与小便不利者，皆由五脏不通，六腑不和，三焦痞涩，荣卫耗失……致起斯疾""热淋者，小便涩而色赤如血也；气淋者，脐腹满闷，小便不通利而痛也；劳淋者，小便淋沥不绝，如水之滴漏而不断绝也；膏淋者，小便中出物如脂膏也"。

（3）《丹溪心法·淋》："诸淋所发，皆肾虚而膀胱生热也。水火不交，心肾气郁，遂使阴阳乖舛，清浊相干，蓄在下焦，故膀胱里急，膏、血、砂、石从以小便道出焉。于是有欲出不出，淋沥不断之状，甚者窒塞其间，则令人闷绝矣""痛者，为血淋；不痛者，为尿血"。

（4）《景岳全书·淋浊》："淋之初病，则无不由乎热剧，无容辨矣。但有久服寒凉而不愈者，又有淋久不止及痛涩皆去，而膏液不已，淋如白浊者，此惟中气下陷及命门不固之证也。故必以脉以证，而察其为寒为热为虚，庶乎治不致误。"

（5）《张氏医通·淋》："石淋者……宜清其积热，涤其砂石，如麦冬、萆薢、木通、葵子、滑石、车前、连翘、瞿麦、知母……加味葵子茯苓散，专治石淋之圣药""劳淋者……有脾劳肾劳之分。劳于脾者，补中益气汤加车前、泽泻；劳于肾者，六味丸加麦冬、五味""血淋者……须看血色，分冷热。色鲜紫者为小肠实热……生牛膝为主，兼车前、山栀、生地黄、紫菀、犀角、桃仁、芦根汁、生藕节汁；血虚而热，用生地黄三两，黄芩、阿胶各半两，柏叶少许……若色瘀淡者，属肾与膀胱虚冷，生料六味丸加肉桂……若尺脉沉弦而数，必有瘀血停蓄，犀角地黄汤加紫菀、牛膝……香燥破血利水耗气之类切禁""气淋者……宜沉香、肉桂、茯苓、泽泻，佐以木通、瞿麦、葵子、山栀、石韦之类。实则气滞不通，脐下妨闷……服利水药不能通者，沉香降气，四磨汤选用""膏淋者……精溺俱出，精塞溺道，故便欲出不能而痛，宜茯苓、秋石、沉香、海金沙、泽泻、滑石；如不甚痛者，须固涩其精……鹿角霜、肉苁蓉、菟丝子、莲须、芡实、山药之类，或桑螵蛸、菟丝子等分……蜜丸，服后，以六味丸合聚精丸调补之""热淋者……烦渴引饮者，导赤散加黄芩；躁热不渴者，滋肾丸，或淡竹叶煎汤调辰砂益元散"。

文献推介

（1）李瑞娟，华琼，耿新生，等. 洁淋通丸治疗淋证 252 例临床研究[J]. 时珍国医国药，2014，25（07）：1661-1662.

（2）邹晓玲，刘朝圣，李点，等. 熊继柏教授辨治淋证经验[J]. 中华中医药杂志，2015，30（04）：1151-1153.

附：尿浊

尿浊是由湿热下注，脾肾亏虚引起的，以小便浑浊，白如泔浆，排尿时无疼痛涩滞感为主要临床表现的病证。西医学中的乳糜尿可参考本证辨证论治。

一、病因病机

本病多因湿热下注、脾肾亏虚所致。多由过食肥甘油腻食物，脾失健运，酿湿生热，或某些疾病（如丝虫病）病后，湿热余邪未清，蕴结下焦，清浊相混，而成尿浊。或热盛灼络，络损血溢，则尿浊伴血。如久延不愈，或屡经反复，湿热邪势虽衰，但精微下泄过多，导致脾肾两伤，脾虚中气下陷，肾虚固摄无权，封藏失职，病情更为缠绵。此外，脾肾气虚阳衰，气不摄血，或阴虚火旺，伤络血溢，还可引起尿浊夹血。多食肥甘厚腻，或劳累过度，可使本病加重或复发。

本病初起以湿热为多，属实证，治宜清热利湿。病久则脾肾亏虚，治宜培补脾肾，固摄下元。虚实夹杂者，应标本兼顾。

二、辨证论治

1. 湿热下注证

症状：小便浑浊，色白或黄或红，或夹凝块，上有浮油，或伴血块，或尿道有灼热感，口苦，口干。舌质红，苔黄腻，脉濡数。

分析：过食肥甘，中焦湿热，脾失升降，清浊不分。

治法：清热利湿，分清泄浊。

方药：程氏萆薢分清饮加减。

萆薢、石菖蒲、黄柏、茵陈、滑石、车前子清热利湿泄浊；莲子心、连翘心、牡丹皮、灯心草健脾清心。若小腹胀，尿涩不畅，加台乌药、青皮、郁金疏肝利气；伴血尿，加小蓟、藕节、白茅根凉血止血。

2. 脾虚气陷证

症状：尿浊反复发作，日久不愈，状如白浆，小腹坠胀，神倦无力，面色无华，劳累或进食油腻则发作加重。舌淡苔白，脉虚弱。

分析：脾虚气陷，精微下泄。

治法：健脾益气，升清固摄。

方药：补中益气汤加减。

党参、黄芪、白术补益中气；山药、益智仁、金樱子、莲子、芡实健脾固摄；升麻、柴胡升清降浊。尿浊夹血者，加藕节、阿胶、旱莲草补气摄血；肢冷便溏者，加附子、炮姜温补脾阳。

3. 肾虚不固证

（1）阴虚证

症状：尿浊日久不愈，小便乳白如脂膏，精神萎靡，消瘦无力，腰膝酸软，头晕耳鸣，偏于阴虚者，烦热，口干。舌质红，脉细数。

分析：肾虚固摄无权，脂液下漏。

治法：滋阴益肾。

方药：知柏地黄丸加减。

熟地黄、山药、山茱萸、枸杞子滋养肾阴；桑螵蛸、龙骨、益智仁、芡实收敛固摄；茯苓、泽泻利湿健脾。尿浊夹血者，加阿胶、生地黄、旱莲草养血止血。

(2）阳虚证

症状：尿浊日久，小便如脂膏，精神萎靡，面色㿠白，形寒肢冷。舌质淡红，脉沉细。

分析：肾阳虚失温煦，固摄无权，脂液下漏。

治法：温肾固摄。

方药：鹿茸补涩丸加减。

鹿茸、附子、菟丝子、肉桂、补骨脂温补肾阳；桑螵蛸、龙骨、益智仁、芡实收敛固摄；茯苓、泽泻利湿健脾。

若脾气不足者，加黄芪、党参、白术健脾益气。

三、预防调护

尿浊患者预后相对较好，但须注意饮食调养，避免食辛辣油腻之品，少饮酒。适当进行体育锻炼，避免劳欲过度。

38 癃 闭

癃闭是由肾和膀胱气化功能失司引起的，以小便量少、排尿困难、甚则小便闭塞不通为主要临床表现的病证。其中小便不畅，点滴短少，病势较缓者称为癃；小便闭塞，点滴不通，病势较急者称为闭。由于两者均属排尿困难，小便不通的病证，故多合称为癃闭。

癃闭之名，首见于《黄帝内经》，该书称其为"癃闭"或"闭癃"，对其病因、病机、病位做了较为详细的论述，《灵枢·本输》说："三焦者，中渎之腑也，水道出焉，属膀胱，是孤之腑也""实则闭癃，虚则遗溺"，阐明了本病的病位在膀胱，而与三焦的气化相关。自汉代起，为避讳起见，将癃改为淋，故《伤寒论》与《金匮要略》无癃闭之名，但其有关淋病和小便不利的记载中包含癃闭的内容。在小便不利的论述中，张仲景提出其病因病机主要有膀胱气化不利、水热互结、瘀血夹热、脾肾两虚而夹湿等，并分别采用五苓散、猪苓汤、蒲灰散或滑石白鱼散、茯苓戎盐汤等治疗。隋唐至宋元时期，对癃闭的认识有了进一步的提高。唐·孙思邈《备急千金要方》记载治小便不通方剂十三首，并创用导尿术治疗小便不通，这是世界上最早有关导尿术的记载。唐·王焘《外台秘要》用盐及艾灸等外治法治疗癃闭。元代朱丹溪辨证运用探吐法来治疗小便不通。直至明代，始将淋、癃分开论述。明·张景岳《景岳全书》设癃闭专篇，对气虚不能化水，阴虚不能化阳所致癃闭有独到见解。清·李用粹《证治汇补》详细阐述了治癃闭三法，即滋肾涤热、清金润燥、燥脾健胃，其理法精当，可作借鉴。

西医学中的神经性尿闭、膀胱括约肌痉挛、尿路结石、尿路肿瘤、尿道狭窄、老年前列腺增生、脊髓炎和尿毒症等以尿潴留、少尿或无尿为主要表现者属于本证范畴，可参照本证辨证论治。

一、病因病机

（一）病因

1. 外感湿热 下阴不洁，湿热秽浊之邪上犯膀胱，或湿热素盛，热结下焦，肾移热于膀胱，形成癃闭。如《诸病源候论·小便不通候》曰："热入于胞，热气大盛，故结涩，令小便不通，小腹胀满气急。"

2. **感受热毒之邪** 温热毒邪犯肺，肺燥津伤，水源枯竭，形成癃闭。诚如《证治汇补·癃闭》所言："有热结下焦，壅塞胞内，而气道涩滞者，有肺中伏热，不能生水而气化不施者。"

3. **饮食不节** 久嗜醇酒、肥甘、辛辣之品致脾失运化，酿湿生热，下注膀胱；或饮食不足，饥饱失调致脾胃气虚，中气下陷，清阳不升，浊阴不降，癃闭得生。此即《灵枢·口问》所谓："中气不足，溲便为之变。"

4. **情志失调** 惊恐、忧思、郁怒、紧张太过，引起肝气郁结，疏泄失司，三焦气化失常，导致水道通调受阻，形成癃闭。

5. **尿路阻塞** 因积块、砂石、瘀血、败精阻塞尿道，小便难以排出，即成癃闭。《景岳全书·癃闭》云："或以败精，或以槁血，阻塞水道而不通也。"

6. **体虚久病** 因久病体虚，或年老体弱，或水肿病迁延不愈，致脾肾阳衰，所谓"无阳则阴无以生"；或因消渴、热病日久，致肾阴耗竭，所谓"无阴则阳无以化"，最终形成癃闭。

7. **药毒所伤** 因误用、误食或过用、过食药物、毒物，损伤脾肾，致使脾失转输，肾失气化形成癃闭。

（二）病机

癃闭的基本病机为肾与膀胱气化功能失调，导致尿液的生成或排泄障碍。外感或内生湿热之邪侵犯膀胱，阻滞气机，导致膀胱气化不利；温热毒邪犯肺，肺燥津伤，通调失职，水液不能下输膀胱，则尿液生成不足；若饮食不足，损伤脾胃，气虚下陷，清阳不升，浊阴不降，致膀胱气化无力；若肝郁气滞，疏泄失职，致膀胱气化不利；若积块、砂石、瘀血、败精阻塞尿道，则膀胱气化受阻；若久病体虚，或年老体弱，或水肿病迁延不愈，致脾肾阳气虚衰，膀胱气化无力；或因消渴、热病日久，致肾阴耗竭，尿液生成无源均可发生癃闭。

综上所述，癃闭的病理因素有湿热、热毒、气滞、瘀血。病位在肾与膀胱，与肺、脾、肝密切相关。病理性质有虚实之分。膀胱湿热、肺热壅盛、肝郁气滞、浊瘀阻塞，膀胱气化不利者为实证。脾气不升、肾阳衰惫，膀胱气化无力者为虚证。但虚实之间，常互相关联，或彼此兼夹。如肝郁气滞可化火伤阴；湿热久恋不愈，易灼伤肾阴；肺热壅盛损津耗液严重，病性由实转虚；脾肾虚衰无力推动气血运行而兼夹气滞血瘀，而见虚实夹杂之证。

若癃闭迁延日久，病情进展，正气衰惫，邪气壅盛，则变证丛生。尿闭不通，水气内停，上凌心肺，并发喘证、心悸之重症；脾肾衰败，气化不利，湿浊内壅，闭阻三焦，则可导致关格之危症；尿闭不通，尿毒壅盛，内陷心包，则见神志昏厥之险症。

二、诊断与鉴别诊断

（一）诊断依据

（1）临床主要表现为小便量少，排尿困难，甚或小便闭塞不通。其中小便不畅，点滴而短少为癃；小便闭塞，点滴不通为闭。

（2）可伴有少腹胀急疼痛，但无尿道疼痛感。

（3）既往或有水肿病、淋证、消渴等慢性疾病病史。

（二）鉴别诊断

1. 淋证 癃闭与淋证均属膀胱气化不利，故皆有排尿困难、点滴不畅的证候。但癃闭无尿道刺痛，每日尿量少于正常，甚或无尿排出。而淋证则小便频数短涩，淋沥刺痛，欲出未尽，而每日排尿量正常。但淋证日久不愈，可发展成癃闭；而癃闭易于感受外邪，常可并发淋证。

2. 水肿 癃闭与水肿均可出现小便不利，小便量少。水肿是体内水液潴留，泛溢于肌肤，引起头面、眼睑、四肢浮肿，甚者伴有胸腔积液、腹水，并无水蓄膀胱之证候。癃闭是由于肾与膀胱气化功能失调导致小便量少，排尿困难，伴或不伴有浮肿，部分患者还兼有小腹胀满膨隆，小便欲解不能，或点滴而出的水蓄膀胱之证，可资鉴别。水肿病迁延不愈，脾肾衰败，可发展成癃闭。

三、辨证论治

（一）辨证要点

1. 辨病之虚实 癃闭有虚实的不同，因湿热蕴结、肺热气壅、肝郁气滞、浊瘀阻塞等所致者，多属实证；因脾气不升、脾肾亏虚、肾阴不足者，多属虚证。辨别虚实的主要依据：实证多发病急骤，小腹胀满或疼痛，小便短赤灼热，苔黄腻或薄黄，脉弦涩或数；虚证多发病缓慢，面色少华，小便排出无力，精神疲乏，气短，舌质淡，脉沉细弱。

2. 辨病之缓急轻重 水蓄膀胱，小便闭塞不通者病急；小便量少，但点滴能出，无水蓄膀胱者病缓。由"癃"转"闭"，为病情加重；由"闭"转"癃"，为病情减轻。癃闭如见有小腹胀满疼痛、胸闷、气喘、呕吐等症，则提示病情较重；如见神昏烦躁、抽搐等症，则病情危笃。

（二）治疗原则

癃闭的治疗，遵循"腑病以通为用"的原则，但通利之法，又因证候虚实之不同而异。实证者宜清邪热、利气机、散瘀结；虚证者宜补脾肾、助气化，不可不经辨证，滥用通利小便之法。对水蓄膀胱之急症，应同时配合针灸、导尿、热敷、取嚏等法急通小便。

（三）分证论治

1. 膀胱湿热证

症状：小便点滴不通，或量极少而短赤灼热，小腹胀满，口苦口黏，或口渴不欲饮，或大便不畅。舌质红，苔黄腻，脉数。

分析：小便点滴不通，或量极少，小腹胀满是湿热互结、膀胱气化不利所致；小便短赤灼热为湿热蕴结膀胱；口苦口黏，口渴不欲饮为湿热内盛，津液不布；大便不畅，舌质红，苔黄腻，脉数，均因下焦湿热所致。

治法：清热利湿，通利小便。

方药：八正散加减。

大黄、川木通、山栀、滑石清热利湿；瞿麦、萹蓄、车前子通利小便，甘草调和诸药。

若兼心烦、口舌生疮糜烂者，可合导赤散以清心火，利湿热；若湿热久恋下焦，肾阴灼伤出现口干咽燥，潮热盗汗，手足心热，舌质红，可改用滋肾通关丸加生地黄、牛膝等，以滋肾阴，清湿热而助气化；若因湿热蕴结三焦，气化不利，浊毒内陷而致小便量极少或无，面色晦滞，胸闷烦躁，恶心呕吐，口中有尿臭，甚则神昏谵语，宜用黄连温胆汤加通草、制大黄等，以降浊和胃，清热利湿。

2. 肺热壅盛证

症状：小便不畅或点滴不通，咽干，烦渴欲饮，呼吸急促，或有咳嗽。舌红，苔薄黄，脉数。

分析：小便不畅或点滴不通乃温热犯肺，肺热炽盛，失于肃降，不能通调水道，下输膀胱所致；咽干，烦渴欲饮是热盛伤津引起；呼吸急促，或有咳嗽乃肺热上壅，气逆不降所致；舌红，苔薄黄，脉数为里热内郁之象。

治法：清泄里热，利湿化浊。

方药：清肺饮加减。

黄芩、桑白皮、鱼腥草清泄肺热；麦冬、芦根、天花粉、地骨皮清肺生津养阴；车前子、茯苓、泽泻、猪苓通利小便。

若有鼻塞、头痛、脉浮等表证者，加薄荷、桔梗宣肺解表；肺阴不足者加沙参、黄精、石斛滋养肺阴；大便不通者，加大黄、杏仁以通腑泄热；心烦、舌尖红者，加黄连、竹叶清心火；兼尿赤灼热、小腹胀满者，合八正散以上下并治。

3. 肝郁气滞证

症状：小便不通或通而不爽，情志抑郁，或多烦善怒，胁腹胀满。舌红，苔薄黄，脉弦。

分析：小便不通或通而不爽，是因七情内伤，气机郁滞，肝气失于疏泄，三焦气化不利，水液通调受阻所致；情志抑郁，多烦善怒，胁腹胀满，乃肝气不舒、肝络不畅所致。舌红，苔薄黄，脉弦为肝郁化火之征。

治法：调畅气机，通利小便。

方药：沉香散加减。

沉香、橘皮、柴胡、郁金、青皮、乌药、香附疏肝理气；当归、王不留行行下焦气血；石韦、车前子、冬葵子、茯苓通利小便。

若肝郁气滞症状严重，可合六磨汤以增强其疏肝理气的作用；若气郁化火，见舌红、苔薄黄，可加牡丹皮、山栀以清肝泻火。

4. 浊瘀阻塞证

症状：小便点滴而下，或尿如细线，甚则阻塞不通，小腹胀满疼痛。舌紫暗，或有瘀点，脉涩。

分析：小便点滴而下，或尿如细线，甚则阻塞不通，是瘀血败精阻塞于内，或瘀结成块，阻塞于膀胱尿道之间所致；小腹胀满疼痛，是因下焦瘀滞，气机不畅，不通则痛。舌紫暗，或有瘀点，脉涩均是瘀阻气滞之象。

治法：破瘀散结，利湿化浊。

方药：代抵当丸加减。

当归尾、山甲片、桃仁、莪术活血化瘀；大黄、芒硝、郁金通瘀散结；肉桂、桂枝助膀胱气化。

若瘀血现象较重，可加红花、川牛膝以增强其活血化瘀作用；若病久气血两虚，面色无华，宜益气养血行瘀，可加黄芪、丹参、当归之类；若尿路结石，可加金钱草、海金沙、冬葵子、瞿麦、石韦以通淋排石利尿。若兼见尿血，可吞服三七粉、琥珀粉化瘀止血。

5. 脾气不升证

症状：小腹坠胀，时欲小便而不得出，或量少而不畅，神疲乏力，食欲不振，气短声低。舌质淡，苔薄，脉细弱。

分析：小腹坠胀，时欲小便而不得出，或量少而不畅，是饮食劳倦伤脾，脾虚中气下陷，升提无力,清气不升,则为浊阴不降所致;神疲乏力、气短声低是脾虚中气不足所致;食欲不振乃脾气虚弱,运化无力所致。舌质淡,苔薄,脉细弱为气虚之征。

治法:补气升提,化气利水。

方药:补中益气汤合春泽汤加减。

人参、党参、黄芪、白术益气健脾;桂枝、肉桂通阳以助膀胱气化;升麻、柴胡升提中气;茯苓、猪苓、泽泻、车前子利水渗湿。

若血虚者,加熟地黄、当归、鸡血藤以养血;心悸多汗者,加麦冬、五味子、酸枣仁养心安神;若脾肺两虚,可改用参苓白术散;若脾虚及肾,可合济生肾气丸以温补脾肾,化气利水。

6. 肾阳衰惫证

症状:小便不通或点滴不爽,排出无力,面色㿠白,神气怯弱,畏寒肢冷,腰膝酸软无力。舌淡胖,苔薄白,脉沉细或弱。

分析:小便不通或点滴不爽,排出无力,是命门火衰,气化不及州都所致;面色㿠白,神气怯弱,乃元气衰惫,形神失养所致;畏寒肢冷,腰膝酸软无力,是肾阳衰惫,失于温煦所致。舌淡胖,苔薄白,脉沉细或弱为肾阳不足之征。

治法:温阳益气,补肾利水。

方药:济生肾气丸加减。

附子、肉桂、桂枝温肾通阳;地黄、山药、山茱萸补肾滋阴;车前子、茯苓、泽泻利尿。

若形神委顿,腰脊酸痛,为精血俱亏,病及督脉,多见于老人,治宜香茸丸补养精血,助阳通窍;若因肾阳衰惫,命门火衰,三焦气化无权,浊阴内蕴,小便量少,甚至无尿、呕吐、烦躁、神昏者,治宜千金温脾汤合吴茱萸汤,以温补脾肾,和胃降逆。

7. 肾阴亏虚证

症状:小便量少或全无,腰膝酸软,口咽干燥,烦躁不安,潮热盗汗,手足心热,头昏耳鸣。舌绛红,少苔,脉细数。

分析:小便量少或全无,乃肾阴亏虚,无阴则阳无以化所致;腰膝酸软是肾阴亏虚,腰失所养引起;口咽干燥,烦躁不安,潮热盗汗,手足心热,是阴虚生内热,虚热扰心所致;头昏耳鸣乃肾精不能上承所致。舌绛红,少苔,脉细数为阴虚之象。

治法:大补真阴,滋阴利水。

方药:六味地黄丸合猪苓汤加减。

熟地黄、山药、山茱萸滋补肾阴;茯苓、猪苓、泽泻、滑石、牡丹皮祛湿利水,寓泻于补。

若下焦有热,可加知母、黄柏,以清热坚阴;若阴虚及气,可用滋肾通关丸滋阴化气,以利小便。

四、预防调护

癃闭患者应消除外邪入侵和湿热内生等各种因素,如过食肥甘、辛辣、醇酒,或忍尿、纵欲过度及劳累等。应避免紧张、焦虑情绪,切忌忧思恼怒。同时应积极治疗淋证、水肿、尿浊、尿血等疾病。

对于水蓄膀胱证需导尿者,必须严格执行操作规范,避免外邪入侵,当患者能自动解出小便时,尽快拔除导尿管,还应保持会阴部卫生,鼓励患者适量饮水。

五、小　结

癃闭是由肾和膀胱气化功能失司引起的，以小便量少、排尿困难、甚则小便闭塞不通为主要临床表现的病证。多由外感湿热、感受热毒、饮食不节、情志失调、尿路阻塞、体虚久病及药毒所伤等引起，基本病机为肾与膀胱气化功能失调，病位在肾和膀胱，但与肺、脾、肝有密切关系。临床辨证首先应分清虚实，然后再权衡缓急。实证治宜清湿热、散瘀结、利气机而通水道；虚证治宜补脾肾，助气化，而达到气化得利，则小便自通的目的。同时还要根据在肺、在脾、在肾的不同，进行辨证施治，不可滥用通利小便之品。若小腹胀急，小便点滴不下，内服药物缓不济急，应配合导尿或针灸等以急通小便。

 临证验案

张某，男，70岁，工人。

初诊：于秋分燥金当令之际来诊，主诉自去年患小便频数，时愈时犯。今夏突然小便不通，少腹憋胀疼痛难忍，口干不喜饮水，坐卧不宁，靠导尿管排尿至今已3日。诊得脉沉细而数，舌苔白，大便干结。证属湿热蕴结，水热互结，治以清利湿热，通利小便。

处方：生地黄10g　黄柏6g　瞿麦12g　木通10g　竹叶9g　车前子12g　滑石12g　甘草梢6g

二诊：服上方3剂，小便仍点滴全无，大便3日未行，舌苔转为黄燥，脉沉数。此湿热蕴结大肠也，邪热上灼，肺燥津伤，大肠愈燥，需两顾之。急下存阴，佐以清热润肺。

处方：熟大黄9g　玄明粉9g（另包，分2次冲服）　瞿麦12g　萹蓄12g　黄柏6g　麦冬15g　木通10g　栀子6g

三诊：煎服1剂，大便通，小便利，口干好转，少腹畅快。又进2剂，诸症消失。

按　《素问·宣明五气》云："膀胱不利为癃。"《诸病源候论》谓："膀胱与肾俱有热故也。"主症为小便不利，但应与淋证相鉴别，淋证便数而茎痛，癃闭则小便点滴难通，故虽有便秘口渴，苔黄脉数，不可断为淋证而妄施药饵。本例癃闭，证属湿热蕴积，水热互结，先治以清热利湿不应，后见3日未大便，将成热结之势，东垣尝谓"渴而小便不利，邪热在上焦气分也""大便亦闭加大黄、元明粉"，故拟通下、清肺、利水邪热之剂，竟霍然而愈。

（许逸民，李庆峰. 中国百年百名中医临床家丛书·内科专家卷：许玉山[M]. 2版. 北京：中国中医药出版社. 2014）

文献摘录

（1）《丹溪心法·小便不通》："小便不通有气虚、血虚、有痰、风闭、实热……气虚，用参芪、升麻等，先服后吐，或参、芪药中探吐之；血虚，四物汤，先服后吐，或芎归汤中探吐亦可；痰多，二陈汤，先服后吐……痰气闭塞，二陈汤加木通、香附探吐之。"

（2）《景岳全书·癃闭》："今凡病气虚而闭者，必以真阳下竭，元海无根，水火不交，阴阳痞隔，所以气自气而气不化水，水自水而水蓄不行。气不化水则水腑枯竭者有之，水蓄不行则浸渍腐败者有之。气既不能化，而欲强为通利，果能行乎？阴中已无阳，而再用苦寒之剂能无甚乎？理本甚明，何知之者之不多见也。至若气实而闭者，不过肝强气逆移碍膀胱，或破其气，或通其滞，或提其陷，而壅者自无不去，此治实者无难，而治虚者必得其化，为不易也。"

（3）《谢映庐医案·癃闭门》："小便之通与不通，全在气之化与不化，然而气化二字难言之矣。有因湿热郁闭而气不化者，用五苓、八正、禹功、舟车之剂，清热导湿而化之；有因上窍吸而下窍之气不化者，用嚏鼻法、探吐法,是求北风开南牖之义,通其上窍而化之;有因阴无阳而阴不生者,用八味丸、肾气汤,引入肾命,熏蒸而化之;有因无阴而阳无以化者,用六味丸、滋肾丸,壮水制阳光而化之;有因中气下陷而气虚不化,补中益气,升举而化之;有因冷结关元而气凝不化,真武汤、苓姜术桂之类,开冰解冻,通阳泄浊而化之;有因脾虚而九窍不和者,理中汤、七味白术散之类,挟土制水而化之。古法森立,难以枚举,总之,治病必求其本。"

（4）《景岳全书·癃闭》："小水不通是为癃闭,此最危最急证也。水道不通,则上侵脾胃而为胀,外侵肌肉而为肿,泛及中焦则为呕,再及上焦则为喘。数日不通,则奔迫难堪,必致危殆。"

文献推介

（1）阳绍华. 癃闭汤联合艾灸治疗浊瘀阻塞型癃闭40例临床观察[J]. 湖南中医杂志, 2016, 32（03）: 48-49.

（2）刘瑞琪, 魏丽娟, 杨洪涛. 杨洪涛教授从三焦气机辨治癃闭经验初探[J]. 中国中西医结合肾病杂志, 2021, 22（04）: 287-288.

39 关　　格

　　关格是由脾肾虚衰、气化不利、浊邪壅塞三焦引起的,以小便不通与呕吐并见为主要临床表现的一种危重病证。分而言之,小便不通谓之关,呕吐时作谓之格。多见于水肿、淋证、癃闭等病证的晚期。

　　关格之名,始见于《黄帝内经》。《素问·六节藏象论》记载"人迎与寸口俱盛四倍以上为关格。"指出其为一种脉象。《灵枢·脉度》曰:"阴气太盛,则阳气不能荣也,故曰关。阳气太盛,则阴气弗能荣也,故曰格。阴阳俱盛,不得相荣,曰关格。关格者,不得尽期而死也。"又言其为阴阳失衡,不能互根互用的一种严重病理状态。汉·张仲景《伤寒论》正式将"关格"作为病名,提出"关则不得小便,格则吐逆"。隋·巢元方《诸病源候论·关格大小便不通候》认为,关格是指大小便不通,其发生机制是"阴气大盛,阳气不得荣之,曰内关。阳气大盛,阴气不得荣之,曰外格。阴阳俱盛,不得相荣,曰关格"。金·李杲《兰室秘藏》指出关格的病机为邪热所致。明·王肯堂《证治准绳·关格》提出了著名的"治主当缓,治客当急"的治疗原则,具有现实指导意义。清·喻昌在《医门法律·关格门》一书中着重引用《黄帝内经》《伤寒论》对于"关格"的描述,提出自己对于关格的认识,并在病机、治疗等方面具有独到的见解。对于"关格"的病机,喻昌提到:"中枢不运,上关下格""关格之源,由于五志厥阳之火,遏郁于心包之内"。在治疗上针对"中枢不运,上关下格"者,以进退黄连汤之"进"法,而治"五志厥阳之火",则治以资液救焚汤或者进退黄连汤之"退"法。

　　西医学中的由于各种原因引起的急、慢性肾衰竭终末期以少尿、呕吐为主要表现者,可参照本病辨证论治。其他以少尿、呕吐并见为主要临床表现的疾病,也可参照本病辨证论治。

一、病因病机

（一）病因

1. 久病伤肾　水肿、淋证、癃闭等病证久治不愈,或失治误治,逐渐发展,导致脾肾衰败,气化不利，水湿内停，日久化浊、化瘀、化毒，成为关格发病的主因。

2. 外邪侵袭 在脾肾衰败、湿浊毒邪内盛的基础上，又感受风、寒、湿、热等外邪，进一步加重内盛之邪，产生关格。如《兰室秘藏·小便淋闭门》云："关无出之谓，皆邪热为病也。"

3. 饮食所伤 因饮食不节，饥饱失调，过食咸味及油腻厚味，进一步损伤脾气，导致关格。

4. 劳欲过度 因劳倦、纵欲太过，进一步耗伤脾肾之气，形成关格。《景岳全书·关格》指出："总由酒色伤肾，情欲伤精，以致阳不守舍，故脉浮气露，亢极如此，此则真阴败竭，元海无根，是诚亢龙有悔之象，最危之候也。"

（二）病机

关格的基本病机为脾肾虚衰、气化不利、浊邪壅塞三焦。多因水肿、淋证、癃闭等病证久治不愈，或失治误治，脾肾虚衰，气化不利，水湿内停，日久化浊、化瘀、化毒。在此基础上，或感受风、寒、湿、热之邪，或饮食不节、劳欲过度进一步损伤正气，脾肾之气衰败，湿浊、瘀毒弥漫三焦，极易犯胃、阻肾，导致小便不通与呕吐并见，形成关格。

关格的病理因素为湿浊、瘀毒。病理性质为本虚标实，以脾肾阴阳衰惫为本，湿浊毒邪内盛为标。病位在脾（胃）、肾（膀胱），尤以肾为关键，涉及肺、肝、心多脏。因脾主运化水湿，升清降浊；肾主气化开阖，二者在气、血、津液的化生、运行和代谢中起着十分重要的作用。倘若脾肾衰惫，气血不生，日久气血阴阳俱损；水湿不化，水湿内停，日久化浊、化瘀、化毒，壅滞三焦，上下阻隔不通；闭阻上焦，凌心射肺则心悸、喘脱，闭阻中焦，犯胃则呕吐，闭阻下焦，动肝则见眩晕、抽搐、中风，肾关不开，则小便全无。

本证若救治不及时，或救治不当，正衰邪实，阳衰阴竭，极易产生喘脱、昏仆、中风等险恶之证，甚至阴阳离决，危及生命。

二、诊断与鉴别诊断

（一）诊断依据

（1）小便不通与呕吐并见为关格的主症。

（2）病程中可出现面色无华，食欲不振，晨起恶心，口中尿味，心悸怔忡，倦怠乏力，腰膝酸痛，严重者伴胸闷喘促、抽搐，甚至谵语、昏迷。

（3）一般起病较缓慢，多有水肿、淋证、癃闭等肾系疾病病史和外感风寒、风热等诱发因素；也可由某些疾病如温毒、霍乱、疮疡等突然转变而来；另有部分患者早期阶段症状不明显或很短暂，疾病迅速进入后期阶段。

（二）鉴别诊断

1. 癃闭 二者都以小便量少或闭塞不通为主要特点，但关格常由水肿、淋证、癃闭等迁延日久不愈而引起，是小便不通与呕吐并见的病证，常伴有皮肤瘙痒，口中尿味，四肢搐搦，甚或昏迷等症状。癃闭不伴有呕吐，部分患者有水蓄膀胱之证候，以此可鉴别。但癃闭进一步恶化，可转变为关格。

2. 走哺 是呕吐伴有二便不通利之病证。是由下焦湿热而致二便不通，呕吐不停。关格属于脾肾衰败，湿浊毒邪壅塞三焦，是虚中夹实的病证。从预后来看，一般关格属危重疾病，预后较差；

走哺只要治疗得当，预后一般较好。

三、辨证论治

（一）辨证要点

1. 辨本虚标实 本虚主要是脾肾阴阳衰惫，标实主要是湿浊毒邪。以本虚为主者，应分清是脾肾阳虚还是肝肾阴虚；以标实为主者，应区分寒湿与湿热的不同。

2. 辨病位 浊毒之邪犯脾以神疲乏力、身重、水肿为主；浊毒之邪犯胃以恶心频作，呕吐不止为主；浊毒之邪凌心射肺，可见心悸、喘脱或昏迷、谵语；浊毒之邪犯肝，则见头晕、头痛、手足抽搐；浊毒之邪犯肾，则见腰膝酸软、下肢肿甚。

（二）治疗原则

关格是正衰邪盛的疾病，治宜攻补兼施，标本兼顾。早期以补为先，兼以化浊利水；晚期阶段，应补中有泻，补泻并重，泻后即补，或长期补泻同用，灵活掌握。

《证治准绳·关格》提出"治主当缓，治客当急"的原则。所谓主，是指关格的本，即脾肾阴阳衰惫，治"主"当缓，即是指治疗脾肾不足不能应用大剂量峻补药物，而应用药刚柔相兼，配用血肉有情之品，缓缓补之，使脾肾之气逐渐恢复。临床上以脾肾阳虚者多见，在应用温阳药时，应注意补阴以配阳，使阳从阴复，常配合应用滋肾药物。所谓"客"，是指关格之标，即浊邪，浊是阴邪，易伤阳，浊不去，则阳不复，浊邪瘀久成毒，所以应尽快祛除。祛浊又有降浊、化浊等法，降浊者，使浊从大便出，即泄浊之法；化浊之法，即化痰利湿。

此外，还可用中药保留灌肠以通腑泄浊解毒。

（三）分证论治

1. 脾肾阳虚，湿浊内蕴证

症状：小便短少、色清，甚则尿闭，面色晦滞，形寒肢冷，神疲乏力，浮肿腰以下为主，纳差，腹胀，泛恶呕吐，大便溏薄。舌淡，舌体胖大，边有齿印，苔白腻，脉沉濡细。

分析：小便短少、色清，甚则尿闭，是肾阳亏损，气化功能受阻所致；面色晦滞，形寒肢冷，神疲乏力，是脾阳不振，不能腐熟水谷，使气血来源不足所致；浮肿腰以下为主，乃肾阳虚，不能化水，泛溢肌肤所致；纳差，腹胀，乃脾阳亏损，脾失健运所致；泛恶呕吐，是胃失和降、胃气上逆所致；大便溏薄，是脾肾阳虚，肠失温煦所致；舌淡，舌体胖大，边有齿印，苔白腻，脉沉濡细为脾肾阳虚，湿浊内蕴之象。

治法：温补脾肾，化湿降浊。

方药：温脾汤合吴茱萸汤加减。

附子、干姜、仙灵脾温补肾阳；人参、白术、茯苓益气健脾；姜半夏、陈皮、制大黄、六月雪化湿降浊；吴茱萸、生姜降逆止呕。

若痰湿壅肺者，可合用小青龙汤；若水气凌心者，加用己椒苈黄丸；尿少或小便不通者，可合用滋肾通关丸，以滋肾阴，助气化；皮肤瘙痒者，加土茯苓、地肤子、白鲜皮燥湿止痒。

2. 肝肾阴虚，肝风内动证

症状：小便短少，呕恶频作，头晕头痛，面部烘热，腰膝酸软，手足抽搐。舌红，苔少，脉弦细。

分析：小便短少是肝肾阴虚，浊邪内阻，水道不通所致；呕恶频作乃湿浊内蕴，痰浊中阻，胃气上逆所致；头晕头痛是肝肾阴虚，肝阳上亢所致；面部烘热，是阴虚生内热所致；腰膝酸软，手足抽搐，是肝肾阴虚，腰府失养，肝风内动所致。舌红，苔少，脉弦细属肝肾阴虚，阴虚动风之象。

治法：滋补肝肾，平肝息风。

方药：杞菊地黄丸合羚角钩藤汤加减。

熟地黄、山药、山茱萸、枸杞子滋补肝肾；泽泻、茯苓利湿泄浊，牡丹皮清肝火；羚羊角、钩藤、石决明平肝息风；贝母、竹茹、胆南星、竹沥化痰止呕；制大黄、败酱草、六月雪降浊解毒。

若大便秘结，可加用生大黄以通腑降浊；若出现舌干光红，抽搐不止者，宜用大定风珠；若浊邪入营动血者，可选用犀角地黄汤、清营汤等，同时配合至宝丹或紫雪丹；若风阳内动，导致中风者，按中风论治。

3. 肾阳衰微，毒扰心神证

症状：无尿或少尿，全身浮肿，恶心呕吐，面白唇暗，四肢厥冷，口中尿臭，神识昏蒙，循衣摸床。舌卷缩、淡胖，苔白腻或灰黑，脉沉细欲绝。

分析：无尿或少尿，全身浮肿是肾气衰竭，命门火衰，湿浊侵犯下焦，水道不通所致；恶心呕吐，口中尿臭，乃湿浊上泛，胃气上逆所致；面白唇暗，四肢厥冷，是阳气大亏，不能温煦所致；神识昏蒙，循衣摸床，为肾气衰竭，痰浊壅盛，蒙蔽心神清窍，内闭外脱之象。舌卷缩、淡胖，苔白腻或灰黑，脉沉细欲绝为肾阳衰微，痰浊壅盛，肾气衰竭之象。

治法：回阳固脱，豁痰开窍。

方药：急用参附汤合苏合香丸，继用涤痰汤加减。

人参、附子回阳固脱；苏合香丸开窍醒神；胆南星、石菖蒲、半夏、竹茹豁痰开窍。

若狂躁痉厥者，急用紫雪丹；若心阳欲脱者，用参附龙牡汤；若见气阴耗竭征象者，宜用生脉散益气敛阴。

四、预防调护

保持心情舒畅，注意饮食起居，预防感冒，避免使用肾毒性药物，对于关格本病的预防有重要意义。

关格患者应绝对卧床休息，以减轻体力的消耗，注意口腔卫生，勤漱口，保持皮肤清洁，注意饮食调摄，忌冷食、牛羊肉及海鲜等发物，消除紧张情绪，树立战胜疾病的信心。

五、小 结

关格是由于脾肾虚衰、气化不利、浊邪壅塞三焦引起的，以小便不通与呕吐并见为主要临床表现的一种危重病证。基本病机为脾肾虚衰、气化不利、浊邪壅塞三焦。临床要根据证候首辨虚实，本虚主要是脾肾阴阳衰惫，标实主要是湿浊毒邪；次辨病位，分清在脾胃、在肾、在心、在肝的不同。治疗关格应注重维护肾气，重视祛邪泄浊与扶正固本的结合，标本兼治，灵活掌握。若患者呕吐不停，不能进食，可采用中药保留灌肠的方法。

 临证验案

王某，男，32岁，已婚。1958年10月12日初诊。

初诊：患者于1958年10月6日起发热，体温达39℃，头痛，全身酸痛，食欲不振，白细胞计数正常，某医院急诊室予以复方阿司匹林口服,体温不退,上升至40℃,并有轻微咳嗽,呕吐一次,全身症状加重,于10月10日住入某医院。入院后予以输液治疗,并肌内注射青霉素等。翌日,体温退至36.7℃,此间呕吐8次之多,每次量为150~200ml,全为咖啡色,无小便,无尿意,膀胱不膨胀,注射部及背部皮肤均出现出血点(10余年来,曾皮下出现紫斑和鼻出血多次)。血压不高,血非蛋白氮40mg%。10月12日上午8时导尿,得黄色尿液75ml,查得蛋白(+++),有红细胞、白细胞及颗粒管型。血非蛋白氮108mg%,二氧化碳结合力18mmol/L。体温升至38.5℃。再次导尿仅得1.5ml。至此尿毒症现象已十分显著,乃请中医会诊。症见面赤,舌尖红、中灰,口渴,脉诊右数大、左较细,小溲涓滴不通。升降气机室塞,急则治标,先予镇逆清热,和养肺胃之阴。

处方:白蒺藜9g 香青蒿12g 姜竹茹9g 紫苏叶0.9g 姜川连0.9g 麦冬12g 黑玄参9g 橘红、橘络各9g 制半夏6g 西洋参2.4g 海蛤粉9g 天花粉15g 鲜芦根(去节)3尺 鲜藕(打)5片

二诊(1958年10月13日):服上方1剂,导尿得95ml,尿检仍有蛋白(++++),红细胞(++++)。眼睑浮肿甚著,鼻唇沟消失,一度意识朦胧,呕逆不止,身体发红紫瘀点,舌质红绛。

辨证:肺主气,肾主水,肺气不宣,肾气衰竭,通调必失其常,患者平日劳累过甚,既伤其气,又损其肾,肺肾之气内馁,卒然无尿,不为无因。今因小溲不通,水毒凌心犯胃,呕逆不止,神识似有昏糊之象。身体发红、紫瘀点,湿毒自内达外之兆。舌质红绛,说明肺胃之阴亦耗。故欲止其吐,当先和胃,欲和其胃,必须降逆,待清升浊降,吐止尿通,方有生机,否则难许言治。方拟开泄肺气,清养胃阴,佐以芳香淡渗,俾上窍开,下窍或可开。

处方:西洋参12g 麦冬9g 冬瓜子、冬瓜皮各30g 白桔梗3g 姜竹茹6g 枇杷叶(包煎)4片 甘草梢6g 姜川连1.2g 石菖蒲(后下)3g 福泽泻9g 滑石末18g 车前子(包煎)30g 川通草1.5g

另用蟋蟀干3只,血珀3g,真麝香0.09g,研末吞服。

三诊(1958年10月14日):服上方后,意识较清楚,颜面浮肿消退,有尿意但仍然难排出,导尿得170ml。昨日下午起,腹痛,下腹部肌肉紧张,无压痛及反跳痛,无移动性浊音。白细胞计数16.7×10⁹/L,中性粒细胞0.85,血非蛋白氮134.4mg%,二氧化碳结合力14mmol/L。

辨证:昨日用开泄肺气,清养胃阴,佐以芳香渗利之法,药入仍稍有呕逆,小溲仍未自解,呕吐时甚至有痰血之块,舌干绛,苔罩黄灰,唇色干裂,显属水毒化热,凌心犯胃,肺胃津液日渐干涸之象。脉来软弱,神识尚未清醒,昏糊欲脱变亦意中事。症情险恶,殊难挽救,姑再宣肺气,养胃阴,以冀肺气得以下降,肾气亦有通利之机,未知能否获效。

处方:西洋参12g 麦冬9g 枇杷叶(包煎)4片 姜川连1.5g 姜竹茹6g 鲜芦根(去节)60g 鲜石斛18g 广郁金6g 石菖蒲(后下)3g 肥知母6g 福泽泻9g 车前子(包煎)12g

服上方后翌日,有尿532ml,黄红色,比重1.012,蛋白(++++),红细胞满视野,白细胞0~2个/高倍镜,管型未见。腹痛缓解,尿量逐渐增加,达2210ml/d。

按 中医认为肺肾热结,不能生水,以致小便不通,浊气上逆。治以清心宣肺以开上焦,清养胃阴以滋水液。一剂未知者,是病重而药力未达病所,况已三焦气化不利而无尿,亦非一剂所能愈。三诊方中加入大剂养阴清肺益肾之品,如是上焦既宣,肾能气化,水液得以下行入膀胱,故小便遂自利矣。

(邹云翔,张文康. 中国百年百名中医临床家丛书·邹云翔[M]. 北京:中国中医药出版社. 2003)

文献摘录

(1)《兰室秘藏·小便淋闭门》:"病有关有格,关则不得小便……分在气在血而治之,以渴与不渴而辨之。如渴而小便不利者,是热在上焦肺之分,故渴而小便不利也……如不渴而小便不通者,热在下焦血分,故不渴而大燥,小便不通也。"

(2)《景岳全书·关格》:"关格证,所伤根本已甚,虽药饵必不可废,如精虚者当助其精,气虚者当助其气,其有言难尽悉者,宜于古今补阵诸方中择宜用之。斯固治之法,然必须远居别室,养静澄心,假以岁月,

斯可痊愈。若不避绝人事，加意调理，而但靠药饵，则恐一曝十寒，得失相半，终无济于事也。"

（3）《证治汇补·癃闭附关格》："既关且格，必小便不通，旦夕之间，陡增呕恶，此因浊邪壅塞，三焦正气不得升降，所以关应下而小便闭，格应上而生吐呕，阴阳闭绝，一日即死，最为危候。"

文献推介

（1）张梅友．关格散治疗流行性出血热肾功能衰竭65例[J]．中国中医急症，2006，15（04）：425-426.
（2）韩丽萍，玄昌波，秦英，等．吕仁和教授辨治慢关格经验总结[J]．天津中医药，2017，34（03）：150-154.

40 阳 痿

阳痿是由肝、肾、心、脾受损，气血阴阳亏虚，阴络失荣，或肝郁湿阻，经络失畅导致宗筋不用引起的，以临房时阴茎痿而不举、举而不坚，或坚而不久，无法进行正常性生活为主要临床表现的病证。

阳痿病证首载于《黄帝内经》，《素问·阴阳应象大论》和《灵枢·邪气脏腑病形》称阳痿为"阴痿"，《灵枢·经筋》称之为"阴器不用"，《素问·痿论》称之为"筋痿"。《素问·五常政大论》："气大衰而不起不用"；《素问·痿论》："思想无穷，所愿不得""入房太甚，宗筋弛纵，发为筋痿"；《素问·经筋》："热则筋弛纵不收，阴痿不用"，认识到气衰、邪热、情志和房劳可引起本病。《黄帝内经》最早从中医学的生理解剖角度阐述了脾胃与阳痿的联系，《素问·厥论》："前阴者，宗筋之所聚，太阴阳明之所合也"；并提出"治痿者独取阳明"。隋·巢元方《诸病源候论·虚劳阴痿候》认为："肾开窍于阴，若劳伤于肾，肾虚不能荣于阴器，故萎弱也。"唐宋时期认为本病由劳伤及肾虚引起。宋·严用和《济生方·虚损论治》以"五劳七伤，真阳衰惫"论治本病，治疗上以温肾壮阳为主。

阳痿病名首见于《慎斋遗书》。明·张景岳《景岳全书》立阳痿篇，对阳痿病因病机和治疗都有较全面的论述，提出对命门火衰所致阳痿者用右归丸、赞育丸、石刻安肾丸；血气薄弱者宜左归丸、斑龙丸、全鹿丸；思虑、惊恐导致肾亏虚者须培养心脾；湿热者须清火以坚肾。清·沈金鳌《杂病源流犀烛》主张抑郁伤肝，亦致阴痿不起，对肝郁所致者用达郁汤；清·陈士铎《辨证录》中对心火抑郁者用启阳娱心丹。清·叶天士《临证指南医案·阳痿》云："阳明虚则宗筋纵。"清·林珮琴《类证治裁·阳痿论治》中列举药方："伤思虑者，心脾郁结。阳事不举，归脾汤、炒香散。"

西医学中的以男性阴茎勃起功能障碍为主要表现者属于本病范畴，可参考本病辨证论治。以阳痿为主要表现的某些慢性疾病，亦可参考本病辨证论治。

一、病因病机

（一）病因

1. 外邪侵袭 久居湿地，或湿热外侵，蕴结肝经，下注宗筋，或寒湿伤阳，阳为阴遏，发为阳痿。《景岳全书·阳痿》说："亦有湿热炽盛，以致宗筋弛纵，而为痿弱者。"

2. 饮食不节 过食醇酒厚味，脾胃运化失常，聚湿生热，湿热下注，气机受阻，宗筋弛纵，阳事不兴。或大病或久病不愈，损伤脾胃，致脾胃虚弱，运化无力，气血化生不足，不能输布精微以养宗筋，则宗筋不举而痿软。

3. 情志失调 情志不遂，忧思郁怒，肝失疏泄条达，不能疏通血气而畅达前阴，则宗筋所聚无能，发为阳痿；或忧愁思虑不解，损伤心脾，病及阳明冲脉，以致气血两虚，宗筋失养，而成阳痿；或大惊卒恐，惊则气乱，恐则伤肾，气机逆乱，气血不达宗筋，渐至阳道不振，举而不坚，导致阳痿。

4. 先天不足，久病劳伤 先天禀赋不足，房劳太过，或少年误犯手淫，或早婚，以致精气亏虚，肾阳不足，发为阳痿，正如《景岳全书·阳痿》所说："凡男子阳痿不起，多由命门火衰，精气虚冷。"此外，久病劳伤，损伤脾胃，气血化源不足，可致宗筋失养，而成阳痿。

5. 瘀血阻络 外伤或气滞日久导致瘀血内停，气机不畅，瘀阻宗筋，气血不达，宗筋痿而不用。

（二）病机

阳痿病因虽多，其基本病机为肝、肾、心、脾受损，气血阴阳亏虚，阴络失荣，或肝郁湿阻，经络失畅导致宗筋不用而成。

阳痿病位在宗筋，病变脏腑主要在肝、肾、心、脾。肝主筋，足厥阴肝经绕阴器而行；肾藏精，主生殖，开窍于二阴；脾之经筋皆聚于阴器。宗筋作强有赖于肝、肾、脾精血濡养。心乃君主之官，情欲萌动，阳事之举，必赖心火之先动。肾虚精亏，真阳衰微，则宗筋无以作强；肝失疏泄，气机郁滞，气血不达宗筋，则宗筋不聚；脾失运化，气血生化乏源，则宗筋失养；忧虑伤心，心血暗耗，心难行君主之令，则阴茎痿软不举。

阳痿的病理性质，有虚实之分，且多虚实夹杂。气滞血瘀，湿热下注属实；肾阳亏虚，心脾虚损，惊恐伤肾属虚。肝郁化火，灼伤阴精，可致肝肾阴虚证；湿遏阳气，阳气不振，而成脾肾阳虚证，属于因实致虚。脾虚失运，痰湿内生，则致脾虚夹湿夹痰之证；或久病入络，瘀阻经络，引起肾虚夹瘀之证，属于因虚致实。此外，心、脾、肾虚损之阳痿，常因欲求不遂，抑郁不欢，久之大多兼肝郁气滞之证。

二、诊断与鉴别诊断

（一）诊断依据

（1）成年男子性交时，由于阴茎痿弱不起、举而不坚，或坚而不久，无法进行正常的性生活，即可诊为本病。但须除外性器官发育不全，或药物引起的阳痿。

（2）常伴有神疲乏力，腰酸膝软，畏寒肢冷，胆怯多疑，精神苦闷，夜寐不安，或小便不畅，滴沥不尽等症。

（3）本病常有房劳过度、手淫频繁、久病体弱，或有消渴、郁证、惊悸、外伤等病史。

（二）鉴别诊断

早泄 是指在性交之始，阴茎可以勃起，但射精过早，因射精之后阴茎随即痿软而妨碍性交正常进行的病证。阳痿是指性交时阴茎不能勃起，或勃起不坚，或持续时间过短而不能进行正常性生活的病证。两者的临床表现有明显差别，但在病因和病机上有相同之处，若早泄日久不愈，可进一步发展为阳痿，故阳痿病情重于早泄。

三、辨 证 论 治

（一）辨证要点

1. **辨虚实** 虚证多由禀赋不足、房劳过度、思虑忧郁、大惊卒恐所致；实证则多由惊恐郁怒、外邪侵袭、瘀血阻络所致。
2. **辨寒热** 寒则面白、形寒肢冷、尿清、夜尿频，舌淡，苔白，脉沉细；热则面红、尿黄赤、便干结，舌红，苔黄或黄腻，脉滑数或弦数。
3. **辨脏腑** 情志所伤、郁怒所致，病在肝、心；外受湿热，邪客肝经；气血不足或湿热内蕴，脾胃先病，后入肝经；恣情纵欲，肾精先亏，精损及阳；胆怯多疑，病在心、胆、肾。

（二）治疗原则

阳痿的治疗应审证求因。实证者，肝郁气滞宜疏解，湿热内蕴宜清利，瘀血阻络宜活血化瘀。虚证者，肾阳亏虚宜温补，结合养精；心脾血虚当调养气血，佐以温补开郁。虚实夹杂者宜标本兼顾。

（三）分证论治

1. 命门火衰证

症状：阳事不举，或举而不坚，性欲减退，精薄清冷，畏寒肢冷，精神萎靡，腰酸膝软，夜尿清长，面色㿠白。舌淡胖，苔薄白，脉沉细。

分析：阳事不举，或举而不坚是肾阳亏虚，精气虚冷，导致宗筋失养所致；性欲减退，精薄清冷，畏寒肢冷，面色㿠白，精神萎靡是肾阳亏虚，温煦不足所致；腰酸膝软，是肾阳不足，腰府失养所致；夜尿清长是肾阳不足，肾固摄无力所致；舌淡胖，苔薄白，脉沉细为肾阳亏虚之象。

治法：温肾填精，壮阳起痿。

方药：赞育丸加减。

巴戟天、肉桂、淫羊藿、韭菜子壮命门之火；熟地黄、山茱萸、枸杞子、当归滋阴养血，从阴求阳。

若真阴不足、精血亏虚而阳虚不甚者，表现为腰酸膝软，头晕，耳鸣，五心烦热，舌红，少苔，脉细数，宜滋阴补肾填精、润养宗筋，可用左归丸；阴虚火旺明显者，加知母、黄柏滋阴降火；眩晕耳鸣者，加菊花、钩藤。若阴阳两虚，年老体衰者，用药宜阴阳相济，方选还少丹；滑精频繁，精薄清冷甚者，加覆盆子、金樱子、益智仁补肾固精；尤其应注意不可滥用燥烈之品，恐损耗真精。

2. 心脾两虚证

症状：阳事不举，遇劳加重，心悸，健忘，失眠多梦，精神不振，食少纳呆，面色萎黄，腹胀便溏。舌淡，苔薄白，脉细。

分析：阳事不举，遇劳加重是心脾两虚，气血乏源，宗筋失养所致；心悸，健忘，失眠多梦，精神不振，是气血亏虚，心神失养所致；食少纳呆，面色萎黄，腹胀便溏是脾虚不运，气血不足所致。舌淡，苔薄白，脉细是气血两虚之象。

治法：健脾养心，益气起痿。

方药：归脾汤加减。

人参、黄芪、白术、甘草补脾益气以生血,使气旺而血生;当归、龙眼肉甘温补血养心;茯苓、酸枣仁、远志宁心安神;木香辛香而散,理气醒脾;生姜、大枣调和脾胃,以资化源。

若夜寐不安者,加夜交藤、合欢皮、远志、石菖蒲养心安神;若痰湿内盛,胸脘胀满、泛恶纳呆者,加半夏、厚朴、陈皮燥湿化痰;若畏寒肢冷,小便清长者,可加入巴戟天、淫羊藿补肾壮阳,以助阳起痿。

3. 肝郁不舒证

症状:平素性情烦躁易怒或者抑郁,临房不举,胸胁胀痛,脘闷不舒,善太息,口干口苦,夜寐不安,食少便溏。苔薄白,脉弦。

分析:临房不举是肝郁气滞,日久致血行不畅,宗筋所聚无能,痿而不用;情绪抑郁或烦躁易怒,胸胁胀痛,善太息,口干口苦是肝经气机不畅所致;脘闷不舒,食少便溏是肝气横逆犯脾胃所致。苔薄白,脉弦是肝郁气滞之象。

治法:疏肝解郁,行气起痿。

方药:柴胡疏肝散加减。

柴胡疏肝解郁,调理气机为主;香附、芍药助柴胡疏肝解郁,陈皮、枳壳行气导滞共为辅;川芎理气活血止痛为佐;炙甘草和中,调和诸药为使。

若肝郁脾虚者,可选用逍遥散;若兼见肝血不足者,加鸡血藤、当归、酸枣仁养血柔肝;若见急躁易怒、口干口苦甚、目赤尿黄者,属肝郁化火,可加牡丹皮、山栀子、龙胆草清肝泻火;若气滞日久,兼见血瘀者,加延胡索、丹参、赤芍活血化瘀。本证多见于年轻人及新婚者,需重视心理疏导,辅以药物治疗方能取得良好效果。

4. 瘀阻宗筋证

症状:阳痿不举,或举而不坚,可见阴部、腰骶或胸胁刺痛,入夜尤甚,或见肌肤甲错,或有相关外伤史,或无明显兼症。舌质紫暗,有瘀斑或瘀点,脉涩。

分析:阳痿不举,或举而不坚是情志、外伤等因素导致气机不畅、瘀血内停、瘀阻宗筋所致;阴部、腰骶或胸胁刺痛,是瘀阻脉络,不通则痛;入夜尤甚,肌肤甲错,舌质紫暗,有瘀斑或瘀点,脉涩是瘀阻宗筋之象。

治法:活血化瘀,通络起痿。

方药:血府逐瘀汤加减。

桃仁、红花、赤芍、川芎活血祛瘀通络;牛膝活血通经,引血下行;生地黄、当归养血益阴,清热活血;桔梗、枳壳、柴胡疏肝解郁,理气行滞,使气行则血行;甘草调和诸药。临床应用时可选加地龙、蜈蚣、全蝎、水蛭、土鳖虫等虫类药以增强祛瘀通络之力。

若见无外伤史者,多伴有脏腑亏损,气血不足,尤其是中老年患者宜结合补益肝肾、益气养血等法。

5. 惊恐伤肾证

症状:临房不举,或举而不坚,时有自举,胆怯多疑,心悸易惊,常有惊吓史,夜寐不安,易醒。苔薄白,脉弦细。

分析:临房不举,或举而不坚,时有自举是惊恐伤肾,肾精破散,心气逆乱,气血不达宗筋所致;胆怯多疑,心悸易惊,夜寐不安,易醒,是心虚胆怯,心肾不交所致。苔薄白,脉弦细是惊恐伤肾之象。

治法:益肾宁神,启阳起痿。

方药:启阳娱心丹加减。

人参、菟丝子益气补肾安神；酸枣仁、远志、茯神、石菖蒲宁心安神；当归、白芍养肝柔肝、橘红、柴胡疏肝理气；砂仁、白术、山药、神曲健脾益气、宁心安神。

若惊悸不安、夜梦多者，加生龙骨、龙齿镇静安神；久病入络，瘀血阻络者，加丹参、川芎、蜈蚣通络化瘀。对本证患者积极查找发病原因，加强心理疏导，消除疑虑，树立信心尤为重要。

6. 湿热下注证

症状：阴茎痿软，举而不坚，平素嗜食肥甘之品，胸胁胀痛灼热，阴囊湿痒臊臭，肢体倦怠乏力。舌红，苔黄腻，脉滑数。

分析：阴茎痿软，举而不坚是由湿热内蕴，下注肝经，导致宗筋经络失畅所致；胸胁胀痛灼热是肝经湿热，阻滞气机，郁而化火所致；阴囊湿痒臊臭是湿热下注阴囊所致；肢体倦怠乏力是湿热下注，困遏阳气所致。舌红，苔黄腻，脉滑数是湿热下注之象。

治法：清肝泄热，利湿通阳。

方药：龙胆泻肝汤加减。

龙胆草善清下焦之湿热，并能泻肝胆之实火；黄芩、栀子苦寒泻火、燥湿清热；车前子、木通、泽泻清利湿热，使湿热从小便而解；生地黄、当归养血益阴；柴胡舒畅肝经气机；甘草调和诸药、护胃安中。

若湿重，困遏脾肾阳气，可用桂附理中丸合平胃散；会阴部坠胀疼痛，小便不畅，余沥不尽者，可加虎杖、川牛膝、王不留行等活血化瘀。若阴部潮湿、瘙痒难耐者，加地肤子、苦参燥湿止痒。

四、预 防 调 护

预防阳痿应做到房室有节，切忌恣情纵欲，既不可房事过频或手淫过度，亦不宜过度禁欲；不宜过食醇甘肥厚之品，避免湿热内生，困遏气机，阻滞经络而造成阳痿；避免情绪抑郁和焦虑惊恐。

患病后应调畅情志，怡悦心情，避免精神过度紧张，同时积极治疗原发病，因药物引起者，可在医师指导下调整药物。

五、小 结

阳痿是由肝、肾、心、脾受损，气血阴阳亏虚，阴络失荣，或肝郁湿阻，经络失畅导致宗筋不用引起的，以临房时阴茎痿而不举、举而不坚，或坚而不久，无法进行正常性生活为主要临床表现的病证。多由外邪侵袭、饮食不节、情志失调、先天不足、久病劳伤、瘀血阻络等引起，基本病机为肝、肾、心、脾受损，气血阴阳亏虚，阴络失荣，或肝郁湿阻，经络失畅导致宗筋不用。年轻或素体强健者以实证居多，年老或先天禀赋羸弱者多为虚证或虚实夹杂证。情绪障碍引起者病位多在肝；惊吓恐惧引起者病位多在心、肾；湿热之邪多先犯肝；饮食不节引起者多先犯脾；房室不节引起者病多在肾，临床多脏同病更为多见。热常夹湿，多见阴部潮湿，易伤精耗血，寒易损阳，多见阴囊湿冷、阴茎萎缩或短小，临床亦见虚寒、虚热、寒热错杂证。临床辨治当明辨虚实寒热及所在脏腑，分清扶正、祛邪的先后主次。

 临证验案

患者，男，45岁，2019年10月21日初诊。

初诊：阴茎勃起慢1个月，酒后或劳累时尤甚，性欲下降，神疲乏力，烦躁易怒，偶胁痛，善太息，入眠障碍，眠后易醒，二便调，舌暗红，有瘀点，苔白，脉弦涩。

中医诊断：阳痿，肝郁血瘀肾虚证。

治法：拟疏肝活血补肾。

处方：北柴胡 10g　当归 20g　赤芍 30g　白芍 30g　炒蒺藜 30g　川牛膝 15g　青皮 10g　烫水蛭 10g　蜈蚣 6g　土鳖虫 10g　三七 6g　郁金 10g　贯叶金丝桃 30g　巴戟天 15g　鹿角胶 10g　鹿茸粉 1g　14剂。

二诊：勃起功能改善，性欲提高，情绪和乏力均好转，胁痛消失，仍睡眠不佳，舌暗红，瘀点消失，脉涩。前方加远志 10g，石菖蒲 10g，14剂。

三诊：勃起功能满意，诸症缓解，舌淡，苔薄白，脉有力。予前方14剂巩固。

停药后性生活较满意。

按 患者平素精神压力较大，易焦虑、抑郁，肝郁疏泄失常，引起气机不畅，气不能推动血液运行、濡养筋脉，反致瘀血内生，阻滞于阴茎局部络脉，气血不能充盈，导致阳痿。李曰庆教授拟疏肝解郁、活血通络法。患者肾阳已有渐衰之势，故另以补肾固本之动物类中药鹿茸粉、鹿角胶等配伍使用共奏起痿之效。二诊时睡眠不佳，为肝肾不足，无以滋养心神所致，加石菖蒲、远志解郁安神。三诊时仅余轻微症状，守法守方，保证疗效。

（邓省，李海松，宫傧浩，等. 李曰庆运用动物药治疗阳痿临床经验[J]. 北京中医药，2021，40（07）：724-726.）

文献摘录

（1）《素问·痿论》："思想无穷，所愿不得，意淫于外，入房太甚，筋纵发为筋痿及为白淫。"

（2）《明医杂著·男子阴痿》："男子阴痿不起，古方多云命门火衰。精气虚冷固有之矣，然亦有郁火甚而致痿者，经云壮火食气。"

（3）《景岳全书·阳痿》："凡惊恐不释者，亦致阳痿。经曰恐伤肾，即此谓也。故凡遇大惊卒恐，能令人遗失小便，即伤肾之验。又或于阳旺之时，忽有惊恐，则阳道立痿，亦其验也。"

（4）《临证指南医案·阳痿》："又有阳明虚则宗筋纵，盖胃为水谷之海，纳食不旺，精气必虚，况男子外肾，其名为势，若谷气不充，欲求其势之雄壮坚举，不亦难乎？治惟有通补阳明而已。"

文献推介

（1）赵文，王祖龙，孙自学，等. 健脾起痿汤治疗脾虚型阳痿临床研究[J]. 河南中医，2020，40（08）：1254-1257.

（2）赵蔚波，王雅琦，严云，等. 国医大师王琦治疗勃起功能障碍的经验[J]. 中华中医药杂志，2021，36（03）：1406-1408.

41 遗 精

遗精是由肾失封藏，精关不固引起的，以不因性生活而精液遗泄为主要临床表现的病证。其中因梦而遗精称"梦遗"，无梦而遗精，甚至清醒时精液流出谓"滑精"。

《灵枢》首载本病，称遗精为"精时自下"，并对其起病原因、兼见证候，均有阐述，并明确指出遗精与情志内伤密切相关。汉·张仲景在《金匮要略》中称本病为"失精"，认为本病是由虚劳所致，对其证候亦有诸多描述。在治疗方面，以桂枝加龙骨牡蛎汤调和阴阳，潜镇摄纳，为心肾不交、失精遗泄之证初立楷模。隋·巢元方《诸病源候论》和唐·孙思邈《备急千金要方》称遗精为"尿精""梦泄精""梦泄"，并认识到本病由肾虚而致。宋代以后，随着对遗精认识的日渐深入，明确将遗精作为独立的病证。宋·许叔微在《普济本事方》中正式提出遗精和梦遗的名称。在病机上除将梦遗归为下元虚惫外，还提出经络壅滞，欲动心邪，并分立补肾、清心、利湿诸治法。宋·严用和在《济生方·白浊赤浊遗精论治》中强调"心肾不交"在本病病机中占绝大多数。元·朱丹溪在《丹溪心法》中将遗精分为梦遗与滑精，倡导"相火"致遗精理论。明·方隅在《医林绳墨·梦遗精滑》中认为："梦遗精滑，湿热乘之"，进一步充实了遗精的病机理论。清·程钟龄《医学心悟》提出有梦而遗者，责之相火，无梦而遗者，责之肾虚。清·叶天士《临证指南医案》提出精之主宰在心。

西医学中的神经衰弱、神经症、前列腺炎、精囊炎，或包皮过长、包茎等以遗精为主要表现者属于本病范畴，可参照本病辨证论治。

一、病 因 病 机

（一）病因

1. 欲念不遂 少年气盛，情动于中，或心有恋慕，所欲不遂，或壮夫久旷，思慕色欲，皆令心动神摇，君相火旺，扰动精室而遗精。如《金匮翼·梦遗滑精》提到："动于心者，神摇于上，则精遗于下也。"

2. 饮食不节 醇酒厚味，损伤脾胃，湿热内生，蕴而生热，湿热扰动精室，或郁于肝胆，迫精下泄均可致遗精。如《张氏医通·遗精》所言："脾胃湿热之人，及饮食厚味太过，与酒客辈痰火为殃，多致不梦而遗泄。"

3. 劳心太过 情志失调，劳神太过，则心阳亢盛，心阴被灼，心火不能下交于肾，肾水不能上济于心，心肾失交，水亏火旺，扰动精室发为遗精。《折肱漫录·遗精》云："梦遗之症，其因不同，治亦罕效。此病患之者甚多，非必尽因于色欲过度以致滑泄，大半起于心肾不交。"

4. 恣情纵欲 青年早婚，房室过度，或少年无知，频犯手淫，或醉而入房，纵欲无度，日久肾虚精脱或相火扰动精室，或肾不固精乃成遗精。《证治要诀·遗精》言："有色欲过度，而滑泄不禁者。"

（二）病机

遗精的基本病机总属肾失封藏，精关不固。病位在肾，与心、肝、脾三脏密切相关。肾为封藏之本，受五脏六腑之精而藏之，正常情况下肾精不会外泄。如肾脏自病，或其他因素影响肾之封藏功能，则精关不固，精液外泄，发生遗精。精之藏制虽在肾，但精之主宰却在心，心为君主之官，主神明，性欲之萌动，精液之蓄泄，无不听命于心，神安才可精固。若劳心太过，心有欲念，以致君火摇于上，心失主宰，则精自遗。肝肾内寄相火，相火因肾精的涵育而守位听命，其系上属于心。若君火妄动，相火随而应之，势必影响肾之封藏。故君相火旺，或心、肝、肾阴虚火旺，皆可扰动精室而成遗泄。脾主运化，为气血生化之源，水谷入胃，脾气散精，下归于肾，则为肾中所藏精髓。若久嗜醇酒厚味，脾胃湿热内生，下扰精室，则迫精外泄；抑或劳倦思虑，脾气下陷，气不摄精而成遗精。

遗精的病理性质有虚实之别，且多虚实夹杂。因君相火旺，湿热下注，扰动精室，精关不固而遗者多属实；肾脏亏损，封藏失职，精关不固而泄者多属虚。其病理因素不外乎湿与火。初起多因火旺、湿热，以实证为主，久病则相火、湿热灼伤肾阴，而致肾阴亏虚，甚或阴损及阳而成阴阳两虚、肾阳衰惫等各种虚证。且在病理演变过程中往往出现阴虚火旺、阴虚湿热等虚实夹杂之证。

遗精病证虽病及多个脏器，但初起大多轻浅，若调理得当，多可痊愈。若是讳疾忌医，久病不治，或调治不当，日久肾精耗伤，阴阳俱虚，或命门火衰，下元衰惫，则会转变成早泄、阳痿、不育或虚劳等证。

二、诊断与鉴别诊断

（一）诊断依据

（1）凡以梦中遗精，每周超过2次；或清醒时，不因性生活而排泄精液为临床特征者，即可诊断为遗精。

（2）常伴有头昏、精神萎靡、腰腿酸软、失眠等症。

（3）常有恣情纵欲、情志内伤、久嗜醇酒厚味等病史。

（4）检查有包茎、包皮过长、包皮垢刺激等，必要时行前列腺B超、前列腺液检查、精液抗原检查等有助于明确诊断。

（二）鉴别诊断

1. **早泄** 遗精是未行性交，精液流出，而早泄是性交之始精液泄出，此为二者之根本区别。

2. **精浊** 精浊常在小便时或排尿终了时发生，尿道口有米泔样或糊状分泌物溢出，并伴有茎中作痒作痛；而遗精多于梦中或情欲萌动时发生，且不伴疼痛，可资鉴别。

三、辨证论治

（一）辨证要点

1. **辨虚实** 初起以实证为多，日久则以虚证为多。实证以君相火旺及湿热痰火下注，扰动精室为主。虚证则属肾虚不固，封藏失职，若虚而有热象者，多为阴虚火旺。

2. **辨脏腑** 用心过度，邪念妄想梦遗者，多责之于心；精关不固，无梦滑泄者，多责之于肾。

3. **辨阴阳** 遗精属于肾虚不藏者，又当辨别偏于阴虚还是偏于阳虚，偏于阴虚者，多见头昏目眩，腰酸耳鸣，舌质红，脉细数；偏于阳虚者，多见面白少华，畏寒肢冷，舌质淡，脉沉细。

（二）治疗原则

遗精的治疗，应分清虚实。实证以清泻为主，依其君火、相火、湿热的不同，或清或泻；虚证宜用补涩为要，针对脏腑阴阳不同，分别治以滋阴温肾，调补心脾，固涩精关为宜；虚实夹杂者，应虚实兼顾。久病入络夹瘀者，可佐以活血通络。

（三）分证论治

1. 君相火旺证

症状：少寐多梦，梦则遗精，阳事易举，心中烦热，头晕目眩，口苦胁痛，小溲短赤。舌红，苔薄黄，脉弦数。

分析：少寐多梦，梦则遗精为君火妄动，扰动精室；阳事易举，心中烦热为心火旺盛；头晕目眩为心阴暗耗，肾精耗损，脑髓失养；口苦胁痛为相火扰动；小溲短赤为心火下移小肠；舌红，苔薄黄，脉弦数为心火旺盛之象。

治法：清心泻肝。

方药：黄连清心饮合三才封髓丹加减。

前方黄连清泄心火；生地黄滋阴清热；当归活血；酸枣仁、茯神、远志宁心安神；人参补气；莲子肉养心益肾。后方人参补脾益气；天冬滋阴；熟地黄补肾滋阴；黄柏坚阴泄火；砂仁行滞醒脾；甘草益气调和诸药。

若心肾不交，火灼心阴者，可用天王补心丹加石菖蒲、莲子心以滋阴安神；若久遗伤肾，阴虚火旺者，可用知柏地黄丸加减，或用大补阴丸，滋阴泻火；若梦遗日久，烦躁失眠，心神不宁或心悸易惊者，可予安神定志丸加减以宁心安神。

2. 湿热下注证

症状：遗精时作，小溲黄赤，热涩不畅，口苦而腻。舌质红，苔黄腻，脉濡数。

分析：遗精时作，为湿热之邪扰动精室；小溲黄赤，热涩不畅为湿热之邪下注膀胱；口苦而腻为脾胃湿热内生。舌质红，苔黄腻，脉濡数为湿热蕴滞之象。

治法：清热利湿。

方药：程氏萆薢分清饮加减。

萆薢利湿祛浊、祛风除痹；黄柏清热燥湿；车前子利水通淋，清利膀胱湿热；石菖蒲化湿通窍；茯苓、白术健脾祛湿；莲子心、丹参清心火。

若湿热下注肝经，症见阴囊湿痒，小溲短赤，口苦胁痛，可用龙胆泻肝汤以清热利湿；若兼见胸腹脘闷，口苦或淡，头晕肢困，饮食不馨，可用苍术二陈汤加黄柏、升麻、柴胡以升清化湿。

3. 劳伤心脾证

症状：劳则遗精，失眠健忘，心悸不宁，面色萎黄，神疲乏力，纳差便溏。舌淡，苔薄，脉弱。

分析：劳则遗精为气虚不能摄精所致；失眠健忘，心悸不宁为心气虚的表现；面色萎黄，神疲乏力为脾虚气血生化乏源，不能上濡头面及四肢；纳差便溏为脾气虚不能升清，浊气下泄。舌淡，苔薄，脉弱为心脾两虚之象。

治法：补益心脾，益气摄精。

方药：妙香散加减。

山药益阴清热涩精；人参、黄芪补气；远志、茯苓、茯神宁心安神；桔梗清肺散滞；木香理气；辰砂镇心安神；麝香通窍解郁；甘草调和诸药。

若中气下陷明显者，可用补中益气汤加减；若心脾血虚显著者，可改用归脾汤治疗；若脾虚日久损及肾阳者，宜脾肾双补。

4. 肾气不固证

症状：多为无梦而遗，甚则滑泄不禁，精液清稀而冷，形寒肢冷，面色㿠白，头昏目眩，腰膝酸软，阳痿早泄，夜尿清长。舌淡胖，苔白滑，脉沉细。

分析：无梦而遗，甚则滑泄不禁，为肾虚精关不固所致；精液清稀而冷，形寒肢冷，面色㿠白为肾阳虚的表现；头昏目眩，腰膝酸软为肾精亏虚；阳痿早泄为肾气虚，无力固摄；夜尿清长为肾虚不固。舌淡胖，苔白滑，脉沉细为肾元虚衰之象。

治法：补肾固精。

方药：金锁固精丸加减。

沙苑蒺藜补肾固精；芡实益肾固精，补脾气；龙骨、牡蛎、莲须涩精止遗；莲子粉糊丸补肾固精，养心清心，交通心肾。

若以肾阳虚为主，症见滑泄久遗，阳痿早泄，阴部有冷感，可加鹿角霜、肉桂、锁阳等加强温肾之力；若以肾阴虚为主，症见眩晕，耳鸣，五心烦热，形瘦盗汗，酌加熟地黄、枸杞子、龟板、阿胶等以滋养肾阴；肾中阴阳两虚者，可合用右归丸以温润固本。

四、预防调护

预防遗精应勿过度劳累，戒除手淫，排除杂念，清心寡欲；夜晚进食不宜过饱，睡前用温水洗脚，被褥不宜过厚、过暖，衬裤不宜过紧，养成侧卧习惯。

注意生活起居，节制性欲，忌饮酒，避免辛辣温燥食品，以免湿热内生，加重病情。注意调畅情志，不必紧张和恐惧。平时适当参加体育活动、体力劳动和文娱活动，增强体质。

五、小　　结

遗精是由肾失封藏，精关不固引起的，以不因性生活而精液遗泄为主要临床表现的病证。多因欲念不遂、饮食不节、劳心太过、恣情纵欲等引起。基本病机为热扰精室或肾气不固而致肾失封藏，精关不固。临床辨证应分虚实，实证以清泄为主；虚证宜用补涩为要。始病时以君相火旺，心肾不交为多，虚实参见，以清心泻相火和清下焦湿热为主；遗精日久，精滑不固者，须治以补肾固涩；劳伤心脾者则以补益心脾，益气固摄为法，需谨守病机，不可一见遗精即予补涩。

临证验案

王某，男，18 岁，未婚，学生。1997 年 11 月 15 日初诊。

主诉：遗精 2 年余。

初诊：患者遗精每周 2～3 次，有时连续数天遗精，在某医院服中药知柏地黄汤养阴泻火或金锁固精丸补肾固涩之剂，遗精依然。现遗精频繁，次数同前，遗精多梦遗，遗精后腰酸，气短乏力，手足心热，口干，心情抑郁，喜叹息，多梦，记忆力减退，难以坚持学习，小便黄，大便正常。患病前，手淫频繁。舌体活动自如，舌质淡，苔黄白腻，舌底脉络无紫暗，脉细滑。前列腺彩超提示"前列腺炎性病变"。

中医诊断：遗精。

辨证：心肾两虚，湿热内蕴。

处方：天冬 10g　生地黄 15g　太子参 15g　黄柏 10g　砂仁 6g　生甘草 3g　鸡内金 10g　苦参 10g

7 剂。

二诊：服上方 7 剂，遗精未作。续用上方 14 剂，自觉精力增强，气短乏力、手足心热、口干症状明显好转，寐安，记忆力增强。因高考学习紧张，未能坚持服药，停药 5 天后又开始遗精。但遗精次数减少，每周遗精 1 次，遗精后不似以前症状明显，能坚持继续学习。此次再来求治，患者已接大学录取通知书，趁假期继续调治。前列腺 B 超示"前列腺炎性病变"。此药证相符，继用上方合当归贝母苦参丸，排浊利湿，促进前列腺导管通畅。

处方：天冬 10g　生地黄 15g　太子参 15g　黄柏 10g　砂仁 6g　生甘草 3g　鸡内金 10g　当归 10g　浙贝母 10g　苦参 10g

14 剂。

按 病理性遗精原因种种，有手淫不节、心肾不交而遗，有精神紧张、恐惧伤肾而遗，有饮食辛热、胃热下扰精室所致，有包皮炎、前列腺炎而见遗精等。本案为手淫不节、心肾不交而遗，《黄帝内经》云："肾藏精，精舍志。"说明神志不定，可扰动肾精，精不藏而遗。是以《临证指南医案·遗精》说："夫精之藏制虽在肾，而精之主宰则在心。"遗精频繁，久治不愈，易伤肾精耗心气。故治以滋养心肾为主，佐以清热利湿。方以三才封髓丹加味。苦参，除清热利湿，治前列腺炎外，能安神定志，抑制性神经兴奋。现代药理研究表明，苦参能减缓心率。鸡内金为通尿、治疗遗精之专药。二诊，患者用药后症情得到控制，能坚持学习并参加高考，说明药证相符。结合前列腺B超提示"前列腺炎性病变"，合当归贝母苦参丸。经多年临床检验当归贝母苦参丸治疗前列腺炎有良效。

（王琦．王琦临床医学丛书[M]．北京：人民卫生出版社．2003）

文献摘录

（1）《素问·六节藏象论》："肾者主蛰，封藏之本，精之处也。"
（2）《灵枢·淫邪发梦》："厥气……客于阴器，则梦接内。"
（3）《金匮要略·血痹虚劳病脉证并治》："夫失精家少腹弦急，阴头寒，目眩发落，脉极虚芤迟，为清谷、亡血、失精。脉得诸芤动微紧，男子失精，女子梦交，桂枝龙骨牡蛎汤主之。"
（4）《证治准绳·遗精》："丹溪书分梦遗、精滑为二门。盖梦与鬼交为梦遗，不因梦感而自遗者为精滑，然总之为遗精也。其治法无二，故合之。"
（5）《景岳全书·遗精》："因梦而出精者，谓之梦遗，不因梦而精自出者，谓之滑精……情动者当清其心，精动者当固其肾，滑精者，无非肾气不守而然""治遗精之法：凡心火盛者，当清心降火，相火盛者，当壮水滋阴，气陷者当升举，滑泄者当固涩，湿热相乘者当分利，虚寒冷利者当温补，下元元阳不足，精气两虚者，当专培根本。"

文献推介

（1）张世鹰，王万春，卢芳国，等．金锁固精丸加味联合654-2穴位注射治疗遗精40例临床观察[J]．湖南中医药大学学报，2015，35（06）：41-43.
（2）骆斌，吴少刚．王琦治疗遗精的思路与经验[J]．北京中医药大学学报，1998，21（04）：42-43.

附：早泄

早泄是由肾失封藏，精关不固引起的，以性交时过早射精而影响正常性交为主要临床表现的病证。是男子性功能障碍的常见病证，多与遗精、阳痿相伴出现。

早泄在中医学古典医著中没有系统论述。字面上的"早泄"一词最早见于明·万全所撰写的《广嗣纪要》："若男情已至，而女情未动，则精早泄，谓之孤阳。"这里的"早泄"不是作为病名提出的，只是早泄症状的具体描述。古代医家在"精气学说"的指导下，将早泄纳入"失精""遗精""滑精"等范畴进行探讨，对射精过快的症状、病因病机和治疗论述颇丰。《黄帝内经》中将早泄视为"失精"的一种，认为其发生的原因与思虑、惊恐等情志刺激有关。隋·巢元方在《诸病源候论》中亦指出其病因病机是肾气虚。在诸多治疗失精的方药中，明确提出治疗早泄的方药仅有一条，即日本的丹波康赖《医心方》引用《洞玄子》记载的"鹿角散"。此外古代医家为了达到房中养生、保生长全、延龄增寿的目的，在"惜精保精"的思想指导下，创立了许多导引功法，其中很多功法对于延缓射精时间颇有成效。这些理论和方法为后人辨治早泄提供了很多有益的启示。

一、病因病机

早泄多由情志内伤，湿热侵袭，纵欲过度，久病体虚所致。基本病机为肾失封藏，精关不固。病位主要在肾，并与心、肝、脾相关。早泄的发生与多个脏腑及多种影响因素有关，如因情志不遂或肝经湿热，肝脏主导疏泄的功能受损，开阖失司；欲念过旺，或过服温热之药，或外感热邪，心经火炽，相火应之而妄动；因先天禀赋不足或纵欲过度、年老体弱、久病耗损等因素，导致肾气虚损，肾失封藏，不能固摄；思虑过度，劳伤心脾，气血不能化生，心神失养而不振；脾失健运，过食肥甘，湿热内生或外感湿热淫邪，湿热下注，扰动精室。在诸多因素中，心、肝、肾三脏功能的协调，与本病的关系最为密切。

二、辨证论治

辨证应分清虚实，辨别病位。治疗原则，虚证以补脾肾为主，或滋阴降火，或温肾填精，或补益心脾，佐以固涩。实证以清热利湿，清心降火为主。慎用补涩，忌苦寒太过，以防恋邪或伤及脾胃。

1. 肝经湿热证

症状：泄精过早，阴茎易举，阴囊潮湿，痛痒坠胀，两目干涩，口苦咽干，胸胁胀痛，小便赤涩。舌红，苔黄腻，脉弦滑。

分析：阴茎易举为体内肝火妄动；阴囊潮湿，痛痒坠胀为肝经湿热下注；两目干涩，口苦咽干为肝火上扰；胸胁胀痛为肝经湿热，气机不通；小便赤涩为湿热下注。舌红，苔黄腻，脉弦滑为湿热壅滞之象。

治法：清泻肝经湿热。

方药：龙胆泻肝汤加减。

龙胆草大苦大寒，上泻肝胆实火，下清下焦湿热，为其泻火除湿两擅其功的君药；山栀、黄芩清泄肝火；泽泻、木通、黄柏、车前子清利湿热；当归、生地黄柔肝坚阴养血；柴胡引诸药入肝胆；甘草调和诸药。

2. 阴虚火旺证

症状：过早泄精，性欲亢进，头晕目眩，五心烦热，潮热盗汗，腰膝酸软，时有遗精。舌红，少苔，脉细数。

分析：性欲亢进为君相火旺；头晕目眩亦为阴虚阳亢所致；五心烦热，潮热盗汗多由阴虚火旺，火热内郁所致；腰膝酸软，时有遗精为肾虚表现。舌红，少苔，脉细数为阴虚火旺之象。

治法：滋阴降火。

方药：知柏地黄丸加减。

知母清热泻火、生津润燥；黄柏清热燥湿、泻火；泽泻、牡丹皮咸寒，咸能润下，寒能胜热，故能祛湿热；生地黄、山茱萸滋阴补血；山药、茯苓甘淡，甘能制湿，淡能渗湿。

3. 心脾两虚证

症状：早泄，神疲乏力，失眠多梦，形体消瘦，面色少华，心悸怔忡，食少便溏。舌淡，脉细。

分析：神疲乏力为气虚；形体消瘦，面色少华为脾虚不能化生气血津液，无源充养机体；失眠多梦，心悸怔忡为心气虚之表现；食少便溏仍为脾虚。舌淡，脉细均反映心脾两虚之证。

治法：补益心脾。

方药：归脾汤加减。

人参、黄芪、白术、炙甘草甘温之品补脾益气以生血，使气旺血生；当归、龙眼肉补血养心；酸枣仁、茯苓、远志宁心安神；木香理气醒脾；生姜、大枣调和脾胃。

4. 肾气不固证

症状：早泄遗精，性欲减退，面色㿠白，腰膝酸软，夜尿清长。舌淡，苔薄，脉沉弱。

分析：性欲减退，腰膝酸软为肾精亏虚；面色㿠白为肾阳虚的表现；夜尿清长为肾气虚无力固摄。舌淡，苔薄，脉沉弱为肾元虚衰之象。

治法：补肾固精。

方药：金匮肾气丸加减。

附子为温阳诸药之首；桂枝乃温通阳气要药，二者共为君药；干地黄滋阴补肾；山茱萸、山药补肝脾益精血；泽泻、茯苓利水渗湿；牡丹皮入血分，合桂枝调血分之滞。

临证验案

董某，男，42岁。

初诊：曩昔伤于腰尻，瘀血内停，腰痛不时而发。年来复加早泄，腰痛且酸，脚胫软绵，阳事渐衰。始而肝血肾精受伐，继则精气并损，舌紫，苔薄，脉细。经云：精不足者，补之以味，幸纳谷如常，然厚味充养无辛不走，法本叶天士辛柔通补之义。

处方：鹿角霜9g　韭菜子9g　蛇床子9g　当归身9g　川断9g　杜仲9g　牡丹皮9g　泽泻9g　山药9g　茯苓9g　山萸肉9g　狗脊9g　熟地黄30g

嘱慎房帏。

服药14剂即有起色，再进14剂症状基本消除。

按　精亏则无以蓄阳，阳衰则无以化精，生精生气之本遂绌，动静之节为之乘矣。所用药物皆强阴益精，和暖资育之品，以存少火而成精气转运之功。非为媾精设，祈以续嗣计，早泄、阳痿并见与单纯阳痿者治疗自是不同。前者为积储难而发机易，当用益气养精；而后者为积储易而发机难，虽温煦培植，机括未灵，非通不能开气机之窒碍。

（颜乾麟. 国医大师临床经验实录·国医大师颜德馨[M]. 北京：中国医药科技出版社. 2011）

42 郁　证

郁证是由气机失常，脏腑阴阳气血失调引起的，以心情抑郁，情绪不宁，胸部满闷，胁肋胀痛，或易怒喜哭，或咽中如有异物梗阻为主要临床表现的病证。郁证存在广义与狭义之分。广义的郁，包括外邪、体质、情志等因素所致的气机郁滞。狭义的郁，专指情志之郁。

《黄帝内经》开启郁证论述之先河，《素问·举痛论》曰："思则心有所存，神有所归，正气留而不行，故气结矣。"《素问·本病论》曰："人忧愁思虑即伤心。"《灵枢·本神》曰："愁忧者，气闭塞而不行。"《黄帝内经》为后世"七情致郁"及"因郁而病"提供了理论基础。《素问·六元正纪大论》针对"五气之郁"提出了"木郁达之，火郁发之，土郁夺之，金郁泄之，水郁折之"，尤以"木郁达之"为治疗郁病的基本原理。汉·张仲景在《金匮要略》中对属于郁证的"脏躁"与"梅核气"进行了专题论述，并明确了证候特点和方药，所创立的半夏厚朴汤、甘麦大枣汤等方剂沿用至今。隋·巢元方在《诸病源候论·结气候》中说："结气病者，忧思所生也。心有所存，神有所止，气留而不行，故结于内。"指出忧思会导致气机郁结。自金元时代起，逐渐将郁证作为一种独立的病证来论述。元·朱丹溪将郁证列为一个专篇，提出了六郁学说，其在《丹溪心法·六郁》中论述："人身诸病，多生于郁。"从病机角度深入阐发了六郁理论，强调了情志波动，失其常度，气机郁滞是导致疾病的重要因素，创制了越鞠丸和六郁汤等名方以解诸郁。

明·虞抟承《黄帝内经》与丹溪之六郁学说，在《医学正传》中首将"郁证"作为独立的病证名。自明代以后，情志之郁成为郁证论述的主要内容。明·徐春甫《古今医统·郁证门》说："郁为七情不舒，遂成郁结，既郁之久，变病多端。"明·张景岳在《景岳全书》中将情志之郁称为因郁而病，并着重论述了怒郁、思郁、忧郁三种郁证的证治。清·华岫云在注解叶天士《临证指南医案·郁》时，提出重视情志疗法的观点，认为"郁症全在病者能移情易性"。

西医学中的抑郁症、焦虑状态、双相情感障碍、神经症、更年期综合征及以郁证临床特征为主要表现的其他精神疾病如精神分裂症、创伤后应激障碍等属于本病范畴，可参考本病辨证论治。

一、病因病机

（一）病因

1. **情志失调** 忧思郁怒、精神紧张、过度思虑、悲哀愁忧等情志刺激过久，超过机体的调节能力，导致气机郁滞，脏腑阴阳气血失调而发为郁病。清·尤怡《金匮翼·积聚统论》云："凡忧思郁怒，久不得解者，多成此疾。"

2. **思虑劳倦** 思虑过度或过于劳心，肝脾受损，气机失调则发郁证。《杂病源流犀烛·诸郁源流》曰："诸郁，脏气病也。其原本于思虑过深，更兼脏气弱，故六郁之病生焉。"

3. **脏气素虚** 素体脾虚，肝郁抑脾，饮食渐减，气血生化乏源，心神失养；或偏阴虚者，郁火暗耗营血，心神受损而发为郁证。

4. **体质偏颇** 素体肝旺，复加情志刺激，可使肝气郁结，气郁化火，则发郁证。

（二）病机

郁病的基本病机是气机失常，导致脏腑阴阳气血失调。病位主要在肝，其次涉及心、脾。素体肝气不舒或受七情所伤，容易出现肝失条达，气失疏泄，故气郁为先，则见精神抑郁，情绪不宁；气郁胸胁，肝络不和则见胸闷，少腹或胁肋胀痛；气郁则津液运行不畅，停滞于脏腑经络，聚而成痰，痰气郁结于咽喉，则咽中如有物梗阻。"百病生于气"，气不行则血行不畅而有血郁；气郁化火，血郁生热则有火郁，可见急躁易怒，胸胁胀痛，口苦口干，头痛目赤，耳鸣等肝火上炎之象；气滞湿阻，聚津为痰，而有痰郁；气滞水湿气化不利，湿气停留，则有湿郁；饮食入胃，因气郁横逆犯脾土，中焦运化失常，则食物难化，可有食郁。六郁总以气郁为先，而后出现湿、痰、热、血、食诸郁，且六郁相因，互相兼夹，此时病性多属实证。

抑郁日久，则易发诸多变证。思虑多愁不解，脾气郁结或肝郁及脾，可使脾失健运，则食少纳差；气血生化乏源，则神疲倦怠，面色少华；心神失养，则胆怯心悸，失眠健忘；火郁耗伤肾阴，阴虚髓亏，上扰心神，故虚烦少寐，惊悸多梦，头晕耳鸣；损及心神，则见善悲喜哭，哭笑无常。郁证日久不解，伤及心、脾、肾，最终导致脏腑气血失调，则形成虚实夹杂之证。

总之，郁证病理性质有虚实两端，初起以气滞为主，兼血瘀、火郁、痰结、食滞等，属于实证；后期或因火郁伤阴或致阴虚火旺、心肾阴虚，或因脾伤气血生化不足，心神失养，而导致心脾两虚。

二、诊断与鉴别诊断

（一）诊断依据

（1）以心情抑郁，情绪不宁，胸胁胀满疼痛为主要临床表现，或有易怒易哭，或有咽中如有异物梗阻，吞之不下，咯之不出等症状。

（2）患者大多有忧愁、焦虑、悲哀、恐惧、愤懑等情志内伤的病史或具有肝气郁结体质。病情的反复常与情志因素密切相关。

（3）常发于青中年女性。无其他病证的症状与体征。

（二）鉴别诊断

1. 虚火喉痹 郁证中的梅核气一证与虚火喉痹均有咽部异物感。梅核气多见于青中年女性，常因情志抑郁而起病，自觉咽中有异物感，但无咽痛及吞咽困难，在心情愉快、工作繁忙时，症状可减轻或消失，而当心情抑郁或注意力集中于咽部时异物感加重。虚火喉痹则以青中年男性发病较多，多因感冒、长期吸烟饮酒及嗜食辛辣食物而引发，咽部除有异物感外，还有咽干疼痛、灼热、咽痒等症状，且与情绪无关，但过度辛劳或感受外邪则易加剧。

2. 噎膈 郁证中的梅核气一证与噎膈均有咽中异物梗塞感觉。梅核气的主要特征是无吞咽困难。噎膈多见于中老年人，男性居多，梗塞的感觉主要在胸骨后，以吞咽困难为主，其程度日渐加重，食管检查可有异常发现。

3. 癫证 郁证中的脏躁一证与癫证均属五志过极、七情内伤所致，都有心神失常症状。脏躁多发于青中年妇女，在精神因素刺激下呈间歇性发作，表现为烦躁易激，易怒易哭等，但具有自知自控能力，不发作时可如常人。癫证则多发于青壮年，无性别差异，表现为精神错乱，失去自控能力，心神失常的症状难以自行缓解，病程迁延。

三、辨证论治

（一）辨证要点

1. 辨脏腑与六郁 郁证的发生以肝失疏泄为主，常伴脾失健运、心神失养、肾阴亏虚。六郁中气郁、血郁、火郁主要责于肝；食郁、湿郁、痰郁主要责于脾；而虚证则与心关系最为密切，其次与肝、脾、肾亏虚有关。

2. 辨虚实 实证因情志刺激急骤而强烈，肝气骤结，病程短，表现为精神抑郁，胸胁胀痛，咽中梗塞，时欲太息，脉弦或滑；虚证则病已久延，气郁不解，症见精神不振，心神不宁，心慌，虚烦不寐，悲忧善哭，脉细或细数。需注意，临床也可见虚实夹杂证候。

（二）治疗原则

基本治疗原则为理气开郁、调畅气机、怡情养性。对于实证，首先要理气开郁，并根据是否有血瘀、火郁、痰结、湿滞、食积等，分别采用活血、降火、祛痰、化湿、消食等法；同时应注意理气而不要耗气，活血而不伤血，清热而不伤脾胃。虚证需根据所损及的脏腑及气血阴阳亏虚的不同而补之，可采用养心安神、补益心脾、滋养肝肾等方法，对于出现脑神失养，脑神机能低下者，注重补气养血、益精填髓。虚实夹杂者，需视虚实的偏重而虚实兼顾。此外，心理疏导亦很重要。

（三）分证论治

1. 肝气郁结证

症状：精神抑郁，情绪不宁，善太息，胸部满闷，胁肋胀痛，痛无定处，脘闷嗳气，腹胀纳呆，大便不畅，女子月事不畅。舌质淡红，苔薄白或薄腻，脉弦。

分析：精神抑郁，情绪不宁，善太息，女子月事不畅为情志所伤，肝失条达，疏泄失常所致；胸部满闷，胁肋胀痛，痛无定处，此因肝络气机不畅所致；脘闷嗳气，腹胀纳呆，大便不畅等为肝气郁结，乘脾犯胃，脾胃升降失和所致。舌质淡红，苔薄白或薄腻，脉弦为肝气郁结之象。

治法：疏肝解郁，理气畅中。

方药：柴胡疏肝散加减。

柴胡、枳壳疏肝解郁，行气消滞；川芎、香附行血理气，调畅气血；陈皮醒脾和胃，理气舒郁；芍药柔肝敛阴；甘草和中益气。

若胁肋胀痛较甚者加郁金、佛手、延胡索疏肝理气；嗳气频作，脘闷不舒者，加旋覆花、代赭石、法半夏和胃降逆；兼有食滞腹胀者，加神曲、鸡内金、麦芽消食化滞；兼有血瘀而见胸胁刺痛、舌质有瘀点瘀斑者，可加当归、丹参、郁金、红花活血化瘀。

2. 气郁化火证

症状：情绪不宁，急躁易怒，胸胁胀满，口苦咽干，或头痛，目赤，耳鸣，或嘈杂吞酸，大便秘结。舌质红，苔黄，脉弦数。

分析：情绪不宁，急躁易怒，胸胁胀满，乃肝气郁结，疏泄不利，日久化火、扰神所致；头痛，目赤，耳鸣，为肝火循经上炎所致；口苦咽干，嘈杂吞酸，大便秘结为肝火横逆犯胃，胃肠有热所致。舌质红，苔黄，脉弦数，均为气郁化火之象。

治法：疏肝解郁，清肝泻火。

方药：丹栀逍遥散加减。

柴胡、薄荷、当归、白芍疏肝解郁，养血柔肝；白术、茯苓、甘草、生姜健脾祛湿，培土益中；牡丹皮、栀子清肝泻火并散瘀热。

若热势较甚、口苦便秘者，加龙胆草、大黄通腑泄热；胁肋疼痛，口苦，嘈杂吞酸者，可加黄连、吴茱萸（即左金丸）清肝泻火，降逆止呕；头痛、目赤者，酌加菊花、钩藤、刺蒺藜清热平肝；热盛伤阴，而见舌红，少苔，脉细数者，可改用滋水清肝饮养阴清火。

3. 痰气郁结证

症状：精神抑郁，胸部闷塞，胁肋胀满，咽中如有异物梗阻，咽之不下，咯之不出，喉中异物感与情志变化有关。舌淡，苔白腻，脉弦滑。

分析：精神抑郁，为情志所伤，肝气郁滞所致；胸部闷塞，胁肋胀满为肝郁脾虚，聚湿生痰，气滞痰郁，交阻于胸中膈上所致；咽中不适，如有异物梗阻，咽之不下，咯之不出，为痰气郁结咽中之梅核气。舌苔白腻，脉弦滑为痰气郁结之征。本证亦即《金匮要略·妇人杂病脉证并治》所说"妇人咽中如有炙脔，半夏厚朴汤主之"。《医宗金鉴·诸气治法》将本证称为"梅核气"。

治法：行气开郁，化痰散结。

方药：半夏厚朴汤加减。

半夏、茯苓、生姜化痰散结，健脾和胃降逆；厚朴、紫苏理气降逆，宣通郁气，以助气行痰。

若气郁甚者，可加香附、佛手、枳壳等增强理气开郁之功；如兼见呕恶，口苦，苔黄而腻证属痰郁化热者，可用温胆汤加浙贝母、黄连、瓜蒌、竹茹等清热化痰；兼有瘀血者，可加丹参、姜黄、茜草等活血化瘀。

4. 心神失养证

症状：精神恍惚，心神不宁，多疑易惊，喜悲善哭，喜怒无常，或时时欠伸，或手舞足蹈，骂詈躁扰。舌质淡，苔薄白，脉弦细。

分析：精神恍惚，心神不宁，多疑易惊，时时欠伸等为情志过极，忧郁不解，肝气郁结，心之气血耗伤，以致心神失养，神不守舍所致。舌质淡，苔薄白，脉弦细为心神失养之征。此即《金匮要略》所谓之"脏躁"。

治法：甘润缓急，养心安神。

方药：甘麦大枣汤加减。

小麦补益心气；甘草甘润缓急，补脾气而养心；大枣补益中气而养血。

若失眠者可加入酸枣仁、柏子仁、茯神、夜交藤、合欢花等加强养心安神之功。

5. 心脾两虚证

症状：情绪不宁，多思善疑，头晕神疲，心悸胆怯，失眠健忘，面色无华，纳差。舌质淡，苔薄白，脉细弱。

分析：情绪不宁，多思善疑，心悸胆怯，失眠健忘为劳心思虑，久伤心脾，气血生化不足，心失所养所致；头晕神疲，面色无华，为气血来源不足所致；纳差为脾失健运所致。舌质淡，脉细弱为心脾两虚，气血不足之征。

治法：健脾养心，补益气血。

方药：归脾汤加减。

党参、白术、甘草、黄芪、当归、龙眼肉益气健脾，补气生血；酸枣仁、远志、茯苓养心安神；木香理气醒脾，并使众药补而不滞。

若心胸郁闷，情志不舒者，加郁金、佛手、合欢花以理气开郁安神；头痛者加川芎、白芷、白蒺藜活血祛风止痛；阴虚有热，症见舌红、口干、心烦者，加生地黄、麦冬滋阴清热。

6. 心肾阴虚证

症状：虚烦少寐，惊悸多梦，头晕耳鸣，健忘，腰膝酸软，五心烦热，盗汗，口咽干燥，男子遗精，女子月经不调。舌微红，少苔或无苔，脉细数。

分析：虚烦少寐，惊悸多梦，为郁火耗伤心肾之阴，阴精亏虚不能涵阳，上扰心神所致；头晕耳鸣，健忘，为阴虚髓亏所致；遗精，腰膝酸软，为肾阴亏虚，水火不济所致；五心烦热，盗汗，口咽干燥，为阴虚内热所致；月经不调为肝肾失调，冲任空虚之故。舌微红，脉细数为阴虚有热之象。

治法：滋养心肾。

方药：天王补心丹合六味地黄丸加减。

天冬、麦冬、玄参滋补心阴；地黄、怀山药、山茱萸滋补肾阴；茯苓、五味子、当归益气养血；柏子仁、酸枣仁、远志、丹参养心安神；牡丹皮凉血清热。

若心肾不交，心烦失眠，多梦遗精者，可合交泰丸交通心肾，加芡实、莲须、金樱子补肾固涩；腰酸乏力者加杜仲、怀牛膝。

四、预防调护

怡情养性，正确对待各种事物或事情，避免忧思郁怒，防止情志内伤；合理安排脑力劳动，适当进行体育锻炼及体力劳动,是预防郁证发生的重要措施。

医务人员深入了解病史,详细进行检查,用诚恳、关怀、理解、耐心的态度对待患者,取得患者的充分信任,在郁证的治疗及护理中具有重要作用。对郁证患者,应做好心理安慰和精神抚慰,使患者能正确认识和对待疾病,增强治愈疾病的信心,并结合病史,解除致病因素,采取耐心疏导及怡情易性等精神治疗。鼓励患者加强运动锻炼,振奋精神,改善体质,以促进郁证痊愈。

五、小　结

郁证是由气机失常,脏腑阴阳气血失调引起的,以心情抑郁,情绪不宁,胸部满闷,胁肋胀痛,或易怒喜哭,或咽中如有异物梗阻为主要临床表现的病证。多由情志失调、思虑劳倦、脏气素虚、体质偏颇等引起,基本病机为气机失常、脏腑阴阳气血失调;发病与肝密切相关,也涉及心、脾;病理性质有虚实两端,虚则心神失养、心脾两虚和心肾阴虚,实则肝气郁结、气郁化火、痰气郁结;六郁以气为先,而后出现湿、痰、热、血、食诸郁。治疗以理气开郁、调畅气机为主。预防郁证以怡情易性为要,避免忧思郁怒。如患者配合良好,可病情缓解甚至痊愈;如患者不能从情志困境中走出,则病情缠绵难愈。

 临证验案

丁右,小南门,八月廿六日。郁不条达,气火内扰,心中难过,莫可名状,头眩,肢麻,夜不安寐,甚则若难自主,脉弦,用温胆汤意。法半夏钱半,条芩(炒)一钱二分,陈枳壳(炒)钱半,野茯苓三钱,粉丹皮(炒)钱半,山栀(炒焦)一钱二分,香白薇(炒)二钱,火麻仁(杵)三钱,桃仁(去皮尖杵)钱半,红花八分,瓜蒌仁(杵)三钱,延胡索(炒)钱半,二青竹茹(水炒)二钱。

二诊:九月初六日。肝胆之气不舒,少火变化壮火,心中难过难以名状,其能自主,头眩,肢麻,频唾白沫,夜不安寐。前以温胆汤意精安,仍守原意为之。法半夏钱半,条芩(炒)一钱二分,陈枳壳(炒)钱半,野茯苓三钱,紫贝齿(煅先煎)三钱,龙齿(煅先煎)三钱,金钗斛二钱,杭白芍(炒)二钱,粉丹皮(炒)钱半,山栀(炒焦)钱半,香白薇(炒)二钱,火麻仁(杵)四钱,二青竹茹(水炒)二钱。

三诊:九月十六日。心中难过较安,头眩、肢麻稍愈,夜亦能寐,惟廉泉常开,唾多而难咽,咽则难过殊甚,脉弦数。仍以温胆汤意,疏肝和胃,清泄壮火。法半夏钱半,条芩(炒)一钱二分,陈枳壳(炒)钱半,香白薇(炒)二钱,白芍(炒)二钱,粉丹皮(炒)钱半,绿萼梅八分,川郁金钱半,薄荷三分,金钗斛二钱,火麻仁(杵)四钱,二青竹茹(水炒)二钱。

按　王氏认为肝郁日久,气不条达,气火内扰之象由生,依温胆汤之意,以半夏祛痰化浊、降逆和胃,瓜蒌、竹茹清热化痰、止呕除烦,取丹栀逍遥散中黄芩、牡丹皮、栀子清泻肝火,再以枳壳行气化痰,使痰随气下,茯苓健脾渗湿,使湿去痰消。针对肢麻,用桃仁、红花、延胡索行气活血以通络。二诊肝胆之气不舒,少火变化壮火,煎熬津液,阴虚更甚,心中难过难以名状,用紫贝齿、龙齿镇静安神,石斛、白芍柔肝,滋养肝肾之阴。三诊再用薄荷、绿萼梅等轻清之品共奏疏肝和胃、清泄壮火之功。

(周桥,黄辉,李家劼. 新安王氏内科王仲奇辨治郁证验案2则[J]. 世界最新医学信息文摘,2019,19(52):235.)

文献摘录

(1)《丹溪心法·六郁》:"妇人咽中如有炙脔,万病不生,一有怫郁,诸病生焉。故人身诸病,多生于郁。"

(2)《景岳全书·郁证》:"初病而气结为滞者,宜顺宜开;久病而损及中气者,宜修宜补。然以情病者,非情不解。"

（3）《证治汇补·郁证》："郁病虽多，皆因气不周流，法当顺气为先，开提为次。至于降火化痰消积，犹当分多少治之。"

（4）《类证治裁·郁证》："七情内起之郁，始而伤气，继必及血，终乃成劳，主治宜苦辛凉润宣通。"

文献推介

（1）范天田，姚博，马文辉，等. 调神平亢汤治疗溢脉型郁证47例临床研究[J]. 浙江中医药大学学报，2019，43（08）：743-748.

（2）顾成娟，赵林华，沈仕伟，等. 温阳散郁法治疗郁证经验[J]. 中医杂志，2017，58（08）：702-703.

43 血 证

血证是由于火热熏灼、迫血妄行，气虚不摄、血溢脉外，以及瘀血阻络、血不循经引起的，以血液不循常道，或上溢于口鼻诸窍，或下泄于前后二阴，或渗出于肌肤为主要临床表现的一类出血性病证。常见的血证有鼻衄、齿衄、咳血、吐血、便血、尿血、紫斑等。

《黄帝内经》对血溢、血泄、衄血、咳血、呕血、溺血、溲血和便血等病证作了记载，并对引起出血的原因及部分血证的预后有所论述。汉·张仲景在《金匮要略》中记载了泻心汤、柏叶汤、黄土汤、赤小豆当归散等治疗吐血、便血的方剂，沿用至今。隋·巢元方《诸病源候论》将血证称为血病，对各种血证的病因病机作了较详细的论述。唐·孙思邈《备急千金要方》收载了一些较好的治疗血证的方剂，至今仍广泛应用的犀角地黄汤即首载于该书。宋·严用和《济生方》认为失血可由多种原因导致，而对血证的病机，则强调因于热者居多。明·虞抟《医学正传》率先将各种出血病证归纳在一起，并以"血证"之名概之。自此之后，血证之名即为许多医家所采用。明·缪希雍《先醒斋医学广笔记》提出了著名的治吐血三要法，强调了行血、补肝、降气在治疗吐血中的重要作用。明·张景岳《景岳全书》对血证的内容作了比较系统的归纳，将引起出血的病机提纲挈领地概括为"火盛"及"气虚"两个方面。清·唐容川的《血证论》是论述血证的专书，该书所提出的止血、消瘀、宁血、补血的治血四法，是通治血证之大纲。

西医学中的以多种急慢性疾病所引起出血为主要表现者，包括多系统疾病有出血症状者，以及造血系统病变所引起的出血性疾病均属于本病范畴，可参考本病辨证论治。

一、病 因 病 机

（一）病因

1. 感受外邪 外邪侵袭，或因热病损伤脉络而引起出血，其中以热邪及湿热所致者为多。如风、热、燥邪损伤上部脉络，则引起衄血、咳血、吐血；热邪或湿热损伤下部脉络，则引起尿血、便血。正如《临证指南医案·吐血》所述："若夫外因起见，阳邪为多，盖犯是症者，阴分先虚，易受天之风热燥火也。"

2. 情志过极 情志不遂，恼怒过度，肝气郁结化火，肝火上逆犯肺则引起衄血、咳血，肝火横逆犯胃则引起吐血。如《素问·举痛论》提到："怒则气逆，甚则呕血。"

3. 饮食不节 饮酒过多及过食辛辣厚味，滋生湿热，热伤脉络，引起衄血、吐血、便血；或损伤脾胃，脾胃虚衰，血失统摄，发为多种出血。《临证指南医案·吐血》曰："酒热戕胃之类，皆能助火动血。"

4. 劳欲体虚 神劳伤心，体劳伤脾，房劳伤肾，劳欲过度，导致心、脾、肾气阴损伤。若损伤于气，则气虚不能摄血，以致血液外溢而形成衄血、吐血、便血、紫斑；若损伤于阴，则阴虚火旺，迫血妄行而致衄血、尿血、紫斑。

5. 久病之后 久病使阴精伤耗，以致阴虚火旺，迫血妄行而致出血；久病使正气亏损，气虚不摄，血溢脉外而致出血；久病入络，使血脉瘀阻，血行不畅，血不循经而致出血。

（二）病机

血证的基本病机可以归结为火热熏灼、迫血妄行，气虚不摄、血溢脉外，以及瘀血阻络、血不循经三类。正如《景岳全书·血证》说："血本阴精，不宜动也，而动则为病；血主营气，不宜损也，而损则为病。盖动者多由于火，火盛则逼血妄行；损者多由于气，气伤则血无以存。"火热又有实火及虚火之分。外感风热燥火、湿热内蕴、肝郁化火等均属实火，而阴虚火旺之火则属虚火。

从证候的虚实来说，由气火亢盛所致者属于实证；由阴虚火旺及气虚不摄所致者，则属于虚证。实证和虚证虽病因病机不同，但在疾病发展变化的过程中，又常发生实证向虚证的转化。如火盛气逆，迫血妄行，在反复出血之后，则会导致阴血亏损，虚火内生；或因出血过多，血去气伤，以致气虚阳衰，不能摄血。随着疾病的发展，阴虚火旺及气虚不摄，既是引起出血的病理因素，又是出血所导致的结果。

此外，出血之后，已离经脉而未排出体外的血液，留积体内，蓄结而为瘀血，瘀血又会妨碍新血的生长及气血的正常运行，使出血反复难止。

二、诊断与鉴别诊断

（一）诊断依据

（1）鼻衄：凡血自鼻道外溢而非因外伤、倒经所致者，均可诊断为鼻衄。

（2）齿衄：血自齿龈或齿缝外溢，并排除外伤所致者，即可诊断为齿衄。

（3）咳血：血由肺、气道而来，经咳嗽而出，血色鲜红，或夹泡沫；或痰血相兼、痰中带血。多有慢性咳嗽、痰喘、肺痨等肺系病证。

（4）吐血：血随呕吐而出，常伴有食物残渣等胃内容物，血色多为咖啡色或紫暗色，也可为鲜红色，大便色黑如漆，或呈暗红色。有胃痛、胁痛、黄疸、癥胀等病史。

（5）便血：大便色鲜红、暗红或紫暗，或黑如柏油样，次数增多。多有胃肠病或肝病病史。

（6）尿血：小便中混有血液，或如浓茶或呈洗肉水样，无尿急、尿频、尿痛；或者显微镜下血尿。

（7）紫斑：肌肤出现青紫斑点，小如针尖，大者融合成片，压之不褪色。重者可伴有鼻衄、齿衄、尿血、便血及崩漏。

（二）鉴别诊断

1. 鼻衄

（1）内科鼻衄与外伤鼻衄：因碰伤、挖鼻等引起鼻腔内血管破裂而致鼻衄者，出血多在损伤的一侧，且经局部止血治疗不再出血，没有全身症状，与内科所论鼻衄有别。

（2）内科鼻衄与经行衄血：经行衄血又名倒经、逆经，其发生与月经周期有密切关系，多于经行前期或经期出现，与内科所论鼻衄机制不同。

2. 齿衄 齿衄与舌衄：齿衄为血自齿缝、牙龈溢出；舌衄为血出自舌面，舌面上常有如针眼样出血点，与齿衄不难鉴别。

3. 咳血

（1）咳血与吐血：血液均经口而出，但两者截然不同。咳血是血由肺来，经气道随咳嗽而出，血色多为鲜红，常混有痰液，咳血之前多有咳嗽、胸闷、喉痒等症状，大量咳血后，可见痰中带血数天，大便一般不呈黑色。吐血是血自胃而来，经呕吐而出，血色紫暗，常夹有食物残渣，吐血之前多有胃脘不适或胃痛、恶心等症状，吐血之后无痰中带血，但大便多呈黑色。

（2）咳血与口腔出血：鼻咽部、齿龈及口腔其他部位出血的患者，常为纯血或随唾液而出，血量少，并有口腔、鼻咽部病变的相应症状可寻，可与咳血相区别。

4. 吐血 吐血与鼻腔、口腔及咽喉出血：吐血经呕吐而出，血色紫暗，夹有食物残渣，常有胃病病史。鼻腔、口腔及咽喉出血，血色鲜红，不夹食物残渣，在五官科做有关检查即可明确具体部位。

5. 便血

（1）便血与痢疾：痢疾初起有发热、恶寒等症状，其便血为脓血相兼，且有腹痛、里急后重、肛门灼热等症状。便血无里急后重，无脓血相兼，与痢疾不同。

（2）便血与痔疮：痔疮属外科疾病，其大便下血特点为便时或便后出血，常伴有肛门异物感或疼痛，做肛门直肠检查时，可发现内痔或外痔，与内科所论之便血不难鉴别。

6. 尿血

（1）尿血与血淋：均表现为血由尿道而出，两者以小便时痛与不痛为鉴别要点，不痛者为尿血，滴沥刺痛者为血淋。

（2）尿血与石淋：均有血随尿出。但石淋尿中时有砂石夹杂，小便涩滞不畅，时有小便中断，或伴腰腹绞痛等症状，若砂石从小便排出则痛止，此与尿血不同。

7. 紫斑

（1）紫斑与出疹：均有局部肤色的改变，紫斑呈点状者需与出疹的疹点区别。紫斑隐于皮内，压之不褪色，触之不碍手；疹高出于皮肤，压之褪色，摸之碍手。且二者成因、病位均有不同。

（2）紫斑与温病发斑：在皮肤表现的斑块方面，有时虽可类似，但两者病情、病势、预后迥然有别。温病发斑发病急骤，常伴有高热烦躁、头痛如劈、昏狂谵语、四肢抽搐、鼻衄、齿衄、便血、尿血、舌质红绛等，病情险恶多变。紫斑一般不如温病发斑急骤，常有反复发作史，也有突然发生者，虽时有热毒亢盛表现，但一般舌不红绛，不具有温病传变急速的特点。

（3）紫斑与丹毒：丹毒属外科皮肤病，以皮肤色红如红丹得名，轻者压之褪色，重者压之不褪色，但其局部皮肤灼热肿痛与紫斑有别。

三、辨证论治

（一）辨证要点

1. 辨病证 血证具有明确而突出的临床表现，即出血，一般不易混淆。但由于引起出血的原因及出血部位不同，应注意辨清不同的病证。如从口中吐出的血液，有吐血与咳血之分；小便出血有尿血与血淋之别；大便下血则有便血、痔疮之异，应根据临床表现、病史等加以鉴别。

2. 辨脏腑 同一血证，可以由不同的脏腑病变而引起。例如，同属鼻衄，但病变脏腑有肺、胃、肝的不同；吐血有病在胃、肝之别；齿衄有病在胃、肾之分；尿血则有病在膀胱、肾或脾的不同。

3. 辨虚实 一般初病多实，久病多虚；由火热迫血所致者属实，大多起病较急，出血的同时，伴有发热，口渴欲饮，便秘，尿黄，舌红，苔黄等症状；由阴虚火旺所致者属虚，一般起病较缓，或由热盛迫血证迁延转化而成，表现为反复出血，伴有口干咽燥，颧红，潮热盗汗，头晕耳鸣，腰膝酸软，舌质红，苔少，脉细数等症状。气虚不摄，甚至阳气虚衰所致者属虚，多见于病程较长，久病不愈的出血患者。表现为起病较缓，反复出血，伴有神情倦怠，心悸，气短懒言，头晕目眩，食欲不振，面色苍白或萎黄，舌质淡，脉弱等症状。

（二）治疗原则

对血证的治疗可归纳为治火、治气、治血三个原则。一曰治火，实火当清热泻火，虚火当滋阴降火，并应结合受病脏腑的不同，分别选用适当的方药。二曰治气，实证当清气降气，虚证当补气益气。三曰治血，在病因治疗的同时，适当选用凉血止血、收敛止血或祛瘀止血的方药。

（三）分证论治

1. 鼻衄

（1）热邪犯肺证

症状：鼻燥衄血，口干咽燥，或兼有身热，恶风，头痛，咳嗽，痰少等症状。舌红，苔薄，脉数。

分析：鼻燥衄血是肺内积热，耗伤肺阴，血热妄行，上循鼻窍的表现；身热为风热上受，表卫受遏的表现；咳嗽，痰少是热邪犯肺，肺气不宣的表现。口干，舌红，苔薄，脉数为热盛阴伤之象。

治法：清泄肺热，凉血止血。

方药：桑菊饮加减。

桑叶、菊花、薄荷、连翘辛凉轻透，宣散风热；桔梗、杏仁、甘草宣降肺气，利咽止咳；芦根清热生津；可加牡丹皮、白茅根、旱莲草、侧柏叶凉血止血。

若肺热盛而无表证者，去薄荷、桔梗，加黄芩、栀子清泄肺热；阴伤较甚，口、鼻、咽干燥显著者，加玄参、麦冬、生地黄养阴润肺。

（2）胃热炽盛证

症状：鼻衄，或兼齿衄，血色鲜红，口渴欲饮，鼻干，口干臭秽，烦躁，便秘。舌红，苔黄，脉洪数。

分析：鼻衄、齿衄，血色鲜红是胃火上炎，热迫血行的表现；热邪炽盛则血色鲜红；鼻干，口干臭秽,便秘为胃火消灼胃津;烦躁为胃热扰心。舌红,苔黄,脉洪数均为胃热炽盛之象。

治法:清胃泻火,凉血止血。

方药:玉女煎加减。

石膏、知母清胃泻火;地黄、麦冬养阴清热;牛膝引血下行;可加大蓟、小蓟、白茅根、藕节等凉血止血。

若热势甚者,加山栀、牡丹皮、黄芩清热泻火;大便秘结甚者,加生大黄通腑泄热;阴伤较甚,口渴,舌红,苔少,脉细数者,加天花粉、石斛、玉竹养胃生津。

(3)肝火上炎证

症状:鼻衄,头痛,目眩,耳鸣,烦躁易怒,两目红赤,口苦。舌红,脉弦数。

分析:鼻衄是气郁化火,火热迫血上溢清窍所致;头痛,目眩,耳鸣,口苦,两目红赤,烦躁易怒是肝火上炎的表现。舌红,脉弦数为肝经实火之象。

治法:清肝泻火,凉血止血。

方药:龙胆泻肝汤加减。

龙胆草、柴胡、栀子、黄芩清肝泻火;木通、泽泻、车前子清利湿热;生地黄、当归、甘草滋阴养血,使泻中有补,清中有养;可酌加白茅根、蒲黄、大蓟、小蓟、藕节等凉血止血。

若阴液亏耗,口鼻干燥、舌红少津、脉细数者,可去车前子、泽泻、当归,加玄参、麦冬、女贞子、旱莲草养阴清热,凉血止血。

(4)气血两虚证

症状:鼻衄,或兼齿衄、肌衄,神疲乏力,面色㿠白,头晕,耳鸣,心悸,夜寐不宁。舌淡,脉细无力。

分析:鼻衄,甚或齿衄、肌衄是气虚不能统摄血液所致;头晕,耳鸣是气血亏虚,失于温煦濡养,脑海失养的表现;心悸,夜寐不宁为心失所养;神疲乏力为四肢百骸失养;面色㿠白为血虚不能上荣于面之故。舌淡,脉细无力为气血不足,血脉不充之象。

治法:补气摄血。

方药:归脾汤加减。

党参、茯苓、白术、甘草补气健脾;当归、黄芪益气生血;酸枣仁、远志、龙眼肉补心益脾,安神定志;木香理气醒脾;可加阿胶、仙鹤草、茜草养血止血。

2. 齿衄

(1)胃火炽盛证

症状:齿衄,血色鲜红,齿龈红肿疼痛,头痛,口臭,大便秘结。舌红,苔黄,脉洪数。

分析:齿衄,血色鲜红,齿龈红肿疼痛,是胃火炽盛,循阳明经脉上熏,络损血溢所致;头痛,口臭为胃热上蒸之故;大便秘结为热结阳明之故。舌红,苔黄,脉洪数为阳明热盛之象。

治法:清胃泻火,凉血止血。

方药:加味清胃散合泻心汤加减。

生地黄、牡丹皮、水牛角清热凉血;黄连、连翘清热泻火;当归、甘草养血和中;可酌加白茅根、大蓟、小蓟、藕节等凉血止血。

若烦热口渴者,加石膏、知母清热除烦。

(2)阴虚火旺证

症状:齿衄,血色淡红,起病较缓,常因受热及烦劳而诱发,齿摇不坚。舌红,苔少,脉细数。

分析:齿龈出血,齿摇不坚是肝肾阴亏,相火上浮,热迫血行所致。舌红,苔少,脉细数为阴虚火旺之象。

治法：滋阴降火，凉血止血。

方药：六味地黄丸合茜根散加减。

熟地黄、山药、山茱萸、茯苓、牡丹皮、泽泻养阴补肾，滋阴降火；茜草根、黄芩、侧柏叶凉血止血；阿胶养血止血；可酌加白茅根、仙鹤草、藕节以加强凉血止血的作用。

若虚火较甚而见低热、手足心热者，加地骨皮、白薇、知母清退虚热。

3. 咳血

（1）燥热伤肺证

症状：喉痒咳嗽，痰中带血，口干鼻燥，或有身热。舌红，少津，苔薄黄，脉数。

分析：喉痒咳嗽，痰中带血，或有身热是风热燥邪，伤于肺，肺失清肃，肺络受损的表现；口干鼻燥，舌红，少津，苔薄黄，脉数为燥热伤津之象。

治法：清热润肺，宁络止血。

方药：桑杏汤加减。

桑叶、栀子、淡豆豉清宣肺热；沙参、梨皮养阴清热；贝母、杏仁肃肺止咳；可加白茅根、茜草、藕节、侧柏叶凉血止血。

若见发热、头痛、咳嗽、咽痛等症状，为风热犯肺，加金银花、连翘、牛蒡子以辛凉解表，清热利咽；津伤较甚，而见干咳无痰，或痰黏不易咯出，可加麦冬、玄参、天冬、天花粉养阴润燥。

（2）肝火犯肺证

症状：咳嗽阵作，痰中带血或纯血鲜红，胸胁胀痛，烦躁易怒，口苦。舌红，苔薄黄，脉弦数。

分析：咳嗽、咳血，胸胁胀痛是肝火上逆犯肺，肺失清肃，肺络受损；口苦，烦躁易怒为肝火上炎。舌红，苔薄黄，脉弦数为肝火偏亢之象。

治法：清肝泻火，凉血止血。

方药：泻白散合黛蛤散加减。

桑白皮、地骨皮清泻肺热；海蛤壳、甘草清肺化痰；青黛清肝凉血；可酌加生地黄、旱莲草、白茅根、大蓟、小蓟等凉血止血。

若肝火较甚，头晕目赤，心烦易怒者，加牡丹皮、栀子、黄芩清肝泻火；若咳血量较多，纯血鲜红者，可用犀角地黄汤加三七粉冲服，以清热泻火，凉血止血。

（3）阴虚肺热证

症状：咳嗽痰少，痰中带血，或反复咳血，血色鲜红，口干咽燥，颧红，潮热盗汗。舌红，脉细数。

分析：痰中带血或反复咳血，咳嗽痰少，口干咽燥是阴虚肺热，损伤肺络，肺失清肃，不能上承之故；颧红，潮热盗汗，舌红，脉细数为阴虚火旺之象。

治法：滋阴润肺，宁络止血。

方药：百合固金汤加减。

百合、麦冬、玄参、生地黄、熟地黄滋阴清热，养阴生津；当归、白芍柔润养血；贝母、甘草肃肺化痰止咳；可加白及、藕节、白茅根、茜草等止血，或合十灰散凉血止血。

若反复咳血及咳血量多者，加阿胶、三七养血止血；潮热、颧红甚者，加青蒿、鳖甲、地骨皮、白薇等清退虚热；盗汗者加糯稻根、浮小麦、五味子、牡蛎等收敛固涩。

4. 吐血

（1）胃热炽盛证

症状：吐血色红或紫暗，常夹有食物残渣，脘腹胀闷，口臭，大便色黑。舌红，苔黄腻，脉滑数。

分析：吐血色红或紫暗，口臭是胃中积热，热伤胃络的表现；脘腹胀闷是胃失和降之故；大便色黑为血随糟粕而下所致。舌红，苔黄腻，脉滑数为内有积热之象。

治法：清胃泻火，化瘀止血。

方药：泻心汤合十灰散加减。

黄芩、黄连、大黄苦寒泻火；大蓟、小蓟、侧柏叶、茜草根、白茅根清热凉血止血；棕榈炭收敛止血；牡丹皮、栀子清热凉血。

若胃气上逆见恶心呕吐者，可加代赭石、竹茹、旋覆花和胃降逆；热伤胃阴而表现为口渴、舌红而干、脉细数者，加麦冬、石斛、天花粉养胃生津。

（2）肝火犯胃证

症状：吐血色红或紫暗，口苦胁痛，心烦易怒，寐少梦多。舌红绛，脉弦数。

分析：吐血伴口苦胁痛、易怒，是肝火横逆犯胃，胃络损伤的表现；心烦、寐少梦多为肝火上炎，热扰心神之故。舌红绛、脉弦数为肝火亢盛，耗伤胃阴之象。

治法：泻肝清胃，凉血止血。

方药：龙胆泻肝汤加减。

龙胆草、柴胡、黄芩、栀子清肝泻火；泽泻、木通、车前子清热利湿；生地黄、当归滋阴养血；白茅根、藕节、旱莲草、茜草凉血止血。

若胁痛甚者，加郁金、制香附理气活络定痛；血热妄行，吐血量多，加犀角（现以水牛角代替）、赤芍清热凉血止血。

（3）气虚血溢证

症状：吐血缠绵不止，时轻时重，血色暗淡，神疲乏力，心悸气短，面色苍白。舌淡，脉细弱。

分析：吐血缠绵不止，时轻时重，血色暗淡为脾气亏虚，统摄无能，血液外溢的表现；神疲乏力为四肢百骸失养；心悸气短为脾气本已虚衰，加之反复出血，气随血去，气血亏虚，心失所养之故；面色苍白为血虚不能上荣于面所致。舌淡，脉细弱为气血亏虚之象。

治法：健脾益气摄血。

方药：归脾汤加减。

党参、茯苓、白术、甘草补气健脾；当归、黄芪益气生血；木香理气醒脾。可加阿胶、仙鹤草养血止血。

若气损及阳，脾胃虚寒，症见肤冷、畏寒、便溏者，治宜温经摄血，可改用柏叶汤；若出血过多，导致气随血脱，表现为面色苍白、四肢厥冷、汗出、脉微等症者，可用独参汤益气固脱。

5. 便血

（1）肠道湿热证

症状：便血色红黏稠，大便不畅或稀溏，或有腹痛，口苦。舌红，苔黄腻，脉濡数。

分析：便血色红黏稠，大便不畅或稀溏是湿热蕴结肠道，肠道脉络受损的表现；腹痛是肠道气机阻滞的表现。舌红，苔黄腻，脉濡数为内有湿热之象。

治法：清化湿热，凉血止血。

方药：地榆散合槐角丸加减。

地榆、槐角、茜草凉血止血；栀子、黄芩、黄连清热燥湿，泻火解毒；茯苓淡渗利湿；防风、枳壳、当归疏风理气活血。

若便血日久，湿热未尽而营阴已亏，可选用清脏汤或脏连丸。

(2) 气不摄血证

症状：便血色淡红或紫暗，食少，体倦，面色萎黄，心悸，少寐。舌淡，脉细。

分析：便血色淡红或紫暗，食少，体倦，是脾气亏虚，统摄无能，血液外溢；面色萎黄是血虚不能上荣于面；心悸，少寐是气血亏虚，心失所养。舌淡，脉细为气血亏虚之象。

治法：益气摄血。

方药：归脾汤加减。

党参、茯苓、白术、甘草补气健脾；当归、黄芪益气生血；酸枣仁、远志、龙眼肉补心益脾，安神定志；木香理气醒脾。可加阿胶、槐花、地榆、仙鹤草养血止血。

(3) 脾胃虚寒证

症状：便血色紫暗，甚则黑色，腹部隐痛，喜热饮，面色不华，神倦懒言，便溏。舌淡，脉细。

分析：便血色紫暗，甚至色黑是脾胃虚寒，中气不足，统血无力，血溢肠内，随大便而下之故；腹部隐痛，喜热饮，便溏是中虚有寒，寒凝气滞，健运失司的表现；面色不华，神倦懒言，舌淡，脉细，是脾胃虚寒，气血不足之象。

治法：健脾温中，养血止血。

方药：黄土汤加减。

灶心土温中止血；白术、附子、甘草温中健脾；地黄、阿胶养血止血；黄芩苦寒坚阴，起反佐作用；可加白及、乌贼骨收敛止血，三七、花蕊石活血止血。

若阳虚较甚，畏寒肢冷者，可加鹿角霜、炮姜、艾叶等温阳止血。

6. 尿血

(1) 下焦湿热证

症状：小便黄赤灼热，尿血鲜红，心烦口渴，面赤口疮，夜寐不安。舌红，脉数。

分析：尿血鲜红，小便黄赤灼热，是热邪盛于下焦，脉络受损的表现；心烦口渴，夜寐不安，面赤口疮，是火热上炎，热扰心神的表现。舌红、脉数属热证之象。

治法：清热利湿，凉血止血。

方药：小蓟饮子加减。

小蓟、生地黄、藕节、蒲黄凉血止血；栀子、木通、竹叶清热泻火；滑石、甘草利水清热，导热下行；当归养血活血，共奏清热泻火，凉血止血之功。

若热盛而心烦口渴甚者，加黄芩、天花粉清热生津；尿血较甚者，加槐花、白茅根凉血止血；尿中夹有血块者，加桃仁、红花、牛膝活血化瘀。

(2) 阴虚火旺证

症状：小便短赤带血，头晕耳鸣，神疲，颧红潮热，腰膝酸软。舌红，脉细数。

分析：小便短赤带血是肾阴亏虚，虚火内炽，灼伤脉络的表现；头晕耳鸣，腰膝酸软是肾虚失养，髓海不足之故；颧红潮热，舌红，脉细数为阴虚火旺之象。

治法：滋阴降火，凉血止血。

方药：知柏地黄丸加减。

六味地黄丸滋补肾阴；知母、黄柏滋阴降火；可酌加旱莲草、大蓟、小蓟、藕节、蒲黄等凉血止血。

若颧红潮热甚者，加地骨皮、白薇清退虚热。

(3) 脾不统血证

症状：久病尿血，食少，体倦乏力，气短声低，面色不华。舌淡，脉细弱。

分析：久病尿血，食少，体倦乏力，气短声低是脾气亏虚，统血无力，血不循经的表现；面色不华，舌淡，脉细弱为气血亏虚，血脉不充之象。

治法：补中健脾，益气摄血。

方药：归脾汤加减。

党参、茯苓、白术、甘草补气健脾；当归、黄芪益气生血；酸枣仁、远志、龙眼肉补心益脾，安神定志；木香理气醒脾；可加熟地黄、阿胶、仙鹤草、槐花等养血止血。

若气虚下陷而且少腹坠胀者，可加升麻、柴胡升阳。

（4）肾气不固证

症状：久病尿血，血色淡红，头晕耳鸣，精神困惫，腰脊酸痛。舌淡，脉沉弱。

分析：尿血，血色淡红是久病及肾，肾气不固，封藏失职，血随尿出的表现；精神困惫，腰脊酸痛，头晕耳鸣是肾气亏虚，肾精不足，失于濡养之故。舌淡，脉沉弱为肾气亏虚之象。

治法：补益肾气，固摄止血。

方药：无比山药丸加减。

熟地黄、山药、山茱萸、怀牛膝补肾益精；肉苁蓉、菟丝子、杜仲、巴戟天温肾助阳；茯苓、泽泻健脾利水；五味子、赤石脂益气固涩；可加仙鹤草、蒲黄、槐花、紫珠草等止血；必要时再酌加牡蛎、金樱子、补骨脂等固涩止血。

若畏寒神怯者，加鹿角片、狗脊温补督脉。

7. 紫斑

（1）血热动血证

症状：皮肤出现青紫斑点或斑块，或伴有鼻衄、齿衄、便血、尿血，或有发热，口渴，便秘。舌红，苔黄，脉弦数。

分析：皮肤出现青紫斑点或斑块或伴有他处出血是热壅脉络，迫血妄行的表现；发热是内热郁蒸之故；口渴，便秘是热盛津伤的表现。舌红，苔黄，脉弦数为实热之象。

治法：清热解毒，凉血止血。

方药：十灰散加减。

大蓟、小蓟、侧柏叶、茜草根、白茅根清热凉血止血；棕榈皮收敛止血；牡丹皮、栀子清热凉血；大黄通腑泄热。

若热毒炽盛，发热，出血广泛者，加生石膏、龙胆草、紫草，冲服紫雪丹；热壅胃肠，气血郁滞，兼见腹痛者，加白芍、甘草、地榆、槐花以缓急止痛，凉血止血；邪热阻滞经络，兼见关节肿痛者，酌加秦艽、木瓜、桑枝等舒筋通络。

（2）阴虚火旺证

症状：皮肤出现青紫斑点或斑块，时发时止，常伴鼻衄、齿衄或月经过多，颧红，心烦，口渴，手足心热，或有潮热，盗汗。舌红，苔少，脉细数。

分析：皮肤出现青紫斑点或斑块，时发时止或他处出血为阴虚火旺，虚火伤及脉络的表现；心烦为水亏不能济火，心火扰动之故；颧红，口渴，潮热，盗汗，舌红，苔少，脉细数为阴虚火旺之象。

治法：滋阴降火，宁络止血。

方药：茜根散加减。

茜草根、黄芩、侧柏叶清热凉血止血；生地黄、阿胶滋阴养血止血；甘草和中解毒。

若阴虚较甚者，可加玄参、龟板、女贞子、旱莲草养阴清热止血；潮热甚者可加地骨皮、白薇、秦艽清退虚热。若表现为肾阴亏虚而火热不甚，症见腰膝酸软、头晕乏力，手足心热，舌红，苔少，脉细数者，可改用六味地黄丸滋阴补肾；酌加茜草根、大蓟、槐花、紫草等凉血止血，化瘀消斑。

（3）气不摄血证

症状：反复发生肌衄，久病不愈，神疲乏力，头晕目眩，面色苍白或萎黄，食欲不振。舌淡，脉细弱。

分析：反复出血，久病不愈是气虚不能摄血的表现；神疲乏力，头晕目眩，面色苍白或萎黄为气血亏耗，筋脉百骸失于濡养；食欲不振为脾虚不能运化水谷之故。舌淡，脉细弱为气血亏虚之象。

治法：补气摄血。

方药：归脾汤加减。

党参、茯苓、白术、甘草补气健脾；当归、黄芪益气生血；酸枣仁、远志、龙眼肉补心益脾，安神定志；木香理气醒脾；可酌情选加仙鹤草、棕榈炭、地榆、蒲黄、茜草根、紫草等，以增强止血及化斑消瘀的作用。

若兼肾气不足而见腰膝酸软者，可加山茱萸、菟丝子、续断补益肾气。

四、预防调护

注意饮食有节，起居有常，劳逸适度，避免情志过极。

对血证患者要注意精神调摄，消除其紧张、恐惧、忧虑等不良情绪。注意休息，重者应卧床休息。严密观察病情的发展和变化，若出现头昏、心慌、汗出、面色苍白、四肢湿冷、脉芤或细数等，应及时救治，以防产生厥脱之证。宜进食清淡、易于消化、富有营养的食物，如新鲜蔬菜、水果、瘦肉、蛋等，忌食辛辣香燥、油腻炙煿之品，戒除烟酒。吐血量大或频频吐血者，应暂予禁食，并应积极治疗引起血证的原发疾病。

五、小　　结

血证是由于火热熏灼、迫血妄行，气虚不摄、血溢脉外，以及瘀血阻络、血不循经引起的，以血液不循常道，或上溢于口鼻诸窍，或下泄于前后二阴，或渗出于肌肤为主要临床表现的一类出血性病证。多由感受外邪、情志过极、饮食不节、劳欲体虚、久病等引起，基本病机可归结为火热熏灼、迫血妄行，气虚不摄、血溢脉外，以及瘀血阻络、血不循经三类。临床辨证当辨病证、脏腑及虚实。由于引起出血的原因及出血的部位不同，应注意辨清不同的病证。同一血证，可以由不同的脏腑病变引起。一般初病多实，久病多虚；火热迫血所致者属实，阴虚火旺和气虚不摄，甚至阳气虚衰所致者属虚。血证的预后主要与以下三个因素有关：首先为引起出血的原因。一般外感易治，内伤难治；新病易治，久病难治。其次为出血量的多少。出血量少者病轻，出血量多者病重。三为兼见症状。出血伴发热、咳喘、脉数等症者，一般病情较重。

 临证验案

患者，50岁，酒客。

大吐，狂血成盆，六脉洪数面赤。

辨证：三阳实火为病。

处方：大黄18g　黄连15g　黄芩15g

2剂。

二诊：泻心汤一帖而止，二帖脉平，后七日又发，脉如故，又二帖。

按 此案以清胃泻火法，授《金匮要略》泻心汤。方中药量大，少精力宏，是运用经方的典型。张景岳云："血动之由，惟火惟气耳"。饮酒过量，嗜食辛燥，易导致胃热蓄积，扰动血络。本法用于胃热气逆吐血，其辨证要点是面赤、胸中烦热、便秘、舌红、脉数有力，仲景以泻心汤治之。唐容川说："方名泻心，实则泻胃。胃气下泄，则心火有所消导，而胃中之热气亦不上壅，斯气顺而血不逆矣。"指出了治吐血必降气的原则。降气即所以降火，火降气不上升，则血不致奔脱。唐氏认为"大黄一味能推陈致新，以损阳和阴，非徒下胃中之气也。即外而经脉、肌肤、躯壳，凡属气逆于血分之中，致血有不和处，大黄之性，亦无不达。盖其药气最盛，故能克而制之，使气之逆者不敢不顺，既速下降之势，又无遗留之邪"。泻胃降逆药首推大黄，对阳明盛或气逆出血极为适宜。泻心汤是目前治疗上消化道出血属实热者的效方，可酌情加入白及、云南白药、三七、地榆等。

[（清）吴瑭著. 吴鞠通医案[M]. 王绪鳌点校. 北京：人民卫生出版社. 1985]

文献摘录

（1）《灵枢·百病始生》："阳络伤则血外溢，血外溢则衄血；阴络伤则血内溢，血内溢则后血。"

（2）《金匮要略·惊悸吐衄下血胸满瘀血病脉证治》："心气不足，吐血衄血，泻心汤主之。"

（3）《太平圣惠方·治尿血诸方》："夫尿血者，是膀胱有客热，血渗于脬故也。血得热而妄行，故因热流散，渗于脬内而尿血也。"

（4）《济生方·血病门》："夫血之妄行也，未有不因热之所发。盖血得热则淖溢，血气俱热，血随气上，乃吐衄也。"

（5）《景岳全书·血证》："血从齿缝牙龈中出者，名为齿衄，此手足阳明二经及足少阴肾家之病。盖手阳明入下齿中，足阳明入上齿中，又肾主骨，齿者骨之所终也。此虽皆能为齿病，然血出于经，则惟阳明为最。""便血之与肠澼，本非同类。盖便血者，大便多实而血自下；肠澼者，因泻痢而见脓血，即痢疾也。"

文献推介

（1）黎汉华. 血宁散治疗血证54例临床疗效观察[J]. 时珍国药研究，1992，3（03）：104-106.

（2）高益民. 关幼波老中医对血证的辨治经验[J]. 新中医，1979（06）：10-12.

44 痰 饮

痰饮是由体内水液输布、运化失常引起的，以水液停积于某些部位为主要临床表现的病证。痰饮既是水液代谢异常所形成的病理产物，也可能成为新的致病因素。一般以较稠浊的称为痰，清稀的称为饮。

《素问·脉要精微论》曰："溢饮者渴暴多饮，而易入肌皮肠胃之外也"，提出了溢饮之名。汉·张仲景在《金匮要略·痰饮咳嗽病脉证并治》中设立专篇论述"痰饮"，并分痰饮（狭义）、悬饮、溢饮和支饮四类，并提出了"病痰饮者，当以温药和之"的治疗原则，至今仍为临床所遵循。隋·巢元方《诸病源候论》系统论述了痰饮病因、痰饮证候、所生诸病及治疗原则等。唐·孙思邈《备急千金要方·痰饮》中五饮之说本于仲景而治法方药有所发明，如治胸中痰澼以吐法，治"主澼饮停结，满闷目暗方"用中军候黑丸（芫花、巴豆、杏仁、桂心、桔梗）温下。宋·杨仁斋在《仁斋直指方》中首次将痰与饮进行区别，认为清稀的为饮，稠浊的为痰。金·张子和在《儒门事亲·饮当去水温补转剧论》中指出饮之成因有五，同时提出："夫治病有先后，不可乱投。邪未去时，慎不可补也。大邪新去，恐反增其气，转甚于未治之时也。"告诫后人治疗饮证不可一味用补法。

西医学中的渗出性胸膜炎、心包积液、腹水、心衰、肾炎水肿等以痰饮为主要表现者属于本病范畴，可参考本病辨证论治。

一、病因病机

（一）病因

1. 外感寒湿 因环境湿冷，或冒雨涉水，坐卧湿地，寒湿之邪侵袭肺卫，困遏卫阳，水气不得散发，或使肺失通调水道之职；或因大寒入肾伤阳，肾不能主水，致使水停为饮，湿化为痰。

2. 饮食不当 暴饮暴食，过饮冷水或进食生冷，或夏日受暑热及饮酒后，又贪冷受凉，冷热交结，中阳被遏，脾失健运而水湿内停，积为痰饮。

3. 劳欲体虚 劳倦、纵欲太过，或久病体虚，耗气伤精，伤及脾肾之阳，水液失于输化，停而为饮。或体虚气弱，劳倦太过之人，一旦伤于水湿，可成痰饮。

（二）病机

痰饮基本病机为肺、脾、肾三脏功能失调，三焦气化失宣，津液停积机体某部位而成。饮邪有流动之性，饮留胃肠，则为痰饮；饮流胁下，则为悬饮；饮流肢体，则为溢饮；饮聚胸肺，则为支饮。

痰饮病变部位主要在肺、脾、肾和三焦，又以脾为关键。脾主运化水湿，脾气不足，运化功能失司，则生痰饮；脾阳亏虚，上不能输液以养肺，水谷不归正化，反为痰饮干肺，下不能助肾以制水，水寒之气反伤肾阳，由此必致水液内停中焦，流溢各处，波及五脏。

痰饮的病理性质总属阳虚阴盛，输化失调，因虚致实，阳衰饮聚为患。中阳素虚，脏气不足，实为发病的内在病理基础。水饮总归阴类，遇寒而聚，得温则化。痰饮既为水液代谢异常所致的病理产物，同时也可成为致病因素，其特性为阴邪，轻则阻遏阳气，重则伤人阳气。

二、诊断与鉴别诊断

（一）诊断依据

凡身体内外表里、上下有水液停留，见于各种水饮痰湿证如肠鸣、呕吐、咳喘咯痰、身肿、胸腹积水、关节肌肉疼重或眩晕、耳鸣等，可初步诊断为痰饮。

初步诊断为痰饮后，可按四饮特征进一步诊断：

痰饮：心下满闷，呕吐清水痰涎，胃肠沥沥有声，素来身体肥胖而逐渐消瘦，多属于狭义痰饮，即饮停胃肠。

悬饮：胸胁饱满，咳唾引痛，喘促不能平卧，属饮流胁下，起病前常有外感症状。

溢饮：身体疼痛而沉重，或有轻度浮肿，当汗出而不汗出，或伴咳喘，属饮流四肢。

支饮：咳逆倚息，短气不能平卧，其形如肿，胸胁胀满等，此外可见呕恶、头晕目眩等症，属饮邪留于胸肺。

（二）鉴别诊断

1. **痰、饮、水、湿之异同** 痰、饮、水、湿同为津液不归正化的病理产物，同出一源，但各有特点。从形质言，饮为稀涎；痰多稠浊；水属清液；湿性黏滞。从病证而言，饮之为病，多停于体内局部；痰、湿为病，无处不到，变化多端；水之为病，可泛滥体表、全身。从病理属性来说，饮多因寒积而成；痰多由热化；水属阴类，由于发病因素不一而有阳水、阴水之别；湿为阴邪，但无定体，可随五气从化相兼为病。合而言之，四者本为同源，在一定条件下又可互相转化。如《证治汇补·饮证》中提到："积饮不散，亦能变痰""停水则生湿"；《类证治裁·痰饮》中指出："水泛为痰""饮因于湿"，指出了四者之间的联系转变。

2. **胸痹** 悬饮与胸痹二者均有胸痛。但胸痹为胸膺部或心前区憋闷，且可引及左肩背部，常于劳累、饱餐、受寒或情绪波动后发作，一般历时较短，休息或用药后可缓解；而悬饮为胸胁胀痛，持续难解，多伴咳唾、转侧、呼吸时疼痛加重，肋间饱满，并有咳嗽、咯痰等肺系证候。

3. **风水证** 水肿之风水相搏证可分为表实、表虚两类。表实者，水肿而无汗，身体疼痛，与水泛肌表之溢饮基本相同。如见肢体浮肿而汗出恶风，则属表虚，与溢饮不同。

三、辨证论治

（一）辨证要点

1. **辨饮停部位** 痰饮的辨证，首要辨别痰饮、悬饮、溢饮、支饮四饮。四饮以饮停部位而分，饮留胃肠为痰饮，饮流胸胁为悬饮，饮流四肢为溢饮，饮聚胸肺为支饮。从主症而言，痰饮多存在肠鸣辘辘，呕吐，腹满，吐清涎，食欲不振等；悬饮以胸胁不适，咳嗽引起胸胁疼痛，难以平卧等为特点；溢饮以四肢肿胀疼痛为主；支饮主要症状为咳逆倚息，短气不得卧。

2. **辨虚实** 痰饮主要特点为阳虚阴盛，本虚标实。本虚为阳气不足，标实指水饮停聚，无论病之新久，均应根据症状，辨别虚实之主次。可结合起病之新久、饮邪之盛衰、禀赋之强弱来权衡，如新病饮盛为实证居多，久病正虚饮微以偏虚为主。

3. **辨寒热** 痰饮为阴邪，寒证居多，但也有郁久化热者。初起若有寒热见症，为夹有表邪；饮积不化，气机升降受阻，常兼气滞及饮郁化热等。

（二）治疗原则

痰饮的治疗以温化为原则。由于饮为阴邪，遇寒则聚，得温则行。通过温阳化气，可使痰饮得化，杜绝饮邪之生成。即《金匮要略·痰饮咳嗽病脉证并治》所言："病痰饮者，当以温药和之。"同时还应区分标本缓急，根据表里虚实之不同，采取相应处理。对水饮壅盛以祛饮治标为主；而阳微气衰者，以温阳治本为要。在表者，当温散发表；在里者，宜温阳利水；正虚者以补为主；邪实者以攻为先；如邪实正虚，治当攻补兼施；遇饮郁久化热者，则亦温清并用。

（三）分证论治

本病当以痰饮、悬饮、溢饮、支饮为纲辨证论治。

1. 痰饮

（1）脾阳虚弱证

症状：胸胁支满，心下痞闷，胃中有振水音，脘腹喜温畏冷，泛吐清水痰涎，饮入易吐，口渴不欲饮水，伴头晕目眩，心悸气短，纳少，大便或溏，形体逐渐消瘦。舌苔白滑，脉弦细而滑。

分析：胸胁支满，心下痞闷，为胃中停饮，阻碍气机升降；胃中有振水音则为水饮与气相击；脘腹喜温畏冷为寒饮内聚，阳气不达；泛吐清水痰涎，饮入易吐为水饮上逆；口渴不欲饮为水停中焦，津不上承；心悸气短为水饮凌心射肺；头晕目眩为水饮中阻，清阳不升；纳少，便溏为脾胃健运失常；日渐消瘦为水谷不能化生精微充养形体。舌苔白滑，脉弦细而滑均为脾阳虚弱，寒饮停聚之征。

治法：温脾化饮。

方药：苓桂术甘汤合小半夏加茯苓汤加减。前方温脾阳，利水饮，用于胸胁支满，目眩，气短；后方和胃降逆，用于水停心下，脘痞，呕吐，眩悸。

茯苓淡渗利水，化饮健脾；桂枝辛温通阳，振奋阳气以消饮邪；桂枝合甘草辛甘化阳，通阳化气；白术、茯苓健脾渗湿；半夏、生姜和胃降逆。

若水饮内阻，清气不升而见眩冒、小便不利者，加泽泻、猪苓；脘部冷痛，吐涎沫，为寒凝气滞，饮邪上逆，酌配干姜、吴茱萸、川椒目、肉桂；心下胀满者，加枳实以开痞。

（2）饮留胃肠证

症状：心下坚满或痛，自利，利后反快，虽利心下续坚满；或水走肠间，沥沥有声，腹满，便秘，口舌干燥。舌苔腻、色白或黄，脉沉弦或伏。

分析：心下坚满或痛为水饮留胃，阳气不通；利后反快乃正气驱邪外出，水饮下行之象；下利后心下续坚满则因虽有自利，但留饮病根未除，新饮日积之故；肠间沥沥有声为饮邪从胃下流于肠，气水相搏；口舌干燥乃水饮不化，津液不能上承；腹满因水邪留滞肠间。舌苔腻、色白或黄，脉沉弦或伏为水饮壅盛，阳气郁遏之象。

治法：攻下逐饮。

方药：甘遂半夏汤或己椒苈黄丸加减。前方溶痰逐饮，用于治疗痰饮病；后方泻热、逐水，通利二便，用于治疗水饮积聚脘腹之证。

半夏降逆，又化饮散结，为治饮要药；甘遂攻逐心下留饮，驱水由大便而出；甘草与甘遂相反相激，祛逐留饮；白芍、蜂蜜酸收甘缓和中，可缓甘遂之毒性；防己渗透肠间水气，椒目辛散可除心腹留饮，两药合用逐水从小便而出；葶苈子开宣肺气，大黄荡涤肠胃，两药使水饮从大便而走。

若饮邪上逆，胸满者加枳实、厚朴以泄满，但决不能图快一时，攻逐太过，损伤正气。

2. 悬饮

（1）邪犯胸肺证

症状：寒热往来，身热起伏，汗少，或发热不恶寒，有汗而热不解，咳嗽，痰少，气急，胸胁刺痛，呼吸、转侧疼痛加重，心下痞硬，干呕，口苦，咽干。舌苔薄白或黄，脉弦数。

分析：寒热往来，胸胁刺痛，干呕，口苦，咽干等少阳证，盖肺居胸中，两胁为少阳经脉分布循行处，外邪侵袭，与宿饮相合，热郁胸肺，结于少阳，少阳病未解，枢机不利；身热，有汗，咳嗽，痰少，气急等为邪郁化热内蕴，肺气失宣；心下痞硬为邪结于里，气机升降失常，甚至有演化为结胸趋势。舌苔薄白或黄，脉弦数乃邪犯胸肺之候。

治法：和解宣利。

方药：柴枳半夏汤加减。

柴胡、黄芩和解少阳；瓜蒌、半夏、枳壳宽胸化痰开结；青皮、赤芍理气和络止痛；桔梗、杏仁宣肺止咳。

若痰饮内结，肺气失肃，见咳逆者，加白芥子、桑白皮；胁痛甚者，加郁金、桃仁、延胡索以通络止痛；心下痞硬，口苦，干呕甚者，加黄连，与半夏、瓜蒌配伍以苦辛开痞散结；热盛汗出，咳嗽气粗者，加麻黄、杏仁、石膏以清热宣肺化痰。

（2）饮停胸胁证

症状：胸胁疼痛，咳唾引痛，痛势较初期减轻，而呼吸困难加重，咳逆气喘息促不能平卧，或仅能偏卧于停饮的一侧，病侧肋间胀满，甚则可见偏侧胸廓隆起。舌苔薄白腻，脉沉弦或弦滑。

分析：胸胁牵引作痛乃饮邪积聚胸胁之间，阻碍气机升降，气与饮相搏击之故；反见痛减轻而喘息加重盖因水饮已成，气机升降闭窒；咳逆不能平卧为饮邪上迫于肺；肋间胀满、隆起为饮在胸胁之象。舌苔薄白腻，脉沉弦或弦滑，为水结于内之候。

治法：逐水祛饮。

方药：椒目瓜蒌汤合十枣汤或控涎丹加减。椒目瓜蒌汤具有泻肺逐引之功效，用于治疗悬饮者，水流胁下，肝气拂逆，肺失清肃，咳而引痛之证；十枣汤具有攻逐水饮之功效，用于治疗水饮内停里实证；控涎丹具有祛痰逐饮之功，用于治疗痰饮伏在膈上下之证。

十枣汤以心下痞，硬满，引胁下痛为主症，方中甘遂善行经隧水湿，大戟善泄脏腑水湿，芫花善攻胸胁癖饮，三药共用蠲饮破癖。葶苈子、桑白皮泻肺逐饮；苏子、瓜蒌皮、杏仁、枳壳降气化痰；川椒目、茯苓、猪苓、泽泻、冬瓜皮、车前子利水导饮。

如用十枣汤或控涎丹峻下逐水，剂量均从小量递增，一般连服3～5日，必要时停2～3日再服。用药时需顾护胃气，中病即止，如药后出现呕吐、腹痛、腹泻等，应减量或停服。

若痰浊偏盛，胸部满闷，舌苔浊腻者，加薤白、杏仁；如水饮久停难去，胸胁支满，体弱，食少者，加桂枝、白术、甘草等通阳健脾化饮；若见络气不和之候，可同时配合理气和络之剂，以利气行水。

（3）络气不和证

症状：胸胁疼痛，如灼如刺，胸闷不舒，呼吸不畅，或有闷咳，甚则迁延，经久不愈，阴雨天更甚。舌质暗，苔薄，脉弦。

分析：胸胁疼痛，憋闷不舒乃饮邪久郁之后，气机不利，络脉痹阻之故；痛势如灼为气郁化火；刺痛不已乃脉络瘀滞。舌质暗，苔薄，脉弦乃气滞络瘀之候。

治法：理气和络。

方药：香附旋覆花汤加减。

旋覆花、苏子降气化痰；柴胡、香附、枳壳疏肝理气解郁；郁金、延胡索理气通络；当归、赤芍、沉香行瘀通络。

若痰气郁阻，胸闷苔腻者，加瓜蒌豁痰开痹；久痛入络，痛势如刺甚者，加桃仁、红花、乳香、没药以行气活血和络；饮留不净，胁痛迁延，经久不已者，可加通草、路路通、冬瓜皮等以祛饮通络。

（4）阴虚内热证

症状：胸胁胀满，咳呛时作，咯吐少量黏痰，口干咽燥，或午后潮热，颧红，心烦，手足心热，盗汗，或伴胸胁闷痛，病久不复，形体消瘦。舌质偏红，苔少，脉细数。

分析：咳呛时作，痰黏量少，口干咽燥皆为饮阻气郁，化热伤阴，阴虚肺燥所致；潮热，颧红，心烦，手足心热，盗汗等为一派阴虚火旺之象；胸胁闷痛为络脉不和之征；形体消瘦乃病久正虚之候。舌质偏红，苔少，脉细数乃阴虚内热之候。

治法：滋阴清热。

方药：沙参麦冬汤合泻白散加减。前方具有甘寒生津，清养肺胃之功效，用于治疗燥伤肺胃或肺胃阴津不足之证；后方具有清脏腑热，清泻肺热，止咳平喘之功效，用于治疗肺热喘咳。

沙参、麦冬、玉竹、白芍、天花粉养阴生津；桑白皮、桑叶、地骨皮、甘草清肺降火止咳。

若阴虚内热，潮热显著者加鳖甲、功劳叶以清虚热；虚热咳嗽咯痰者，可加百部、川贝母；痰阻气滞，见胸胁闷痛甚者，酌加瓜蒌皮、枳壳、郁金、丝瓜络；日久积液未尽，加牡蛎、泽泻利水化饮。

3. 溢饮

表寒里饮证

症状：体沉身重而疼痛，甚则肢体浮肿，恶寒，无汗，或有咳喘，痰多白沫，胸闷，干呕，口不渴。舌淡，苔白，脉弦紧。

分析：身体重痛、浮肿乃水饮流溢四肢体表；恶寒，无汗为风寒束表；喘咳，痰多白沫，胸闷，干呕为水饮内停，上逆迫肺所致；口不渴为水饮内停，津液不能正常上承。舌淡，苔白，脉弦紧为表寒里饮之候。

治法：发表化饮。

方药：小青龙汤加减。

麻黄、桂枝发汗解表散饮；半夏、干姜、细辛温化寒饮，降逆镇咳；五味子、芍药酸收以缓和麻黄、桂枝辛散太过，炙甘草合芍药酸甘化阴，避免辛温之品有温燥伤津之弊。

若表寒外束，内有郁热，伴有发热，烦躁，苔白而兼黄者，加石膏以清泄内热；若表寒之象已不著，在里郁热明显者，改用大青龙汤以发表清里；水饮内聚而见肢体浮肿明显，尿少者，可配茯苓、猪苓、泽泻；饮邪犯肺，喘息痰鸣不得卧者，加杏仁、射干、葶苈子。

4. 支饮

（1）寒饮伏肺证

症状：咳逆喘满不得卧，吐痰白沫量多，经久不愈，天冷受寒加重，甚至引起面浮跗肿，或平素伏而不作，遇寒即发，发则寒热，背痛，腰痛，目泣自出，身体振振欲动。舌淡，苔白滑或白腻，脉弦紧。

分析：咳喘不能卧乃饮邪上逆犯肺，肺气不降；吐痰白沫量多为津液遇寒而凝聚为痰，壅滞于肺；经久不愈盖因饮邪恋肺，留而不去；受寒易发，为"同气相求"之故；面浮跗肿为水饮泛滥；发热恶寒盖因新寒触发，外寒束表；目泣自出，身体振振欲动等为饮邪迫肺，痰阻气壅；背痛为外感风寒，肺卫宣发不利之象。舌淡，苔白滑或白腻，脉弦紧，为寒饮内盛之征。

治法：宣肺化饮。

方药：小青龙汤加减。

麻黄、桂枝、干姜、细辛温肺散寒化饮；半夏、厚朴、苏子、杏仁、甘草化痰利气；伍入五味子温敛肺气。

若无寒热、身痛等表证，见动则喘甚，易汗，为肺气已虚，可改用苓甘五味姜辛汤，不宜再用麻黄、桂枝宣表；若饮多寒少，外无表证，喘咳痰稀或不得息，胸满气逆，可用葶苈大枣泻肺汤加白芥子、莱菔子以泻肺通饮；饮邪壅实，咳逆喘息，胸痛烦闷者，加甘遂、大戟峻逐水饮，以缓其急。

（2）脾肾阳虚证

症状：喘促动则为甚，心悸，气短，或咳而气怯，痰多，食少，胸闷，怯寒肢冷，神疲，少腹拘急不仁，脐下动悸，小便不利，足跗浮肿，或吐涎沫而头目昏眩。舌体胖大，质淡，苔白润或腻，脉沉细而滑。

分析：喘促气短，动则为甚乃痰饮久病，穷及于肾，肾不纳气；喘而气怯，痰多，胸闷，食少皆为肺脾气虚，痰饮内蕴；怯寒肢冷为肾阳虚弱，不能温煦形体之故；小便不利为肾虚气化无权，水饮停于下焦；少腹拘急不仁乃饮停之征；脐下动悸之症亦为肾阳虚衰，不能镇摄水饮，水气上冲所致；足跗浮肿乃水饮溢于外；吐涎沫而头目昏眩乃水饮逆于上，胃失和降，清阳不升，脑窍不利所致。舌体胖大，质淡，苔白润或腻，脉沉细而滑均为阳虚饮停之候。

治法：温脾补肾，以化水饮。

方药：金匮肾气丸合苓桂术甘汤加减。前方温补肾阳，用于治疗喘息气短，肢冷汗出，跗肿；后方具有温阳化饮，健脾利湿之功效，用于治疗中阳不足之痰饮。

桂枝、附子、地黄、山药、山萸肉阴阳双补，茯苓、泽泻、牡丹皮、白术健脾利湿，甘草调和诸药。若痰饮壅盛，食少痰多甚者，可加半夏、陈皮化痰和中；水湿偏盛，四肢沉重疼痛者，可茯苓、泽泻加量以利水湿；脐下悸，吐涎沫，头目昏眩甚者，是饮邪上逆，虚中夹实之候，可用五苓散化气行水。

四、预防调护

痰饮多属素体脾虚，复加饮食不当，劳欲过度所致，平素宜加强锻炼，增强体质；饮食有节，少食生冷之物；体虚者寒冷季节宜先加衣保暖，避免着凉外感。

凡有痰饮者，更需注意日常生活，时刻保暖，避风寒湿冷；饮食宜清淡，忌肥甘厚味、生冷之物；戒烟酒，注意劳逸结合，以防诱发；病情初起，即积极治疗，以免病情加重。

五、小　　结

痰饮是由体内水液输布、运化失常引起的，以水液停积于某些部位为主要临床表现的病证。饮停胃肠为痰饮，饮流胁下为悬饮，饮溢四肢为溢饮，饮邪支撑胸肺为支饮。多由外感寒湿、饮食不当、劳欲体虚等引起。痰饮基本病机为肺、脾、肾三脏功能失调，三焦气化失常，津液停积而成。其治疗当以"病痰饮者，当以温药和之"为原则，根据表里virsuality不同，标本兼治，扶正祛邪，温清并用。饮留胃肠之痰饮，辨证分型为脾阳虚弱、饮留胃肠两型；悬饮辨证分型为邪犯胸肺、饮停胸胁、络气不和、阴虚内热四型；溢饮主要为表寒里饮型；支饮则有寒饮伏肺、脾肾阳虚两型。预防调护以避风寒，节饮食，慎起居为要。急性者一般预后良好。其饮邪内伏或久留体内，则病势多缠绵难愈，且多为外邪或饮食不当而诱发。

 临证验案

卢某，女，50岁。2000年12月2日初诊。

初诊：患者暴怒后出现胁肋胀痛，经检查心电图正常，胸部X线片显示"双侧胸腔积液"。曾抽液2次化验，结核菌（-），试用抗结核及抗菌药物治疗无效。患者胁肋胀痛，形体肥胖，胸背闷痛，胃脘胀痛，气短乏力，善太息，肢体沉重，口干渴饮，失眠，舌尖红，苔白腻，脉沉弦。

中医诊断：悬饮，证属肝郁气滞，水阻痰凝，留于胁下。

治法：疏肝理气，涤痰通络，佐以清热。

处方：柴胡10g　黄芩15g　红参15g　半夏15g　郁金15g　浙贝母15g　白芥子15g　瓜蒌子15g　陈皮15g　青皮15g　石菖蒲15g　麦冬15g　延胡索15g　桃仁15g　甘草15g　生姜15g　生地黄20g　香附20g　大枣5枚

7剂，水煎服，每日1剂。

二诊：诸症均减轻，但口干渴饮、腹胀症状突出。前方去麦冬、青皮、香附，加五味子、知母、厚朴、红花各15g，太子参20g。7剂，水煎服，每日1剂。

三诊：诸症明显减轻，续用上方7剂。

服药后症状消失，胸部X线片显示"心肺未见异常"。随访2个月未见复发。

按 本例胸腔积液西医未能确诊何病，中医辨为悬饮，证属肝郁气滞，水阻痰凝，留于胁下。该患者素为多痰多湿之体，复因郁怒伤肝，气机不畅，水湿痰浊因而阻滞，水停胁下致胁肋胀痛；湿性重浊黏滞故见肢体沉重；痰湿阻络，血行不畅，日久则化热伤阴。张教授针对上述病因病机以疏肝理气、活血通络、化痰清热为治，取得良好疗效。方中柴胡、青皮、陈皮、香附疏肝理气；半夏、浙贝母、白芥子、瓜蒌子、石菖蒲化痰通络，其中白芥子尤善祛皮里膜外之痰涎；延胡索、郁金、桃仁活血化瘀通络；黄芩、生地黄、麦冬滋阴清热；红参、甘草、生姜、大枣益气调中，相辅相成，共奏疏肝理气、化痰祛瘀通络、舒畅三焦气机之功，气机畅则痰湿消。气郁化热，防其开伐耗气伤阴，二诊加太子参、五味子、知母以益气敛阴清热。仅服药21剂而痊愈。

（张春艳，王建明. 张琪教授验案3则[J]. 新中医，2001，33（11）：13-14.）

文献摘录

（1）《金匮要略·痰饮咳嗽病脉证并治》："夫病人饮水多，必暴喘满。凡食少饮多，水停心下，甚者则悸，微者短气。"

（2）《景岳全书·痰饮》："痰之与饮，虽曰同类，而实有不同也。盖饮为水液之属，凡呕吐清水，及胸腹膨满，吞酸嗳腐，渥渥有声等证，此皆水谷之余，停积不行，是即所谓饮也。若痰有不同于饮者，饮清澈而痰稠浊，饮惟停积肠胃，而痰则无处不到。水谷不化而停为饮者，其病全由脾胃；无处不到而化为痰者，凡五脏之伤皆能致之。故治此者，当知所辨，而不可不察其本也。"

（3）《证治要诀·停饮伏痰》："故善治痰者，不治痰而治气，气顺则一身之津液，亦随气而顺矣……病痰饮而变生诸证，不当为诸证牵掣，妄言作名，且以治痰为先，饮消则诸证自愈。"

（4）《类证治裁·痰饮论治》："若夫肾阳虚火不制水，水泛为痰，则饮逆上攻，故清而澈，治宜通阳泄湿，忌用腻品助阴；如四物六味等汤。肾阴虚，火必烁金，火结为痰，为痰火上升，故稠而浊，治宜滋阴清润，忌用温品助燥，如二陈六君子等汤。治法所必辨也。"

（5）《四圣心源·痰饮》："痰饮者，肺肾之病也，而根原于土湿，肺肾为痰饮之标，脾胃乃痰饮之本。盖肺主藏气，肺气清降则化水，肾主藏水，肾水温升则化气。阳衰土湿，则肺气壅滞，不能化水，肾气凝瘀，不能化气。气不化水，则郁蒸于上而为痰，水不化气，则停积于下而为饮。"

文献推介

（1）杨建忠. 经方配合针刺治疗痰饮内阻型眩晕22例[J]. 河南中医，2013，33（07）：1028-1029.

（2）春柳，王至婉，马锦地，等. 基于现代名老中医经验的痰饮悬饮病因病机及证素规律研究[J]. 中医研究，2017，30（05）：63-66.

45 消 渴

消渴是由阴虚燥热引起的，以口渴多饮、多食、多尿、消瘦、乏力，或尿浊、尿有甜味为主要临床表现的病证。

消渴的病名最早出现在《黄帝内经》，根据其病因和临床表现不同，又有消瘅、肺消、膈消、脾瘅、消中等名称。其病因、病机、证治早在《黄帝内经》中就有论述，认为消渴与饮食、情志、内热、五脏虚弱有关，内热是主要病机。在治疗方面，《黄帝内经》强调指出消渴患者要禁食膏粱厚味和芳草、石药等燥热伤津之品。汉·张仲景在《金匮要略》中对消渴进行了专篇讨论，最早提出白虎加人参汤、肾气丸等治疗消渴的方药。隋·巢元方《诸病源候论·消渴候》论述其并发症认为："其病变多发痈疽。"唐·王焘在《外台秘要·消中消渴肾消》中引用《古今录验》记载了"每发即小便至甜"，是最早记载消渴病小便甜症状的文献。从宋代开始已有对"三消"分证施治的论述。如宋·黎民寿《简易方·消渴》有对"三消"分证施治的论述："渴疾有三：曰消渴、曰消中、曰消肾，分上、中、下三焦而言之。"对于消渴并发症的认识，金·刘完素在《宣明论方·消渴总论》论消渴一证："可变为雀目或内障。"元·张子和《儒门事亲·三消论》也有相关论述："夫消渴者，多变聋、盲、疮、癣、痤、痱之类""或蒸热虚汗，肺痿劳嗽"。清·王肯堂《证治准绳·消瘅》在前人论述的基础上，对三消临床分类作了规范，"渴而多饮为上消。消谷善饥为中消。渴而便数有膏为下消"。明清至现代对消渴病有了更广泛和深刻的认识。

西医学中的糖尿病以多饮、多食、多尿为主要表现者属于本病范畴，可参照本病辨证论治。以多尿、烦渴为主要表现的尿崩症亦可参照本病辨证论治。

一、病因病机

（一）病因

1. 饮食失节 长期过食肥甘、醇酒厚味、辛辣香燥之品，损伤脾胃，致运化失职，积热内蕴，化燥伤津，消谷耗液，发为消渴。早在《素问·奇病论》即说："此肥美之所发也，此人必数食甘美而多肥也，肥者令人内热，甘者令人中满，故其气上溢，转为消渴。"

2. 情志失调 郁怒伤肝，气机郁结，郁久化火，火热内燔；或忧思伤脾，脾失健运，水湿内停，郁而化火，消灼阴津而发为消渴。正如《临证指南医案·三消》说："心境愁郁，内火自燃，乃消症大病。"

3. 禀赋不足 禀赋不足，先天肾精亏虚，五脏柔弱，易发消渴。如《灵枢·五变》说："五脏皆柔弱者，善病消瘅。"

4. 劳逸失调 房室不节，劳欲过度，或过于安逸少动，肾精亏损，虚火内生，上炎肺胃，发为消渴。如《外台秘要·消渴消中》说："房室过度，致令肾气虚耗，下焦生热。热则肾燥，肾燥则渴。"

（二）病机

消渴的基本病机是阴虚燥热。阴虚为本属虚，燥热为标属实，阴虚与燥热互为因果，阴愈虚则燥热愈盛，燥热愈盛则阴愈虚。燥热伤阴，阴虚则内热，内热则伤津灼液成瘀血；或阴损及阳，阳气不足，则气虚血瘀。血瘀日久，久病伤络，致病情加重及变生他病。

消渴的病变脏腑在肺、胃（脾）、肾，而以肾为主。肺为燥热所伤，肺燥伤津则口渴多饮；肺不布津而直趋下行，随小便排出体外，故小便频数、量多。胃为热郁，胃火炽盛，脾阴不足，则口渴多饮，多食善饥；脾气虚不能转输水谷精微，则水谷精微下流注入小便，故小便味甘；水谷精微不能濡养肌肉，故形体日渐消瘦。肾精亏虚，虚火内生，上燔肺胃，则烦渴多饮，消谷善饥；肾失濡养，开阖失司，固摄无权，则水谷精微直趋下泄，随小便而排出体外，故尿多而甜。三脏腑之中，虽可有所偏重，但往往又互相影响。如肺燥津伤，津液失于敷布，则脾胃不得濡养，肾精不得滋助；

若胃燥热偏盛，上可灼伤肺津，下可耗伤肾阴；若肾阴不足则阴虚火旺，亦可上灼肺胃，终至肺燥胃热肾虚，故"三多"之症常可相互并见。

消渴日久，则易发诸多变证。如肺失滋润，日久则发肺痨；肾阴亏损，肝失涵养，肝肾精血不能上承耳目，则可并发白内障、雀目、耳聋；燥热内结，营阴被灼，络脉瘀阻，蕴毒成脓，则发为痈疽、脱疽；阴虚燥热，炼液成痰，痰阻血瘀，闭阻神窍，则发中风；阴损及阳，脾肾阳衰，水湿潴留，泛溢肌肤，则发为水肿；痰瘀互结，痹阻心脉，则发为胸痹心痛；严重者，阴津极度损伤，虚阳浮越，则见烦躁神昏；或阴竭阳亡而见昏迷、厥脱等危象。

二、诊断与鉴别诊断

（一）诊断依据

（1）有口渴、多饮、多食易饥、尿频量多、形体消瘦，或尿有甜味等特征性临床症状。

（2）有的患者初起时三多症状不著，但若中年之后发病，且嗜食醇酒、膏粱厚味，以及病久并发眩晕、肺痨、胸痹心痛、中风、雀目、疮痈等病证者，应考虑消渴。

（3）本病发生与禀赋不足有较密切的关系，故家族史可供诊断参考。

（二）鉴别诊断

1. 口渴症 两者均可出现口渴多饮的症状。口渴症是口渴饮水的一个临床症状，可出现于多种疾病过程中，尤以外感热病为多见。但这类口渴各随其所患病证的不同而出现相应的临床症状，不伴见多食、多尿、尿甜、消瘦等消渴的特点。

2. 瘿病 两者均可出现多食易饥、消瘦的症状。瘿病在气郁化火或阴虚火旺时，常会出现多食易饥，形体日渐消瘦症状，易与消渴的中消相混淆。瘿病除有上述两症外，还有情绪激动、心悸、眼突、颈部一侧或两侧肿大等症状，而无消渴的多饮、多尿、尿甜等症状。

三、辨证论治

（一）辨证要点

1. 辨部位 消渴的多饮、多食、多尿症状常常同时存在，但根据其表现程度上的轻重不同，又有上消、中消、下消之分。通常把以肺燥为主，多饮症状较突出者，称为上消；以胃热为主，多食善饥症状较为突出者，称为中消；以肾虚为主，多尿症状较为突出者，称为下消。

2. 辨标本 消渴以阴虚为本，燥热为标，两者互为因果。一般消渴初起多以燥热为主，病程较长者则阴虚与燥热互见，日久则以阴虚为主。上焦、中焦病变多为燥热，下焦病变多为阴虚。

3. 辨本病与并发症 消渴易患并发症。一般先有本病，随病情的发展而出现并发症。但亦有少数患者与此相反，如少数中老年患者，"三多"及消瘦等本病症状不明显，常以痈疽、眼疾、心脑病证等为线索，最后确诊为本病。

（二）治疗原则

消渴以阴虚为本，燥热为标，故清热润燥、养阴生津为本病的治疗大法。由于本病常发生气阴两虚、痰瘀阻滞、气虚血瘀、血脉瘀滞、阴损及阳等病变，以及易并发中风、痈疽、眼疾、肺痨等病证，故还应针对具体病情，及时合理地选用益气养阴、化痰行瘀、益气行血、活血化瘀、清热解毒、滋补肾阴、温补肾阳等治法。

（三）分证论治

1. 上消

肺热津伤证

症状：烦渴多饮，口干舌燥，尿频量多。舌边尖红，苔薄黄，脉洪数。

分析：烦渴多饮，口干舌燥为肺燥生热，燥热伤津；尿频量多为肺失治节。舌边尖红，苔薄黄，脉洪数多为燥热伤津之象。

治法：清热润肺，生津止渴。

方药：消渴方加减。

方中天花粉能生津液；黄连清热降火；生地黄、藕汁养阴增液。

若烦渴不止，小便频数，而脉数乏力者，为肺热津亏，气阴两伤，可选用玉泉丸或二冬汤。玉泉丸中，以人参、黄芪、茯苓益气，天花粉、葛根、麦冬、乌梅、甘草等清热生津止渴。二冬汤中，重用人参益气生津，天冬、麦冬、天花粉、黄芩、知母清热生津止渴。二方同中有异，前者益气作用较强，后者清热作用较强，可根据临床需要选用。

2. 中消

（1）胃热炽盛证

症状：多食易饥，口渴，形体消瘦，大便干燥。苔黄，脉滑实有力。

分析：多食易饥为胃火炽盛，腐熟太过；口渴为阳明热盛，阴津被伤；形体消瘦是耗伤津血，肌体失充；大便干燥是胃津不足，大肠失其濡润的表现。苔黄，脉滑实有力多为胃热炽盛之象。

治法：清胃泻火，养阴增液。

方药：玉女煎加减。

生石膏、知母可清胃中之热；生地黄、麦冬能滋养胃阴；川牛膝可活血化瘀，引热下行。

若见心烦者，可加黄连、栀子清热泻火；若大便秘结不行者，可用增液承气汤润燥通腑，待大便通后，再转上方治疗。

（2）气阴亏虚证

症状：口渴引饮，多食，便溏，或饮食减少，精神不振，四肢乏力，消瘦。舌质淡红，苔白而干，脉细无力。

分析：病久燥热渐减，肺、胃、肾之阴津亏虚，故"三多"症状虽在，而内热渐轻，阴伤及气，脾气虚弱则精神不振，四肢乏力；阴精气血耗伤，不能充养肌肉，则形体消瘦。舌质淡红，苔白而干，脉细无力皆为气阴双亏之象。

治法：健脾益气，生津止渴。

方药：七味白术散加减。

本方益气健脾生津，太子参、黄芪、白术、山药健脾益气；麦冬、五味子、玉竹、石斛生津益胃；葛根升清生津。

若肺燥明显者加地骨皮、知母、黄芩滋阴清肺；若气短易汗者加山茱萸敛气生津；若食少腹胀者加砂仁、佛手理气运脾。

3. 下消

（1）肾阴亏虚证

症状：尿频尿多，浑浊如脂膏，或尿甜，腰膝酸软，乏力，头晕耳鸣，口干唇燥，皮肤干燥、瘙痒。舌红，苔少，脉细数。

分析：尿频尿多是肾虚无以约束小便的表现；浑浊如脂膏，或尿甜为肾失固摄，水谷精微下注；腰膝酸软、乏力为肾阴不足，肾府失养；头晕耳鸣，口干唇燥是肾阴不足，阴虚火旺；皮肤干燥、瘙痒为肾阴不足，肌肤失养。舌红，苔少，脉细数多为肾阴亏虚之象。

治法：滋阴补肾，润燥止渴。

方药：六味地黄丸加减。

熟地黄滋肾填精，为主药；山萸肉固肾益精，山药滋补脾阴，固摄精微，茯苓健脾渗湿，共为臣药；泽泻、牡丹皮清泄肝肾火热，为佐使药。

若阴虚火旺而五心烦热，盗汗，失眠者，可加知母、黄柏滋阴泻火；若尿量多而浑浊甚者，加益智仁、桑螵蛸、五味子等益肾缩泉；若气阴两虚而伴困倦，气短，舌质淡红者，可加党参、黄芪、黄精补益正气。若烦渴，头痛，唇红舌干，呼吸深快，阴伤阳浮者，用生脉散加天冬、鳖甲、龟板等育阴潜阳；如见神昏、肢厥、脉微细等阴竭阳亡危象者，可合参附龙牡汤益气敛阴，回阳救脱。

（2）阴阳两虚证

症状：小便频数，浑浊如膏，饮一溲一，面容憔悴，耳轮干枯，腰膝酸软，四肢欠温，畏寒怕冷，阳痿或月经不调。舌淡，苔白而干，脉沉细无力。

分析：小便频数，浑浊如膏为肾失固摄，精微下注；饮一溲一为下元虚惫，约束无权；面容憔悴，耳轮干枯为精微外泄无以荣养；腰膝酸软为阴阳两虚，肾府失养；四肢欠温，畏寒怕冷，阳痿或月经不调均是肾阳虚衰的表现。舌淡，苔白而干，脉沉细无力多为阴阳两虚之象。

治法：温阳滋阴，补肾固摄。

方药：金匮肾气丸加减。

六味地黄丸可滋阴补肾；附子、肉桂能温补肾阳。《医贯·消渴论》对本方在消渴病中的应用作了较好的阐述："盖因命门火衰，不能蒸腐水谷，水谷之气不能熏蒸、上润乎肺，如釜底无薪，锅盖干燥，故渴。至于肺亦无所禀，不能四布水精，并行五经。其所饮之水，未经火化，直入膀胱，正谓饮一升溺一升，饮一斗溺一斗，试尝其味，甘而不咸可知矣。故用附子、肉桂之辛热壮其少阴之火，灶底加薪，枯笼蒸溽，槁木得雨，生意维新。"

若见阳虚畏寒甚者，可酌加鹿茸粉，以鼓动元阳，助全身阳气之气化；若见阴阳气血俱虚者，则可选用鹿茸丸以温肾滋阴，补益气血。

消渴多伴有瘀血的病变，故对于上述各种证型，尤其是对于舌质紫暗，或有瘀点瘀斑，脉涩或结或代，以及兼见其他瘀血证候者，均可酌加活血化瘀药，如丹参、川芎、郁金、红花、山楂等；或配用降糖活血方，方中用丹参、川芎、益母草活血化瘀，当归、赤芍养血活血，木香行气导滞，葛根生津止渴。

消渴容易发生多种并发症，应在治疗本病的同时，积极治疗并发症。白内障、雀盲、耳聋，主要病机为肝肾精血不足，不能上承耳目，宜滋补肝肾，益精补血，可用杞菊地黄丸或左慈丸。对于并发疮毒痈疽者，则治宜清热解毒，消散痈肿，用五味消毒饮。在痈疽恢复阶段，治疗上要重视托脓生肌。并发肺痨、水肿、中风者，则可参考有关章节辨证论治。

四、预防调护

本病重在预防。有家族史者、肥胖者、嗜烟酒者及40岁以上者为重点防护人群，要定期体检，及时发现，及时诊断。对已患消渴者，要重点定期检查有无中风、胸痹等病证先兆，有无雀目、跛行，及时调护并早期干预治疗。

本病除药物治疗外，注意生活调摄具有十分重要的意义。首先要加强体育锻炼，可以晨起打太极拳、练习五禽戏或八段锦，或慢跑，以达到身出微汗为度。其次要减滋味、戒嗜欲、节喜怒。就是要节制饮食，在保证机体合理需要的情况下，应限制粮食、油脂的摄入，忌食糖类，饮食宜以适量米、麦、杂粮，配以蔬菜、豆类、瘦肉、鸡蛋等，定时定量进餐；要戒烟酒、浓茶及咖啡等；要保持情志平和，尤其不能恼怒、忧思。

五、小　　结

消渴是由阴虚燥热引起的，以口渴多饮、多食、多尿、消瘦、乏力，或尿浊、尿有甜味为主要临床表现的病证。其病因主要为饮食失节、情志失调、禀赋不足、劳逸失调等，基本病机是阴虚燥热，阴虚为本属虚，燥热为标属实，清热润燥、养阴生津为本病的治疗原则。消渴病变脏腑主要在肺、胃（脾）、肾。临床上根据多饮、多食、多尿三个症状侧重不同可分为上、中、下消，并结合标本虚实的不同辨证论治。消渴病若早期发现，及时治疗，规律饮食，适度运动，预后较好。若失治误治，病久入络，脉络瘀阻，病变累及多个脏腑，未及时医治或病情严重的患者，常易发生多种并发症，预后较差。

 临证验案

孙某，男，69岁。

初诊：体态素丰，精力充沛，近2个月来，消瘦甚速，疲乏无力，烦渴多饮，半夜干渴致醒，饮后才能再睡，尿量极多，稍一行动即觉出汗，纳少无食欲。苔白而糙，脉象虚数。

处方：生黄芪30g　西党参10g　黑玄参10g　生苡仁10g　生石膏18g　佩兰叶10g　知母10g　天花粉12g　生白果12枚　黄柏6g　大生地10g　鲜石斛6g　炒苍术6g　绿豆衣12g

按　饮一溲二是属下消，脾阳虚则易汗，津伤则恣饮。胃主卫，卫气不固，胃弱不食，以致日渐消瘦、疲乏无力，脉象虚数，证属气阴两伤，法当补中、生津，兼助消化。患者年近古稀，行动不便，本方可作常服。方中知母、生石膏，清泻肺胃实热，降低血糖；知母、黄柏，滋肾泻火；大生地、天花粉、黑玄参、绿豆衣，养阴清热、止渴；生黄芪、西党参、生苡仁，益气健脾；生白果，《本草纲目》载："其气薄味厚，性涩而收，益肺气，定喘嗽，缩小便，又能杀虫消毒。"寓有益水之上源，缩水之下源止漏之意也。

糖尿病属于"消渴"的范畴。所谓上消，多属肺阴虚而化热之故，宜用生石膏、知母为治。盖以生石膏甘寒清热，除烦止渴，用知母苦寒坚阴，滋阴润燥，二药相合，相得益彰，治疗上消诸症，确有实效。祝谌予老师云：糖尿病渴饮无度者，加浮萍30g以解其渴，屡用屡验矣！

（吕景山. 施今墨医案解读[M]. 北京：人民军医出版社. 2004）

文献摘录

（1）《素问·通评虚实论》："凡治消瘅、仆击、偏枯、痿厥，气满发逆、肥贵人则高粱之疾也。"

（2）《景岳全书·三消干渴》："凡治消之法，最当先辨虚实，若察其脉证果为实火致耗津液者，但去其火则津液自生而消渴自止。若由真水不足，则悉属阴虚，无论上中下，急宜治肾，必使阴气渐充，精血渐复，则病必自愈。若但知清火，则阴无以生而日见消败，益以困矣。"

（3）《医学心悟·三消》："三消之症，皆燥热结聚也。大法：治上消者，宜润其肺，兼清其胃，二冬汤主之；治中消者，宜清其胃，兼滋其肾，生地八物汤主之；治下消者，宜滋其肾，兼补其肺，地黄汤、生脉散并主之。夫上消清胃者，使胃火不得伤肺也；中消滋肾者，使相火不得攻胃也；下消清肺者，滋上源以生水也。"

三消之治，不必专执本经，而滋其化源，则病易瘥矣。"

（4）《临证指南医案·三消》："如病在中上者，膈膜之地而成燎原之场，即用景岳之玉女煎，六味之加二冬、龟甲、旱莲。一以清阳明之热，以滋少阴；一以救心肺之阴，而下顾真液。如元阳变动而为消烁者，即用河间之甘露饮，生津清热，润燥养阴，甘缓和阳是也。至于壮水以制阳光，则有六味之补三阴，而加车前、牛膝，导引肝肾。斟酌变通，斯诚善矣。"

 文献推介

（1）石春香, 翁金生. 玉液汤加减治疗气阴两虚型消渴病的临床疗效[J]. 临床合理用药杂志, 2021, 14(27): 149-151.

（2）程亚清, 曲海顺, 李雪, 等. 吕仁和从肝论治2型糖尿病经验[J]. 北京中医药, 2021, 40(06): 587-590.

46 内伤发热

内伤发热是由脏腑功能失调，气血阴阳失衡引起的，以发热为主要临床表现的病证。一般病势较缓，病程较长，热势轻重不一，但以低热为多，有时也可以为高热，或自觉发热而体温并不升高。

内伤发热的记载最早出现在《黄帝内经》，《素问》提出"阴虚生内热""有所劳倦、形气衰少，谷气不盛，上焦不行，下脘不通。胃气热，热气熏胸中，故内热"；并详细论述了五脏热病的症状及预后。

汉·张仲景《金匮要略》以小建中汤治疗手足烦热，开启了甘温除热治法的先河。宋·王怀隐《太平圣惠方》中治疗虚劳烦热的柴胡散、生地黄散、地骨皮散等，创立了滋阴除热的治法。宋·钱乙《小儿药证直诀》提出五脏热证的用方，并将肾气丸化裁为六味地黄丸，为阴虚内热的治疗提供了重要的方剂。金·李杲拟定补中益气汤作为治疗气虚发热的主要方剂，使甘温除热的方法具体化，并在《内外伤辨惑论》中对内伤发热与外感发热的鉴别作了详细论述。

明·秦景明《症因脉治》最先提出"内伤发热"这一病名，其拟定的气虚柴胡汤及血虚柴胡汤可供治疗气虚发热和血虚发热。明·张景岳《景岳全书》论述了本病的病因，最早提出运用右归饮、理中汤、大补元煎、六味回阳饮等治疗阳虚发热。清·李用粹《证治汇补》将外感发热以外的发热进行分类，并列出临床表现和治疗方法，丰富了本病的辨证论治。清·王清任《医林改错》提出了"瘀血发热"的理论，并对其辨证及治疗做出了重要贡献。

西医学中的功能性低热，肿瘤、结核病、血液病、结缔组织疾病、围绝经期综合征、内分泌疾病、部分慢性感染性疾病所引起的发热，以及某些原因不明的发热属于本病范畴，可参照本病辨证论治。

一、病因病机

（一）病因

1. 久病体虚 久病或禀赋不足，失于调理，以致脏腑功能虚衰，气血阴阳亏虚而引起发热。

素体虚弱，久病之后，脾胃气虚，虚火内生而致气虚发热；久病心肝血虚，或脾虚不能生血，或慢性失血，血virus阴伤，不能敛阳，导致血虚发热；素体阴虚，或热病日久，耗伤阴液，水不制火，导致阴虚发热；久病气虚，气损及阳，阳气亏虚，火不归原，虚阳浮越而导致阳虚发热。

2. 饮食劳倦 饮食失调，劳倦过度，使脾胃受损，水谷精气不充，以致中气不足，阴火内生，或脾虚不能化生阴血而引起发热。脾胃受损，运化失职，致痰湿内生，郁而化热，进而引起湿郁发热。正如《金匮翼·劳倦发热》所记载"劳倦发热者，积劳成倦，阳气下陷，则虚热内生也"。

3. 情志失调 情志抑郁，肝失条达，气郁化火，或恼怒过多，肝火内盛，导致气郁发热。气机久郁，则使血行瘀滞而导致血瘀发热。正如《丹溪心法·火》所概括的"凡气有余便是火"。

4. 外伤出血 外伤出血使血循不畅，瘀血阻滞，进而引起瘀血发热；若外伤出血量过多，或长期慢性失血，导致阴血亏虚不能敛阳而引起血虚发热。正如《灵枢·痈疽》中所记载"营卫稽留于经脉之中，则血泣而不行，不行则卫气从之而不通，壅遏而不得行，故热"。

（二）病机

内伤发热的基本病机为脏腑功能失调，气血阴阳失衡。以发热为标，脏腑功能失调、气血阴阳失衡为本。病理性质可分为虚、实两类，气、血、阴、阳亏虚所致发热者属虚，气郁、痰湿、瘀血所致发热者属实。

本病的病位不能以单一或多个脏腑定论，其辨证需从整体的脏腑功能及气血阴阳变化分析，脏腑及气血阴阳辨证时多涉及肝、脾、肾三脏。气郁多从肝辨证，肝气不舒，郁而化火而引起发热。气血亏虚、痰湿多从脾辨证，脾失健运，中气不足，气血生化不足，可致气虚发热；脾运运化不足，痰湿内生，郁而化热可引起发热。阳虚多从脾、肾辨证，久病体虚，脾肾阳虚，虚阳外越，而导致发热。

由于本病病机复杂，可由一种或多种病因同时引起发热，不同病机之间又可相互转化，常虚实夹杂。久病往往由实转虚，由轻转重，气郁、痰湿、瘀血病久，可引起脏腑功能失调，气血阴阳亏虚，可兼见气虚、血虚、阴虚、阳虚；如气郁发热日久伤阴，则转化为气郁阴虚之发热；气虚发热日久，病损及阳，阳气虚衰，虚阳浮越，则转化为阳虚发热；如虚实夹杂，证候复杂，辨证需从整体的脏腑功能及气血阴阳变化分析。

二、诊断与鉴别诊断

（一）诊断依据

（1）内伤发热病势较缓，病程较长，以低热为多，但有时可以为高热，或自觉发热而体温并不升高。每因劳累、情绪、天气或季节变化而发作或加重。

（2）发热的同时可伴有头晕、神疲乏力、自汗盗汗、脉弱无力等症状；有情志失调、饮食失调、劳倦、久病、失血等内伤病史。

（3）无感受外邪所致的畏寒、头身疼痛、鼻塞流涕、咳嗽、脉浮等症状。

（二）鉴别诊断

内伤发热与外感发热 外感发热由感受外邪所致，表现为高热，呈持续性，初期伴有恶寒恶风、头身疼痛、鼻塞流涕、咳嗽、脉浮等外感表证，其恶寒虽得衣被不减，起病较急，病程较短，发热较高，外邪不除，则发热不退。内伤发热起病缓慢，病程较长，呈间歇性，多为低热，或自觉发热而体温不升高，或五心烦热，发热而不恶寒，或虽有怯冷，但得衣被则除，多兼头晕、神疲、自汗、盗汗、脉弱无力等症。

三、辨证论治

（一）辨证要点

1. 辨证候虚实 由气郁、痰湿、瘀血所致的内伤发热属实；由气、血、阴、阳亏虚所致的内伤发热属虚。若邪实伤正及因虚致实，表现虚实夹杂证候者，应分析其标本虚实之主次。

2. 辨病情轻重 病程长久，热势亢盛，持续发热，或反复发作，经治不愈，胃气衰败，正气虚甚，兼夹证多，均为病情较重的表现；反之病情较轻。若内脏无实质性病变，仅属一般体虚所致者，病情亦轻。应注意辨查。

（二）治疗原则

"实火宜泻，虚火宜补"是治疗内伤发热的基本原则。但需结合证候性质及病机分别采用有针对性的治法。实证发热宜疏肝解郁、燥湿化痰、活血化瘀为主，适当配合清热。虚证以滋阴清热、补益气血、甘温除热、温补肾阳为主。虚实夹杂者，兼而顾之。

（三）分证论治

1. 阴虚内热证

症状：午后潮热，或夜间发热，不欲近衣，手足心热，烦躁，少寐多梦，盗汗，口干咽燥。舌质红，或有裂纹，苔少甚至无苔，脉细数。

分析：午后潮热，或夜间发热，不欲近衣，手足心热是阴虚生内热，虚热蕴蒸；烦躁是虚火上炎的表现，少寐多梦是因热扰心神；盗汗是虚火迫津外泄；口干咽燥，舌质红，或有裂纹，苔少甚至无苔，脉细数为阴虚内热之候。

治法：滋阴清热。

方药：清骨散加减。

方中银柴胡、知母、胡黄连、地骨皮、青蒿、秦艽清退虚热，鳖甲滋阴潜阳。

若盗汗较甚者，可去青蒿，加牡蛎、浮小麦、糯稻根固表敛汗；若阴虚较甚者，加玄参、制首乌滋养阴精；若失眠者，加酸枣仁、柏子仁、夜交藤养心安神；若兼有气虚而见头晕、体倦乏力者，加太子参、麦冬、五味子益气养阴。

2. 血虚发热证

症状：发热，热势多为低热，头晕眼花，身倦乏力，心悸不宁，面白少华，唇甲色淡。舌质淡，苔薄或少，脉细弱。

分析：头晕，身倦乏力为气血亏虚，形体失养，脑失充养；眼花为精血不足，目失所养；面白少华多为气血亏虚，不能上荣于面；舌淡，脉细弱均属气血亏虚之象。

治法：补益气血。

方药：归脾汤加减。

方中黄芪、党参、茯苓、白术、甘草益气健脾；当归、龙眼肉补血养血；酸枣仁、远志养心安神;木香健脾理气。

若血虚较甚者,加熟地黄、枸杞子、制首乌补益精血;若发热较甚者,可加银柴胡、白薇清退虚热;若由慢性失血所致的血虚,仍有少许出血者,可酌加三七粉、仙鹤草、茜草、棕榈炭等止血;若脾虚失健、纳差腹胀者,去黄芪、龙眼肉,加陈皮、神曲、谷麦芽等健脾助运。

3. 气虚发热证

症状:发热,热势或低或高,常在劳累后发作或加剧,倦怠乏力,气短懒言,自汗,易于感冒,食少便溏。舌质淡,苔薄白,脉细弱。

分析:其热不甚是因非实火;劳累后发作或加剧是因劳倦过度,使脾胃受损,水谷精气不充,以致中气不足,阴火内生;倦怠乏力,气短懒言,食少便溏是因脾胃气虚,纳运乏力;自汗,易于感冒是因阳气亏虚,不能固护肌表,玄府不密,津液外泄;舌质淡,苔薄白,脉细弱为气虚之象。

治法:健脾益气,甘温除热。

方药:补中益气汤加减。

方中黄芪、党参、白术、甘草健脾益气;当归养血活血;陈皮理气和胃;升麻、柴胡既能升举清阳,又能透泻热邪。

若自汗较多者,加牡蛎、浮小麦、糯稻根固表敛汗;若时冷时热、汗出恶风者,加桂枝、芍药调和营卫;若脾虚夹湿,而见胸闷脘痞、舌苔白腻者,加苍术、茯苓、厚朴健脾燥湿。

4. 阳虚发热证

症状:发热而欲近衣,形寒怯冷,四肢不温,少气懒言,头晕嗜卧,腰膝酸软,纳少便溏,面色㿠白。舌质淡胖,或有齿痕,苔白润,脉沉细无力。

分析:形寒怯冷,四肢不温,少气懒言,头晕嗜卧,腰膝酸软,纳少便溏是因腰为肾府,肾阳不足,命门火衰,失于温煦,甚则火不生土,影响脾胃纳运;面色㿠白,舌质淡胖,苔白润,脉沉细无力为阳气虚衰之象。

治法:温补肾阳,引火归原。

方药:金匮肾气丸加减。

方中六味地黄丸滋补肝肾,配伍附子、桂枝阴中求阳,温补肾阳。

若气短甚者,加人参补益元气;若阳虚较甚者加仙茅、淫羊藿温肾助阳;若便溏腹泻者,加白术、干姜温运中焦。

5. 气郁化热证

症状:发热多为低热或潮热,热势常随情绪波动而起伏,精神抑郁,胁肋胀满,烦躁易怒,口干而苦,纳食减少。舌红,苔黄,脉弦数。

分析:两胁作痛是因情志不畅,肝失条达,肝气郁结,经脉不利;烦躁易怒,口干而苦是因肝气郁而化火;纳食减少是肝木为病易传脾土的表现;舌红,苔黄,脉弦数为肝郁化火之象。

治法:疏肝理气,解郁泻热。

方药:丹栀逍遥散加减。

方中牡丹皮、栀子清肝泄热;柴胡、薄荷疏肝解热;当归、白芍养血柔肝;白术、茯苓、甘草培补脾土。

若气郁较甚者,可加郁金、香附、青皮理气解郁;若热象较甚,舌红口干、便秘者,可去白术,加龙胆草、黄芩清肝泻火;若妇女兼月经不调,可加泽兰、益母草活血调经。

6. 痰湿化热证

症状:低热,午后热甚,心内烦热,胸闷脘痞,不思饮食,渴不欲饮,呕恶,大便稀薄或黏滞不爽。舌红，苔白腻或黄腻，脉濡数。

分析：胸闷脘痞，不思饮食，呕恶，大便稀薄或黏滞不爽是因脾失健运，痰湿内生，阻碍气机；心内烦热是痰湿化火的表现；渴不欲饮是因痰饮内阻，津液不能气化上承于口，但热邪又能蒸腾营阴上潮于口；舌红，苔白腻或黄腻，脉濡数为痰湿化热之象。

治法：燥湿化痰，清热和中。

方药：黄连温胆汤合中和汤加减或三仁汤加减。黄连温胆汤清热燥湿，理气化痰，和胃利胆，用于痰热蕴于中焦之证；中和汤理气燥湿，用于治疗胁肋胀满，恶心呕逆；三仁汤宣畅气机，清利湿热，用于湿温初起及暑温夹湿之热证。

黄连温胆汤中半夏、厚朴、苍术燥湿化痰；枳实、陈皮理气和中；茯苓健脾除湿，黄连、黄芩清热燥湿；竹茹清热除烦。三仁汤中杏仁宣利上焦肺气，气行则湿化；白蔻仁芳香化湿，行气宽中，畅中焦之脾气；薏苡仁甘淡性寒，渗湿利水而健脾，使湿热从下焦而去。三仁合用，三焦分消，是为君药。滑石、通草、竹叶甘寒淡渗，加强君药利湿清热之功，是为臣药。半夏、厚朴行气化湿，散结除满，是为佐药。

若呕恶甚者加藿香和胃化浊；胸闷甚、苔腻者加郁金、佩兰行气化湿；若湿热阻滞少阳枢机，症见寒热如疟、寒轻热重、口苦呕逆者，加青蒿和解少阳。

7. 血瘀化热证

症状：午后或夜晚发热，或自觉身体某些部位发热，口燥咽干，但不多饮，肢体或躯干有固定痛处或肿块，面色萎黄或晦暗。舌质青紫或有瘀点、瘀斑，苔薄或少苔，脉弦或涩。

分析：午后或夜晚发热，或自觉身体某些部位发热是因血滞不行，郁而发热，且瘀血多疼痛固定；口燥咽干，但不多饮是因瘀血内阻，津失输布，但体内津液不亏；肢体或躯干有固定痛处或肿块是因瘀血之所聚，血瘀则气机阻滞，不通则痛；面色萎黄或晦暗是因面部血行不畅；舌质青紫或有瘀点、瘀斑，苔薄或少苔，脉弦或涩多为瘀血征象。

治法：活血化瘀。

方药：血府逐瘀汤加减。

方中当归、川芎、赤芍、地黄养血活血；桃仁、红花、牛膝活血祛瘀；柴胡、枳壳、桔梗理气行气。

若发热较甚者，可加秦艽、白薇、牡丹皮清热凉血；若肢体肿痛甚者，可加丹参、郁金、延胡索活血散肿定痛。

四、预防调护

恰当的调摄护理对促进内伤发热的好转、治愈具有积极意义。内伤发热患者应注意休息，发热体温高者应卧床，部分长期低热的患者，在体力许可的条件下，可做适当户外活动。要保持乐观情绪，饮食宜进清淡、富于营养而又易于消化之品。由于内伤发热的患者常卫表不固而有自汗、盗汗，故应注意保暖、避风，防止感受外邪。

五、小 结

内伤发热是以发热为主要临床表现的病证。临床以低热为多，但有时可以为高热，或自觉发热而体温并不升高。主要由久病体虚、饮食劳倦、情志失调、外伤出血等因素引起，基本病机为脏腑功能失调，气血阴阳失衡。临床辨证分虚实两类，气、血、阴、阳亏虚所致者属虚，气郁、痰湿、瘀血所致者属实。阴虚所致发热多见午后潮热或夜间发热，伴有手足心热，治以滋阴清热；血虚所致发热多为低热，伴有头晕眼花、面白少华，治以补益气血；气虚所致发热热势或低或高，易在劳累后发作或加重，伴有倦怠乏力、气短懒言、自汗等，治以甘温除热；阳虚所致发热虽有发热，但欲近衣，伴有形寒怯冷、腰膝酸软，治以温补肾阳。气郁所致发热多为低热或潮热，易受情绪影响，常伴有精神抑郁或烦躁、口干苦等，治以疏肝解郁；痰湿所致发热多为低热，午后热甚，伴有心内烦热、胸闷脘痞，治以燥湿化痰；瘀血所致发热多见午后或者夜晚发热，或者身体某些部位发热并伴疼痛或肿块，治以活血化瘀，以上实证适当配合清热。若虚实夹杂者，兼而顾之。大部分内伤发热，经过适当的治疗及护理，均可治愈。少数患者病情缠绵，病程较长，需经过一定时间的治疗方可获得明显疗效。兼夹多种病证，病情复杂，以及体质极度亏虚的患者，其疗效及预后均较差。

 临证验案

张某，男，70岁。

初诊：患者常午后发热，体温37.5℃左右，食欲减退，腹部有灼热感，手足心热，神疲乏力，气短。无腹胀、口不渴。西医检查未发现异常和感染灶。舌质红绛，苔薄白，脉细无力。

中医诊断：内伤发热。证属脾虚清阳下陷，升降失调。

治法：补中益气，甘温除热。

处方：黄芪30g　党参15g　当归12g　川芎9g　白术12g　茯苓12g　柴胡9g　炙甘草15g　升麻9g　生姜6g　大枣12g　陈皮6g

7剂。

二诊：患者低热减而未撤，纳食渐馨，精神疲惫，倦怠无力，夜寐不安。舌红，苔薄白，脉细弱。仍用前方加减。处方：上方加夜交藤30g，酸枣仁12g。7剂。

三诊：患者体温已正常，胃开欲食，精神转振，夜寐渐安。舌质淡，苔薄白，脉细，继以前法再服10剂，诸症得安。

按　本病由脾胃气虚，不能升清降浊，阴阳失调所致。早在《黄帝内经》中即对本证的病因病机有了深入的认识，《素问·调经论》指出："阴虚生内热奈何？岐伯曰：有所劳倦，形气衰少，谷气不盛，上焦不行，下脘不通。胃气热，热气熏胸中，故内热。""阴"，在这里是"内"的意思，此为内伤气虚之发热证。有关气虚发热的机制，李东垣阐述甚详，《脾胃论》认为，饮食不节、劳倦、七情等所伤，均可损伤脾胃，使脾胃的元气下陷，导致下焦肝肾的相火离位，反上乘谷精的开发之位，干扰心包，袭及心君，将君火取而代之，从而燔焰焦灼，使"上焦不行，下脘不通""热气熏胸中"，导致发热。李氏将此病理机制高度概括为"阴火上乘土位"。因"火与元气不两立，一胜则一负"，阴火盛，则更伤脾胃元气，元气虚，则阴火更上而不下，形成病理循环。其治疗之法，当用甘温之药以补为泻，以升为降。

补中益气汤是"甘温除大热"的典型方剂。本案用黄芪、炙甘草、党参大补脾胃之元气，以复脾胃升清降浊之功；白术健脾除湿；生姜、陈皮和胃降浊；升麻、柴胡升举清阳，以降阴火；当归补血而润燥。诸药共伍，力使元气充盈，阴火下降，而发热随愈。

（宋琦，赵国定. 赵国定经典医案及用药经验[M]. 上海：上海科学技术出版社. 2019）

文献摘录

（1）《诸病源候论·虚劳热候》："虚劳而热者，是阴气不足，阳气有余，故内外生于热，非邪气从外来乘也。"

（2）《医学入门·发热》："内伤劳役发热，脉虚而弱，倦怠无力，不恶寒，乃胃中真阳下陷，内生虚热，宜补中益气汤。"

（3）《医门法律·虚劳论》："血痹则新血不生，并素有之血，亦瘀积不行，血瘀则营虚，营虚则发热。"

（4）《景岳全书·寒热》："阴虚之热者，宜壮水以平之；无根之热者，宜益火以培之。"

（5）《证治汇补·发热》："血虚发热，一切吐衄便血，产后崩漏，血虚不能配阳，阳亢发热者，治宜养血。"

文献推介

（1）陈晓娟.柴胡达原饮治疗功能性低热36例临床观察[J].实用中医内科杂志，2015，29（10）：35-36.

（2）张维维，宋银枝，姚欣艳.国医大师熊继柏治疗不明原因发热临床经验[J].湖南中医药大学学报，2020，40（01）：5-8.

47 汗 证

汗证是由阴阳失调，营卫不和，腠理开阖不利引起的，以汗液外泄为主要临床表现的病证。其中，不因外界环境因素的影响，白昼时时汗出，动辄益甚者，为自汗；睡中汗出，醒后即止者，为盗汗。

《黄帝内经》对汗证发生的原因，论述颇详，指出本病与体质、情志、饮食劳倦等密切相关，汗出异常是脏腑功能阴阳失调的表现。《素问·经脉别论》曰："故饮食饱甚，汗出于胃。惊而夺精，汗出于心。持重远行，汗出于肾。疾走恐惧，汗出于肝。摇体劳苦，汗出于脾。"《素问·宣明五气》曰："心为汗，肺为涕，肝为泪，脾为涎，肾为唾，是谓五液。"《素问·脉要精微论》曰："阳气有余为身热无汗，阴气有余为多汗身寒，阴阳有余则无汗而寒。"

汉·张仲景重点论述了外感出汗，认为外感病的汗证有在表、在里、为寒、为热、属虚、属实等不同，极大地丰富了本病的辨证内容，并提出许多治法方药，如调和营卫的桂枝汤、清热生津的白虎汤、利湿退黄的茵陈蒿汤。《伤寒论》云："阴弱者，汗自出。"《金匮要略》首先记载了盗汗的名称，并认为由虚劳所致者较多。

宋·陈言《三因极一病证方论·自汗证治》对自汗、盗汗进行了鉴别，指出"夫自汗，多因伤风、伤暑，及喜、怒、惊、恐，房室、虚劳，皆能致之。无问昏醒，浸浸自出者，名曰自汗；或睡着汗出，即名寝汗，或云盗汗。"元·朱丹溪对自汗、盗汗的病理属性作了概括。明·虞抟《医学正传·汗证》提出自汗属阳虚，盗汗属阴虚，分别以"补阳调卫"和"补阴降火"来治疗。明·张景岳《景岳全书·汗证》认为一般情况下，自汗属阳虚，盗汗属阴虚，但"自汗盗汗亦各有阴阳之证，不得谓自汗必属阳虚，盗汗必属阴虚也"。清·王清任《医林改错·血府逐瘀汤所治之症目》曰："竟有用补气固表滋阴、降火，服之无效，而反加重者，不知血瘀亦令人自汗、盗汗，用血府逐瘀汤"，补充了血瘀导致本病的重要病机。

西医学中的甲状腺功能亢进、自主神经紊乱、风湿热、结核病等以汗出为主要表现者属于本病范畴，可参照本病辨证论治。

一、病因病机

（一）病因

1. 久病体弱 素体薄弱，久病体虚，或久患咳喘，耗伤心肺之气，汗为心液，肺主皮毛，肺气不足，肌表疏松，表虚不固，腠理开泄而自汗。或表虚卫弱，复感外邪，营卫不和，卫外失司，导致汗出。或素体阳虚之人，或久病重病，阳气衰弱，不能敛阴，虚火浮越，汗液自泄。或久病耗伤阴精，虚火内生，阴津被扰，不能自藏而外泄，导致盗汗或自汗。如《证治准绳·自汗》云："或肺气微弱不能宣行荣卫而津脱者。"

2. 情志不畅 思虑过度，耗伤心脾，致心血不足，血不养心，心不敛营，则汗液外泄。如《医学正传·汗证》云："汗为心之液，心无所养，不能摄血，故溢而为汗。"亦有因忿郁恼怒，气机郁滞，肝郁化火，火热逼津外泄所致者。

3. 饮食失调 过食辛辣厚味，损伤脾胃，蕴湿生热；或素体湿热偏盛，以致邪热郁蒸，津液外泄而出汗。如《素问·举痛论》载："炅则腠理开，荣卫通，汗大泄。"

（二）病机

汗证基本病机是阴阳失调，营卫不和，腠理开阖不利。本病的病位在卫表肌腠，病变脏腑涉及肺、心、肝、脾、肾。

病理性质有虚实之分，但虚多实少。自汗多属气虚不固，盗汗多为阴虚内热。因肝火、湿热所致者为实证。虚实之间可相互转化，如邪热郁蒸，久则耗气伤阴，转为虚证；自汗久则可以伤阴，盗汗久则可以伤阳。总之，本病可随阴阳之偏盛、偏衰，邪气性质、轻重，以及津液外泄的时间和部位，形成各种不同的证型。

二、诊断与鉴别诊断

（一）诊断依据

（1）不因外界环境影响，在头面、颈胸或四肢、全身出汗者。昼日汗出溱溱，动则益甚为自汗；睡眠中汗出津津，醒后汗止为盗汗。

（2）除外其他疾病引起的汗证。作为其他疾病过程中出现的汗证，因原发病的不同各具该疾病的症状及体征，且不以出汗为主症。

（3）有病后体虚、表虚受风、思虑烦劳过度、情志不舒、嗜食辛辣等易于引起汗证的病因存在。

（二）鉴别诊断

1. 脱汗 又称"绝汗"，是亡阴或亡阳的征象。脱汗者可表现为冷汗淋漓如水，或汗热而黏如油，常伴气短息微、精神不振、四肢厥逆、脉微欲绝或脉大无力，甚至昏不识人等其他危重症状。是一种汗出情况及病情程度都较自汗与盗汗严重的病证。

2. 战汗 是在急性热病过程中由于正邪相争，驱邪外出而出现的一种病证。常表现为突然的全身恶寒、战栗，而后汗出，兼见发热口渴、烦躁不安等症状。若热势随汗出而退，身凉脉静，则是正复邪去，疾病向愈；若汗出但身热不退，烦躁不安，则提示邪盛正衰，病情恶化。

3. 黄汗 是一种多因湿热内蕴而致的病证。主要表现为汗出染衣着色、色如黄柏汁，兼见口苦口黏，渴不欲饮，或身目俱黄，两胁胀痛，小便短赤，苔黄腻等症。汗出色黄的程度较重。

三、辨证论治

（一）辨证要点

1. 辨阴阳 病程久，病情重者，则会出现阴阳虚实错杂的情况。自汗久则可以伤阴，盗汗久则可以伤阳，出现气阴两虚，或阴阳两虚之证。

2. 辨虚实 汗证属虚者居多。自汗多属气虚不固，盗汗多属阴虚内热。亦有因肝火、湿热等邪热郁蒸所致者，则属实证。邪热郁蒸，久则伤阴耗气，则是虚实夹杂之候。

（二）治疗原则

汗证的治疗，当以不同病机而有所区别。虚证当根据证候的不同而治以益气、养阴、补血、调和营卫；实证当清肝泄热、化湿和营；虚实夹杂者则根据虚实的主次而适当兼顾。此外，由于自汗、盗汗均以腠理不固、津液外泄为共同病变，故可酌加麻黄根、浮小麦、糯稻根、五味子、瘪桃干、牡蛎等固涩敛汗之品，以增强止汗的功能。

（三）分证论治

1. 自汗

（1）营卫不和证

症状：汗出恶风，周身酸痛或微发热，头痛。舌淡红，苔薄白，脉浮缓。

分析：汗出为营卫失和，卫外不固，荣阴失守；恶风，周身酸痛为风邪袭表，营卫不和，腠理不固，筋脉失养；头痛，微发热，脉浮缓为风邪在表之征。

治法：调和营卫。

方药：桂枝汤加减。

桂枝温通经络，助阳化气，解肌发表；白芍益阴敛营，桂枝、白芍同用，既营卫同治，又散中有收。配以生姜、大枣、甘草，化气生津，益营助卫。

若汗出多者，可加龙骨、牡蛎固涩敛汗；若兼气虚者，可加黄芪益气固表；若兼阳虚者，可加附子以温阳。

（2）肺卫不固证

症状：汗出恶风，动辄益甚；或兼见体虚乏力，平素体弱，易于感冒，面色少华。苔薄白，脉细弱。

分析：汗出恶风，易于感冒为肺气亏虚，皮毛不固，腠理疏松；动辄汗出为动则耗气，肌表失固；面色少华为肺气亏虚，水谷精微不能上荣头面；苔薄白，脉细弱为肺气亏虚所致。

治法：益气固表。

方药：桂枝加黄芪汤或玉屏风散加减。前方调和营卫，行阳散邪，用于营卫不和表虚证；后方益气固表止汗，用于表虚自汗证。

前方中桂枝温通经络，助阳化气，解肌发表；白芍益阴敛营，桂枝、白芍同用，既营卫同治，又散中有收。配以生姜、大枣、甘草，化气生津，益营助卫；黄芪益气固表，扶正祛邪。后方中黄芪补中气以益肺气，实卫气而固表止汗；白术益气健脾；防风走表而祛风邪。

若气虚甚者，可加党参、白术健脾补肺；若汗出多者，可加浮小麦、糯稻根、牡蛎固表敛汗；若兼阴虚而见舌红、脉细数者，可加麦冬、五味子敛阴止汗。

（3）邪热郁蒸证

症状：蒸蒸汗出，汗出色黄且黏，兼见面红发热，心烦口苦，小便短赤。舌红，苔薄黄或黄腻，脉弦数。

分析：蒸蒸汗出，汗出色黄且黏，面红发热为邪热蒸津外泄；心烦为热扰心神；口苦为肝火夹胆气上溢；小便短赤为火邪灼津；舌红，苔薄黄或黄腻，脉弦数均为里热化火、津液被劫之象。

治法：清肝泄热，化湿和营。

方药：龙胆泻肝汤加减。

龙胆草、黄芩、栀子、柴胡清肝泄热；泽泻、木通、车前子、滑石利小便以导热下行；当归、生地黄养血滋阴，使邪祛而不伤阴。

若湿热内蕴，而热势不著者，可改用四妙丸清热除湿；若里热较甚，小便短赤者，加茵陈清解郁热；若火邪上炎清窍，致头部蒸蒸汗出者，可用竹叶石膏汤加减。

2. 盗汗

（1）阴虚火旺证

症状：盗汗或自汗，兼见五心烦热，骨蒸潮热，两颧色红，心烦少寐，形体羸瘦，口渴。舌红，少苔，脉细数。

分析：五心烦热、骨蒸潮热、两颧色红为虚热内蒸；心烦少寐为虚火上扰心神；形体羸瘦为阴精亏虚；口渴为阴虚津伤；舌红，少苔，脉细数均为阴虚火旺之征。

治法：滋阴降火。

方药：当归六黄汤加减。

当归、生地黄、熟地黄滋阴养血；黄芩、黄连、黄柏苦寒泻火以坚阴；黄芪固表实卫；五味子、乌梅敛阴止汗。

若汗出多者，可加浮小麦、牡蛎、糯稻根固涩敛汗；若潮热甚者，可加秦艽、银柴胡、白薇清退虚热；若以阴虚为重，而火热、潮热、脉数等不显著者，可改用麦味地黄丸滋补肺肾，益阴清热。

（2）心血不足证

症状：寐时汗出，醒后即止，兼见少寐多梦，心悸头晕，神疲乏力，面色淡白或萎黄。唇舌色淡，苔白，脉细无力。

分析：寐时汗出，醒后即止为心血亏虚，神不内守，心液外泄之故；心悸为心失濡养；失眠多梦为心神失养，神不内守；头晕神疲，面色淡白或萎黄，唇舌色淡为心血亏虚，不能上荣头面；苔白，脉细无力为心血不足之象。

治法：补血养心。

方药：归脾汤加减。

黄芪补脾益气，龙眼肉补脾气、养心血；人参、白术助黄芪补脾益气；当归补血，酸枣仁、茯神、远志养心安神、宁神益智，木香理气醒脾，炙甘草、生姜、大枣调和脾胃；牡蛎、五味子、麻黄根敛阴止汗。

若气虚明显者，可加浮小麦益气固表；若心悸明显者，可加龙骨、朱砂、琥珀粉重镇安神；若不寐甚者，可加柏子仁、合欢皮养心安神。

四、预防调护

预防本病要注意加强体育锻炼，增强体质，使表卫腠理固密。避风寒暑湿，以养肺气；劳神有节，以养心气；思虑适度，以养脾气；情志舒畅，以养肝气；节制情欲，以养肾气。

已病之后，当防感冒，薄滋味，忌生冷、油腻之品，避免伤阳碍脾，忌辛辣之品，以免助湿生热。护理方面，汗出过多，腠理空虚，易受外邪侵袭，故当避风寒，以防感冒。汗出之后当及时揩干，经常更换内衣，保持衣物清洁干燥。

五、小　　结

汗证是由阴阳失调，营卫不和，腠理开阖不利引起的，以汗液外泄为主要临床表现的病证。病因多为久病体弱、情志不畅、饮食失调。临床辨证当分虚实两类，虚证当根据证候的不同而治以益气、养阴、补血、调和营卫；实证当清肝泄热、化湿和营；虚实夹杂者则根据虚实主次而适当兼顾。营卫不和，周身酸痛或微发热；肺卫不固，则气虚易于外感；邪热郁蒸，汗出色黄且黏；阴虚火旺，汗出伴见阴虚；心血不足，多见心悸头晕。单纯出现的自汗、盗汗，一般预后良好，经过治疗，大多可在短期内治愈或好转。伴见于其他疾病过程中的自汗、盗汗，往往病情较重，应积极治疗原发病。

 临证验案

李某，女，53岁。2009年7月1日初诊。

主诉：自汗、盗汗1年，加重1个月。

初诊：于1年前闭经后出现自汗、盗汗，伴腰酸乏力，多处服中药治疗，但无效，且于近1个月加重，出现心烦、阵热汗出。现症见自汗、盗汗、腰酸、乏力、心烦、手足心热、尿意频频，察其面色红，诊其舌质红，苔薄黄而干，脉细数。实验室检查均正常。

辨证：肾气阴两虚，阴虚火旺。

治法：滋阴补肾，清心泻火，收敛固涩。

处方：左归丸加减。

生地黄20g　熟地黄20g　山茱萸20g　山药20g　枸杞子20g　菟丝子15g　怀牛膝15g　龟板20g　女贞子20g　石斛20g　麦冬15g　杜仲15g　黄芪40g　太子参20g　黄连10g　黄柏10g　龙骨20g　牡蛎20g　桑螵蛸15g　益智仁15g

21剂，水煎服，每日1剂，早晚温服。嘱其调情志、防劳累、感冒。

二诊（2009年7月22日）：服用上方3周后，病情明显好转，自汗、盗汗减轻，腰酸、乏力，手足心热，有时心烦，少寐多梦，排尿正常，察其面色略红，诊其舌尖红，苔薄黄略干，脉细。处方：上方加酸枣仁20g，柏子仁20g、五味子20g、石菖蒲20g、远志15g以养心安神、交通心肾，使水火既济；排尿正常故减桑螵蛸、益智仁，21剂，水煎服，每日1剂，早晚温服。

三诊（2009年8月12日）：服用上方3周后症状皆无，诊其舌质淡，苔红略薄黄，脉缓，临床治愈，嘱其停止用药，调情志，随诊。

按　患者女性，闭经后出现自汗、盗汗。《素问·上古天真论》云："七七任脉虚，太冲脉衰少，天癸竭，地道不通，故形坏而无子也。"患者处于肝肾亏虚阶段，故腰膝乏力，尿意频频，且年过四十而阴气自半，故出现心烦、手足心热等阴虚症状。临床予左归丸加减，滋阴补肾、清心泻火、收敛固涩，初诊后果有疗效，然出现少寐多梦之症，遂二诊加用养心安神之药对症治疗。三诊已诸症皆无，故中病即止，转以调护预防为主。

（江柏华，潘洋. 张琪医论医话集锦[M]. 北京：科学出版社. 2014）

文献摘录

（1）《丹溪心法·卷三》："自汗属气虚、血虚、湿、阳虚、痰……盗汗属血虚、阴虚。"

（2）《景岳全书·汗证》："汗出一证，有自汗者，有盗汗者。自汗者，濈濈然无时，而动作则益甚。盗汗者，寐中通身汗出，觉来渐收。诸古法云：自汗属阳虚，腠理不固，卫气之所司也。人以卫气固其表，卫气不固，则表虚自汗而津液为之发泄也；治宜实表补阳；盗汗者属阴虚，阴虚者阳必凑之，故阳蒸阴分则血热，血热则液泄而为盗汗也，治宜清火补阴。"

（3）《临证指南医案·卷三》："夫心为主阳之脏，凡五脏六腑表里之阳，皆心主之，以行其变化，故随其阳气所在之处，而气化为津，亦随其火扰所在之处，而津泄为汗，然有自汗盗汗之别焉。"

（4）《医碥·汗》："汗者，水也，肾之所主也。"

（5）《血证论·出汗》："汗者，气分之水也。血虚则气热，故蒸发其水，而出为汗。"

文献推介

（1）屈友初. 当归六黄汤加味治疗恶性肿瘤病人化疗后汗证 50 例[J]. 中国中医基础医学杂志，2003，9（05）：81.

（2）郝新宇，王彦刚，柴娟，等. 王彦刚从脾胃论治汗证的经验浅析[J]. 中华中医药杂志，2017，32（12）：5415-5417.

48 肥 胖

肥胖是由胃强脾弱、聚湿生痰引起的，以形体肥胖、腹大膏厚、纵腹垂腴为主要临床表现的病证。本病常为多种其他疾病发生的基础。

关于本病的记载最早见于《黄帝内经》，《灵枢》将本病分为膏人、脂人、肉人三种类型，并从形体大小、身之寒温、气血多少及腠理粗细等方面作了分析。病因方面，《素问·奇病论》中有"数食甘美而多肥"的记载，并指明本病的发生与过食甘美、先天禀赋、劳作运动太少等多种因素有关，主张通过芳香清化之品来治疗本病及其并发症。另外，《黄帝内经》还记载了本病与消渴、中风、偏枯、痿厥等多种疾病有关。后世医家在《黄帝内经》的基础上认识到本病的病机还与气虚、痰湿、七情等因素有关，金·李杲《脾胃论》、元·朱丹溪《丹溪心法》提到肥人多痰湿，且提出本病应从湿热及气虚两方面着手。明·张景岳《景岳全书》认为肥人多气虚。清·吴道源《女科切要》认为肥白妇人经闭不通的原因在于湿痰与脂膜壅塞。

西医学中单纯性（体质性）肥胖或以肥胖为主要表现的无症状 2 型糖尿病、代谢综合征等属于本病范畴，可参照本病辨证论治。

一、病因病机

（一）病因

1. 饮食失节　胃热偏盛，暴饮暴食，水谷精微在体内堆积成为膏脂，形成肥胖；或过食肥甘，伤及脾胃，脾失运化，聚湿生痰，痰湿互结，聚于体内，使人臃肿肥胖。正如《素问·奇病论》所记载："此肥美之所发也，此人必数食甘美而多肥也。"

2. 年老体弱　人过中年，正气渐衰，脾的运化功能减退，又过食肥甘，运化不及，聚湿生痰，痰湿壅结；或肾阳虚衰，不能化气行水，酿生水湿痰浊发为肥胖。正如《素问·阴阳应象大论》所记载："年五十，体重，耳目不聪明矣。"

3. 先天禀赋　肥胖的发生具有一定的家族遗传性，与体质相关，阳热体质，胃热偏盛，食欲亢进，食量过大，脾运不及，膏脂痰湿堆积而成肥胖；或痰湿体质，湿浊内聚，泛溢肌肤发为肥胖。如《灵枢·天年》云："以母为基，以父为楯。"

4. 劳逸失调　长期喜坐懒动之人，阴盛而阳弱，气血运行不畅，脾胃呆滞，致使气不行津，运化失司，水谷精微失于输布，停为痰湿，化为脂膏聚于肌肤、脏腑、经络而致肥胖。正如《备急千金要方·养性》记载："养性之道，常欲小劳。"

5. 情志所伤　七情所伤，常致肝郁气滞，肝气不舒，气机失调，津液输布失常，水湿滞留；肝郁犯脾，脾运不及，痰湿内生，聚于体内，形成肥胖。

（二）病机

肥胖的基本病机总属胃强脾弱、聚湿生痰。过食肥甘，损伤脾胃，脾虚不运，湿浊积聚体内，化为膏脂，形成肥胖。痰湿阻碍气机可致气滞血瘀，痰湿内蕴、气机郁滞可生热，在痰湿基础上可变生气滞、血瘀和内热。

本病的病位主要在脾、胃，与肾虚关系密切，并可涉及其他三脏。本病多属本虚标实之候，但总体上是实多虚少或虚实夹杂。本虚多为脾气亏虚，失于运化而致水谷精微积为痰湿，也有脾肾阳气不足，或兼见心肺气虚及肝胆疏泄失调者。标实主要为痰湿膏脂内停，或兼见水湿、气滞、血瘀等。

本病病变过程中常发生病机转化。一是虚实之间的转化。如胃热偏盛，食欲亢进，过食肥甘，湿浊积聚体内，化为膏脂，形成肥胖，这见于大多数肥胖者的早期阶段，属于实证。但如长期饮食不节，则可损伤脾胃，致脾虚不运，甚至脾病及肾，导致脾肾两虚，从而由实证转为虚证。若脾虚日久，运化失常，湿浊内生，停于脏腑，阻于经络，气因湿阻，瘀因痰生，可致痰湿、气滞、瘀血相杂。二是本病病变日久，常变生他病。《黄帝内经》中已经认识到本病与消瘅等病证有关，极度肥胖者，常易合并消渴、头痛、眩晕、胸痹、中风、胆胀、痹证等。

二、诊断与鉴别诊断

（一）诊断依据

（1）以形体肥胖、腹大膏厚、纵腹垂腴为主要表现。同时可参考体重指数（BMI），$24kg/m^2 \leqslant BMI < 28kg/m^2$ 为超重，$BMI \geqslant 28kg/m^2$ 为肥胖。

（2）轻度肥胖者常无明显症状，中重度肥胖者伴有疲乏无力，行动迟缓，动则气促，或脘痞痰多等症状。

（3）有恣食肥甘厚味及辛辣炙煿之品的不良饮食习惯，或同时缺乏体力活动。可有肥胖家族史。

（4）排除继发性形体肥胖或水肿。

（二）鉴别诊断

1. 水肿 二者均可见体形臃肿、体重增加。但水肿主要为肺、脾、肾功能失调，水湿泛溢肌肤而致，以颜面、四肢浮肿为主，严重者可见腹部胀满或者全身皆肿，部分水肿压之有凹陷，经治疗水肿患者体重短期内可迅速下降。

2. 臌胀 二者均可出现腹部胀满的症状。但臌胀的腹部胀满主要为气、血、水互结于腹中，晚期还可兼见面色青晦，面颈部有血痣赤缕，胁下坚硬，腹皮青筋显露等症状。而肥胖的腹部胀满则为膏脂堆积而成。

三、辨证论治

（一）辨证要点

1. 辨虚实 本病虽虚、实皆有，但总体上是实多虚少或虚实夹杂。其中胃热、痰湿、气郁、血瘀为实；脾气亏虚为虚，继则可发展为脾肾阳虚，或兼见心、肺气虚及肝胆疏泄失调。虚实相兼者，又当辨其虚实多少之不同。

2. 辨标本 本病之本为胃热消灼、脾虚失运、脾肾阳虚；本病之标为痰湿、气郁、瘀血久留，膏脂堆积不化。临床辨证需辨标本缓急，急则治其标，缓则治其本，标本并重时，可标本同治。

3. 辨脏腑病位 本病病位以脾、胃为主，与肾虚关系密切，并可涉及其他三脏。肥胖而多食，或伴口干，大便偏干，多责之胃。肥胖而乏力，腹部胀满，或伴大便溏薄，多责之脾。肥胖而伴腰膝酸软，夜尿频多，畏寒肢冷，多责之肾。久病入络，或痰凝血瘀，则常病及心、肺、肝、胆，出现心悸气短，胁肋疼痛，烦躁眩晕等症状。

（二）治疗原则

补虚泻实是治疗本病的基本原则。补虚多用益气健脾，病及于肾，当温阳补肾。泻实常用清胃降浊、祛湿化痰法，同时可结合消导通腑、化气行水、行气化瘀或痰瘀同治等，以消除膏脂、痰浊、水湿、瘀血及郁热。虚实夹杂者，当补虚泻实并举。

（三）分证论治

1. 胃热炽盛证

症状：肥胖多食，消谷善饥，可有大便干结，尿黄，或有口干口苦，喜饮水。舌质红，苔黄，脉偏数。

分析：肥胖多食，消谷善饥是胃火炽盛，受纳腐熟太过，膏脂堆积；大便干结，尿黄，口干，喜饮水为阳明热盛伤津；口苦是胃火夹胆汁上溢的表现；舌质红，苔黄，脉偏数多为胃热内郁之象。

治法：清胃泻火，佐以消导。

方药：白虎汤合小承气汤加减。前方清热生津，适用于阳明胃腑郁热者；后方通腑泄热，适用于胃肠有积热，热邪伤津而见肠中有燥屎者。

前方中石膏为君，清阳明气分大热，止渴生津；知母清热滋阴，助石膏清胃腑之热；粳米、甘草为佐，益胃生津，顾护脾胃。后方中大黄苦寒泄热，攻积通便，荡涤肠胃邪热积滞；厚朴行气消胀除满；枳实下气开痞散结。

若热盛耗气伤津，症见疲乏、少力、口干多饮者，加党参、黄芪、太子参补益正气，天花粉、葛根清热生津；若肝胃郁热，症见胸胁苦满，烦躁易怒，口苦舌燥者，加柴胡、黄芩、栀子清泻肝胆郁热；若风火积滞壅积肠道，表里俱实者，可用防风通圣散。

2. 痰湿内盛证

症状：形体肥胖，身体沉重，肢体困倦，脘痞胸满，可伴头晕，口干而不欲饮，大便黏腻不爽，嗜食肥甘醇酒，喜卧懒动。舌质淡胖或大，苔白腻或白滑，脉滑。

分析：形体肥胖，身体沉重，肢体困倦为痰湿内盛，泛溢肌肤，阻碍经气，气化不利的表现；脘痞胸满，大便黏腻不爽是痰湿内盛，困遏脾胃，纳运失健；头晕为痰蒙清窍，清阳不升；口干而不欲饮是痰湿内阻，气不化津；嗜食肥甘醇酒，喜卧懒动则进一步促进痰湿形成；舌质淡胖或大，苔白腻或白滑，脉滑多为痰湿内盛之象。

治法：化痰利湿，理气消脂。

方药：导痰汤合四苓散加减。前方燥湿化痰和胃，理气开郁消痞，适用于痰湿内盛，气机壅滞者；后方健脾止泻，利水除湿，适用于水湿内盛者。

前方中半夏、橘红、制南星、枳实理气消痰，茯苓淡渗利湿化痰。后方中猪苓、茯苓、泽泻、白术利水渗湿。

若胸阳不振，痰气互结导致胸满、胸闷较甚者，加薤白、瓜蒌皮通阳散结，祛痰下气；若湿邪困遏脾胃致脘痞较甚者，加砂仁、白蔻仁芳香化湿，理气消痞；若痰湿化热，症见心烦少寐，纳少便秘，舌红，苔黄，脉滑数者，可酌加竹茹、浙贝母、黄芩、瓜蒌仁等，并以胆南星易制南星。

3. 气滞血瘀证

症状：肥胖懒动，喜太息，胸闷胁满，面晦唇暗，肢端色泽不鲜，甚或青紫，可伴男子性欲下降甚至阳痿，女性月经不调、量少甚或闭经，经血色暗或有血块。舌质暗或有瘀斑、瘀点，苔薄，脉或滑或涩。

分析：懒动，善太息，胸闷胁满是情志不舒，肝失疏泄；面晦唇暗，肢端色泽不鲜，甚或青紫是肝气郁结，气滞血瘀；男子性欲下降甚至阳痿是肝郁湿阻，经络失畅，气血失充，导致宗筋不用；女性月经不调、量少甚或闭经，经血色暗或有血块是情志不遂，肝气郁结，气机不通，血滞不行，胞脉受阻，冲任失调；舌质暗或有瘀斑、瘀点，脉或滑或涩多为气郁血瘀之象。

治法：理气解郁，活血化瘀。

方药：血府逐瘀汤加减。

方中桃仁破血行滞润燥，红花活血祛瘀止痛，二者共为君药；赤芍、川芎、牛膝助君药活血化瘀；生地黄、当归滋阴养血，祛瘀而不伤正；桔梗、枳壳一升一降，宽胸行气；柴胡疏肝解郁，升达清阳。

若气郁化火导致口干口苦者，加黄芩、栀子清泻肝胆郁热；若失眠烦躁者，加黄连、夜交藤、炙远志清热宁心安神；若大便干燥难解者，加枳实、大黄破瘀降浊通便；若阳痿者，可加水蛭、淫羊藿破瘀通脉，补肾壮阳；若月经稀少者，可加月月红、泽兰、益母草活血化瘀通经。

无论痰湿内盛证还是气滞血瘀证，病延日久，壅阻气机，均可转化为痰瘀互结证。治疗当以活血化瘀、祛痰通络为主，可用导痰汤合血府逐瘀汤，或瓜蒌薤白半夏汤合桃红四物汤加减，常用瓜蒌、薤白、半夏、川芎、当归、赤芍、郁金、陈皮、竹茹、枳实、苍术、僵蚕等。

4. 脾虚失运证

症状：肥胖臃肿，神疲乏力，身体困重，脘腹痞闷，或有四肢轻度浮肿，晨轻暮重，劳累后更为明显，饮食如常或偏少，既往多有暴饮暴食史，小便不利，大便溏或便秘。舌质淡胖，边有齿印，苔薄白或白腻，脉濡细。

分析：平素暴饮暴食，损伤脾胃，脾失健运，水湿不化，泛溢肌肤，阻碍经气，气化不利则肥胖臃肿，身体困重，脘腹痞闷，或有四肢轻度浮肿，晨轻暮重；脾气虚弱，气血化生无源，脏腑机能减退则神疲乏力；劳累后更为明显是劳则气耗；饮食如常或偏少是脾虚水谷不运；大便溏或便秘是食入不消，清浊不分；小便不利是气化不利，不能化气行水；舌质淡胖，边有齿印，苔薄白或白腻，脉濡细多为脾虚湿盛之象。

治法：健脾益气，渗利水湿。

方药：参苓白术散合防己黄芪汤加减。前方健脾益气利湿，用于脾胃虚弱，健运失常，水湿内盛者；后方益气祛风，健脾利水，用于气虚水停之肥胖。

前方中人参、白术、山药益气健脾；茯苓、莲子、扁豆、薏仁健脾渗湿；砂仁芳香醒脾，行气化湿止泻；桔梗宣肺气使湿浊下行。后方中防己、黄芪祛风除湿，益气固表；白术补气健脾祛湿；生姜助防己祛风湿；大枣助黄芪、白术补脾气。

若脾虚水停，肢体肿胀明显者，加大腹皮、木瓜行气消肿利水；若身体困重明显者，加佩兰、藿香芳香醒脾；若脘腹痞闷明显者，可合用平胃散宽中消痞。

5. 脾肾阳虚证

症状：形体肥胖，易于疲乏，可见四肢不温，甚或四肢厥冷，喜食热饮，小便清长。舌淡胖，苔薄白，脉沉细。

分析：四肢不温，甚或四肢厥冷，喜食热饮是气损及阳，脾肾阳虚，温煦失职；小便清长，形体肥胖是气化失职，不能化气行水，水湿内停，泛溢肌肤的表现；舌淡胖，苔薄白，脉沉细多为脾肾阳虚之象。

治法：补益脾肾，温阳化气。

方药：真武汤合苓桂术甘汤加减。前方温阳利水，适用于肾阳虚衰，水气内停之肥胖；后方温阳化饮，健脾利湿，适用于脾阳虚衰，痰饮内停之肥胖。

前方中附子温肾助阳，化气行水；白术健脾燥湿；茯苓利水渗湿；生姜助附子温阳散寒，又合茯苓、白术宣散水湿；白芍利小便以行水，且防附子燥热伤阴。后方中茯苓为君，健脾利湿；桂枝为臣，温阳化饮；白术为佐，健脾燥湿，助茯苓以培土制水；炙甘草配桂枝辛甘化阳，合白术益气健脾。两方合用，共奏温补脾肾，利水化饮之功。

若嗜热食而恶冷饮者，加炮姜温脾散寒；若乏力困倦者，加太子参、黄芪；若畏寒肢冷者，加补骨脂、仙茅、淫羊藿，并重用附子以温肾散寒；若尿少浮肿明显者，加五苓散，或泽泻、猪苓、大腹皮。中成药可服用济生肾气丸。

四、预防调护

本病重在预防，其关键是控制饮食和加强运动，并持之以恒。肥胖者宜清淡、低脂、低盐饮食，多食蔬菜、水果等富含纤维、维生素的食物，适当补充蛋白质，养成良好的饮食习惯，忌暴饮暴食，忌食肥甘厚味、辛香燥烈等高热量饮食。坚持长期有规律运动，包括散步、跑步、游泳、打球、登山、打太极拳等。运动不可太过，减肥须循序渐进，使体重逐渐减轻，不宜骤减，以免损伤正气，适得其反。

五、小　结

肥胖是以形体肥胖、腹大膏厚、纵腹垂腴为主要临床表现的病证。本病常为多种其他疾病发生的基础。主要因饮食不节、年老体弱、先天禀赋、劳逸失调、情志所伤等因素导致痰湿聚于体内，形成肥胖。基本病机为胃强脾弱、聚湿生痰。本病多属本虚标实之候，但总体上是实多虚少或虚实夹杂。早期阶段，胃热偏盛，食欲亢进，过食肥甘，湿浊积聚体内，化为膏脂，形成肥胖；积聚日久，痰湿内盛，阻碍气机，可致气滞血瘀。故见胃热炽盛证、痰湿内盛证、气滞血瘀证，均属实证。但如长期饮食不节，则可损伤脾胃，致脾虚不运，甚至脾病及肾，导致脾肾阳虚，从而由实证转为虚证。本病重在预防，减重至关重要，其关键是控制饮食和加强运动，并持之以恒。若肥胖日久，可并发消渴、中风、偏枯、痿厥等多种疾病。

 临证验案

患者，男，45岁。2009年7月4日初诊。

主诉：身体发胖5年，时有头晕。

初诊：40岁后身体逐渐发胖，记忆力减退，头晕沉，常感倦怠乏力，平素饮食不多，但体重不断增加，由5年前的70kg增加到87kg。大便时溏时秘。化验血糖、血脂均偏高（数值不详）。舌稍紫暗，苔白厚，舌体胖大，边有齿痕，脉濡缓。

辨证：脾失健运，痰湿阻滞。

治法：益气温中，健脾豁痰。

处方：白术10g　茯苓15g　陈皮10g　法半夏10g　木香6g　砂仁8g　桂枝5g　乌药10g　枳壳10g　川朴10g　荷叶25g　鸡内金10g　泽泻20g　玉米须30g　山楂15g　甘草3g

15剂。

二诊（2009年7月25日）：服药15剂后，饮食、体力均有所增加，大便顺畅，头仍昏，舌体胖大，边有齿痕，质稍紫暗，脉濡缓。

处方：上方加郁金10g，节菖蒲10g，细辛5g，21剂。

三诊（2009年8月20日）：纳、眠、二便正常，已无头昏沉现象，感觉较前走路有力，体重减少了3.5kg。舌淡红，苔白，舌体不大，脉缓。

处方：上方去细辛，加橘红12g，继服30剂。

2010年1月带他人来诊，自述体重已减至79kg，未再增加。

按　肥胖的临床特征为体内膏脂堆积过多，体重超过一定范围。李振华教授根据患者形体肥胖，饮食不多，大便时溏时秘，苔白厚，舌体胖大，边有齿痕，脉濡缓，诊断为肥胖（脾失健运，痰湿阻滞），正如《脾胃论》中言："或少食而肥，虽肥而四肢不举，盖脾实而邪气盛也。"形体肥胖，为脾失健运，水湿不化，湿聚成痰，泛溢肌肤的表现；痰蒙清窍，清阳不升则见头昏头晕；脾气虚弱，气血化生无源，脏腑机能减退则倦怠乏力；饮食偏少是脾虚水谷不运，胃受纳失职所致；大便时溏时秘为痰湿内盛，困遏脾胃，纳运失健，食入不消，清浊不分；苔白厚，舌体胖大，边有齿痕，脉濡缓均为脾失健运，痰湿阻滞之征象。而除痰湿之外，此病日久还存在"瘀血、气郁"之证。舌质紫暗则为内有瘀血之象。因此，治疗本证，当抓住脾虚之本，痰湿、瘀血、气郁之标，标本同治，方用香砂六君子汤合猪苓汤加减。方中白术、茯苓、泽泻、玉米须健脾利湿；乌药、桂枝一则振奋脾阳，二则助膀胱之气化通阳利湿；陈皮、法半夏、橘红、川朴、砂仁、木香理气燥湿、祛痰导滞；

山楂、鸡内金消肉积、化瘀滞；枳壳、郁金、节菖蒲豁痰行气。此外，戴元礼《证治要诀》云：荷叶服之，令人瘦劣。方中荷叶实为妙用，对肥胖具有较好的治疗效果。

（徐彦飞，刘津. 李振华教授治疗单纯性肥胖病经验[J]. 中华中医药杂志，2011，26（7）：1542-1543.）

文献摘录

（1）《素问·奇病论》："此肥美之所发也，此人必数食甘美而多肥也，肥者令人内热，甘者令人中满，故其气上溢，转为消渴。"

（2）《脾胃论》："脾胃俱旺，则能食而肥。脾胃俱虚，则不能食而瘦。或少食而肥，虽肥而四肢不举，盖脾实而邪气盛也。"

（3）《丹溪心法·中湿》："凡肥人沉困怠惰，是湿热，宜苍术、茯苓、滑石；凡肥白之人，沉困怠惰，是气虚，宜二术、人参、半夏、草果、厚朴、芍药。"

（4）《景岳全书·杂证谟·非风》："肥人多湿多滞……宜于前治痰之法随宜暂用""治痰者，必当温脾强肾以治痰之本，使根本渐充，则痰将不治而自去矣"。

（5）《石室秘录·肥治法》："肥人多痰，乃气虚也。虚则气不能运行，故痰生之。则治痰焉可仅治痰哉，必须补其气，而后带消其痰为得耳。然而气之补法，又不可纯补脾胃之土，而当兼补其命门之火。盖火能生土，而土自生气，气足而痰自消，不治痰，正所以治痰也。"

文献推介

（1）王晓燕. 综合疗法治疗单纯性肥胖症212例临床观察[J]. 新中医，2003，35（04）：44-45.

（2）杨玲玲，倪诚，李英帅，等. 王琦治疗肥胖经验[J]. 中医杂志，2013，54（21）：1811-1813.

49 虚 劳

虚劳是由脏腑亏损，气血阴阳虚衰，久虚不复成劳引起的，以五脏气血阴阳亏虚为主要临床表现的病证，是多种慢性虚弱性证候的总称，是"虚损劳伤"的简称，又称虚损。

《黄帝内经》开始有"虚""劳""损"之论述，《素问·通评虚实论》曰："精气夺则虚"。《素问·玉机真脏论》中的"脉细、皮寒、气少、泄利前后、饮食不入"，可视为虚劳的具体表现。《素问·调经论》曰："阳虚则外寒，阴虚则内热"，进一步指明阴虚、阳虚的主要特点。《素问·三部九候论》提出"虚则补之"，《素问·至真要大论》提出"劳者温之""损者益之"的治疗总则。《难经·十四难》创"五损"之说，并提出五脏虚损的治法，即"损其肺者益其气；损其心者调其营卫；损其脾者调其饮食，适其寒温；损其肝者缓其中；损其肾者益其精"。

汉·张仲景《金匮要略》中首次将"虚劳"列为病名单篇论述，是最早系统论述本病的专篇，详述证因脉治，分阳虚、阴虚、阴阳两虚等，治疗重在温补脾肾，还提出干血致虚，宜祛瘀生新的治法，对后世启发很大。隋·巢元方《诸病源候论·虚劳病诸候》认为："夫虚劳者，五劳、六极、七伤是也"，也正式提出把诸多慢性病的后期阶段归属于本病。

金元以后，虚劳的理论认识及临床治疗均有较大的发展。如金·李杲重视脾胃，长于甘温补中、益气升阳法。元·朱丹溪重视肝肾，善用滋阴降火、泻火保阴法。明清时期，更出现了一大批有影响力的虚劳病医家和专书，明·张景岳提出"阴中求阳，阳中求阴"，在治疗肾阴虚、肾阳虚的理论及方药方面有新的发展。明·汪绮石《理虚元鉴》对本病的病因、病机、治疗、预防及护理均有较深刻的论述，不仅提出虚劳六因学说，还继承《黄帝内经》"治未病"思想，认为"虚劳当治其未成"，并提出"知节、知防、二护、二候、二守"的预防方法。清·吴澄毕生专攻虚损，撰写《不居集》，阐述"外损"理论，总结虚损的"不居"治法，对虚劳的资料作了比较系统的汇集整理，是研究虚劳的一部有价值的参考书。

西医学中的多种慢性虚弱性、消耗性和功能衰退性疾病，如终末期心衰、重度营养不良、恶病质等，以脏腑气血阴阳亏损为主要表现者均属于本病范畴，可参照本病辨证论治。

一、病因病机

（一）病因

1. 禀赋不足　父母体弱多病，年老体衰，孕育不足，胎中失养，或出生后喂养失当，水谷精气不充，均可致先天不足，体质薄弱，易患疾病，且病后易于久虚不复，使脏腑气血阴阳亏虚日甚，成为虚劳。

2. 烦劳过度　烦劳过度，尤以劳神过度及恣情纵欲较为多见。忧郁思虑，积思不解，所欲未遂等劳伤心神，易使心失所养，脾失健运，心脾损伤，气血亏虚成劳；而早婚多育，房室不节，频繁手淫等，易使肾精亏虚，肾气不足，久则阴阳亏损成劳。如《医家四要·病机约论》云："曲运神机则劳心，尽心谋虑则劳肝，意外过思则劳脾，预事而忧则劳肺，色欲过度则劳肾"。

3. 饮食不节　暴饮暴食、饥饱不调、食有偏嗜、营养不良、饮酒过度等均易致脾胃损伤，不能化生水谷精微，气血来源不充，脏腑经络失于濡养，日久形成虚劳。如《医宗金鉴·虚劳总括》云："内伤饮食劳倦，则损从肌肉脾始"。

4. 大病久病　大病，邪气过盛，脏气损伤，耗伤气血阴阳，正气短时难以恢复，加之病后失于调养，每易发展成劳；久病迁延失治，日久不愈，病情传变日深，损耗气血阴阳，或产后失于调理，正虚难复，终成虚劳。如《景岳全书·虚损》云："疾病误治及失于调理者，病后多成虚损。"

5. 误治失治　因辨证诊断有误，或选用药物不当，既延误治疗，又损耗精气，导致虚劳。

总之，幼年患病者，多以先天为主因，因虚而致病；成年以后患病，多属后天失养，劳伤过度，因病而成劳。

（二）病机

虚劳基本病机为脏腑亏损，气血阴阳虚衰，久虚不复成劳。本病虽有因虚致病、因病成劳，或因病致虚、久虚不复成劳的不同，而其病理性质主要为气、血、阴、阳亏虚，病损主要在五脏。由于虚损的病因不一，往往首先导致相关某脏气、血、阴、阳的亏损，但由于五脏互关，气血同源，阴阳互根，所以在病变过程中常互相影响。一脏受病，累及他脏，气虚不能生血，血虚无以生气；气虚者，日久阳也渐衰；血虚者，日久阴也不足；阳损日久，累及于阴；阴虚日久，累及于阳，以致病势日渐发展，而病情趋于复杂。

病变涉及五脏，尤以脾肾为主。因脾、肾为先后天之本，五脏有相互资生和制约的整体关系，在病理情况下可以互为影响转化。故《难经》有"上损及下，下损及上"的论点。具体来说，因本病成因不一，损伤脏器各有不同，相互之间的影响、转化也因此而异，如《医宗金鉴·杂病心法要诀》云："阳虚外寒损肺经，阴虚内热从肾损，饮食劳倦自脾成。"同时，当多脏同病时，因病情不同，仍有主次之分，亦有始终仅见某一脏器病变，而不病及他脏者。

从阴阳气血的虚损与五脏病变的关系来说，虽五脏各有阴阳气血，但在生理和病理方面，尚有各自的特殊性，因此，五脏阴阳气血损伤，也各有不同的重点。一般来说，气虚以肺、脾为主，但病重者每可影响心、肾；血虚以心、肝为主，并与脾之化源不足有关；阴虚以肾、肝、肺为主，涉及心、胃；阳虚以脾、肾为主，重者每易影响到心。

二、诊断与鉴别诊断

（一）诊断依据

（1）多见形神衰败，身体羸瘦，大肉尽脱，食少厌食，心悸气短，自汗盗汗，面容憔悴，或五心烦热，或畏寒肢冷，脉虚无力等症。若病程较长，久虚不复，症状可呈进行性加重。

（2）具有引起虚劳的致病因素及时间较长的病史。

（3）排除类似病证，如排除其他病证中的虚证。

（二）鉴别诊断

1. 肺痨 系正气不足而被痨虫侵袭所致，主要病位在肺，具有传染性，以阴虚火旺为其病理特点，以咳嗽、咳痰、咯血、潮热、盗汗、消瘦为主要临床症状；而虚劳则由多种原因所导致，久虚不复，病程较长，无传染性，以脏腑气、血、阴、阳亏虚为其基本病机，分别出现五脏气、血、阴、阳亏虚的多种症状。

2. 虚证 是与实证相对应的一种证候，指正气已虚，邪气盛或不盛的一种病理状态；而虚劳是一种疾病，有其相对特定的病因病机、证候表现、发展变化过程与预后转归。虚劳与虚证在临床表现、治疗方药方面有类似之处，两者主要区别：①虚劳的各种证候，均以出现一系列精气亏虚的症状为特征，而虚证则各以其病证的主要症状为突出表现。如眩晕的气血亏虚证，虽有气血亏虚的症状，但以眩晕为最突出、最基本的表现；水肿的脾阳亏衰证，虽有脾阳亏虚的症状，但以水肿为最突出、最基本的表现。②虚劳病程较长，程度更重，往往涉及多脏甚至整体，虚证虽然也以久病属虚者为多，但亦有病程较短而呈现虚证者，且病变脏器单一如泄泻的脾胃虚弱证，以泄泻伴有脾胃亏虚的症状为主要表现。

三、辨证论治

（一）辨证要点

1. 辨五脏气血阴阳亏虚 虚劳的证候虽多，但总不离乎五脏，而五脏之辨，又不外乎气、血、阴、阳，故对虚劳的辨证应以气、血、阴、阳为纲，五脏虚候为目。因气血同源，阴阳互根，五脏相关，所以各种原因所致的虚损往往互相影响，由一虚渐致多虚，由一脏而累及他脏，使病情趋于复杂和严重，辨证时应加以注意。

2. 辨兼夹病证 虚劳一般病程较长，还应注意辨兼夹病证，尤应注意下述三种情况：

（1）辨因病致虚、久虚不复，即辨明原有疾病是否还继续存在，如因热病、寒病或瘀结致虚者，原发疾病是否已经治愈。

（2）辨因虚致实，如因气虚运血无力，形成瘀血；或脾气虚不能运化水湿，以致水湿内停等。

（3）辨兼夹外邪，虚劳之人因卫外不固，易感外邪为患，且感邪之后不易恢复，治疗用药也与常人感邪有所不同。

（二）治疗原则

根据"虚则补之""损者益之"，虚劳的治疗当以补益为基本原则。补益时，一是必须根据不同病理属性，分别采取益气、养血、滋阴、温阳的治疗方药；二是要密切结合五脏病位不同而选方用药，以加强治疗的针对性。同时注意以下几点：

（1）重视补益脾肾，促进各脏虚损的恢复。因为脾胃为后天之本，为气血生化之源，脾胃健运，五脏六腑、四肢百骸方能得以滋养；肾为先天之本，寓元阴元阳，为生命的本元。

（2）对虚中夹实或兼夹外邪者，当补中有泻，扶正祛邪；祛邪亦能扶正，防止因邪恋而进一步损伤正气。

（3）辨证结合辨病，区别因虚致病，还是因病致虚，针对不同疾病的特殊性，一方面补正以复其虚，一方面求因以治其病。

（三）分证论治

1. 气虚 主要表现为元气不足、脏腑功能减退的症状，如面色㿠白或萎黄，气短懒言，语声低微，头昏神疲，自汗，食少，便溏，肢体无力。舌质淡，苔白，脉细软弱等。

（1）肺气虚证

症状：咳嗽无力，痰液清稀，短气自汗，声音低怯，时寒时热，平素易于感冒，面色㿠白。舌质淡，脉弱。

分析：咳嗽无力，短气自汗，声音低怯为肺气虚损，表虚不固；痰液清稀为肺气不足，水液失于正常输布；时寒时热是肺气虚，营卫失和；平素易于感冒是肺气虚，卫外不固的表现；面色㿠白，舌质淡，脉弱为肺气虚损，气血不能充沛于血脉之象。

治法：补益肺气。

方药：补肺汤加减。

人参、黄芪、沙参益气补肺；熟地黄、五味子、百合益肾敛肺。

若自汗较多者，加牡蛎、麻黄根固表敛汗；若气阴两虚而兼见潮热、盗汗者，加鳖甲、地骨皮、秦艽等养阴清热；若肺卫不固，频于感冒者，加防风、白术益气固表；若气短、息促甚者，加五味子、冬虫夏草补肺益肾纳气。

（2）心气虚证

症状：心悸，气短，劳则尤甚，神疲体倦，自汗，面色㿠白。舌质淡，苔白，脉细弱。

分析：心悸，气短，神疲体倦为心气不足，心失所养；活动时加重为劳则耗气，气虚更甚；自汗是气虚，卫表不固；面色㿠白是心气不足，气血不能上荣于面的表现；舌质淡，苔白，脉细弱为气虚之象。

治法：补益心气。

方药：七福饮加减。

人参、白术、炙甘草益气养心；熟地黄、当归滋补阴血；酸枣仁、远志宁心安神。

若自汗多者，加黄芪、五味子益气固摄；若不思饮食者，加砂仁、茯苓开胃健脾；若胸闷，舌质暗或有瘀点者，酌加丹参、桃仁、红花、三七活血化瘀；若畏寒肢冷，舌胖，脉沉者，可适当加肉桂、熟附片等温阳，以达"少火生气"之目的。

（3）脾气虚证

症状：饮食减少，食后胃脘不舒，倦怠乏力，大便溏薄，面色萎黄。舌淡或有齿印，苔薄，脉软弱。

分析：饮食减少，食后胃脘不舒，大便溏薄为脾胃气虚，运化和受纳功能减弱；倦怠乏力为脾主四肢，脾气虚不能充达于四肢；面色萎黄是脾气虚损，化源不足，肌肤失养的表现；舌淡或有齿印，苔薄，脉软弱为脾气虚，化源不足，血脉不充之象。

治法：健脾益气。

方药：加味四君子汤加减。

人参、黄芪、白术、甘草益气健脾；茯苓、扁豆健脾除湿。

若胃脘胀满，嗳气呕吐者，加陈皮、半夏和胃理气降逆；若食少，脘闷腹胀，嗳气，苔腻者，加神曲、麦芽、山楂、鸡内金消食健胃；若腹痛即泻，手足欠温者，加肉桂、炮姜温中散寒；若脘腹坠胀，气短，脱肛者，可改用补中益气汤补气升陷。

（4）肾气虚证

症状：神疲乏力，腰膝酸软，小便频数而清，男子滑精早泄，女子带下清稀。舌质淡，苔白，脉沉弱。

分析：神疲乏力，腰膝酸软为肾气不充，经脉、筋骨失于濡养；小便频数而清为肾气不固，膀胱失约；男子滑精早泄，女子带下清稀是肾气亏虚，冲任不固的表现；舌质淡，苔白，脉沉弱为肾气虚之象。

治法：补益肾气。

方药：大补元煎加减。

人参、山药、炙甘草益气固肾；杜仲、山茱萸温补肾气；熟地黄、枸杞子、当归补养精血。

若神疲乏力甚者，加黄芪益气；若尿频较甚及小便失禁者，加菟丝子、五味子、益智仁补肾固摄；若大便溏薄者，去熟地黄、当归，加肉豆蔻、补骨脂温补固涩。

气、血、阴、阳亏虚中，气虚在临床上最为常见，尤以肺、脾气虚为多见。肝病出现神疲乏力，食少便溏，舌质淡，脉弱等气虚症状时，多在治肝基础上结合脾气亏虚论治。

2. **血虚** 主要表现为血脉不充、失于濡养的症状，如面色淡白或萎黄，唇舌爪甲色淡，头晕眼花，心悸多梦，手足发麻，妇女月经量少、色淡、愆期或经闭。舌质淡红，苔少，脉细弱等。

（1）心血虚证

症状：心悸怔忡，健忘，失眠，多梦，面色不华。舌质淡，脉细或结代。

分析：心悸怔忡为心血亏虚，血不养心；健忘，失眠，多梦为血虚失养，心神不宁；面色不华是血虚不能上荣头面的表现；舌质淡，脉细或结代为心血虚之象。

治法：补血养心。

方药：养心汤加减。

人参、黄芪、茯苓、五味子、甘草益气生血；当归、川芎、柏子仁、酸枣仁、远志养血宁心；肉桂、半夏曲温中健脾，以助气血之生化。

若失眠、多梦较甚者，可加合欢花、夜交藤养心安神；若心悸较甚者，酌加磁石、龙骨等宁心定悸。

（2）肝血虚证

症状：头晕，目眩，胁痛，肢体麻木，筋脉拘急，或筋惕肉𥆧，妇女月经不调甚则闭经，面色不华。舌质淡，脉弦细或细涩。

分析：头晕，目眩，面色不华为肝血亏虚，不能上养头目；胁痛为血虚不能养肝；肢体麻木，筋脉拘急，筋惕肉𥆧是肝血虚，经脉失养及血虚生风；妇女月经不调甚则闭经是肝血不足，冲任空虚的表现；舌质淡，脉弦细或细涩为肝血虚之象。

治法：补血养肝。

方药：四物汤加减。

熟地黄、当归补血养肝；芍药、川芎和营调血；黄芪、党参、白术补气生血。

若血虚甚者，加制首乌、枸杞子、鸡血藤增强补血养肝的功效；若胁痛甚者，加丝瓜络、郁金、香附理气通络；若视物模糊者，加楮实子、枸杞子、决明子养肝明目；若干血瘀结，新血不生，羸瘦，腹满，腹部触有癥块、硬痛拒按，肌肤甲错，状如鱼鳞，妇女经闭，两目暗黑，舌有青紫瘀点、瘀斑，脉细涩者，可同服大黄䗪虫丸祛瘀生新。

3. 阴虚　多表现为阴虚生内热的症状，如潮热盗汗，颧红，五心烦热，口燥咽干。舌红，少苔，脉细数等。

（1）肺阴虚证

症状：干咳痰少，或痰黏不易咯出，咽燥，咳血，甚或失音，潮热颧红，盗汗。舌红少津，脉细数。

分析：干咳痰少，或痰黏不易咯出为肺阴虚损，肺失濡润，清肃之令不行；咽燥，甚或失音为阴虚津液不能上承；咳血是肺络受损；潮热颧红是阴虚内热；盗汗是虚热逼津外泄的表现；舌红少津，脉细数为肺阴虚之象。

治法：滋补肺阴。

方药：沙参麦冬汤加减。

沙参、麦冬、玉竹滋养肺阴；天花粉、桑叶、甘草清热润燥。

若咳嗽甚者，加百部、款冬花肃肺止咳；若咯血者，加白及、仙鹤草、小蓟凉血止血；若潮热甚者，加地骨皮、银柴胡、秦艽、鳖甲养阴清热；若盗汗甚者，加五味子、乌梅、瘪桃干敛阴止汗。

（2）心阴虚证

症状：心悸，失眠，烦躁，潮热，盗汗，或口舌生疮，面色潮红。舌红少津，脉细数。

分析：心悸，失眠为心阴虚损，心失濡养，心神不宁；烦躁为阴虚火旺，虚热内扰；潮热，盗汗为虚热逼津外泄；面色潮红，口舌生疮是虚火上炎的表现；舌红少津，脉细数多为心阴亏虚之象。

治法：滋补心阴。

方药：天王补心丹加减。

生地黄、玄参、麦冬、天冬养阴清热；人参、茯苓、五味子、当归益气养血；丹参、柏子仁、酸枣仁、远志、朱砂养心安神。

若烦躁不安，口舌生疮者，去当归、远志，加黄连、木通、淡竹叶清心泻火，导热下行；若潮热甚者，加地骨皮、银柴胡清退虚热；若盗汗甚者，加牡蛎、浮小麦敛汗止汗。

（3）脾胃阴虚证

症状：口干唇燥，不思饮食，大便燥结，甚则干呕，呃逆，面色潮红。舌干，苔少或无苔，脉细数。

分析：口干唇燥为脾胃阴亏，津不上承；不思饮食为脾胃失于濡润，运化失常；大便燥结是阴虚肠失滋润；干呕，呃逆是胃失和降；面色潮红是虚热上扰的表现；舌红，苔少，脉细数多为脾胃阴虚之象。

治法：养阴和胃。

方药：益胃汤加减。

沙参、麦冬、生地黄、玉竹滋阴养液；白芍、乌梅、甘草酸甘化阴；谷芽、鸡内金、玫瑰花醒脾健胃。

若口干唇燥，津亏较甚者，加石斛、天花粉滋养胃阴；若不思饮食甚者，加麦芽、扁豆、山药益胃健脾；若呃逆者，加刀豆、柿蒂、竹茹降逆止呃；若大便干结甚者，用蜂蜜润肠通便。

（4）肝阴虚证

症状：头痛，眩晕，耳鸣，目干畏光，视物不明，急躁易怒，或肢体麻木，筋惕肉瞤，面潮红。舌红少苔，脉细数。

分析：头痛，眩晕，耳鸣为肝阴不足，阴虚阳亢，上扰清空；目干畏光，视物不明为肝阴不能上荣于目；急躁易怒是肝失疏泄；肢体麻木，筋惕肉瞤是筋脉失养，虚风内动；面色潮红是肝火上炎的表现；舌红少苔，脉细数多为肝阴亏虚之象。

治法：滋补肝阴。

方药：补肝汤加减。

地黄、当归、芍药、川芎养血柔肝；木瓜、甘草酸甘化阴；山茱萸、首乌滋养肝阴。

若头痛，眩晕，耳鸣较甚，或筋惕肉瞤甚者，加石决明、菊花、钩藤、刺蒺藜平肝息风潜阳；若目干涩畏光，或视物不明者，加枸杞子、女贞子、草决明养肝明目；若急躁易怒，尿赤便秘，舌红，脉数者，加夏枯草、牡丹皮、栀子清肝泻火。

（5）肾阴虚证

症状：腰酸，男子遗精，女子经少或经闭，两足痿弱，眩晕，耳鸣，甚则耳聋，口干，咽痛，颧红。舌红少苔，脉细数。

分析：腰酸，男子遗精，女子经少或经闭，两足痿弱为肾精不足，失于濡养；眩晕，耳鸣，耳聋为髓海不足，脑失濡养；口干，咽痛，颧红是虚火上炎的表现；舌红少苔，脉细数多为肾阴亏虚之象。

治法：滋补肾阴。

方药：左归丸加减。

熟地黄、龟板胶、枸杞子、山药、菟丝子、牛膝滋补肾阴；山茱萸、鹿角胶温补肾气，助阳生阴。

若遗精甚者，加牡蛎、金樱子、芡实、莲须固肾涩精；若潮热，口干，咽痛，脉数者，去鹿角胶、山茱萸，加知母、黄柏、地骨皮滋阴泻火。

4. **阳虚** 往往是由气虚进一步发展而成，表现为气虚加寒证，如畏寒肢冷，神疲乏力，倦怠嗜卧，气短，口淡不渴，或喜热饮，肠鸣泄泻，尿少浮肿，面白。舌淡胖，脉沉迟无力等。

（1）心阳虚证

症状：心悸，自汗，神倦嗜卧，心胸憋闷疼痛，形寒肢冷，面色苍白。舌淡或紫暗，脉细弱或沉迟。

分析：心悸，自汗，神倦嗜卧为心阳不振，心气亏虚；心胸憋闷疼痛为阳虚气弱，运血无力，血脉瘀滞；形寒肢冷是阳虚不能温煦四肢百骸的表现；面色苍白，舌淡或紫暗，脉细弱或沉迟均为阳虚气弱之象。

治法：温补心阳。

方药：保元汤加减。

人参、黄芪益气扶正；肉桂、甘草、生姜温通阳气。

若心胸疼痛甚者，加郁金、川芎、丹参、三七活血定痛；若形寒肢冷甚者，加附子、巴戟天、仙茅、淫羊藿、鹿茸温补阳气。

（2）脾阳虚证

症状：面色萎黄，食少，形寒，神倦乏力，少气懒言，大便溏薄，肠鸣腹痛，每因受寒或饮食不慎而加剧。舌质淡，苔白，脉沉迟无力。

分析：食少为脾阳亏虚，运化乏力；形寒，神倦乏力，少气懒言为中州（中焦）阳虚，四肢百骸失于温煦；大便溏薄，肠鸣腹痛是寒凝气滞，传化失常；受寒或饮食不慎则阳虚更甚，故上述症状加剧；面色萎黄，舌质淡，苔白，脉沉迟无力均为中阳虚衰之象。

治法：温中健脾。

方药：附子理中汤加减。

党参、白术、甘草益气健脾；附子、干姜温中祛寒。

若腹中冷痛较甚者，可加高良姜、香附或丁香、吴茱萸温中散寒，理气止痛；若食后腹胀及呕逆者，加砂仁、半夏、陈皮温中和胃降逆；若腹泻较甚者，加肉豆蔻、补骨脂、薏苡仁温补脾肾，涩肠除湿止泻。

（3）肾阳虚证

症状：腰背酸痛，男子遗精、阳痿，女子月经色淡、质稀，或带下清稀，或不孕，多尿或小便不禁，面色苍白，畏寒肢冷，下利清谷或五更泄泻。舌质淡胖，有齿痕，苔白，脉沉迟。

分析：腰背酸痛，畏寒肢冷为肾阳不足，失于温煦；遗精、阳痿为阳气衰微，精关不固；女子月经色淡、质稀，或带下清稀，或不孕是阳气亏虚，胞宫失却温煦；多尿或小便不禁是肾气不固；下利清谷或五更泄泻是命门火衰，火不生土的表现；面色苍白，舌质淡胖，有齿痕，苔白，脉沉迟均为阳气亏虚，阴寒内盛之象。

治法：温补肾阳。

方药：右归丸加减。

附子、肉桂温补肾阳；杜仲、山茱萸、菟丝子、鹿角胶温补肾气；熟地黄、山药、枸杞子、当归补益精血，滋阴以助阳。

若遗精甚者，加金樱子、桑螵蛸、莲须，或金锁固精丸以收涩固精；若下利清谷甚者，去熟地黄、当归等滋腻滑润之品，加党参、白术、薏苡仁益气健脾，渗湿止泻；若五更泄泻甚者，合四神丸温脾暖肾，固肠止泻；若浮肿，尿少者，加茯苓、泽泻、车前子，或合五苓散利水消肿；若喘促短气，动则更甚者，加补骨脂、五味子、蛤蚧补肾纳气。

四、预防调护

消除及避免引起虚劳的病因是预防虚劳的根本措施。

日常调摄护理应注意以下几点：①避风寒，适寒温。虚劳过程中，感受外邪，耗伤正气，通常是病情恶化的重要原因，故应注意冷暖，避风寒，适寒温，尽量减少伤风感冒。②调饮食，戒烟酒。一般以富于营养，易于消化，不伤脾胃为原则。对辛辣厚味、过分滋腻、生冷不洁之物，则应少食甚至禁食。吸烟、嗜酒有损正气，应该戒除。③慎起居，适劳逸。生活起居要有规律，做到动静结合，劳逸适度。根据自己体力的情况，可适当参加户外散步、气功锻炼、打太极拳等活动。病情轻者,可适当安排工作和学习。适当节制房室。④舒情志,少烦忧。保持情绪稳定,舒畅乐观,有利于虚劳的康复。

五、小　结

虚劳在临床上涉及范围极广,是多种疾病的转归。多由禀赋不足、烦劳过度、饮食不节等多种原因引起,基本病机为脏腑亏损、气血阴阳虚衰、久虚不复成劳,主要表现为五脏气血阴阳亏虚。虚劳的诊断一定要结合病史。为便于辨证和治疗,将虚劳归纳为气、血、阴、阳亏虚四类,但临床常错杂互见。一般病程短者,多伤及气血,可见气虚、血虚及气血两虚证;病程长者,多伤及阴阳,可见阴虚、阳虚及阴阳两虚证。人体阴阳相互维系,虚劳初起,阴虚、阳虚往往有所侧重,但随着病情发展,则可由阴虚及阳,或由阳虚及阴,形成阴阳两虚、寒热错杂证,此时治疗不能简单以热治寒,或以寒治热。本病重在预防,以消除及避免引起虚劳的病因为根本措施。

 临证验案

邱某,男,25岁,学生。

初诊:食欲不振,倦怠乏力,头晕健忘,目眩耳鸣,气短懒言,自汗。病已2年,屡次更医,效果不显,近期病情加重。西医确诊为"再生障碍性贫血"。化验红细胞 $2.8 \times 10^{12}/L$,白细胞 $0.4 \times 10^9/L$,血小板 $27 \times 10^9/L$,血红蛋白40g/L。曾服西药及输血治疗。诊其脉沉细无力,精神萎靡,面唇爪甲苍白,舌淡,声音低微。

辨证:气血两虚,肾阴不足。

治法:补气健脾,养血益肾。

处方:党参12g　黄芪15g　白术12g　茯苓10g　当归12g　川芎9g　白芍10g　熟地黄（砂仁水炒）12g　阿胶12g　龟板胶12g　鹿角胶（以上三胶分2次后下）12g　炙甘草5g　大枣3枚

二诊:服上方10剂,精神好转,气短、自汗减轻,头晕、耳鸣稍可,尚愿与人言语,脉细弱亦较前有力。患者要求住院治疗。入院后,仍宗上方继服,配合输血治疗。

三诊:治疗2月余,诸症明显减轻,化验后血象逐渐上升。上方加人参6g继服。

补气养血、滋肾固元之法巩固1年余,症状全部消失,血红蛋白150g/L,检查均正常。随访3年,安然无恙。

按　虚劳总不离乎五脏阴阳气血之损,而五脏以五行生克相维系,阴阳气血则又互为其根,相互为用。如脾病及肺,谓土不生金也;肺病传肾,谓金不生水也。又气血同源,气虚者血难自复,血虚者气无以生;气虚者,虚则生寒,血虚者,阴亦不足。此即阳损及阴、阴损及阳之理。

本例虚劳,病由脾起而后及肺累肾。患者素日体虚,加之饮食不节,损伤后天,渐至脾肺皆虚。肺主气,气虚肌表不固,故见自汗气短,声音低微;脾气虚,运化无力,故食欲不振;脾虚食少,水谷精微无以充养肌肤,故倦怠乏力,精神萎靡。脾肺气虚日久,不能生化气血,致气血虚弱,不能供给先天,而致真阴不足。肾阴亏损,髓海不足,清空之窍失于濡养,故头晕目眩,耳鸣健忘;气血衰少,不能荣于色、充于脉,故面唇爪甲苍白,舌淡,脉沉细无力。脾肺虚者,脾不生血,肺气不足也;肾虚者,肾精不足无以化生气血也。五行生克之理,阴阳互根之义,于此可见一斑。至此,余辨证处方,拟八珍汤加味,即肺脾肾通治、精气血通补之法。四君芪枣补脾补肺所以生气,四物三胶补血补肾所以生精,补气则血复生精,补血则气生精足,而补阴益精,更所以奉养血气耳。故天地之间,万物之内,无不具阴阳之理,所谓"生生化化,品物咸彰"。人生一小天地耳,治病即调其阴阳,促其生化。知此之义,虽虚劳大证,治亦不难矣。

(韦企平. 中国百年百名中医临床家丛书·许玉山[M]. 北京:中国中医药出版社. 2001)

文献摘录

(1)《素问·阴阳应象大论》："形不足者，温之以气；精不足者，补之以味。"

(2)《景岳全书·虚损》："病之虚损，变态不同，因有五劳七伤，证有营卫脏腑，然总之则人赖以生者，惟此精气，而病为虚损者，亦惟此精气。气虚者，即阳虚也；精虚者，即阴虚也。"

(3)《理虚元鉴·治虚有三本》："治虚有三本，肺、脾、肾是也。肺为五脏之天，脾为百骸之母，肾为性命之根，治肺、治脾、治肾，治虚之道毕矣。"

(4)《杂病源流犀烛·虚损痨瘵源流》："五脏虽分，而五脏所藏，无非精气，其所以致损者有四，曰气虚，曰血虚，曰阳虚，曰阴虚""气血阴阳，各有专主，认得真确，方可施治。"

(5)《医宗必读·虚劳》："夫人之虚，不属于气，即属于血，五脏六腑，莫能外焉。而独举脾、肾者，水为万物之元，土为万物之母，二脏安和，一身皆治，百疾不生。"

文献推介

(1)张桂才，黄福斌. 升阳益胃汤加减治疗慢性疲劳综合征42例总结[J]. 湖南中医杂志，2002，18（01）：9-11.

(2)王一苇，李艳. 国医大师李济仁治疗癌因性疲乏用药经验[J]. 国际中医中药杂志，2020，42（02）：167-169.

50 癌 病

癌病是由脏腑阴阳气血失调，正气虚弱，加之外邪入侵，痰湿气瘀毒等搏结日久引起的，以体内出现肿块，表面高低不平，质地坚硬，时有疼痛、发热，并常伴见纳差、乏力、日渐消瘦等全身症状为主要临床表现的病证。

"癌"字首见于宋·东轩居士所著的《卫济宝书》，该书将"癌"作为痈疽五发之一。然而，远在殷墟甲骨文就有"瘤"的记载。汉·许慎《说文解字》云："瘤，肿也，从病，留声。"宋·赵佶《圣济总录》云："瘤之为义，留滞而不去也。"历代医著中的"积聚""瘰疬""噎膈""癥""癖""岩""菌""痃""瘤"等与本病有相似之处。《黄帝内经》认为"瘤"与"营气不通""寒气客于肠外与卫气相搏""邪气居其间""正气虚""邪气胜之"有关，记载了"昔瘤""筋瘤""肠覃""石瘕""积聚""噎膈"等。《素问·玉机真脏论》说："大骨枯槁，大肉陷下，胸中气满，喘息不便，内痛引肩项，身热，脱肉破䐃，真脏见，十月之内死。"所述症状类似本病晚期的临床表现。汉·张仲景《金匮要略》记载的鳖甲煎丸、大黄䗪虫丸、抵当丸、麦冬汤、旋覆代赭汤、桂枝茯苓丸等方剂至今仍被用于本病的治疗。

晋唐宋金元时期，对本病的认识日益丰富。如晋·葛洪《肘后备急方·治卒心腹癥坚方》曰："凡症坚之起，多以渐生，如有卒觉，便牢大自难治也。腹中症有结积，便害饮食，转羸瘦。"唐·孙思邈《备急千金要方·瘿瘤》记载了五瘿、七瘤的治疗方药，对肉瘤提出"凡肉瘤勿治，治则杀人，慎之"的告诫。唐·房玄龄《晋书·景帝纪》载："初，帝目有瘤疾，使医割之。"为中医手术治疗本病的最早记载。元·李东垣强调"人以胃气为本"，对指导肿瘤治疗具有较大意义。元·朱丹溪

《丹溪心法》认为"凡人身上、中、下有块者，多是痰"，提出"痰挟瘀血，遂成窠囊"，是对本病病机的高度概括。

明清以后，对本病的认识进一步深化。明·王肯堂《证治准绳》、明·张景岳《景岳全书》和明·李中梓《医宗必读》分别提出了积聚的治则治法。清·吴谦《医宗金鉴·外科心法要诀》归纳了外科五大绝症，包括"乳岩""肾岩""茧唇""舌菌""失荣"，认为由于阴阳失调、七情郁结、脏腑受损等原因，导致气滞血瘀而成积聚。清·王清任《医林改错·方叙》曰："气无形不能结块，结块者，必有形之血也。血受寒，则凝结成块，血受热，则煎熬成块。"创制膈下逐瘀汤治疗腹内积聚。

西医学中的各种瘤属于本病范畴，可参照本病辨证论治，也可与积聚、噎膈、瘿病等病证互参。本节着重介绍脑瘤、肺癌、肝癌、大肠癌、肾癌和膀胱癌。

一、病因病机

（一）病因

1. **六淫邪毒**　外感六淫疫毒等邪毒之气，损伤正气，由表入里，滞留脏腑，而致气血运行不畅，毒瘀互结，引起癌病。且外邪多在内伤正虚基础上致病。六淫外邪，可以包括现今环境中某些物理、化学性致癌因子及病毒等，侵入人体影响气血流畅，导致癌肿发生。

2. **饮食失调**　饮食不节，过食辛辣肥腻之品，或辛辣腌炸烧烤，或烟酒、海鲜发物，积湿生热；脾胃失于健运，水谷反为湿滞，凝聚成痰，影响气血运行，瘀毒留积成癌。另外，脾失健运，不能升清降浊，敷布运化水湿，则痰湿内生。正如《医宗必读·痰饮》云："惟脾土虚湿，清者难升，浊者难降，留中滞膈，瘀而成痰。"

3. **情志内伤**　情志不舒，气机郁滞，脏腑之气升降出入失常，久则导致气滞血瘀，或气不布津，津聚为痰，痰瘀互结，滋生内毒，而气滞血瘀、痰结毒聚则易成本证。正如《类证治裁·郁证》云："七情内起之郁，始而伤气，继必及血。"

4. **正气虚弱**　正气内虚，脏腑不足，气血失调，外邪、情志、饮食、劳倦等致病因素易于损伤人体，导致阴阳气血失调，毒瘀互结化而为癌。正如《医宗必读·积聚》云："积之成也，正气不足，而后邪气踞之。"久病体衰，正气亏虚，气虚血瘀；或生活失于调摄，劳累过度，气阴耗伤，外邪每易乘虚而入，客邪滞留不去，气机不畅，终致血行瘀滞，结而成块。

5. **宿有旧疾**　机体脏腑阴阳偏盛偏衰，气血功能紊乱，如治不得法或失于调养，病邪久羁，损伤正气，或正气本虚，驱邪无力，加重或诱发气、痰、食、湿、水、血等凝结阻滞体内，邪气壅结成块。

（二）病机

癌病的基本病机是脏腑阴阳气血失调，正气虚弱，加之外邪入侵，痰湿气瘀毒等搏结日久。主要病理因素为气郁、痰浊、湿阻、血瘀、毒聚（热毒、寒毒）。病理性质为标实本虚、虚实夹杂，常见全身属虚而局部属实。发病初期，邪毒偏盛而正虚不显；中晚期由于癌毒耗伤人体气血津液，多出现气虚、阴伤、气血亏虚或阴阳两虚等。由于邪愈盛而正愈虚，本虚标实，病变错综复杂，病势日益深重。

不同癌病的病理因素各有特性，如脑瘤常以风火痰瘀上蒙清阳为主，肺癌则多属痰瘀郁热，食管癌、胃癌多属痰气瘀阻，甲状腺癌多属火郁痰瘀，肝癌、胆囊癌多属湿热瘀毒，大肠癌多湿浊瘀滞，肾癌、膀胱癌多为湿热浊瘀等。不同的癌病病变部位不同，如脑瘤病位在脑、肺癌病位在肺、大肠癌病位在肠、肾癌及膀胱癌病位在肾与膀胱等。由于肝藏血，主疏泄，条达气机；脾为气血生化之源；肾藏精，藏元阴元阳，因此各种癌病都与肝、脾、肾三脏功能失调密切相关。

由于邪毒猖獗乖戾，最易化热，本病一旦形成，常迅速生长，结聚成块；痰湿、瘀热、毒蕴，耗损正气，容易走注他脏，恶化迅速，患者常消瘦明显、疲劳乏力、腹凹如舟、面色晦暗、肌肤甲错、饮食量少，累及五脏功能，气血阴阳俱衰，病情危重，预后往往不良，难以根治。

二、诊断与鉴别诊断

（一）诊断依据

（1）癌病中晚期可出现相关特异性证候表现。由于肿瘤部位不同而主症各异，如脑瘤患者常以头痛、呕吐、视力障碍为主；肺癌患者以顽固性干咳或痰中带血，以及胸痛、气急、发热多见；肝癌患者可见右胁疼痛、乏力、纳差、黄疸等；大肠癌患者可有大便习惯改变，如腹泻或便秘等；肾癌患者可有腰部不适、尿血等。

（2）病变局部可有坚硬、表面不平的肿块，肿块进行性增大，伴乏力、纳差、疼痛，或不明原因发热及消瘦，并进行性加重，多为癌病诊断的主要参照依据。

（二）鉴别诊断

良性肿瘤 生长缓慢，皮肤无改变，除皮脂腺囊肿外，与皮肤无粘连，肿块表面光滑，与周围不粘连，边界清，活动度好，一般质地较软，无症状，肿瘤体积较大或发生于特殊部位，可产生压迫症状。癌病生长较快，常与皮肤粘连，凹陷或形成溃疡，肿块表面粗糙，无包膜，常与周围或皮肤粘连，活动度差或固定，质硬，无弹性，早期症状隐匿，可出现不明原因的消瘦、发热、出血或发病部位的相应症状。

三、辨证论治

（一）辨证要点

1. 辨病位及病性 癌病的辨证，至少应该包括脏腑的定位与病情的定性。在辨别脏腑定位上，可以根据患者临床表现部位的经络循行及其所属脏腑的功能、体征等特点来定位。在辨别病情的性质上，要区别阴证、阳证，在表、在里，在气、在血，虚证、实证。一般在体表者，无痛无痒，坚硬如核，长成难消，久则溃烂翻花，属阴证；红肿疼痛，则属阳证。全身衰竭、畏寒肢冷、蜷卧不动为阴证；高热、烦躁不安则为阳证。癌病在体表者为在表，在内脏者则为在里。气滞者在气，血瘀者在血。由于本病是在正虚基础上发生的，故表现局部为实，整体为虚。其实者有气滞、血瘀、痰瘀、湿聚、毒火之辨；其虚者则为全身气血阴阳虚衰。气滞血瘀可以与痰湿相搏结；在癌瘤发展迅速时，又常见瘀热、痰热、湿热等化火之病机，毒火与气血痰湿互结，又进一步耗伤正气，故形成正虚邪实的局面。

2. 辨舌脉 舌脉在中医辨证中占有重要地位，它可以反映病机正虚邪实的情况。脉象弦、大、滑、数者多属气血瘀滞、痰热壅盛、毒火亢盛、癌病疼痛等的反映，为病进之象。脉象细、涩、弱、缓者，多属气虚、血少、精伤等的反映，为正虚之象。如体虚而脉盛，见于癌瘤迅速发展，预后恶劣。舌质淡、舌体胖大、舌边有齿痕、舌中有裂纹均属虚证。舌质红青或紫，或有瘀斑，或有瘀点为夹有瘀血。舌质红绛为内有毒火。舌苔白属寒，苔黄属热，苔腻为有痰湿。

3.辨标本 本病是在正虚的基础上发生的，因此，应以正虚为本。在正虚脏腑阴阳气血失调下所产生的病变，如痰结、湿聚、气阻、血瘀、郁热等都属于标。癌病属于正虚标实，从大量临床观察证实，未有仅标实而正不虚者，即使是早期患者，也均有正虚的症状出现，在辨证中应加以注意。

（二）治疗原则

癌病属于正虚邪实，在其疾病的变化过程中，正与邪之间相互消长，不断变化，所以本病治疗的基本原则是扶正祛邪，攻补兼施。要结合病史、病程、四诊及实验室检查等临床资料，综合分析，辨证施治，做到"治实当顾虚，补虚勿忘实"。早期邪盛正虚不明显，当重在祛邪抗癌，采用重攻轻补的原则；中期正气日渐耗损，宜攻补兼施；晚期正气虚弱，重在补虚扶正，辅以祛邪抗癌。术后患者虽以扶正调理为主，但常余邪未尽，易于复发转移，仍以扶正与祛邪相结合。总之，以扶正不留邪、祛邪不伤正为原则。扶正之法主要是根据正虚侧重的不同，并结合主要病变脏腑而分别采用补气、补血、补阴、补阳的治法；祛邪主要针对病变采用理气、除湿、化痰散结、活血化瘀、清热解毒等法，并适当配伍有抗癌作用的中药。

（三）分证论治

1. 脑瘤

（1）痰瘀阻窍证

症状：头晕头痛，项强，目眩，视物不清，呕吐，失眠健忘，肢体麻木，面唇暗红或紫暗。舌质紫暗或有瘀点、瘀斑，脉涩。

分析：头晕头痛，项强，目眩，视物不清，失眠健忘为痰浊阻滞于清窍，头目失养；呕吐为痰浊蕴结，运化失常；肢体麻木为痰浊阻滞于经络；面唇暗红或紫暗，舌质紫暗或有瘀点、瘀斑，脉涩为瘀血阻滞之象。

治法：息风化痰，祛瘀通窍。

方药：通窍活血汤加减。

石菖蒲芳香开窍；桃仁、红花、川芎、赤芍、三七活血化瘀；白芥子、胆南星化痰散结。

若呕吐甚者，加竹茹、姜半夏和胃止呕；若失眠甚者，加酸枣仁、夜交藤养心安神。

（2）风毒上扰证

症状：头痛头晕，耳鸣目眩，视物不清，呕吐，面红目赤，失眠健忘，肢体麻木，咽干，大便干燥，重则抽搐，震颤，或偏瘫，或角弓反张，或神昏谵语，项强。舌质红或红绛，苔黄，脉弦。

分析：头痛头晕，耳鸣目眩，视物不清，呕吐，面红目赤为阳亢化风，上扰清窍；失眠健忘，肢体麻木，咽干，大便干燥，重则抽搐，震颤，或偏瘫为热毒内炽，机体失养；角弓反张，或神昏谵语，项强为热毒炽盛，内扰心神而致；舌质红或红绛，苔黄，脉弦为热毒炽盛之象。

治法：平肝潜阳，清热解毒。

方药：天麻钩藤饮合黄连解毒汤加减。前方清肝息风，清热活血，补益肝肾，适用于肝阳偏亢者；后方清热泻火，凉血解毒，适用于火热邪毒炽盛之病证。

天麻、钩藤、石决明平肝潜阳；牛膝引血下行；杜仲、桑寄生补益肝肾；夜交藤、茯神安神定志；山栀、黄芩、黄连、黄柏泻火解毒。

若阳亢风动之势较著者，加代赭石、生龙骨、生牡蛎，重镇潜阳，镇肝息风；若大便干燥甚者加番泻叶、火麻仁，通腑泄热。

（3）阴虚风动证

症状：头痛头晕，神疲乏力，虚烦不宁，肢体麻木，语言謇涩，颈项强直，手足蠕动或震颤，口眼㖞斜，偏瘫，口干，小便短赤，大便干。舌质红，苔薄，脉弦细或细数。

分析：头痛头晕，神疲乏力，虚烦不宁，肢体麻木为肝肾亏虚，机体失于濡养所致；语言謇涩，颈项强直，手足蠕动或震颤，口眼㖞斜，偏瘫为阴虚，虚风内动而致；口干，小便短赤，大便干为阴液亏虚；舌质红，苔薄，脉弦细或细数为肝肾阴虚之象。

治法：滋阴潜阳息风。

方药：大定风珠加减。

阿胶、熟地黄、白芍滋养肝肾之阴；龟板、鳖甲、牡蛎育阴潜阳息风；钩藤、僵蚕息风止痉。若虚热之象显著者，加青蒿、白薇清退虚热；若大便秘结甚者，加火麻仁、郁李仁润肠通便。

2. 肺癌

（1）肺郁痰瘀证

症状：咳嗽不畅，咯痰不爽，痰中带血，胸胁背痛，胸闷气急，唇紫口干，便秘。舌暗红，有瘀斑或瘀点，苔白或黄，脉弦滑。

分析：肺主气，司呼吸，邪毒外侵，肺气郁闭，失于宣降，气机不利，血行瘀滞，痰浊内生，毒邪结聚于肺而成本病。咳嗽不畅，咯痰不爽，胸闷气急为肺气郁闭，失于宣降，痰浊凝聚；肺朝百脉，主治节，痰中带血为气滞血瘀，迫血妄行，损伤肺络；胸胁背痛为气滞血瘀，不通则痛；口干，便秘为肺失宣降，津液失布，气机不畅所致；舌暗，有瘀斑或瘀点皆为血瘀之象；舌红，苔白或黄，脉弦滑皆为气郁痰阻之象。

治法：宣肺理气，化痰逐瘀。

方药：苇茎汤加减。

方中苇茎甘寒轻浮，清肺泄热，冬瓜仁化痰排脓，桃仁活血行瘀，薏苡仁清肺破毒肿。四药合用，共成清肺化痰，逐瘀排脓之功。

若胸胁胀痛者，加制乳香、制没药、延胡索；若咯血者，重用仙鹤草、白茅根、旱莲草；若痰瘀发热者，加金银花、连翘、黄芩。

（2）脾虚痰湿证

症状：咳嗽痰多，咯痰稀薄，胸闷气短，疲乏懒言，纳呆消瘦，腹胀便溏。舌淡胖，边有齿痕，苔白腻，脉濡滑。

分析：咳嗽痰多，咯痰稀薄为脾气亏虚，失于运化，痰湿内生，上渍于肺；疲乏懒言，纳呆消瘦，腹胀便溏为脾不健运，机体失养；胸闷气短为脾失运化，痰湿内生，储存于肺，肺失宣降；舌淡胖，边有齿痕，苔白腻，脉濡滑均为肺脾气虚夹痰的表现。

治法：健脾燥湿，理气化痰。

方药：六君子汤加减。

方中党参、茯苓、白术、甘草健脾益气；半夏、陈皮祛痰化湿。

若痰涎壅盛者，加牛蒡子；若肢倦思睡者，加人参、黄芪。

（3）阴虚痰热证

症状：咳嗽痰少，干咳无痰，或痰中带血丝，咳血，胸闷气急，声音嘶哑，潮热盗汗，头晕耳鸣，心烦口干，尿赤便结。舌红绛，苔花剥或舌光无苔，脉细数无力。

分析：咳嗽痰少，干咳无痰，胸闷气急为肺阴亏虚，肺失濡润，虚热内生，肺气上逆所致；痰中带血丝，咳血为肺阴不足，清肃不行，阴虚火旺，火灼肺络；口干，便结为阴亏虚，津液不布，肠道失养；潮热盗汗，头晕耳鸣，心烦，尿赤均为阴虚内热之征；舌红绛，苔花剥或舌光无苔，脉细数无力为阴虚内热的表现。

治法：滋肾清肺，化痰散结。

方药：百合固金汤加减。

方中百合、生地黄、熟地黄滋养肺肾阴液；麦冬助百合以养肺阴，清肺热，玄参助生地黄、熟地黄以益肾阴，降虚火；当归、芍药养血和营；贝母、桔梗散结化痰止咳；甘草调和诸药。

若咳血甚者，加侧柏叶、仙鹤草、白茅根以凉血止血；若五心烦热者，加知母、牡丹皮、黄柏以清热养阴；若口干欲饮者，加天花粉、天冬益肺胃之阴；若大便干结甚者，加火麻仁润肠通便。

（4）气阴两虚证

症状：干咳少痰，咳声低微，或痰少带血，面色萎黄暗淡，唇红，神疲乏力，口干短气，纳呆肉削。舌淡红或胖，苔白干或无苔，脉细。

分析：咳声低微，神疲乏力，面色萎黄暗淡，短气，纳呆肉削为肺脾气虚之征；干咳少痰，或痰少带血，唇红，口干，则属肺阴虚内热的表现；舌淡红或胖，苔白干或无苔，脉细亦为气阴两虚之征。

治法：益气养阴，化痰散结。

方药：大补元煎加减。

方中人参大补元气，熟地黄、当归滋阴补血，人参与熟地黄相配，即是景岳之两仪膏，善治精气大耗之证；枸杞子、山茱萸滋补肝肾；杜仲温补肾阳；甘草助补益而和诸药。诸药配合，能大补真元，益气养阴，故景岳曾称此方为"救本培元第一要方"。

若面浮肢肿者，加葶苈子、郁金行气利水；若神志昏蒙者，加全蝎、蜈蚣攻毒通络。

3. 肝癌

（1）肝热血瘀证

症状：上腹肿块质硬如石，疼痛拒按，或胸胁掣痛不适，烦热口干，或烦躁，口苦喜饮，大便干结，尿黄或短赤，甚则肌肤甲错。舌质红或暗红，边尖有瘀点、瘀斑，苔白厚或黄，脉弦数或弦滑有力。

分析：上腹肿块质硬如石，疼痛拒按为肝气郁结，气滞血瘀，瘀血结于腹中；胸胁掣痛不适为肝热内盛，经气不利；烦热口干，口苦喜饮，大便干结，尿黄或赤为肝气郁结，日久化火，火热燔灼。肌肤甲错为瘀血内阻，气血运行不利，肌肤失养；舌质红或暗红，边尖有瘀点、瘀斑，苔白厚或黄，脉弦数或弦滑有力为肝热血瘀之象。

治法：清肝解毒，祛瘀消癥。

方药：龙胆泻肝汤合大黄䗪虫丸加减。前方清泻肝胆实火，清利肝经湿热，用于肝胆实火上炎证；后方具有祛瘀生新之功，用于五劳虚极，干血内停证。

方中龙胆草、栀子、黄芩，清肝火；生地黄凉血滋阴；䗪虫、桃仁、大黄祛瘀消癥，柴胡畅达肝气。

若腹部疼痛或胸胁掣痛甚者，酌加徐长卿、蒲黄、五灵脂；若大便干结甚者，加知母、大黄。

（2）肝郁脾虚证

症状：上腹肿块胀顶不适，消瘦乏力，倦怠短气，腹胀纳少，进食后胀甚，眠差转侧，口干，大便溏薄，尿黄短，甚则出现腹水、黄疸、下肢浮肿。舌体胖，苔白，脉弦细。

分析：上腹肿块胀顶不适为脾气亏虚，水湿内停，聚而成痰，痰阻中焦；消瘦乏力，倦怠短气为肝气郁结，木盛乘土，致脾气亏虚，健运失常，饮食不为所化所致；腹胀纳少，进食后胀甚为脾虚不运；眠差转侧为火热内扰，神魂不安；口干，尿黄短为津为火热所灼；大便溏薄，腹水，下肢浮肿为脾虚不能运化水湿，肝气疏泄失常；舌体胖，苔白，脉弦细为肝郁脾虚之象。

治法：健脾益气，泻肝消癥。

方药：六君子汤合茵陈蒿汤加减。前方益气健脾，燥湿化痰，用于脾胃气虚兼痰湿证；后方清热，利湿，退黄，用于湿热内蕴之证。

方中党参、白术、茯苓、甘草健脾益气，陈皮、半夏理气和胃，茵陈、栀子、大黄清热利胆退黄。

若短气乏力明显者用生晒参易党参；若腹胀顶甚者，加槟榔、木香；若有腹水，黄疸明显者酌加蒲公英、徐长卿、泽泻。

（3）肝肾阴虚证

症状：臌胀肢肿，蛙腹青筋，四肢柴瘦，唇红口燥，短气喘促，纳呆畏食，烦躁不眠，小便短少，上下血溢，甚则神昏摸床。舌质红绛，舌光无苔，脉细数无力，或脉如雀啄。

分析：臌胀肢肿，蛙腹青筋为肝肾阴虚，津液不能输布，水液停聚，血瘀不行；四肢柴瘦为肝火内灼，病久致肝肾阴液亏虚，形体不充；唇红口燥为阴虚津液不能上承之象；短气喘促为阴虚不能敛阳；纳呆畏食为胃液干涸；烦躁不眠为虚火内扰心神之征；小便短为阴虚阳微，气化不利；上下血溢为阴虚火旺，迫血妄行；神昏摸床为阴虚风动，气血逆乱所致；舌质红绛，舌光无苔，脉细数无力，或脉如雀啄，为肝肾阴液枯竭、阴虚火旺之象。

治法：滋阴柔肝，凉血软坚。

方药：一贯煎加减。

生地黄、当归、沙参、麦冬、枸杞子养血滋阴柔肝为主药，川楝子疏肝理气。

若腹水胀顶者酌加木香；若神昏者，加羚羊角送服安宫牛黄丸；若上下血溢明显者，加鲜旱莲草、鲜藕汁、水牛角。

（4）湿热蕴毒证

症状：胁下癥块质硬，胁胀灼痛，或腹胀膨隆，或身黄、目黄，或有发热，恶心纳少，便干溲赤，面色暗黑，形体消瘦，精神疲软。舌质红，边有瘀斑，苔黄腻，脉弦滑或弦涩。

分析：感受湿热、湿毒之邪，或脾胃湿浊郁而化热，湿热内蕴成毒，或肝郁脾虚，湿遏热郁，湿热蕴积成毒，湿毒瘀阻胁下络脉，渐积成块；胁下癥块质硬为气血循行不畅而致；身目俱黄为湿热毒邪熏蒸肝胆，胆汁外溢所致；恶心纳少，腹胀为湿热阻滞，中焦气机不畅，胃失和降；身热，便干为热毒邪盛，灼伤津液；湿热下注膀胱见溲赤之征；舌质红，边有瘀斑，苔黄腻，脉弦滑或弦涩为湿热蕴毒，瘀滞肝胆之征。

治法：清热利湿，解毒祛瘀。

方药：茵陈蒿汤加减。

方中用苦泄下降，专入肝胆经之茵陈蒿，清热除湿退热并理肝胆郁滞；以苦寒之栀子，泻火解毒，清热利湿，以及苦寒通降之大黄，通泄瘀热，两药合用，前后分消湿热之邪。

若胁肋胀痛甚者，加柴胡、郁金、三棱、莪术、桃仁；若兼见便黑如酱者，加仙鹤草、地榆；若臌胀，二便不利，腹胀难忍者，加商陆、车前子、牡蛎、柴胡等；若肿块坚硬者，可合用大黄䗪虫丸。

4. 大肠癌

（1）湿热下迫证

症状：腹痛腹胀，便下黏液臭秽或夹脓血，里急后重，肛门灼热，口干口苦，或伴发热、恶心等症。舌质红，苔黄腻，脉滑数。

分析：腹部胀痛为饮食不节，恣食肥甘、燥热或生冷之物，渐成久痢久泻，导致脾不健运，湿热蕴毒，下迫大肠，阻遏气机；便血为热伤肠络所致；里急后重为湿阻肠道，气机不畅，大便不通之象；口干为热邪伤津；舌质红，苔黄腻，脉滑数皆为湿热下迫之候。

治法：清热利湿，解毒散结。

方药：槐角丸加减。

方以槐角、地榆清肠凉血止血为主药；辅以黄芩、金银花、生薏苡仁以清热解毒、利湿止泻；佐以枳壳、当归尾宽肠行气，活血祛瘀。

若腹痛、里急后重明显者，加木香、黄连以理气止痛；若湿热内阻，便下臭秽者，加败酱草、白头翁、白花蛇舌草、苦参以助清热利湿之力；若下痢赤白者，加罂粟壳、禹余粮、木棉花以收涩止痢；若便血不止者，加仙鹤草、大黄炭、栀子炭以凉血止血。

（2）气滞血瘀证

症状：下腹刺痛或胀痛，痛有定处，胁胀易怒，便下脓血，血色暗红，或里急后重，或大便滞下。舌质暗红或有瘀斑，苔薄黄，脉弦数。

分析：胁胀易怒，腹胀痛为忧思郁怒，情志内伤，肝气不疏；气为血之帅，气滞则血瘀，复感湿热毒邪，下注大肠，阻遏气机，则见腹痛；便血为瘀阻肠络，血溢脉外；大便滞下，里急后重为气机不畅；舌质暗红或有瘀斑，苔薄黄，脉弦数均为气滞血瘀之征。

治法：活血祛瘀，行气止痛。

方药：膈下逐瘀汤加减。

方中桃仁、红花、当归、川芎、赤芍活血祛瘀；生地黄、牡丹皮凉血止血；五灵脂、延胡索、枳壳、乌药行气活血，祛瘀通络以止痛。

若湿热明显者，加白花蛇舌草、土茯苓以利湿解毒；若腹痛明显、腹部包块者，加三棱、莪术、半枝莲、土鳖虫以活血消癥；若肿物增大合并有肠梗阻腹痛者，加大黄、厚朴、枳实、槟榔以通腑泄热。

（3）脾肾亏虚证

症状：腹痛隐隐，腹部肿物渐大，久泻久痢，便下脓血，形体消瘦，面色苍白，声低气怯，纳呆，腰膝酸软，畏寒肢冷。舌质淡胖晦暗，苔白，脉沉细。

分析：体瘦，面白，腹痛隐隐为久病年老，五脏亏虚，正气内虚，不荣则痛；声低气怯为肺脾气虚；久泻久痢为久病及肾，肾气亏虚，无力固摄；脾主肌肉，肾主骨，腰膝酸软为脾肾亏虚，骨肉失养；畏寒肢冷为肾虚不温之象；舌质淡胖晦暗，苔白，脉沉细为脾肾亏虚之候。

治法：健脾固肾，消癥散积。

方药：参苓白术散合四神丸加减。前方补脾胃，益肺气，用于脾胃虚弱证；后方温肾散寒，涩肠止泻，用于肾阳不足所致的泄泻。

方中取四君子汤以健脾益气，生薏苡仁化湿泄浊；砂仁、陈皮行气醒脾；取补骨脂、吴茱萸、肉桂、五味子以温肾固脱。

若久泻不止，可加石榴皮、五倍子、罂粟壳益气固脱；若虚实兼夹，湿毒内阻者，可加苦参、木香、黄连以清热燥湿；若便下赤白，出血多者，加槐花、地榆、大黄炭以凉血止血。

（4）脾胃虚寒证

症状：腹部胀痛、喜暖，腹内结块，大便稀溏，一日数行或数日不行或交替出现，面色萎黄，气短懒言，乏力纳减，四肢不温。舌质淡，苔薄白，脉沉细无力。

分析：腹部胀痛、喜暖，腹内结块为久病中焦虚寒，阳气失于温煦；大便稀溏，一日数行或交替出现为脾失健运，升降失常，清浊不分；面色萎黄，气短懒言，乏力纳减为气血生化乏源，机体失于滋养；四肢不温为中焦虚寒，阳气不能到达四肢之象；舌质淡，苔薄白，脉沉细无力皆为脾胃虚寒之征。

治法：温中散寒，益气健脾。

方药：理中汤加减。

方中干姜温中祛寒，人参益气健脾，白术健脾燥湿，甘草甘缓和中。加黄芪、桂枝、白芍加强益气温中缓急之力；枳实、木香、丹参行气导滞。

若下利清谷、形寒怕冷之症突出，可加附子、补骨脂、肉豆蔻、吴茱萸、五味子以温补脾肾，涩肠止泻；若便血暗红量多也可酌加三七、茜草、地榆炭化瘀止血。

5. 肾癌、膀胱癌 肾癌、膀胱癌的中医分型论治有共同之处，故合并在一起介绍。

（1）湿热蕴毒证

症状：腰痛，腰腹坠胀不适，尿血，尿急，尿频，尿痛，发热，消瘦，纳差。舌红，苔黄腻，脉濡数。

分析：腰痛，腰腹坠胀不适，尿血，尿急，尿频，尿痛为湿热蕴结下焦，膀胱气化不利；发热，消瘦，纳差为湿热蕴结日久；舌红，苔黄腻，脉濡数均为湿热停滞之象。

治法：清热利湿，解毒通淋。

方药：八正散或龙胆泻肝汤加减。前方清热利尿通淋，适用于下焦热盛者；后方清热利湿之力均较强，适用于湿热俱盛者。

瞿麦、萹蓄、车前子、泽泻、芒硝清热利尿通淋；连翘、龙胆草、栀子、黄芩清热解毒利湿；当归、生地黄养血益阴；柴胡疏肝理气；甘草调和诸药。

若尿血甚者，酌加小蓟、白茅根、仙鹤草，清热凉血止血；若腰痛甚者，酌加郁金、三七，活血定痛。

（2）瘀血内阻证

症状：面色晦暗，腰腹疼痛，甚则腰腹部有肿块，尿血，发热。舌质紫暗或有瘀点、瘀斑，苔薄白，脉涩。

分析：面色晦暗，腰腹疼痛，甚则腰腹部有肿块为瘀血蓄结，气机不利，机体失养；尿血，发热为瘀结日久，郁而化热，脂络受损；舌质紫暗或有瘀点、瘀斑，苔薄白，脉涩为瘀血内阻之征。

治法：活血化瘀，理气散结。

方药：桃红四物汤加减。

桃仁、红花、川芎、当归活血化瘀；白芍、熟地黄养血生新；香附、木香、枳壳理气散结。

若血尿较著者，酌减破血逐瘀的桃仁、红花，加三七、花蕊石化瘀止血；若发热甚者，加牡丹皮、丹参清热凉血。

（3）脾肾两虚证

症状：腰痛，腹胀，尿血，腰腹部有肿块，纳差，呕恶，消瘦，气短乏力，便溏，畏寒肢冷。舌质淡，苔薄白，脉沉细。

分析：腰痛，腹胀，尿血，腰腹部有肿块为癌病日久，气血运行不畅而致；纳差，呕恶，消瘦，气短乏力，便溏，畏寒肢冷为脾肾气虚，气损及阳；舌质淡，苔薄白，脉沉细为脾肾双亏，气血不足之象。

治法：健脾益肾，软坚散结。

方药：大补元煎加减。

人参、山药、黄芪健脾益气；熟地黄、杜仲、枸杞子、山茱萸补肾填精；海藻、昆布软坚散结。

若尿血甚者，酌加仙鹤草、血余炭收敛止血；若畏寒肢冷、便溏甚者，可合附子理中汤温中健脾，药用炮附子、党参、白术、炮姜、炙甘草。

（4）阴虚内热证

症状：腰痛，腰腹部肿块，五心烦热，口干，小便短赤，大便秘结，消瘦乏力。舌质红，苔薄黄少津，脉细数。

分析：腰痛，腰腹部肿块，五心烦热为肝肾阴亏，气血不畅，虚火内生；口干，小便短赤，大便秘结，消瘦乏力为阴虚日久，津液损伤；舌质红，苔薄黄少津，脉细数为阴虚内热之象。

治法：滋阴清热，化瘀止痛。

方药：知柏地黄丸加减。

熟地黄、山茱萸、山药、泽泻、牡丹皮、茯苓滋补肝肾；知母、黄柏清泻虚火；延胡索、郁金活血化瘀止痛。

若尿血者，加三七、茜草、仙鹤草化瘀止血；若便秘甚者，加火麻仁、郁李仁润肠通便；若心悸失眠者，加酸枣仁、柏子仁、五味子养心安神；若遗精者，加芡实、金樱子益肾固精；若月经不调者，加香附、当归理气活血调经。

四、预防调护

针对癌病的病因，采取相应的预防措施，如虚邪贼风，避之有时，起居有节，调畅情志，饮食适宜，不妄作劳等。戒烟、戒酒，保持心情愉快，对预防本病有重要意义。应加强普查工作，做到早期发现、早期诊断、早期治疗，对预后有积极意义。做好预防对减少发病有重要意义。

既病之后，要使患者树立战胜疾病的信心，积极配合治疗，起居有节，调畅情志，饮食清淡易于消化，适当参加体育锻炼。治疗用药要"衰其大半而止"，过度放化疗或使用中药攻邪之品常易耗伤正气。一般宜"缓缓图之"，最大限度地延长患者生存期，减少痛苦，提高生活质量。

五、小 结

癌病是多种恶性肿瘤的统称，在脏腑阴阳气血津液失调的基础上，外感内伤，虚实相因，渐积而成。基本病机为脏腑阴阳气血失调，正气虚弱，加之外邪入侵，痰湿气瘀毒等搏结日久。病性以本虚标实为特点。本病的诊断强调中西医互参。治疗原则强调针对不同的病变阶段扶正祛邪，攻补兼施。扶正主要包括补气、养血、滋阴、温阳等法；祛邪主要采用理气、化湿、化痰、化瘀、解毒（热毒、寒毒）、软坚散结等法。临床上应依据病机主次选方用药，并应适当配伍有抗肿瘤作用的中药。本病的预后较差，强调早期发现、早期诊断、早期治疗，加强对个体化治疗方案的合理选择，采用包括中医药在内的综合疗法，对于提高疗效、减少毒副反应、提高生存质量、延长生存期等具有积极意义。

临证验案

朱某，男，65岁。2001年5月7日初诊。

2001年3月9日经CT等检查确诊为"右下肺原发性支气管肺癌"后手术治疗，术后病理示："非角化性鳞状细胞癌，淋巴结转移（5/5）"。术后已放疗6次。

2001年5月7日至2001年6月25日，此期临床症状以气喘、活动后加重为主，咳嗽间作，咳痰不多，舌质暗，苔黄薄腻，中有剥苔，脉细滑。

辨证：肺肾交亏，气阴两伤，热毒痰瘀互结。

治法：补肾纳气平喘，化痰活血消癌。

处方：炒苏子10g　法半夏10g　胡桃仁15g　山茱萸10g　炙鳖甲（先煎）15g　生黄芪15g　天冬12g　麦冬12g　北沙参12g　仙鹤草15g　生薏苡仁20g　山慈菇15g　泽漆15g　猫爪草20g　白花蛇舌草20g　漏芦12g　露蜂房10g　炙蜈蚣3条　海藻10g　制僵蚕10g

另：西洋参、冬虫夏草各1g，炖服，每日1次。

2001年6月26日至2001年8月14日，此期气喘缓解，接受肺部放疗，共按计划完成放疗39次。放疗期间口苦口干，食纳不香，偶有咳嗽，咳痰色白或黄，苔中部剥脱，脉细滑。证属放疗伤正，气阴交亏，热毒痰瘀阻肺。给予养阴益气、润燥化痰消癌。

处方：炙鳖甲（先煎）15g　南沙参12g　北沙参12g　天冬12g　麦冬12g　天花粉12g　太子参12g　生黄芪12g　漏芦10g　白花蛇舌草25g　蜂房10g　炙僵蚕10g　山慈菇15g　猫爪草20g　鬼馒头15g　炙蜈蚣3条　泽漆15g　生薏苡仁20g　仙鹤草15g　枸杞子10g　法半夏10g　陈皮6g

2001年8月15日至2002年9月6日，此期断续进行6个疗程化疗，恶心呕吐不重，疲劳明显，精神萎靡，面色浮黄，贫血貌，咳嗽、咳痰不多，舌质淡紫，苔薄黄，脉细。肺部CT及CEA等肿瘤标志物检查均未见复发依据，证属药毒伤正，脾胃运化失健，气血亏虚。治拟健脾和胃，益气养血消癌。

处方：南沙参10g　北沙参10g　大麦冬10g　太子参10g　党参12g　生黄芪15g　焦白术10g　枸杞子10g　鸡血藤20g　白花蛇舌草20g　仙鹤草15g　生薏苡仁15g　猫爪草20g　山慈菇15g　炙僵蚕10g　露蜂房10g　红豆杉20g　泽漆12g　白毛夏枯草10g　炙鸡内金10g　陈皮6g　炒六曲10g　法半夏10g　砂仁（后下）3g　首乌藤（夜交藤）20g

（陈四清. 周仲瑛临证医案精选[M]. 北京：人民军医出版社，2011）

 ## 文献摘录

（1）《灵枢·五变》："人之善病肠中积聚者，何以候之？少俞答曰：皮肤薄而不泽，肉不坚而淖泽。如此，则肠胃恶，恶则邪气留止，积聚乃伤。"

（2）《难经·论五脏积病》："肺之积名曰息贲，在右胁下，覆大如杯，久不已，令人洒淅寒热，喘咳，发肺痈。"

（3）《景岳全书·积聚》："治积之要，在知攻补之宜，而攻补之宜，当于孰缓孰急中辨之。"

（4）《杂病源流犀烛·积聚癥瘕痃癖痞源流》："邪积胸中，阻塞气道，气不宣通，为痰为食为血，皆得与正相搏，邪既胜，正不得而制之，遂结成形而有块。"

文献推介

（1）朱伟嵘，高蓓莉，焦丽静，等. 扶正治癌组方联合表皮生长因子受体酪氨酸激酶抑制剂治疗晚期非小细胞肺癌临床疗效观察[J]. 中华中医药杂志，2018，33（08）：3692-3697.

（2）周计春, 邢风举, 颜新. 国医大师周仲瑛教授治疗癌毒五法及辨病应用经验[J]. 中华中医药杂志, 2014, 29 (04): 1112-1114.

51 痹 证

痹证是由风、寒、湿、热等邪气痹阻经络，导致气血运行不畅引起的，以肢体筋骨、关节、肌肉发生疼痛、酸楚、重着、麻木，或屈伸不利，甚至关节肿大、僵硬、变形及活动障碍为主要临床表现的病证。

《黄帝内经》最早提出了本病病名，并专辟"痹论"篇，记载其病因、证候分类及病情演变等，并根据感邪种类、感邪季节、患病部位、临床症状将其分类。《素问·痹论》曰："风寒湿三气杂至，合而为痹也。其风气胜者为行痹，寒气胜者为痛痹，湿气胜者为著痹也"；又曰："以冬遇此者为骨痹，以春遇此者为筋痹，以夏遇此者为脉痹，以至阴遇此者为肌痹，以秋遇此者为皮痹"，以及病久内传脏腑产生的"肺痹""心痹""肝痹""肾痹""脾痹""肠痹""胞痹"等五脏六腑痹，为后世医家认识本病奠定了基础。

汉·张仲景《伤寒论》所述太阳风湿，《金匮要略》提及有湿痹、风湿、历节等病名，都以关节疼痛为主症，如"太阳病，关节疼痛而烦，脉沉而细者，此名湿痹""病者一身尽疼，发热，日晡所剧者，名风湿""历节痛不可屈伸"等。其所创桂枝附子汤、桂枝芍药知母汤、乌头汤等至今仍为治痹的常用效方。

唐·孙思邈在《备急千金要方》中记载有些痹证后期可引起骨节变形，并收集了独活寄生汤等多首治痹方剂，并载有药酒、膏摩等治法。唐·王焘在《外台秘要》中述其发病时痛如虎啮，又称之为"白虎病"。

金元时期医家对本病的认识更加深刻。金·张从正《儒门事亲》对相似的风、痹、痿、厥、脚气等病证进行了鉴别。元·朱丹溪提出了"风湿与痰饮流注经络而痛"的观点，丰富了痹证的病机理论，并首次提出"痛风"病名，谓"痛风者，四肢百节走痛是也。他方谓之白虎历节风证。大率有痰、风热、风湿、血虚"，拟痛风通用方，分上下肢选择用药，对后世治疗影响巨大。

明清时期，本病的理论有较大发展，并日臻完善。对痹证日久，明·李中梓《医宗必读·痹》中阐明"治风先治血，血行风自灭"的治则，主张分清主次，采用祛风、除湿、散寒治疗，行痹应参以补血，痛痹应参以补火，着痹应参以补脾补气。清·喻嘉言《医门法律》主张治疗应"先养血气"。清·叶天士提出痹证日久不愈"久病入络"，可采用活血化瘀法，主张重用虫类药物活血通络。清·吴鞠通在《温病条辨》中补充了"湿痹"的证治。随着温病学的形成，对热痹的病因、症状和治疗有更充分的论述。

西医学中的风湿性关节炎、类风湿关节炎、反应性关节炎、强直性脊柱炎、痛风、骨性关节炎、骨软骨炎、系统性红斑狼疮、皮肌炎、多发性肌炎、硬皮病、混合性结缔组织病、肌纤维炎等以肢体筋骨、关节、肌肉发生疼痛、酸楚、重着、麻木，或屈伸不利为主要表现者属于本病范畴，可参照本病辨证论治。

一、病因病机

（一）病因

1. 风寒湿邪 外感风寒湿邪，多因居处潮湿，严寒冻伤，涉水冒雨，睡卧当风，水中作业或汗出入水，或气候变化，冷热交错等原因，以致风寒湿邪乘虚侵袭人体经络，留滞筋骨、关节、肌肉，导致气血痹阻而发为风寒湿痹。

2. 风湿热邪 久居炎热潮湿环境，外感风湿热邪，袭于肌腠，壅于经络，痹阻气血经脉，滞留于筋骨、关节、肌肉，发为风湿热痹。亦有感邪日久，郁而化热，或素体阳气偏盛，感邪后易从热化而成热痹。正如《金匮翼·热痹》中指出："热痹者，闭热于内也……脏腑经络，先有蓄热，而复遇风寒湿气客之，热为寒郁，气不得通，久之寒亦化热，则痹瘀燔然而闷也。"

3. 禀赋不足 先天禀赋不足，肾精不充，不能壮骨充髓；或素体亏虚，卫外不固，或脾虚运化失常，气血生化乏源，体虚易感外邪。正如《诸病源候论·风湿痹候》中记载："由血气虚，则受风湿，而成此病。"

4. 劳逸不当 劳欲过度，将息失宜，机体防御机能降低；或精气亏损，卫外不固；或激烈活动后正气受损，汗出肌疏，均易受外邪乘袭。

5. 久病体虚 大病或久病不愈、产后气血不足、老年体虚，肝肾不足，肢体筋脉失养，腠理空虚，外邪乘虚而入。《济生方·痹》中记载："皆因体虚腠理空疏，受风寒湿气而成痹也。"

此外，嗜食肥甘厚腻或酒肉腥发之物，积滞不化，聚湿生痰化热，湿热痰浊内生；或跌仆外伤，损及肢体筋脉，气血经脉痹阻，亦与痹证发生相关。

（二）病机

痹证的基本病机是风寒湿热等邪气痹阻经络，导致气血运行不畅。临床表现各有侧重，风邪偏胜者，病邪善行数变，疼痛部位游走不定发为行痹；寒邪偏胜者，损伤阳气，疼痛剧烈固定发为痛痹；湿邪偏胜者，病邪重着、黏滞，痛处酸重麻木发为着痹；风寒湿三气杂至，合而为痹，日久化热，热邪偏胜者，煎灼阴液，病变部位肢体肌肉烦痛，伴局部潮热，甚至红肿发为热痹或湿热痹。正气不足是本病发生的内在基础，患者平素体虚，阳气不足，卫外不固，腠理空虚，易使外邪乘虚侵袭，痹阻筋脉、肌肉、骨节，而致营卫行涩，经络不通，发生疼痛、肿胀、酸楚、麻木，或肢体活动不利。此外，外邪侵袭机体，可因人体禀赋素质不同而有寒热转化。素体阳气偏盛者，内有热，感受风寒湿邪，易从阳化热，而成为风湿热痹；素体阳气虚衰者，内有寒，复感风寒湿邪，多从阴化寒，而成为风寒湿痹。

本病的病位主要在经脉、筋骨、关节、肌肉，日久累及脏腑，则与五脏相关，且重在肝、脾、肾三脏。概因肝主筋，为疲极之本；脾主肌肉，为气血生化之源；肾藏精，主骨，生髓，内寄元阴之故。

病性初以邪实为主，邪在经脉，累及筋骨、关节、肌肉。邪痹经脉，络道阻滞，影响气血津液运行，血滞为瘀，津停为痰，痰浊、瘀血在疾病的发展过程中起重要作用。本病日久，耗伤气血，损及肝肾，疾病虚实夹杂，临床表现为肝肾气血大伤，但筋骨、肌肉酸楚疼痛症状较轻，则为以正虚为主的虚痹。此外，风寒湿热之邪可以由经络内舍于脏腑，出现相应的脏腑变化。因此，痹证日久，易出现以下三种病理变化，一是风寒湿痹或热痹日久不愈，气血运行不畅日甚，痰浊瘀血痹阻经络，出现皮肤瘀斑、关节周围结节、关节肿大畸形、屈伸不利等症状；二是久病正气耗伤，呈现不同程度的气血亏损或肝肾不足证候；三是痹证日久不愈，病邪由经络累及脏腑，出现脏腑痹证候。其中以心痹多见，临床常见心烦、惊悸，动则喘促，甚至下肢水肿，不能平卧等症状。

二、诊断与鉴别诊断

（一）诊断依据

（1）凡以肢体筋骨、关节、肌肉疼痛、重着、酸楚、麻木，或关节屈伸不利、僵硬、肿大、变形等为临床特征者，即可诊断为痹证。

（2）病情的轻重与季节、气候的寒冷、潮湿等天气变化，以及劳累程度密切相关。此外，某些痹证的发生和加重，可能与饮食不当有关。

（3）本病可发生于任何年龄，但不同年龄的发病与疾病的类型有一定关系。

（二）鉴别诊断

痿证 两者的鉴别要点在于关节的痛与不痛。痿证是因湿热毒邪浸淫，邪热伤阴，五脏精血亏损导致经脉肌肉失养为患，以肢体力弱不用，肌肉无力运动为主症，一般无疼痛症状，部分疾病初起即有肌肉萎缩。痹证由于风寒湿热等邪气痹阻经络，以关节疼痛为主症，肢体关节或因痛剧，或因屈伸不利，或因变形而活动减少，肌肉废用而渐萎瘦，而与痿证相似，故当相互鉴别。

三、辨 证 论 治

（一）辨证要点

1. 辨病邪的偏胜 风寒湿热为病各有偏胜，根据临床主症特征，分辨主导病邪。如痛处游走不定者，为风邪偏胜；疼痛剧烈固定，遇冷加重，得热则减者，为寒邪偏胜；痛处重着酸重麻木者，为湿邪偏胜；病变处焮红灼热，肌肉烦痛，关节红肿者，为热邪偏胜；关节疼痛日久，病变处肿胀局限，或见皮下结节者为有痰；关节肿胀、僵硬、疼痛不移，肌肤紫暗或有瘀斑者为有瘀，渐可发展为痰瘀阻痹。

2. 辨病性的虚实 根据病程长短及全身状况辨别虚实。一般突然发病，或发病虽缓，但病程短者多为实证。反复发作，经久不愈者多属虚实夹杂。疲乏少动者多气虚；面色㿠白，心悸者多血虚；肌肉麻木，肢节屈伸不利者多肝虚筋失所养；骨节变形，腰膝酸软者，多肾虚骨痹不已。

3. 辨体质 素体阳盛或阴虚有热者，感受外邪，易从阳化热，多属热痹；素体阳虚者，感受外邪，多从阴化寒，多属寒痹。

（二）治疗原则

痹证的治疗以祛邪通络、缓急止痛为原则。根据病邪偏盛不同，祛风、散寒、除湿、清热、祛痰、化瘀通络等治法应相互兼顾，又各有重点，注意"宣痹通络"。风邪胜者或久病入络者，应佐以养血之品，正所谓"治风先治血，血行风自灭"也；寒邪胜者，应佐以助阳之品，正所谓"阳气并则阴凝散"，使其阳气旺盛，则寒散络通；湿邪胜者，佐以健脾益气之品，正所谓"脾旺能胜湿，气足无顽麻"；热邪胜者，佐以凉血养阴之品，以防热灼营阴而病深难解。久痹正虚者，应重视补肝肾、益气血。正气不足是本病的重要病因，久病耗伤正气而虚实夹杂者，应扶正祛邪，且扶正有助于祛邪。

临证应注意辨病位用药：痹在上肢可选用片姜黄、羌活、桂枝以通经达络，祛风胜湿；下肢疼痛者可选用独活、川牛膝、木瓜以引药下行；痹证累及颈椎，出现颈部僵硬不适、疼痛，左右前后活动受限者，可选用葛根、伸筋草、桂枝、羌活以舒筋通络，祛风止痛；痹证腰部疼痛、僵硬，弯腰活动受限者，可选用桑寄生、杜仲、巴戟天、淫羊藿、䗪虫以补肾强腰，化瘀止痛；痹证两膝关节肿胀，或有积液者，可用土茯苓、车前子、薏苡仁、猫爪草以清热利湿，消肿止痛；痹证四肢小关节疼痛、肿胀、灼热者，可选用土贝母、蜂房、威灵仙以解毒散结，消肿止痛。此外，痹证久病入络，抽掣疼痛，肢体拘挛者，多用虫类搜风止痛药物。

（三）分证论治

1. 风寒湿痹证

（1）行痹

症状：肢体关节、肌肉酸楚疼痛，屈伸不利，可涉及多个关节，以上肢为多见，疼痛呈游走性。初起可见恶风寒、发热等表证。舌苔薄白，脉浮或浮缓。

分析：肢体关节、肌肉酸楚疼痛为风邪兼夹寒湿，留滞经脉，痹阻气血；屈伸不利为寒性收引，筋脉拘急所致；疼痛游走不定，可涉及多个关节为风性善行数变；恶风寒、发热等表证为风邪束表，营卫失和所致；舌苔薄白，脉浮或浮缓是感受风邪之象。

治法：祛风通络，散寒除湿。

方药：防风汤加减。

方中防风、麻黄祛风散寒为君药；秦艽、葛根除湿通络、解肌止痛为臣药；当归养血活血，薏苡仁、茯苓健脾渗湿，肉桂温经散寒，共为佐药；生姜、大枣和胃调中为佐药；甘草调和诸药为使药。诸药配合，共奏祛风通络，散寒除湿之功。

若腰背酸痛为主者，加杜仲、续断、桑寄生、补骨脂以补肾壮腰；若关节红肿，邪有化热之象者，宜用桂枝芍药知母汤。

（2）痛痹

症状：肢体关节疼痛较剧，甚至关节屈伸不利，痛处多固定，喜温恶冷，遇寒痛甚，得热则减，局部皮肤可有寒冷感，口淡不渴，肢体困重。舌质淡，苔薄白，脉弦紧。

分析：肢体关节疼痛较剧，遇冷痛甚，得热则减是寒邪兼夹风湿，留滞经脉，痹阻气血，筋脉拘急的表现；局部皮肤可有寒冷感为寒邪伤阳，局部失于温煦所致；肢体困重，关节屈伸不利为湿性重浊黏滞，流注肢体关节经络所致；舌质淡，苔薄白，脉弦紧是感受寒邪之象。

治法：温经散寒，祛风除湿。

方药：乌头汤加减。

方中川乌、麻黄温经散寒、通络止痛为君药；芍药养血和脉，黄芪益气固表、利脉通痹，共为臣药；甘草、蜂蜜缓急止痛、调和诸药，功兼佐使。诸药配合，共奏温经散寒，祛风除湿之功。

若寒湿甚者，加羌活、独活、防风、秦艽、威灵仙等祛风除湿；若关节发凉，疼痛剧烈，寒甚者可加制附片、桂枝、细辛、干姜、全当归，温经散寒，通脉止痛。

（3）着痹

症状：肢体关节、肌肉疼痛、重着、酸楚，或有肿胀，肌肤麻木不仁，手足困重，关节活动不利，遇阴雨天病情加重。舌质淡红，苔白腻，脉濡缓。

分析：肢体关节疼痛、重着、酸楚为湿邪兼夹风寒，留滞经脉，痹阻气血，不通则痛；手足困重、肿胀，关节活动不利为湿性重浊黏滞，流注肢体关节经络所致；肌肤麻木不仁为风湿相搏，气血失和所致；舌质淡红，苔白腻，脉濡缓为感受湿邪之象。

治法：除湿通络，祛风散寒。

方药：薏苡仁汤加减。

方中薏苡仁健脾除湿为君药；苍术健脾散寒除湿，羌活、独活除一身上下寒湿为臣药；佐以防风祛风除湿，川乌、麻黄、桂枝温经散寒、通络止痛，当归、川芎养血活血；生姜、甘草健脾调中为佐药；甘草调和诸药，为使药。诸药配合，共奏除湿通络，祛风散寒之功。

若关节肿胀甚者，加秦艽、萆薢、木通、五加皮利水通络；若关节红肿兼局部灼热者，加土茯苓、黄柏以清热化湿；若肌肤不仁甚者，加海桐皮、豨莶草祛风通络；若小便不利，浮肿者，加茯苓、泽泻、车前子利水祛湿；若痰湿盛者，加半夏、南星。

久痹风、寒、湿偏盛不明显者，可用蠲痹汤作为风寒湿痹基础方，该方具有益气和营，祛风胜湿，通络止痛的功效。

2. **风湿热痹证**

症状：游走性关节疼痛，痛处焮红灼热、肿胀疼痛剧烈，肌肉烦痛，得冷则舒，或有皮下结节、红斑，多兼有发热，恶风，汗出，口渴或渴不欲饮，烦闷不安等全身症状。舌质红，苔黄或黄腻，脉滑数或浮数。

分析：肢体关节疼痛为风湿热邪壅滞经络，气血痹阻不通则痛；痛处焮红灼热、肿胀疼痛剧烈，肌肉烦痛，得冷则舒，为热邪致病，易发红肿热痛；筋脉拘急是为火热之邪壅塞经络；发热、恶风、汗出、口渴乃因热为阳邪，易伤津液；皮下结节、红斑为湿性重着黏滞，湿胜则肿；口渴不欲饮，烦闷不安为湿热交阻于内的表现；舌质红，苔黄或黄腻，脉滑数为感受湿热之象。

治法：清热通络，祛风除湿。

方药：白虎加桂枝汤或宣痹汤加减。前方以清热宣痹为主，适用于风热明显者；后方重在清热利湿，宣痹通络，适用于湿热偏盛，关节疼痛明显者。

白虎加桂枝汤以石膏善清热透邪为君药；知母助石膏清热透邪，又滋阴润燥救已伤津液为臣药；桂枝疏风通络，粳米、炙甘草益胃生津共为佐药；炙甘草调和诸药亦为使药。诸药配合，共奏清热通络，祛风除湿之功。宣痹汤以防己清热利湿，通络止痛为君药；蚕沙、薏苡仁除湿行痹，通利关节为臣药；连翘、山栀子、滑石、赤小豆清热利湿，半夏燥湿化浊，杏仁宣肺利气，共为佐使之品。诸药合用，有清热利湿，宣痹通络止痛的功效。

若皮肤有红斑明显者，加牡丹皮、赤芍、生地黄、紫草以清热凉血，活血化瘀；若热毒炽盛，化火伤津，深入骨节，而见关节红肿，触之灼热，疼痛剧烈，筋脉拘急，入夜尤甚，壮热烦渴，舌红少津，脉弦数者，宜清热解毒，凉血止痛，可选用五味消毒饮合犀黄丸；若邪初化热仍兼有风寒湿邪，可用麻黄连翘赤小豆汤加味。

3. **痰瘀痹阻证**

症状：痹证日久，关节、肌肉疼痛如刺，固定不移，夜间较甚；或关节肿大、僵硬、变形，屈伸不利，有硬结、瘀斑，或关节肌肤紫暗、顽麻或重着，面色暗黧，眼睑浮肿，或胸闷痰多。舌质紫暗或有瘀斑，苔白腻，脉弦涩。

分析：关节、肌肉疼痛如刺，固定不移，夜间较甚为痹证日久，气血津液运行不畅，致痰瘀互结，留滞肌肤，痹阻经脉，不通则痛所致；关节僵硬变形、屈伸不利是痰瘀留滞关节，关节萎废不用所致；皮下有硬结、瘀斑是痰瘀内蕴，流注皮肤所致；肌肤顽麻或重着，面色暗黧，眼睑浮肿，为痰瘀阻滞，皮肤失养的表现；胸闷痰多，为痰瘀阻滞胸膈之症；舌质紫暗或有瘀斑，苔白腻，脉弦涩是痰瘀痹阻之象。

治法：化痰行瘀，蠲痹通络。

方药：双合汤加减。

方中桃仁、红花活血祛瘀，半夏、白芥子化痰散结，共为君药；川芎活血通络，竹沥清热化痰，当归、白芍活血养血，是为臣药；茯苓、陈皮健脾燥湿为佐药。诸药配合，共奏化痰行瘀，蠲痹通络之功。

若痰浊留滞，皮下有结节者，加胆南星、天竺黄以化痰；若瘀血明显，关节疼痛、肿大、强直畸形，屈伸不利者，加三棱、莪术、三七、土鳖虫以活血化瘀通络；若痰瘀交结，疼痛不已者，加穿山甲、蜈蚣、全蝎、地龙以搜风通络止痛；若痰瘀化热者，加黄柏、牡丹皮以清热化瘀。

4. 肝肾亏虚证

症状：痹证日久不愈，关节肿胀僵硬、屈伸不利，甚者关节畸形、肌肉瘦削，腰膝酸软，或骨蒸劳热，心烦口干，或畏寒肢冷，小便清长。舌质淡红，苔薄白或少津，脉沉细弱或细数。

分析：关节肿胀畸形，屈伸不利，肌肉瘦削为痹久伤阴，肝肾不足，筋脉失养的表现；骨蒸劳热为阴血亏虚，虚火内旺之象；腰膝酸软为肝肾阴虚，腰府、髓海失养的表现；畏寒肢冷，小便清长是阴损及阳，温煦不足，固摄无力的表现；心烦失眠为虚火内扰心神的表现；舌质淡红，苔薄白或少津，脉沉细弱或细数为肝肾阴虚之象。

治法：培补肝肾，舒筋止痛。

方药：独活寄生汤加减。

方中重用独活长于祛下焦风寒湿邪，蠲痹止痛，为君药；防风、秦艽祛风胜湿，肉桂温里祛寒，通利血脉，细辛辛温发散，祛寒止痛，均为臣药；佐以寄生、牛膝、杜仲补益肝肾，强壮筋骨，当归、芍药、地黄、川芎养血活血，人参、茯苓、甘草补气健脾，扶助正气，均为佐药；甘草调和诸药，又为使药。诸药配合，共奏培补肝肾，舒筋止痛之功。

若肾气虚，腰膝酸软，乏力较重者，加黄芪、鹿角霜、续断、狗脊以补肾纳气；若阳虚畏寒肢冷，关节疼痛拘急者，加附子、干姜、巴戟天以温补肾阳；若痹证日久，内舍于心，出现心烦、惊悸，动则尤甚，面色少华，舌淡，脉虚数或结代者，可用炙甘草汤加减。

四、预防调护

痹证的发生多与气候和生活环境有关，平素应注意防风、防寒、防潮，避免久居暑湿之地。特别是居住寒冷地区或气候骤变季节，应注意保暖，免受风寒湿邪侵袭；劳作运动汗出肌疏之时，切勿当风贪凉，乘热浴冷。内衣汗湿应及时更换，垫褥、被子应勤洗勤晒；居住和作业地方保持清洁和干燥；平时应注意生活调摄，加强体育锻炼，增强体质，有助于提高机体对病邪的抵御能力。

本病初发应积极治疗，防止病邪传变。病邪入脏，病情较重者应卧床休息。行走不便者，应防止跌仆，以免发生骨折。长期卧床者，既要保持患者肢体的功能位，有利于关节功能恢复，还要经常变换体位，防止褥疮发生。久病患者，往往情绪低落，容易产生焦虑心理和消化机能低下。因此，保持乐观心境和摄入富于营养、易于消化的饮食，有利于疾病的康复。

五、小 结

痹证是由风、寒、湿、热等邪气痹阻经络，导致气血运行不畅引起的，以肢体筋骨、关节、肌肉发生疼痛、酸楚、重着、麻木，或屈伸不利，甚至关节肿大、僵硬、变形及活动障碍为主要临床表现的病证。痹证的发生与正气不足，外感风、寒、湿、热之邪有关。其基本病机是风、寒、湿、热等邪气痹阻经络，导致气血运行不畅。临床辨证当辨病邪的偏胜，辨病性的虚实，辨清体质。痹证的预后与患者体质、感受邪气轻重及疾病调摄有着密切的关系。痹证日久，耗伤气血，可逐渐演变为虚劳；内损于心，心脉闭阻，胸闷心悸，喘急难于平卧而为心痹、喘证；内损于肺，肺失肃降，气不化水，则咳嗽频作，胸痛，少痰，气急，可转为咳喘、悬饮等证。

临证验案

汪某，女，53岁，长沙某大学教师，1991年4月27日初诊。

初诊：患者左肩臂疼痛2月余，阵阵掣痛，昼夜呼叫不休，入夜尤甚，彻夜疼痛不得眠。自述左肩臂如绳索捆勒样疼痛，痛处肌肉僵硬，皮下可触及多个结节，质坚硬，稍用力则疼痛加重，但皮色不变。若疼痛剧烈则结节明显，轻轻抚摸结节则嗳气，频频嗳气后结节可消减，左肩臂疼痛亦随之缓解，且痛处皮肤寒冷，舌苔薄白，脉弦。

辨证：此乃寒气痹阻的臂痹。

治法：温经散寒，通络止痛。

处方：五积散合乌头汤，去半夏，加乌药、白芥子、片姜黄。

炙麻黄5g　白芷10g　干姜6g　桂枝10g　苍术6g　厚朴10g　茯苓10g　陈皮10g　当归10g　川芎10g　白芍10g　枳壳10g　桔梗10g　黄芪20g　制川乌6g　乌药10g　片姜黄10g　白芥子10g　炙甘草8g

10剂，水煎服。

二诊（1991年11月10日）：患者服药后肩臂疼痛及寒冷感均明显减轻，不再呼叫，夜晚可以入睡，左臂结节显消，舌苔薄白，脉弦。改蠲痹汤加乌药、片姜黄。

处方：当归10g　川芎10g　羌活10g　防风10g　秦艽10g　桑枝10g　桂枝6g　海风藤10g　木香6g　煅乳香10g　乌药10g　片姜黄10g　炙甘草8g

15剂，水煎服。

三诊（1991年12月1日）：患者诉肩臂痛已完全消失，左肩臂尚有畏冷感，舌苔薄白，脉细。改黄芪桂枝五物汤加乌药以善后。

处方：黄芪30g　桂枝6g　白芍10g　大枣10g　生姜10g　乌药10g

10剂，水煎服。

按　臂痹是痹证的一种特殊类型，《金匮翼》有臂痹的记载，《中国医学大辞典》说："痹之在两臂者，痛连筋骨，上支肩胛，举动难支，谓之臂痹。"此病多为风寒痹阻所致，也有痰气交阻所导致者，都是邪气阻滞经络，导致经络不通。乌头汤出自《金匮要略》，《金匮要略·中风历节病脉证并治》云："病历节，不可屈伸，疼痛，乌头汤主之。"该方由黄芪、麻黄、芍药、川乌、甘草、蜂蜜组成，具有温经散寒止痛的功效，对于寒痹的关节剧烈疼痛确有效验。

（熊继柏. 中医临床奇迹——国医大师熊继柏诊治疑难危急病症经验续集[M]. 长沙：湖南科学技术出版社. 2021）

文献摘录

（1）《素问·痹论》："五脏皆有合，病久而不去者，内舍于其合也。故骨痹不已，复感于邪，内舍于肾。筋痹不已，复感于邪，内舍于肝。脉痹不已，复感于邪，内舍于心。肌痹不已，复感于邪，内舍于脾。皮痹不已，复感于邪，内舍于肺。"

（2）《素问·痹论》："凡痹之客五脏者，肺痹者，烦满喘而呕。心痹者，脉不通，烦则心下鼓，暴上气而喘，嗌干善噫，厥气上则恐。肝痹者，夜卧则惊，多饮数小便，上为引如怀。肾痹者，善胀，尻以代踵，脊以代头。脾痹者，四支解惰，发咳呕汁，上为大塞。肠痹者，数饮而出不得，中气喘争，时发飧泄。胞痹者，少腹膀胱按之内痛，若沃以汤，涩于小便，上为清涕。"

（3）《中藏经·论痹》："痹者，风寒暑湿之气，中于人脏腑之为也……而有风痹、有寒痹、有湿痹、有热痹、有气痹，而又有筋骨血肉气之五痹也……痹者，闭也，五脏六腑感于邪气，乱于真气，闭而不仁，故曰痹也。"

（4）《三因极一病证方论·痹叙论》："夫风湿寒三气杂至，合而为痹。虽曰合痹，其用自殊。风胜则为行痹，寒胜则为痛痹，湿胜则为着痹。三气袭人经络，入于筋脉、皮肉、肌骨，不已则入五脏……大抵痹之为病，寒多则痛，风多则行，湿多则着；在骨则重而不举，在脉则血凝不流，在筋则屈而不伸，在肉则不仁，在皮则寒，逢寒则急，逢热则纵。"

（5）《症因脉治·热痹》："热痹之因：阴血不足，阳气偏旺，偶因热极见寒，风寒外束，《内经》云：炅气相薄，则脉满而痛。此热痹所由生也。"

文献推介

（1）肖红，姜泉，唐晓颇，等. 姜泉治疗类风湿关节炎组方用药规律研究[J]. 中国中药杂志，2019，44（02）：381-387.

（2）吴坚，高想，朱金凤，等. 国医大师朱良春教授痹证临诊三要诀[J]. 中华中医药杂志，2017，32（03）：1087-1089.

52　痿　证

痿证是由五脏受损，精津不足，气血亏耗，肌肉筋脉失养引起的，以肢体筋脉弛缓、软弱无力、不得随意运动，日久而致肌肉萎缩或瘫痪为主要临床表现的病证。临床常见下肢痿弱，故痿证也称"痿躄"。"痿"指机体痿弱不用，"躄"指下肢软弱无力，不能步履。

《黄帝内经》中首见本病病名，并详细阐述其病因病机、病证分类及治疗原则。如《素问·痿论》曰："故肺热叶焦，则皮毛虚弱急薄著，则生痿躄也。心气热，则下脉厥而上，上则下脉虚，虚则生脉痿，枢折挈，胫纵而不任地也。肝气热，则胆泄口苦筋膜干，筋膜干则筋急而挛，发为筋痿。脾气热，则胃干而渴，肌肉不仁，发为肉痿。肾气热，则腰脊不举，骨枯而髓减，发为骨痿。"指出本病主要病机是"肺热叶焦"，根据五脏所主，将其分为皮、脉、筋、骨、肉五痿。在发病原因上，指出"热伤五脏""思想无穷""焦虑太过""有渐于湿""远行劳倦""房劳太过"均可致痿。在治疗上提出"治痿者独取阳明"的主要治则。《素问·生气通天论》曰："因于湿，首如裹，湿热不攘，大筋软短，小筋弛长，软短为拘，弛长为痿。"指出湿热是本病发生的原因之一。

隋唐至北宋，本病被列入风门。如金·张从正《儒门事亲·指风痹痿厥近世差玄说》指出"夫四末之疾，动而或劲者为风，不仁或痛者为痹，弱而不用者为痿，逆而寒热者为厥，此其状未尝同也。故其本源又复大异。"对"风、痹、痿、厥"进行了鉴别，强调"痿证无寒"。元·朱丹溪《丹溪心法·痿》力纠"风痿混同"之弊，指出"痿证断不可作风治，而用风药"，提出"泻南方，补北方"即补肾清热，创名方"虎潜丸"。清·叶天士《临证指南医案·痿》指出本病为"肝肾肺胃四经之病"。

西医学中的神经系统疾病，如多发性神经炎、运动神经元病、脊髓病变、重症肌无力、周期性瘫痪、进行性肌营养不良、肌萎缩侧索硬化等以肌肉软弱无力、不得随意运动为主要表现者属于本病范畴，可参照本病辨证论治。

一、病因病机

（一）病因

1. 感受温毒　温邪上受，首先犯肺。温热毒邪内侵，或病后余热未清，肺津耗伤，肺热叶焦，或温病高热持续不解，以致内热燔灼，耗气伤津，津伤不布，五脏失润，五体失养，四肢筋脉痿弱不用。如《素问·痿论》言："五脏因肺热叶焦，发为痿躄。"

2. 湿热浸淫　久居湿地或涉水冒雨，湿邪浸淫经脉，营卫运行受阻，郁遏生热，或痰热内停，蕴湿积热，导致湿热相蒸，浸淫筋脉，久则气血运行不利，筋脉肌肉失于滋养而弛纵不收，渐而成痿。如《素问·痿论》所言："有渐于湿，以水为事，若有所留，居处相湿，肌肉濡渍，痹而不仁，发为肉痿"。

3. 饮食所伤　过食肥甘，嗜酒辛辣，损伤脾胃，湿热内生，或脾胃虚弱，痰湿内停，湿热浸淫，筋脉肌肉失于濡养而弛缓不收而发为痿证。如《症因脉治·内伤痿证》云："脾热痿软之因；或因水饮不谨，水积热生，或因膏粱积热，湿热伤脾，脾主肌肉，故常不仁，脾主四肢，故常痿软。"

4. 房劳久病　房劳太过，或久病体虚，伤及肝肾，以致积损难复；或劳役太过而伤肾，阴精耗损，筋脉失于灌溉濡养，而成本病。如《素问·痿论》所言："思想无穷，所愿不得，意淫于外，入房太甚，筋纵发为筋痿及为白淫。"

5. 跌仆瘀阻　外伤跌仆，瘀血阻络，经气运行不利，发为本病；或产后恶露未尽，瘀血流注于腰膝，气血瘀阻，脉道不利，四肢失养而发为痿证。如《证治汇补·痿》云："血瘀痿者，产后恶露未尽，流于腰膝，或跌扑损伤，积血不消，四肢痛而不能运动，致脉涩而尫者。宜养血行瘀。"

6. 毒物所伤　服用或接触毒性药物，损伤气血经脉，经气运行不利，脉道失畅，亦可致痿。

（二）病机

痿证的基本病机为五脏受损，精津不足，气血亏耗，肌肉筋脉失养。本病的病变部位在筋脉、肌肉，与肺、肝、肾、脾胃关系最为密切。肺主皮毛，脾主肌肉，肝主筋，肾主骨，心主血脉。各种致病因素均可致使五脏受损，筋脉肌肉失养，肌肉软弱无力，消瘦枯萎，发为本病。

本病病性以热证、虚证为多，常见虚实夹杂之证。外感温、湿、热邪致病者，病初阴津耗伤不甚，邪热偏重，故属实证；久病肺胃津伤，肝肾阴血耗损，则由实转虚，虚实夹杂。内伤致病者，脾胃虚弱，肝肾亏损，病久不已，则以虚证为主，但常夹湿、夹热、夹痰、夹瘀、夹积滞，本虚标实。临床多见因实致虚、因虚致实和虚实夹杂的复杂病机。

二、诊断与鉴别诊断

（一）诊断依据

（1）肢体筋脉弛缓不收，下肢或上肢，一侧或双侧，痿软无力，活动不利，甚则瘫痪，部分伴肌肉萎缩者。

（2）可伴有肌肉痿软无力、麻木、疼痛，或拘急痉挛，可伴睑废、视歧、声嘶低喑、抬头无力，甚则排尿障碍、呼吸困难、吞咽无力等。

（3）部分患者发病前有感冒、腹泻病史，或有神经毒性药物接触史或有家族遗传史。

（二）鉴别诊断

1. **偏枯** 又称半身不遂，是中风的症状，表现为一侧上下肢体不能随意运动，常伴有言语謇涩、口眼㖞斜，久则患肢肌肉亦可出现萎缩瘦削，二者临床不难鉴别。

2. **痹证** 痹证后期，由于肢体关节疼痛，活动受限，长期失用，以致肌肉松弛萎缩，类似痿证之瘦削枯萎。但痿证肢体痿弱无力，肢体关节一般无疼痛。

三、辨证论治

（一）辨证要点

1. **辨脏腑病位** 痿证初起，起病较急，发热，咽痛或咽干，咳嗽或呛咳，或在热病之后出现肢体软弱不用者，病位多在肺；凡见四肢痿软，食少，便溏，腹胀，或伴面浮肢肿，病位多在脾胃；下肢痿软无力，甚则不能站立，腰脊酸软，头晕耳鸣，或女子月事不调，男子遗精阳痿，病位多在肝肾。

2. **辨标本虚实** 痿证以虚为本，或本虚标实。因感受温热毒邪或湿热浸淫者，多急性起病，病情进展快，此属实证。由于热邪最易燔灼津液，损伤正气，故病变早期常见虚实错杂之证。先天禀赋不足、内伤积损、久病不愈者，主要为肝肾阴虚和脾胃虚弱，多属虚证，但常兼夹郁热、湿热、痰浊、瘀血、积滞等实邪，以致虚中有实。

（二）治疗原则

痿证的治疗，虚证宜扶正补虚为主，如肝肾亏虚者，宜滋养肝肾；脾胃虚弱者，宜益气健脾。实证宜祛邪和络为主，如肺热伤津者，宜清热润燥；湿热浸淫者，宜清热利湿；瘀阻脉络者，宜活血行瘀。虚实兼夹者，又当兼顾之。

《黄帝内经》提出"治痿者独取阳明"，是指补脾胃、清胃火、祛湿热以滋养五脏的一种治疗措施。其含义其一为补益后天，即益胃养阴，健脾益气；其二为清阳明之热邪。肺之津液来源于脾胃，肝肾精血有赖于脾胃的化生。若脾胃虚弱，受纳运化功能失常，津液精血生化之源不足，肌肉筋脉失养，则肢体痿软，不易恢复。脾胃功能健旺，气血津液充足，脏腑功能转旺，则有利于本病恢复。故临床上以调理脾胃为原则，但不能拘泥此论，需辨证论治。

诸痿日久，皆可累及肝肾，故应重视补益肝肾。朱丹溪提出"泻南方、补北方"，即补肾清热，适用于肝肾阴虚有热者。

（三）分证论治

1. 肺热津伤证

症状：发病急，病起发热，或热退后突然肢体软弱无力，可较快发生肌肉瘦削，皮肤干燥，心烦口渴，咳呛少痰，咽干不利，小便黄赤或热痛，大便干或秘结。舌红，苔黄，脉细数。

分析：肢体软弱无力为温热之邪犯肺，肺脏气阴受伤，津液不能敷布全身，筋脉肌肤失养。肌肉瘦削、肢体软弱无力为肺燥伤津，五脏失润，肌肉筋脉失养；皮肤干燥，心烦口渴，咽干不利，小便黄赤，大便干或秘结为肺热叶焦，肺津不能上润肺系，津伤失布；舌红，苔黄，脉细数为肺热津伤之象。

治法：清热润肺，养阴生津。

方药：清燥救肺汤加减。

方中以人参、麦冬、生甘草甘润生津，益气养阴补中；生石膏、霜桑叶、苦杏仁、火麻仁宣肺清热，润燥降逆；蜜炙枇杷叶、阿胶、炒胡麻仁润肺滋阴清燥。

若身热未退，热蒸气分，高热，口渴，汗多者，重用生石膏，加知母、金银花、连翘以清气分之热，解毒祛邪；若咳呛少痰，咽喉干燥甚者，加川贝母、桑白皮、天花粉、芦根以润肺清热；若身热已退，食欲减退，口燥咽干较甚，属肺胃阴伤者，用益胃汤加石斛、薏苡仁、生山药、谷麦芽以益胃生津。

2. 湿热浸淫证

症状：起病较缓，逐渐出现肢体困重，痿软无力，尤以下肢或两足痿弱为甚，兼见微肿，手足麻木，扪及微热，喜凉恶热，或发热，胸脘痞闷，小便赤涩热痛。舌质红，苔黄腻，脉濡数或滑数。

分析：肢体困重，痿软无力，兼见微肿为湿热浸淫四肢的表现；手足麻木，扪及微热为湿热浸淫，壅遏经脉，脉道不利，手足失养；胸脘痞闷为湿热困阻脾胃，脾胃运化失职；喜凉恶热，或有发热，小便赤涩热痛为湿热久稽，化热伤津；舌红，苔黄腻，脉濡数或滑数为湿热浸淫之象。

治法：清热利湿，通利经脉。

方药：加味二妙丸加减。

方中苍术辛苦而温，为燥湿强脾之主药。黄柏苦寒下降之品，入肝肾直清下焦之湿热。加萆薢、防己导湿热由小便而出；加当归、川牛膝活血养血，化瘀以补肝肾；加龟板滋阴潜阳，补血养肾健骨。

若湿盛伴肢重而肿者，加厚朴、薏苡仁、茯苓、泽泻以健脾化湿；若热偏盛伤阴，形体瘦削，足胫热气上腾，兼见心烦口干，舌质红或舌苔中剥，脉细数，可去苍术，加生地黄、石斛。

3. 脾胃虚弱证

症状：起病缓慢，肢体软弱无力逐渐加重，神疲肢倦，肌肉萎缩，少气懒言，纳呆便溏，面色㿠白或萎黄无华，面浮。舌淡，苔薄白，脉细弱。

分析：肢体软弱无力，肌肉萎缩为脾胃虚弱，气血津液化源不足，筋脉失养；纳呆、便溏为脾虚清阳不升，运化失常；神疲肢倦，少气懒言为脾气亏虚，清阳不升；面浮为脾虚水湿不化；面色㿠白或萎黄无华为脾胃虚弱，气血化生不足，不能濡养头面；舌淡，苔薄白，脉细弱为脾胃虚弱，气血不足之象。

治法：补中益气，健脾升清。

方药：参苓白术散合补中益气汤加减。前方健脾益气利湿，用于脾胃虚弱，健运失常，水湿内盛者；后方健脾益气养血，用于脾胃虚弱，中气不足，气血亏虚者。

两方之中人参、黄芪补中益气，升阳固表；生白术、山药、扁豆、莲子肉甘温健脾益气，生化气血；陈皮、砂仁和胃理气，调理气机。前方以茯苓、薏苡仁健脾渗湿。后方以当归养血补血，以使气从血中而生；升麻、柴胡辛散升举，助人参、黄芪升举阳气，甘草益气和中，调和诸药。

若脾胃虚弱夹食积者，当健脾助运，消食导滞，酌加谷芽、麦芽、山楂、神曲；若气血虚弱者，重用黄芪、人参，酌加当归、阿胶；若肥人痰多或脾虚湿盛，可用六君子汤加减补脾化痰。

4. 肝肾亏损证

症状：起病缓慢，渐见下肢痿软无力，腰脊酸软，不能久立，甚至步履全废，腿胫大肉渐脱，或伴有眩晕耳鸣，舌咽干燥，遗精或遗尿，或妇女月经不调。舌红少苔，脉细数。

分析：肢体痿软无力，腰膝酸软，不能久立，甚至步履全废，腿胫大肉渐脱为肝肾亏虚，阴精不足，筋脉失养；目为肝之窍，耳为肾之窍，眩晕耳鸣为肝肾阴血亏损，不能上濡脑窍；舌咽干燥，遗精或遗尿，或妇女月经不调为肝肾阴虚，冲任失调，肾虚不能藏精，虚火内炽，灼伤津液，扰动精室、血室；舌红少苔，脉细数为肝肾亏损，阴虚内热之象。

治法：补益肝肾，滋阴清热。

方药：虎潜丸加减。

方中虎骨（可用狗骨代替）壮筋骨，利关节；锁阳温肾益精；当归、白芍养血柔肝荣筋；黄柏、知母、熟地黄、龟板滋阴补肾清热，少佐干姜以温中和胃。

若热甚者去锁阳、干姜，或用六味地黄丸加牛骨髓、猪骨髓、鹿角胶、枸杞子治之；若病久阴损及阳，症见怯寒怕冷，阳痿早泄，小便清长，脉沉细无力者，去黄柏、知母，加淫羊藿、鹿角霜、附子、肉桂、巴戟天。

5. 脉络瘀阻证

症状：久病体虚，四肢痿弱，肌肉瘦削，手足麻木不仁，四肢青筋显露，可伴有肌肉活动时隐痛不适。舌痿不能伸缩，舌质暗淡或有瘀点、瘀斑，脉细涩。

分析：四肢痿弱，肌肉瘦削，手足麻木不仁为脉络瘀阻，气血运行不畅，筋脉失其濡养；四肢青筋显露，肌肉活动时隐痛不适，舌痿不能伸缩为气虚血瘀，阻滞经络；舌质暗淡或有瘀点、瘀斑，脉细涩为脉络瘀阻之象。

治法：益气养营，活血行瘀。

方药：圣愈汤合补阳还五汤加减。前方益气养血，用于气血亏虚，血行滞涩，经脉失养证；后方补气活血通络，用于气虚无力推动血行，经脉瘀阻证。

前方人参、黄芪益气；当归、川芎、熟地黄、白芍养血和血。后方重用黄芪补气为君药，桃仁、红花、赤芍、川芎活血，地龙通经活络，畅通血脉，以奏补气活血通络之效。

若手足麻木甚，舌苔厚腻者，加橘络、木瓜；若下肢痿软无力者，加杜仲、锁阳、桑寄生；若肌肤甲错，形体消瘦，手足痿弱者，为瘀血久留，以圣愈汤送服大黄䗪虫丸，以补虚活血善后。

四、预防调护

预防痿证需避久居湿地，防御外邪侵袭，注意避免过劳，生活规律，饮食清淡，营养均衡，避免油腻辛辣等食物。坚持科学锻炼，可选择八段锦、太极拳、五禽戏康复。

护理方面，重视对患者的情绪调节。日常生活与护理中，应避免冻伤或烫伤。对生活不能自理者，协助定时翻身，经常轻拍患肢，避免关节畸形。对病情危重，卧床不起，吞咽呛咳，呼吸困难者，应勤翻身拍背，鼓励患者排痰，以防痰湿壅肺和发生褥疮。中医独特的护理技术，如针灸、推拿、按摩等对痿证康复具有重要意义。

五、小　结

痿证是肢体筋脉弛缓、软弱无力、不得随意运动，日久而致肌肉萎缩或瘫痪为主要临床表现的一种五脏受损病证。主要病因为感受温毒、湿热浸淫、饮食所伤、久病房劳、跌仆瘀阻、毒物所伤。基本病机为五脏受损，精津不足，气血亏耗，肌肉筋脉失养。本病以虚为本，或虚实夹杂。临床常见肺热津伤、湿热浸淫、脾胃虚弱、肝肾亏损、瘀阻络脉等证，但各证之间相互关联。临证治疗中，虚证重在调养脏腑，补益气血阴阳，实证重在清利湿热、温热毒邪，并兼顾运行气血，通利经络，濡养筋脉。

本病的预后与病因、病程有关。外邪致痿，务必及时救治，免成痼疾。痿证早期，发病急，病情较轻，治疗效果较好；若失治或误治，病势缠绵，则沉痼难治。年老体衰发病者，预后较差。

临证验案

某男，53岁。1985年4月20日初诊。

初诊：患者于1983年7月发病，始觉恶寒发热，继之出现下肢麻木，步履不利，发展至下肢瘫痪，二便潴留。当时入某医院诊断为"急性脊髓炎"，经治疗二便功能恢复正常，下肢运动功能亦有好转。但至今仍遗留有下肢痿软无力、僵硬麻木、紧皱沉重感，行走不稳，经常跌倒，腰酸麻，伴健忘、耳鸣等症。曾用补阳还五汤等益气通络之品，效果不显。查其舌质淡，脉沉弱。本病主要表现在腰膝以下，且用益气之品无效，常伴腰酸耳鸣等，属肾虚无疑，遂投补肾之剂以填精益髓，充养督脉，仿河间地黄饮子化裁。

处方：熟地黄30g 山茱萸15g 锁阳15g 石斛15g 枸杞子20g 麦冬15g 五味子10g 肉苁蓉15g 巴戟天15g 玉竹15g 肉桂7.5g 附子7.5g 甘草10g，20剂，水煎服。

二诊（1985年4月29日）：服药20剂，下肢沉重紧皱感明显减轻，麻木好转，步履较前轻劲有力。肾虚得益，精血渐复，继以前方加减服药20剂。

三诊（1985年6月30日）：双下肢功能基本恢复正常，仅有膝下稍有紧皱感，宜上方加鹿角胶15g（冲），以图巩固疗效。

按 本案为下肢痿痹证，根据其以下肢痿软麻木为主，兼腰酸麻、健忘耳鸣、脉沉弱等症，投地黄饮子化裁，服药仅60剂，病获痊愈。地黄饮子为刘河间方。原方主治风痱证，风痱即身偏不用。方中熟地黄滋肾之真阴，山茱萸为补肝肾、涩精气之效药，配伍石斛、枸杞子、玉竹、肉苁蓉、巴戟天、锁阳，以补益肾中真阴真阳。本方配伍，取孤阴不生，独阳不长之意，补阴补阳之药相互配伍，以达生精填髓之目的。用肉桂、附子者，乃取其补肾阴以助肾阳之意。

（张佩青.中国百年百名中医临床家丛书·国医大师卷·张琪[M].北京：中国中医药出版社，2003）

文献摘录

（1）《局方发挥·局方总论》："诸痿生于肺热，只此一句，便见治法大意……肺受热则金失所养，木寡于畏而侮所胜，脾得木邪而伤矣。肺热则不能管摄一身，脾伤则四肢不能为用，而诸痿之病作。泻南方则肺金清，而东方不实，何脾伤之有？补北方则心火降，而西方不虚，何肺热之有？故阳明实则宗筋润，能束骨而利机关矣。治痿之法，无出于此。"

（2）《景岳全书·痿证》："痿证之义……皆言为热，而五脏之证，又总于肺热叶焦，以致金燥水亏，乃成痿证……生火者有之，因此而败伤元气者亦有之。元气败伤，则精虚不能灌溉，血虚不能营养者，亦不少矣。若概从火论，则恐真阳亏败，及土衰水涸者，有不能堪，故当酌寒热之浅深，审虚实之缓急，以施治疗，庶得治痿之全矣。"

文献推介

（1）徐鹏，吕志国，张影，等.基于循证医学的重症肌无力中医文献质量评价研究报告[J].世界中医，2017，12（01）：191-193+197.

（2）李艳.国医大师李济仁辨治痹与痿学术思想与经验[J].中国中医基础医学杂志，2012，18（12）：1309-1310.

53 颤 证

颤证主要是由肝风内动，筋脉失养引起的，以头部或肢体摇动、颤抖为主要临床表现的病证。轻者仅有头摇或手足、肢体微颤；重者头部振摇大动，肢体颤动不止，甚则四肢拘急，生活不能自理。

颤证亦称"振掉""颤振""震颤"。《黄帝内经》中虽无颤证之病名，但对其临床特征、病因病机作了较为客观的阐述。《素问·五常政大论》有"其病摇动""掉眩巅疾""掉振鼓栗"等描述，阐述了本病的症状特征。《素问·至真要大论》提出："诸风掉眩，皆属于肝"，对后世颤证病机的认识影响深远。《素问·脉要精微论》有"骨者，髓之府，不能久立，行则振掉，骨将惫矣"之论，指出肾虚可致震颤。

宋金元时期，诸医家进一步提出治疗方药。宋代《太平惠民和剂局方·治诸风》一书中记载："麝香天麻圆，治风痹手足不遂，或少力颤掉，血脉凝涩，肌肉顽痹，遍身疼痛，转侧不利，筋脉拘挛，不得屈伸。"元·危亦林于《世医得效方·风科》中论述大秦艽丸功效时说："治风壅痰盛，四体重著……或拘挛，麻痹颤掉。"

至明清后对本病的认识日臻完善。明·楼英《医学纲目·颤振》中云："颤，摇也；振，动也。风火相乘，动摇之象，比之瘛疭，其势为缓"，并阐明风寒、热邪、湿痰均可作为病因生风致颤。明·王肯堂《证治准绳·杂病》中对本病发病年龄、预后及病机、治疗有精辟论述："此病壮年鲜有，中年以后，乃有之，老年尤多。夫老年阴血不足，少水不能制盛火，极为难治"，并指出"肝主风，风为阳气，阳主动，此木气太过而克脾土，脾主四肢，四肢者，诸阳之末，木气鼓之故动，经谓风淫末疾者此也"。明·孙一奎《赤水玄珠·颤振门》中提出气虚、血虚均可引起颤证，治法为"气虚颤掉，用参术汤""血虚而振，用秘方定心丸"，并强调"木火上盛，肾阴不充，下虚上实，实为痰火，虚则肾亏"，治法宜"清上补下"。至今上述治法仍有临床价值。清·张璐在《张氏医通》中明确指出震颤与瘛疭的鉴别，对颤证的病因病机、辨证治疗及其预后也作了较全面的阐述，认为本病多因风、火、痰、虚所致，并载列相应的治疗方药10余首，对本病的脉象也作了详细描述。

西医学中的帕金森病、肝豆状核变性、特发性震颤、甲状腺功能亢进症等以头部或肢体摇动、颤抖为主要表现者属于本病范畴，可参照本病辨证论治。

一、病因病机

（一）病因

1. 年老体虚 年老体弱，肾精虚损，脏气失调，髓海失充；或人过中年，脾胃渐损，肝肾不足，精血亏虚，筋脉失养；或罹患沉疴，久病体弱，脏腑功能紊乱，气血阴阳不足，虚风内动发为本病。

2. 饮食不节 平素嗜肥甘厚味，损伤脾胃，聚湿生痰，阻滞经脉而动风；或嗜酒成癖，滋生内热，痰热互结，壅阻经脉而动风；或因饥饱无常，过食生冷，损伤脾胃，气血生化乏源，导致清窍、筋脉失养发为本病。

3. 情志过极 情志抑郁或易怒，肝失疏泄，气血运行不畅，筋脉失养；或五志过极，化火伤阴，阴虚风动；或火热灼津成痰，痰火、风痰上扰清窍，横窜经络，清窍、筋脉失养；若思虑太过，脾失健运，痰浊内生，阻于经脉；或气血生化乏源，日久则心脾两虚，气血化生不足，筋脉失养而发颤证。

4. 劳逸失当 劳倦过度，伤及脾胃，健运失司，气虚血少，清窍、筋脉失养，则虚风内动；或房欲太过，肝肾亏虚，精血暗耗，水不涵木，虚风内动；或好逸少动，脾滞气缓，气血日减，筋脉失养而不能自主则发为本病。

（二）病机

颤证的基本病机为肝风内动，筋脉失养。"诸风掉眩，皆属于肝""肝主身之筋膜"，肝为风木之脏，肝风内动，筋脉不能任持自主，随风而动，牵动肢体及头颈颤抖、摇动。其中又有肝阳化风、血虚生风、阴虚风动、瘀血生风、痰热动风等不同病机。肝郁化火，热扰动筋；或痰热内蕴，热极生风而致肢体拘急颤动；或各种原因导致脏腑亏虚，气血津液化生不足，不能濡养筋脉；或年老体弱，肝肾亏虚，髓海不充，筋脉失养，不得自持而发为颤证。

本病病位在筋脉，与肝、肾、脾等脏关系密切。病理性质总属本虚标实。本虚为气血阴阳亏虚，其中以阴津精血亏虚为主，标实责之风、火、痰、瘀为患。风、火、痰、瘀可因虚而生，诸实邪又进一步耗伤阴津气血，标本之间错综复杂，关系密切。风、火、痰、瘀四邪多有相互联系、兼夹及转化。风多为阴虚动风，也有阳亢动风或痰热化风者；火有实火、虚火之分，虚火为阴虚火旺，实火为五志过极，气郁化火；痰可因脾虚不能运化，聚湿生痰，或因热邪煎熬津液，炼液成痰。痰湿多夹风邪或热邪致病；久病多瘀，瘀血亦常与痰湿兼夹致病，阻滞经脉，影响气血运行，致筋脉肌肉失养而发病。风、火、痰、瘀之间也可互相转化，阴虚、气虚可转为阳虚，气滞、痰湿也常化热。

二、诊断与鉴别诊断

（一）诊断依据

（1）头部及肢体颤抖、摇动，不能自制或少动。
（2）常伴表情呆板，头胸前倾，言语謇涩，动作笨拙，多汗流涎，语言缓慢不清，烦躁不寐，善忘，神识呆滞等症状。
（3）部分患者发病与情志有关，或为中毒、外伤及其他疾病继发的脑部病变。
（4）多发生于中老年人，一般起病隐匿，逐渐加重，不能自行缓解。

（二）鉴别诊断

瘛疭 即抽搐，多见于急性热病或某些慢性疾病急性发作，发作过程较短，抽搐多呈持续性，有时伴短阵性间歇，手足屈伸牵引，弛纵交替，部分患者可有发热神昏，两目上视等症状；颤证为慢性疾病，以头颈、手足不自主颤动、振摇为主要症状，无肢体抽搐牵引，手足颤抖动作幅度小，频率快，一般无发热、神昏及其他神志改变症状。另结合病史，辅以实验室及特殊检查，二者不难鉴别。

三、辨证论治

（一）辨证要点

1. 辨标本 肝肾阴虚、气血不足为颤证之本；风、火、痰、瘀等为颤证之标。

2. 辨虚实 本病为本虚标实之患，机体脏腑受损表现为颤抖无力，缠绵难愈，腰膝酸软，体瘦眩晕，遇烦劳而加重，多为虚证；瘀血、痰热动风表现为震颤较剧，肢体僵硬，胸闷体胖，烦躁不宁，遇郁怒而发，多为实证。但久病缠绵不愈，往往标本虚实夹杂，临证需仔细辨别其主次偏重。

（二）治疗原则

本病初期，本虚之象并不显著，常见震颤明显，肢体僵硬等风火相扇、痰热壅阻之标实证，治疗当以清热化痰、平肝息风为主，或佐以活血化瘀。病程较长，年老体弱，其表现为颤抖无力，腰膝酸软等肝肾亏虚、气血不足等本虚之证，治疗当以滋补肝肾、益气养血、调补阴阳为主，兼以息风通络。由于本病多发于中老年人，因此治疗更应重视补益肝肾，以求治本。

（三）分证论治

1. 风阳内动证

症状：头部或肢体颤动，不能自主，心情紧张时颤动加重，常伴烦躁易怒，面红耳鸣，头晕头胀，口苦咽干，或有肢体麻木，语声沉重迟缓，尿赤，大便干。舌质红，苔黄，脉弦。

分析：头摇肢颤，不能自主为肝肾阴虚，水不涵木，风阳内动，上扰清窍所致；烦躁易怒，面红耳鸣，头晕头胀，心情紧张时颤动加重为郁怒伤肝，风阳上扰清窍，清窍失养；口苦咽干，尿赤，大便干为肝郁化火，灼伤阴液；舌质红，苔黄，脉弦乃风阳内动之征。

治法：镇肝息风，舒筋止颤。

方药：天麻钩藤饮合镇肝熄风汤加减。前方具有平肝息风，清热安神作用；后方具有镇肝息风，育阴潜阳，舒筋止颤作用。

方中天麻、钩藤、石决明、代赭石、生龙骨、生牡蛎镇肝息风止颤；生地黄、白芍、玄参、龟板、天冬育阴清热，潜阳息风；怀牛膝、杜仲、桑寄生滋补肝肾；川楝子疏肝理气；黄芩、山栀清热泻火；夜交藤、茯神养阴宁心安神。

若肝火偏盛，烦躁易怒，头晕面赤甚者，加龙胆草、夏枯草以清肝胆之热；若痰多者，加竹沥、天竺黄以清热化痰；若颤动不止者，加地龙、僵蚕、全蝎以增强息风活络止颤之力；若烦躁失眠者，可加柏子仁、夜交藤以宁心安神，或加琥珀、磁石以重镇安神；若肾阴不足，阴虚内热致头晕耳鸣者，可用知柏地黄丸加减。

2. 痰热风动证

症状：头摇不止，肢麻震颤，重则手不能持物，神呆懒动，头胸前倾，脘腹痞闷，口苦口黏，口渴而不欲饮水，甚则口吐痰涎，小便短赤，大便闭结。舌体胖大，有齿痕，舌质红，苔黄腻，脉弦滑数。

分析：头摇，肢体震颤，重则手不能持物为脾胃受损，聚湿生痰，痰热内蕴，热极生风，筋脉失约所致；脘腹痞闷，口苦口黏，甚则口吐痰涎为痰热内蕴，阻滞气机，以致清气不升，浊气不降；口渴而不欲饮水为痰热灼伤津液，津不上乘；大便闭结为热灼津伤，肠道津液枯燥；热移膀胱则小便短赤；舌质红，苔黄腻，脉弦滑数均为痰热内蕴之征。

治法：清热化痰，平肝息风。

方药：导痰汤合羚角钩藤汤加减。前方具有祛痰行气作用，后方具有清热平肝息风作用。

方中生地黄、白芍、甘草育阴清热，缓急止颤；半夏、胆南星、竹茹、川贝母、黄芩清热化痰；羚羊角、桑叶、钩藤、菊花平肝潜阳，息风止颤；橘红、茯苓、枳实健脾理气。

若咯吐痰涎，舌苔厚腻，脉滑者为痰湿内聚，加厚朴、苍术、白芥子以燥湿豁痰；若脘腹痞闷甚者，加平胃散；若心烦易怒者，加佛手、郁金以疏肝解郁；若肌肤麻木不仁者，加僵蚕、地龙、全蝎以搜风通络。

3. 气血亏虚证

症状：病程长久，头摇肢颤，面色㿠白，表情淡漠，四肢乏力，言迟语缓，动则气短，心悸眩晕，纳呆。舌体胖大，质淡红，苔薄白，脉沉濡无力或沉细弱。

分析：头摇肢颤日久为气血两虚，筋脉失养，虚风内动所致；面色㿠白，表情淡漠为血虚不能上荣清窍；心悸眩晕为血虚不能养心；四肢乏力，动则气短为肺脾气虚，中气不足的表现；纳呆为脾胃亏虚，纳运失职。舌体胖大，质淡红，苔薄白，脉沉濡无力或沉细弱为气血两虚之征。

治法：益气养血，濡养筋脉。

方药：人参养荣汤加减。

方中人参大补肺脾之气，熟地黄滋阴补血，共为君药；当归、白芍助君药养血，黄芪、白术、茯苓健脾益气以助生血，共为臣药；五味子、远志养心安神，陈皮理气和胃，共为佐药；桂心引诸药入营，为使药；炙甘草和中调药，功兼佐使。诸药配合，共奏益气养血，濡养筋脉之功。

若气虚运化无力，湿聚成痰，应化痰通络，加导痰汤；若血虚心神失养，心悸、失眠、多梦、健忘者，应宁心安神，加夜交藤、炒枣仁、柏子仁，或酸枣仁汤；若气虚血滞，肢体颤抖，或肢体麻木、疼痛者，应活血化瘀通络，加鸡血藤、丹参、桃仁、红花，或桃红四物汤；若脾胃虚弱，纳呆便溏者，应健脾开胃，加麦芽、山楂、神曲、砂仁，或香砂六君子汤。

4. 髓海不足证

症状：头摇肢颤，持物不稳，步行障碍，步距短小，伴头晕耳鸣，心烦失眠，腰膝酸软，小便清长，常兼神呆、痴傻，寤寐颠倒。舌质红，苔薄白，或红绛无苔，脉细数。

分析：头摇肢颤，持物不稳为肝肾亏虚，精血不足，髓海失充，筋脉失养所致；头晕耳鸣，神呆、痴傻，寤寐颠倒为肾精亏虚，髓海不足，脑窍失养的表现；腰膝酸软，小便清长为肾虚，膀胱气化无权；舌质红，苔薄白，或红绛无苔，脉细数为肝肾亏虚，精血不足之征。

治法：补肾填髓，育阴息风。

方药：龟鹿二仙膏合大定风珠加减。前方重在益气，填补精髓；后方重在滋阴，柔肝息风。

方中龟板、鳖甲、生牡蛎、钩藤、鸡子黄、阿胶育阴潜阳，平肝息风；枸杞子、鹿角、熟地黄、生地黄、白芍、麦冬、麻仁补益肝肾，滋阴养血润燥；人参、山药、茯苓健脾益气，化生气血；五味子、甘草酸甘化阴以安神。

若阴虚火旺，兼见五心烦热，躁动失眠，便秘溲赤者，加黄柏、知母、牡丹皮、玄参；若肢体麻木，拘急强直者，加木瓜、僵蚕、地龙，重用白芍、甘草以舒筋缓急；若神呆、痴傻者，加胡桃肉、石菖蒲补肾宣窍；若善忘者，加远志、茯神益智强识。

5. 阳气虚衰证

症状：头摇肢颤，筋脉拘挛，畏寒肢冷，四肢麻木，心悸懒言，动则气短，自汗，小便清长或自遗，大便溏。舌质淡，苔薄白，脉沉迟无力。

分析：头摇肢颤，筋脉拘挛，四肢麻木为阳气虚衰，温煦失职，筋脉不用所致；畏寒肢冷为阳气虚衰，机体失于温煦的表现；心悸懒言，动则气短，自汗为气虚之象；小便清长或自遗为肾阳虚衰，膀胱开阖失职所致；大便溏为脾虚运化无权；舌质淡，苔薄白，脉沉迟无力为阳虚之征。

治法：补肾助阳，温煦筋脉。

方药：地黄饮子加减。

方中熟地黄、山萸肉滋阴补肾，肉苁蓉、巴戟天温肾壮阳，共为君药；臣以附子、肉桂之辛热以助温养下元，引火归元，石斛、麦冬、五味子滋养肺肾，壮水以济火；石菖蒲、远志、茯苓化痰开窍、交通心肾，是为佐药；生姜、大枣和中调药，功兼佐使。诸药配合，共奏补肾助阳，滋阴柔筋之功。

若大便稀溏甚者，加干姜、肉豆蔻温中健脾；若心悸甚者，加远志、柏子仁养心安神；若神疲乏力者，加黄芪、黄精益气健脾；若小便自遗明显者，加益智仁、桑螵蛸暖肾缩尿。

四、预防调护

预防颤证应注意生活调摄，保持情绪稳定，心情舒畅，避免忧思郁怒等不良精神刺激，饮食宜清淡而富有营养，忌暴饮暴食及嗜食肥甘厚味，戒除烟酒等不良嗜好。此外，避免中毒、中风、颅脑损伤对预防本病发生有重要意义。

本病患者应适当参加力所能及的体育活动，如太极拳、八段锦等。由于患者肌肉僵硬，身躯前倾，走路呈急速小步态，甚至上肢协同作用消失，易失去平衡，应注意安全防护，病情较重者，可因吞咽肌的强直和运动减少，致使口水不停流出，或发生呛咳等，注意饮食软烂。可指导患者做手指和腿部的运动，防止僵直。注意减少各种诱发因素，情绪激动、精神紧张等都会使病情加重，患者言语及动作迟缓，家属应耐心照护。对卧床不起的患者，注意帮助患者翻身，经常进行肢体按摩，以防发生褥疮。

五、小　　结

颤证是以头部或肢体摇动、颤抖为主要临床表现的病证。其常见病因主要为年老体虚、饮食不节、情志过极、劳逸失当，基本病机为肝风内动，筋脉失养；病位在筋脉，与肝、肾、脾等脏关系密切。病理性质总属本虚标实。本虚为气血阴阳亏虚，其中以阴津精血亏虚为主，标实责之风、火、痰、瘀为患。治疗以"缓则治本，急则治标"为原则。治本予滋补肝肾，益气养血，调补阴阳；治标予清热化痰，平肝息风，佐以活血化瘀。本病为难治病证，部分患者呈逐年加重倾向，注意减少各种诱发因素，除药物治疗外，还应重视调摄与护理。

 临证验案

汪某，女，70岁，2019年4月11日初诊。

主诉：右手震颤2年余，伴反应迟钝半年。

初诊：患者于2014年夏季摔倒，撞到头部后出现眼角抖动，继而腿部肌肉颤动，后右手手指颤动，未予重视。2019年3月26日患者因"渐起肢体震颤伴行动迟缓1年余"入院，诊断为"帕金森病"。现症见面色稍红，体瘦，神志不清，脾气暴躁，不愿与人交流，四肢静止性震颤，全身疼痛，胸背部及尾椎疼痛甚，难以忍受，影响日常活动及睡眠，需坐轮椅，双下肢肌张力均增高，伴疼痛，偶头晕，大便干结，小便可。舌红，少苔，脉细。

辨证：肝肾阴虚，虚阳上浮。

治法：平肝息风，滋阴潜阳。

处方：龟甲15g　鳖甲9g　山药30g　生地黄15g　麦冬30g　佩兰10g　续断15g　葛根30g　丹参15g　首乌藤30g　白芍60g　玄参30g　珍珠母30g　醋延胡索15g　鸡矢藤30g　甘草9g

每日1剂，水煎服，早晚分服，14剂。

二诊（2019年4月26日）：病史同前，大便较前通畅，四肢震颤稍缓解，神志、脾气如前，全身仍疼痛如前，肌张力仍升高，双下肢疼痛次数增加，头晕，小便可，纳欠佳，寐欠安，舌红，欠润，少苔，脉细。

处方：黄芪30g　制何首乌15g　枸杞子30g　巴戟天12g　葛根30g　丹参30g　川芎15g　地龙15g　石菖蒲9g　煅龙骨30g　珍珠母30g　当归15g　醋延胡索15g　鸡矢藤30g　山楂15g

14剂，煎服法同前。

三诊：病史同前，神志渐清晰，开始与人交流，全身及双下肢疼痛缓解，肌张力尚可，可自行站立、行走持续时间较前延长，四肢震颤大减，纳可，夜寐一般，大便调，小便可。舌红，苔薄白，脉细。

处方：黄芪45g　巴戟天15g　菟丝子30g　补骨脂15g　制何首乌15g　枸杞子30g　丹参15g　续断15g　醋延胡索15g　生牡蛎30g　炙甘草15g　鸡内金10g　砂仁9g

14剂，煎服法同前。

按　根据患者就诊时初步辨证为肝肾阴虚，兼有虚阳上浮，治以平肝息风，滋阴潜阳，予三甲复脉汤加减。二诊时患者大便较前顺畅，但肌张力增高，详细询问病史后，发现患者经常双足发冷，伴腰腿痛，乏力，且脉细弱，此属阳气不足，治宜温阳息风为主，服药治疗一段时间后，患者神志逐渐清晰，四肢震颤、疼痛症状改善。诸药使痰瘀消散，精血渐生，肾阳渐复，脑窍与筋脉得养，内风自息。

（曾楚楚，王琦，周胜强，等.国医大师刘祖贻运用温阳息风法治疗颤证经验[J].湖南中医药大学学报,2021,41（02）：170-173.）

文献摘录

（1）《证治准绳·杂病》："病之轻者，或可用补金平木清痰调气之法，在人自斟酌之。中风手足弹曳，星附散、独活散、金牙酒，无热者宜之。摧肝丸，镇火平肝，消痰定颤，有热者宜之。气虚而振，参术汤补之。心虚而振，补心丸养之。挟痰，导痰汤加竹沥。老人战振，宜定振丸。"

（2）《张氏医通·颤振》："颤振与瘛疭相类，瘛疭则手足牵引，而或伸或屈；颤振则但振动而不屈也，亦有头动而手不动者，盖木盛则生风生火，上冲于头，故头为颤振，若散于四末，则手足动而头不动也。"

（3）《医碥·颤振》："颤，摇也，振，战动也，亦风火摇撼之象……风木盛则脾土虚，脾为四肢之本，四肢乃脾之末，故曰风淫末疾。风火盛而脾虚，则不能行其津液，而痰湿亦停聚，当兼去痰。"

文献推介

（1）白清林，马云枝. 熄风定颤丸治疗肝肾不足型帕金森病患者30例临床观察[J]. 中医杂志,2010,51（02）：125-127+131.

（2）吴大龙，赵婧彤，罗丹，等. 国医大师任继学从伏邪理论论治帕金森病[J]. 中华中医药杂志,2019,34（8）：3526-3528.

54　痉　证

痉证是由阴虚血少，筋脉失养引起的，以项背强直，四肢抽搐，甚至口噤、角弓反张为主要临床表现的病证。具有起病急骤、变化快等特点，可伴发于高热、昏迷等病证过程中。

痉的病名首见于《五十二病方》。《黄帝内经》对痉证的病因进行了论述，指出本病的发生与风、寒、湿、热等外邪相关。如《素问·至真要大论》曰："诸痉项强，皆属于湿""诸暴强直，皆属于风"。《灵枢·经筋》曰："经筋之病，寒则反折筋急。"《素问·气厥论》曰："肺移热于肾，传为柔痉。"汉·张仲景《金匮要略》在继承《黄帝内经》理论的基础上，提出痉证可分为"刚痉"和"柔痉"，外感表实无汗为刚痉，表虚有汗为柔痉；并认为表证过汗、风寒误下、疮家误汗、产后血虚、汗出中风等误治、失治也可致痉。《金匮要略》中有关伤亡津液而致痉的记载，不仅是对《黄帝内经》理论的发挥，也是内伤致痉的理论基础。唐宋金元时期，对痉证的认识不断深入。隋·巢元方《诸病源候论·风痉候》详细描述了本病的症状，如"口噤不开，背强而直，如风发痫状"。元·朱丹溪《医学明理·痉门论》云："方书皆谓感受风湿而致，多用风药，予细详之，恐仍未备，当作气血内虚，外物干之所致。"认为本病也可由气血亏虚所致，治疗切不可作风治而专用"风药"。

明清时期，对本病病因有了更进一步的认识。明·李梴《医学入门·论正伤寒名义》云："太阳病纯伤风、纯伤寒，则不发痉。惟先伤风而后又感寒，或先伤风而后又感湿，过汗俱能发。"明·张景岳《景岳全书·痉证》云："凡属阴虚血少之辈，不能养营筋脉，以致搐挛僵仆者，皆是此证。"强调本病并非单纯感受某种外邪，阴虚精血亏损亦可致痉。温病学说的发展和成熟，更进一步丰富和扩充了对本病病因病机的认识，提出了热盛伤津、肝风内动可引发本病。清·叶天士《临证指南医案·肝风》中首次阐述了本病和肝脏的关系，认为："肝为风木之脏，因有相火内寄，体阴用阳，其性刚，主动主升……倘精液有亏，肝阴不足，血燥生热，热则风阳上升，窍络阻塞，头目不清，眩晕跌仆，甚则瘛疭痉厥矣。"清·吴鞠通则进一步将本病概括为虚、实、寒、热四大纲领，《温病条辨·痉有寒热虚实四大纲论》曰："六淫致痉，实证也；产妇亡血，病久致痉，风家误下，温病误汗，疮家发汗者，虚痉也；风寒、风湿致痉者，寒证也；风温、风热、风暑、燥火致痉者，热痉也。"清·王清任《医林改错》在前人"气虚致痉"的基础上进一步提出气虚血瘀亦可致痉。

西医学中的流行性脑膜炎、流行性乙型脑炎、癫痫、破伤风及各种原因引起的以项背强直，四肢抽搐，甚至口噤、角弓反张为主要表现者属于本病范畴，可参照本病辨证论治。

一、病因病机

（一）病因

痉证的病因分为外感和内伤两个方面。外感由于感受风、寒、湿、热之邪，壅阻经络，气血不畅，或热盛动风而致痉。内伤是因肝肾阴虚，肝阳上亢，阳亢化风而致痉，或阴虚血少，筋脉失养，虚风内动而致痉。

1. 感受外邪 外感风、寒、湿邪，壅阻脉络，气血运行不利，筋脉失养，拘挛抽搐而成痉；外感温热之邪，或外感寒邪郁而化热，邪热消灼津液，筋脉失于濡养，如《金匮要略方论本义·痉病总论》就痉证形成指出："脉者，人之正气正血所行之道路也，杂错乎邪风邪湿、邪寒，则脉行之道路必阻塞壅滞，而拘急蜷挛之证见矣。"或热病伤阴，引动肝风，扰乱神明，而发为痉证，如《临证指南医案·痉厥》所说："厥阴误进刚药，五液劫尽，阳气与内风鸱张，遂变为痉。"

2. 久病过劳 久病不愈，气血耗伤，气虚则血行不畅，瘀血内阻，血虚则不能濡养筋脉。久病脏腑功能失调，或脾虚不化水湿，或肝火灼伤津液，或肺热蒸灼津液等，皆能产生痰浊，痰浊阻滞经脉，筋脉失养而致痉。先天禀赋不足，操劳过度，日久肝肾阴虚，阴不制阳，水不涵木，肝阳上亢，或情志不畅，肝气郁结，气郁化火，阳亢化风而致痉。

3. **亡血伤津** 大病伤津或产后失血，以及汗证、血证、体虚等病证失治，伤津损液；或过用汗、吐、下法，如表证过汗、风寒误下、疮家误汗等，均可导致津伤液脱，亡血失津，筋脉失养，发为痉证。

（二）病机

痉证的基本病机为阴虚血少，筋脉失养。概而论之，有风（寒、湿）、热、痰、瘀、虚五端，在一定条件下相互影响，引起阴阳失调，阳动阴不濡，从而导致筋脉失养而发痉。风、寒、湿邪侵袭，壅滞经脉，气血运行不利，筋脉拘急则发为本病。外感热邪，或寒、湿之邪郁而化热，消灼阴津，引动肝风，甚则内结阳明，窜犯心营，闭塞筋脉，可致高热发痉。此外，痰瘀阻滞筋脉，导致筋脉失养而发痉。气血津液亏虚，阴不制阳，也可导致筋脉失于濡养而发痉。

本病的病变部位在筋脉，由肝所主，如《景岳全书·痉证》云："痉之为病……其病在筋脉，筋脉拘急，所以反张。"除此之外，本病尚涉及心、脾、胃、肾等多个脏腑。如肝经热盛，风阳妄动；或热陷心包，逆乱神明；或脾失健运，痰浊阻滞；或胃热腑实，阴津耗伤；或肾精不足，阴血亏虚等，均与本病的发生相关。

本病的病机演变常见于虚实之间。外感风、寒、湿、热致痉者以邪实为主；内伤久病、失治误治，导致气血津液不足而致痉者以正虚为主。邪气往往伤正，常呈虚实夹杂；若痰瘀阻滞经脉，则多为正虚邪实，虚实夹杂证。

二、诊断与鉴别诊断

（一）诊断依据

（1）多突然起病，以项背强急、四肢抽搐，甚至角弓反张为其证候特征。
（2）部分危重患者可有神昏谵语等意识障碍。
（3）发病前多有外感或内伤等病史。

（二）鉴别诊断

1. **痫证** 以突然仆倒、昏不知人、口吐涎沫、两目上视、四肢抽搐，或口中如作猪羊叫声为特征；大多发作片刻即自行苏醒，醒后如常人。
2. **厥证** 由于阴阳失调，气机逆乱，以突然昏倒、不省人事、四肢逆冷等为主要表现。四肢逆冷，无项背强硬、四肢抽搐等症状是其鉴别要点。
3. **中风** 急性发作，以突然昏仆、不省人事，或不经昏仆，但以半身不遂、口舌㖞斜、神识昏蒙等为主要表现，醒后多有后遗症。
4. **颤证** 通常起病较慢，病程较久，以头颈、手足不自主颤动、振摇为主要症状。手足颤抖动作频率较快，多呈持续性，无项背强硬、角弓反张、发热、神昏等症状。

三、辨证论治

（一）辨证要点

1. **辨外感与内伤** 一般来说，外感致痉多有恶寒、发热、脉浮等表证，即使热邪直犯，可无恶寒，但必有发热。内伤致痉多无恶寒发热之象。

2. 辨虚证与实证 颈项强直，牙关紧闭，角弓反张，四肢抽搐频繁、有力而幅度较大者，多属实；手足蠕动，或抽搐时休时止，神疲倦怠者，多属虚证。

（二）治疗原则

痉证治疗原则为急则舒筋解痉以治其标，缓则养血滋阴以治其本。感受风、寒、湿、热之邪而致痉者，祛风散寒，清热祛湿，择而用之。邪壅经络者，治以祛风散寒，燥湿和营；肝经热盛者，治以清肝潜阳，息风镇痉；阳明热盛者，治以清泄胃热，增液止痉；心营热盛者，治以清心透营，开窍止痉；瘀血内阻而致痉者，治以活血化瘀，通窍止痉；痰浊阻滞而致痉者，治以祛风豁痰，息风止痉。津伤血少在本病的发病中具有重要作用，所以滋养营阴是重要治疗方法。

此外，各个证候之间，可以错杂出现，如热邪中夹痰浊，气血亏虚又感外邪等，应明辨虚实，标本兼顾，有常有变，灵活运用。

（三）分证论治

1. 邪壅经络证

症状：头痛，项背强直，恶寒发热，无汗或汗出，肢体酸重，甚至口噤不能语，四肢抽搐。舌苔薄白或白腻，脉浮紧。

分析：风寒湿邪，阻滞经络，故头痛，项背强直；外邪侵于肌表，营卫不和，故恶寒发热；寒邪偏甚，则腠理紧闭而无汗；风邪偏甚，腠理开泄则有汗；湿滞经络肌肉，故肢体酸重；风寒湿邪壅滞经络，气血运行不利，筋脉失养，甚则出现口噤不能语，四肢抽搐；舌苔薄白或白腻，脉浮紧多为风寒湿邪在表之征。

治法：祛风散寒，燥湿和营。

方药：羌活胜湿汤加减。

方中羌活、独活辛苦温燥，皆可祛风除湿，通利关节。其中羌活善祛上部风湿，独活善祛下部风湿，二者合用，可散周身风湿。再佐以防风，散风胜湿之效更甚。藁本疏散太阳经之风寒湿邪，善达巅顶而止头痛。川芎、蔓荆子和营通络止痛，邪祛络通则痉得解。

若寒邪较重，项背强急，肢痛拘挛，苔薄白，脉浮紧，病属"刚痉"，以葛根汤为主治之；若风邪偏盛，项背强急，发热不恶寒，汗出头痛，苔薄白，脉沉细者，病属"柔痉"，以瓜蒌桂枝汤为主治之；若湿热偏盛，筋脉拘急，胸脘痞闷，身热，渴不欲饮，小便短赤，苔黄腻，脉滑数者，用三仁汤加地龙、丝瓜络、威灵仙治之。

2. 肝经热盛证

症状：高热头痛，口噤龂齿，手足躁动，甚则项背强急，四肢抽搐，角弓反张。舌质红绛，苔薄黄或少苔，脉弦细而数。

分析：厥阴肝经上行巅顶，肝经热盛可见头痛。热盛动风伤津，筋脉失和，故口噤龂齿，手足躁动，甚者项背强急，四肢抽搐，角弓反张；舌质绛红，苔薄黄或少苔，脉弦细而数为肝经热盛之征。

治法：清肝潜阳，息风镇痉。

方药：羚角钩藤汤加减。

方中羚羊角、钩藤清热凉肝，息风止痉；桑叶、菊花辛凉疏泄，清热平肝；川贝母、竹茹清热化痰以通络；茯神木平肝宁心，安神定志；白芍、生地黄、甘草酸甘阴、养阴增液，补养肝血舒筋缓急止痉。

若口苦，苔黄者，加龙胆草、栀子、黄芩；若口干渴甚者，加生石膏、天花粉、麦冬；若痉证反复发作者，加全蝎、蜈蚣、僵蚕、蝉衣；若神昏痉厥者，可用安宫牛黄丸、至宝丹或紫雪。

3. 阳明热盛证

症状：壮热汗出，项背强急，手足挛急，甚则角弓反张，腹满便结，口渴喜冷饮，胸闷烦躁。舌质红，苔黄燥，脉弦数。

分析：阳明胃热亢盛，腑气不通，故壮热汗出，腹满便结；热盛伤津，筋脉失养，故项背强急，手足挛急，甚者角弓反张，口渴喜冷饮；热扰心神，故胸闷烦躁；舌质红，苔黄燥，脉弦数为阳明热盛之征。

治法：清泄胃热，增液止痉。

方药：白虎汤合增液承气汤加减。前方以清泄阳明实热为主；后方重在滋阴增液、泄热通便。

方中石膏性大寒，主入肺卫气分，善能清阳明气分大热，清热而不伤阴，并能除烦止渴，合用知母清热除烦，生津止渴之效显著；粳米、甘草益胃生津，缓石膏、知母之苦寒；玄参、麦冬、生地黄清热滋阴，壮水生津；大黄、芒硝泄热通便，软坚润燥。

若热邪伤津而无腑实证者，可用白虎加人参汤；若抽搐甚者，加天麻、地龙、全蝎、菊花、钩藤；若热甚心烦者，加淡竹叶、栀子、黄芩；若热入营血、斑疹显现者，加水牛角、生地黄、牡丹皮。

4. 心营热盛证

症状：高热烦躁，神昏谵语，项背强急，四肢抽搐，甚则角弓反张。舌质红绛，苔黄少津，脉细数。

分析：心营热盛，热扰神明，故见高热烦躁，神昏谵语；热盛伤阴，筋脉失养，故项背强急，四肢抽搐，甚者角弓反张；舌质红绛，苔黄少津，脉细数为心营热盛之征。

治法：清心透营，开窍止痉。

方药：清营汤加减。

方中水牛角苦咸寒，清解营分之热毒；生地黄、麦冬、玄参清热养阴生津，又助清营凉血解毒；金银花、连翘清热解毒，轻清透泄，促使营分之邪向外从气分透泄而解，此即叶天士所云"入营犹可透热转气"；竹叶清心除烦，黄连清心解毒；丹参清热凉血、活血散瘀，诸药合用共成清营养阴透热之功。

若高热烦躁甚者，加丹皮、栀子、生石膏、知母；若四肢抽搐、角弓反张甚者，加全蝎、蜈蚣、僵蚕、蝉衣；若神昏谵语、躁动不安、四肢挛急抽搐、角弓反张者，酌情选用安宫牛黄丸、至宝丹或紫雪。

本病临证时须辨其营血热毒深浅轻重，可分别选用化斑汤、清瘟败毒饮、神犀丹化裁。若患者肢体抽搐无力、面色苍白、四肢厥冷、气短汗出、舌淡、脉细弱，证属亡阳脱证，当予急服独参汤、生脉散。

5. 瘀血内阻证

症状：头痛如刺，痛有定处，形体消瘦，项背强直，四肢抽痛。舌质紫暗，边有瘀斑、瘀点，脉细涩。

分析：久病入络，气血耗伤，络血不畅，瘀血内停，故见头痛如刺，痛有定处；瘀血壅阻筋脉，故见项背强直，四肢抽痛；舌质紫暗，边有瘀斑、瘀点，脉细涩为瘀血内阻之征。

治法：活血化瘀，通窍止痉。

方药：通窍活血汤加减。

方中桃仁、红花活血通络；麝香开窍醒神；赤芍、川芎行血活血，通经络之阻滞；生姜、葱白行气通阳利窍；黄酒通络，佐以大枣缓和芳香辛窜药物之性。

若筋脉拘急，瘀血较重者，加郁金、地龙、当归尾、水蛭、鸡血藤等。

6. 痰浊阻滞证

症状：头痛昏蒙，神识呆滞，项背强急，四肢抽搐，胸脘满闷，呕吐痰涎。舌苔白腻，脉滑或弦滑。

分析：痰浊中阻，上蒙清窍，故头痛昏蒙，神识呆滞，胸脘满闷，呕吐痰涎；痰浊壅滞经络，筋脉失养，故项背强急，四肢抽搐；舌苔白腻，脉滑或弦滑为痰浊阻滞之征。

治法：豁痰开窍，息风止痉。

方药：涤痰汤加减。

方中半夏、橘红理气燥湿化痰；胆南星、竹茹清热化痰；枳实、茯苓燥湿祛痰，破气除痞，理气降逆；石菖蒲化湿开窍；人参、甘草、生姜、大枣益气健脾。

若言语不利者，加白芥子、远志；若痰郁化热，身热、烦躁、舌苔黄腻、脉滑数者，加瓜蒌、黄芩、天竺黄、竹茹、青礞石；若痰浊上壅，蒙闭清窍，突然昏厥抽搐者，可急用竹沥加姜汁冲服安宫牛黄丸。

7. 阴血亏虚证

症状：项背强急，四肢麻木，抽搐或筋惕，头目昏眩，自汗，神疲气短，或低热。舌质淡或舌红无苔，脉细数。

分析：素体阴血亏虚，或失血、汗、下太过之后，气血两虚，不能濡养筋脉，故项背强急，四肢麻木，抽搐或筋惕；血虚不能上奉于脑，故头目昏眩；气随血脱，卫外不固，故自汗，神疲气短；舌质淡或舌红无苔，脉细数为阴血亏虚之征。

治法：滋阴养血，息风止痉。

方药：四物汤合大定风珠加减。前方以补血调血为主，用治血虚血滞，筋脉失养证；后方重在滋液育阴，柔肝息风，适用于热灼真阴，阴血亏虚，虚风内动证。

方中熟地黄质润滋腻，滋阴补血，当归补血和血，两药合用既增补血之力，又行营血之滞；白芍养血敛阴，柔肝缓急；川芎活血行气止痛；鸡子黄、阿胶均为血肉有情之品，滋阴养液息风；白芍、干地黄、麦冬滋水涵木，柔肝濡筋；麻子仁养阴润燥，五味子味酸善收，配白芍、甘草能酸甘化阴，柔肝荣筋；生龟板、生鳖甲、生牡蛎滋阴潜阳，重镇息风。

若五心烦热者，加白薇、青蒿、黄连、淡竹叶；若阴虚多汗、时时欲脱者，加人参、沙参、麦冬、五味子；若气虚自汗者，加黄芪、浮小麦；若疾病日久，阴血不足，气虚血滞，瘀血阻络者，加黄芪、丹参、川芎、赤芍、鸡血藤，或用补阳还五汤；若虚风内动，肢体拘急挛缩者，重用养阴润筋之品，加全蝎、天麻、钩藤。

四、预防调护

首先，针对痉证的危险因素采取预防性干预措施，如劳逸结合、锻炼身体、增强体质、防止外邪侵袭和外伤感染等，以降低本病的发生风险。本病发病前往往有先兆表现，应密切观察，若发现双目不瞬、眼球活动不灵活、口角肌肉抽动，即可用水牛角、钩藤、全蝎、僵蚕等止痉药物急煎顿服，或配合针刺治疗，防止本病发作。

其次，本病多属急重症，宜采取针对性调护措施，包括：①病床需平整松软，并设床栏；发病时应尽量减少搬动患者。②病室保持安静、光线柔和，减少噪声刺激，以免惊扰患者。③急性发作时注意保护舌体和防止窒息，保持呼吸道通畅；清除义齿及呼吸道异物，以防堵塞气道。④对频繁肢体抽动者，要避免强行按压或捆绑，防止骨折。⑤因高热发痉者需给予降温处理，并确保水分的补充，促进本病的恢复。

五、小　　结

痉证是以项背强直、四肢抽搐，甚至口噤、角弓反张为主要特征的危急重症。病因以外邪壅络、热盛津伤、痰瘀壅滞、阴血亏虚等为主。基本病机为阴虚血少，筋脉失养。病位在筋脉，由肝所主，与心、脾、肾等脏腑密切相关。通常外感发痉多属实证，治当先祛其邪，根据其外感邪气的不同，可分别用祛风散寒、燥湿和营、泄热存阴、清肝潜阳、清泄胃热、清心透营、豁痰化瘀法治之。内伤致痉多属虚证，当先扶正。临床上阴亏血少致痉者多见，因此治疗时滋阴养血是不可忽视的一环。同时，要重视痉证的防治，见到高热、失血的病证，要及时清热、滋阴养血止血，防止本病的发生。

 临证验案

杨某，男，6个月。

初诊：3个月前因高热出现"惊风"。在某医院治疗，病情得以控制。热退，但遗留项强、阵挛等症。经多方治疗无效，后延余诊治。查患儿项背强直，角弓反张，时时抽搐，右侧肢体瘫痪。神识呆滞，两目上视，双耳失聪，夜惊，拒食奶，两目间有青紫筋纹，望指纹已近命关，色青紫，隐隐而现。诊其脉弦细数，舌体稍强硬，略偏向右侧，舌质色暗，苔薄。

辨证：肝风内动，血行不畅。

治法：平肝息风，化瘀通络。

处方：羚羊角(先煎)3g　天麻6g　南星3g　菊花6g　钩藤(后下)6g　茯苓6g　石菖蒲6g　郁金6g　生龙骨(先煎)6g　葛根6g　丹参6g　僵蚕6g　白芍6g

予3剂，清水煎，不拘时服。另丹参注射液，每日1支，肌内注射。

结果：患儿项强、角弓反张等症明显减轻，抽搐症状消失，惟右侧肢体不能活动，两目呆滞，食纳差。舌质暗，脉细。先后经用活血化瘀、滋阴潜阳、调补气血等药物组方治疗，亦肌内注射丹参注射液，断续单用中医治疗近2年，疾病基本痊愈。

按　此证初属小儿高热惊风，病始由感受温热之邪，热盛动风即致。虽经治疗，但因热邪较甚，耗液伤阴，气阴两伤，筋脉失养，加之余邪未净，故见持续性抽搐动风。此证本在气阴两伤，血行不畅，标在肝风内动。急则治标，故以羚角钩藤汤化裁以息风止痉。所谓"治风先治血，血行风自灭"之训，断不可因之婴幼儿而急用活血之品。伍以丹参注射液以活血通络。风息后拟以治本，以调补气血，育阴潜阳，活血通络为主进行组方治疗。本证不但标本兼治，同时注意病久入络，肝血受损的病例特点，从而活血化瘀通络贯彻于始终，使邪去得以病愈。

（李军. 玉鼎集[M]. 西安：第四军医大学出版社. 2014）

文献摘录

（1）《素问·生气通天论》："因于湿，首如裹，湿热不攘，大筋软短，小筋弛长，软短为拘，弛长为痿。"

（2）《金匮要略·痉湿暍病脉证并治》："太阳病，发热无汗，反恶寒者，名曰刚痉。太阳病，发热汗出，而不恶寒，名曰柔痉。""太阳病，其证备，身体强，几几然，脉反沉迟，此为痉，瓜蒌桂枝汤主之。""太阳病，无汗，而小便反少，气上冲胸，口噤不能语，欲作刚痉，葛根汤主之。""痉为病，胸满口噤，卧不着席，脚挛急，必齘齿，可与大承气汤。"

（3）《景岳全书·痉证》："愚谓痉之为病，强直反张病也。其病在筋脉，筋脉拘急，所以反张；其病在血液，血液枯燥，所以筋挛。""盖凡以暴病而反张戴眼、口噤拘急之类，皆痉病也。""故治此者，必当先以气血为主，而邪甚者，或兼治邪，若微邪者，通不必治邪。盖此证之所急者在元气，元气复而血脉行，则微邪自不能留，何足虑哉！"

文献推介

（1）李华伟，马丙祥，冯斌，等. 补脾止痉汤治疗小儿多发性抽动症的临床研究[J]. 中医学报，2011，26（09）：1091-1093.

（2）张贵平，周发祥，于小菊，等. 周发祥教授治疗痉病思路浅解[J]. 光明中医，2015，30（06）：1174-1175.

55 腰　　痛

腰痛是由经脉痹阻，腰府失养引起的，以腰脊或脊旁部位疼痛为主要临床表现的病证。《素问·脉要精微论》云："腰者，肾之府"，首先提出了肾与腰部疾病密切相关。《素问》根据经络循行，阐述了足三阴、足三阳及奇经八脉为病所出现的腰痛病证，并介绍了相应的针灸治疗。汉·张仲景《金匮要略·五脏风寒积聚病脉证并治》言："肾著之病，其人身体重，腰中冷，如坐水中……腰以下冷痛，腰重如带五千钱，甘姜苓术汤主之"，论述了寒湿腰痛的发病、症状与治法。隋·巢元方《诸病源候论》强调肾虚是发病之本。元·朱丹溪《丹溪心法·腰痛》曰："腰痛主湿热、肾虚、瘀血、挫闪、有痰积。"清·郑树珪《七松岩集·腰痛》曰："然痛有虚实之分，所谓虚者，是两肾之精神气血虚也，凡言虚证，皆两肾自病耳。所谓实者，非肾家自实，是两腰经络血脉之中，为风寒湿之所侵，闪朒挫气之所碍，腰内空腔之中为湿痰瘀血凝滞，不通而为痛。"对腰痛常见的病因和虚实作了概括。清·张璐《张氏医通》、清·沈金鳌《杂病源流犀烛》将历代医家对腰痛的论述归纳为风腰痛、寒腰痛、肾虚腰痛、气滞腰痛、瘀血腰痛等，使腰痛的辨治更为系统。对于本病的治疗，清·李用粹《证治汇补·腰痛》中指出分清标本先后缓急的治疗原则，指出："治惟补肾为先，而后随邪之所见者以施治。标急则治标，本急则治本。初痛宜疏邪滞，理经隧；久痛宜补真元，养血气。"对后世临床实践具有重要指导意义。

西医学中的腰肌纤维炎、强直性脊柱炎、腰椎骨质增生、腰椎间盘病变、腰肌劳损及某些内脏疾病等以腰痛为主要表现者属于本病范畴，可参照本病辨证论治。如因外科、妇科疾患引起的腰痛，不属本节讨论范围。

一、病因病机

（一）病因

1. 外邪侵袭　居处潮湿，或劳作汗出当风，衣着单薄，或冒雨着凉，或暑夏贪凉，腰府失护，风、寒、湿、热之邪乘虚侵入，阻滞经脉，气血运行不畅而发腰痛。如《金匮要略·五脏风寒积聚病脉证并治》云："身劳汗出，衣里冷湿，久久得之。"

2. 体虚年衰 先天禀赋不足，加之劳役负重，或久病体虚，或年老体衰，或房室不节，以致肾精亏虚，腰府失养乃致腰痛。此即《景岳全书·腰痛》所言："腰痛之虚证，十居八九，但察其既无表邪，又无湿热，而或以年衰，或以劳苦，或以酒色斫丧，或七情忧郁所致者，则悉属真阴虚证。"

3. 跌仆闪挫 举重抬升，暴力扭转，坠堕跌打，或体位不正，用力不当，屏气闪挫，导致腰部经络气血运行不畅，气血阻滞不通，瘀血留着亦致腰痛。如《景岳全书·腰痛》云："跌仆伤而腰痛者，此伤在筋骨而血脉凝滞也。"

（二）病机

腰痛基本病机为经脉痹阻，腰府失养。本病分为外感与内伤。外感腰痛的主要病机是外邪痹阻经脉，气血运行不畅。寒为阴邪，其性收敛凝闭，侵袭肌肤经络，郁遏卫阳，凝滞营阴，以致腰府气血不通；湿邪侵袭，其性重着、黏滞，留着筋骨肌肉，闭阻气血，可使腰府经气不运；热邪常与湿合，或湿蕴生热而滞于腰府，造成经脉不畅而发腰痛。内伤腰痛多由肾之精气亏虚，腰府失其濡养、温煦。精气亏虚则肾气不充，偏于阴虚则腰府不得濡养，偏于阳虚则腰府不得温煦，故发生腰痛。内伤不外乎肾虚，而风、寒、湿、热诸邪，常因肾虚而乘客，内外二因，相互影响，痹阻经脉，发为腰痛。

本病与肾脏及诸经脉相关。腰为肾之府，由肾之精气所溉，肾与膀胱相表里，足太阳经过之，此外，任、督、冲、带诸脉，亦布其间，皆与本病发病相关。经脉以通为常，跌仆挫扭，影响腰部气血运行，以致气滞血瘀，壅滞经络，凝涩血脉，不通而痛。

二、诊断与鉴别诊断

（一）诊断依据

（1）急性腰痛：病程较短，轻微活动即可引起一侧或两侧腰部疼痛加重，脊柱两旁常有明显的按压痛。

（2）慢性腰痛：病程较长，缠绵难愈，腰部多隐痛或酸痛。常因体位不当、劳累过度、天气变化等因素而加重。

（3）常有居住潮湿阴冷、涉水冒雨、跌仆闪挫或劳损等相关病史。

（二）鉴别诊断

1. 背痛、尻痛、胯痛 腰痛是指腰背及其两侧部位的疼痛，背痛为背膂以上部位的疼痛，尻痛是尻骶部位的疼痛，胯痛是指尻尾以下及两侧胯部的疼痛。

2. 肾痹 腰痛是以腰部疼痛为主；肾痹是指腰背强直弯曲、不能屈伸、行动困难而言，多由骨痹日久发展而成。

三、辨证论治

（一）辨证要点

1. 辨外感内伤 外感腰痛，痛起于暴，疼痛明显，终日不衰，风、寒、湿、热各有不同。属湿者，腰部重痛，卧时不能转侧，行时重痛无力；属寒者，腰部冷痛，得热则舒；属湿热者，腰部热痛，遇冷痛减。内伤腰痛，其来也渐，疼痛悠悠，屡发不已，行立不支，阴阳气血，定有所偏，多伴有脏腑虚损症状。

2. **辨标本虚实** 腰痛发病常以肾虚为本，感受外邪、跌仆闪挫为标。肾虚或为肾阳不足，或为阴精亏虚，腰府失养，属虚；寒湿、湿热、瘀血阻滞经脉，气血运行不畅，属实。实证延久可致正虚，虚证又易感邪致病，日久出现虚实夹杂之候。

（二）治疗原则

腰痛治疗当分标本虚实。感受外邪属实，治宜祛邪通络，根据寒湿、湿热的不同，分别予以温散或清利；外伤腰痛属实，治宜活血祛瘀，通络止痛为主；内伤致病多属虚，治宜补肾固本为主，兼顾肝脾；虚实兼见者，宜辨主次轻重，标本兼顾。

（三）分证论治

1. 寒湿腰痛

症状：腰部冷痛重着，转侧不利，逐渐加重，静卧病痛不减，寒冷和阴雨天则加重。舌质淡，苔白腻，脉沉而迟缓。

分析：腰部冷痛重着，转侧不利为寒湿痹阻，重浊凝滞，经脉不利，不通则痛；疼痛逐渐加重，静卧病痛不减为寒湿凝结气血，寒湿为阴邪，故寒冷和阴雨天则加重；舌质淡，苔白腻，脉沉而迟缓为寒湿闭阻之象。

治法：散寒祛湿，温经通络。

方药：甘姜苓术汤加减。

方中干姜、桂枝、甘草、牛膝温经散寒，通络止痛；茯苓、白术健脾渗湿；杜仲、桑寄生、续断补肾壮腰。诸药合用，温经以散寒，健脾以化湿，故寒去湿除，诸症可解。

若寒甚痛剧，拘急不适，肢冷面白者，加熟附片、细辛以温阳散寒；若湿邪偏胜，腰痛重着，苔厚腻者，可加苍术、薏苡仁；若年高体弱或久病不愈，肝肾虚损，气血亏虚，而兼见腰膝酸软无力，脉沉弱等症，宜独活寄生汤加附子。

2. 湿热腰痛

症状：腰部疼痛，重着而热，暑湿阴雨天气症状加重，活动后或可减轻，身体困重，小便短赤。苔黄腻，脉濡数或弦数。

分析：腰部疼痛，重着而热为湿热壅遏，气血不畅；湿为阴邪，故暑湿阴雨天气症状加重；活动后或可减轻为经气稍舒；小便短赤为湿热蕴蒸津液，灼伤脉络或迫血妄行；苔黄腻，脉濡数或弦数为湿热壅滞之象。

治法：清热利湿，舒筋止痛。

方药：四妙丸加减。

方中苍术、黄柏、薏苡仁清利下焦湿热；木瓜、络石藤舒筋通络止痛；川牛膝通利筋脉，引药下行，兼能强壮腰脊。

若热重烦痛，口渴尿赤者加栀子、生石膏、知母以清泄湿热；若兼有风象而见咽喉肿痛，脉浮数者，加柴胡、黄芩、僵蚕以发散风；若湿热日久兼有伤阴之象者，加二至丸以滋阴补肾。

3. 瘀血腰痛

症状：腰痛如刺，痛有定处，痛处拒按，日轻夜重，轻者俯仰不便，重则不能转侧。舌质暗紫，或有瘀斑，脉涩。

分析：腰痛如刺，痛有定处，痛处拒按为瘀血阻滞，经脉痹阻，不通则痛；日轻夜重因夜间阳气内藏，阴气用事，血行较缓，瘀滞益甚；舌质暗紫，或有瘀斑，脉涩为瘀血阻滞之象。

治法：活血化瘀，通络止痛。

方药：身痛逐瘀汤加减。

方中当归、川芎、桃仁、红花、䗪虫活血祛瘀，疏通经脉；香附、没药、五灵脂、地龙行气活血，通络止痛，祛瘀消肿；牛膝活血化瘀，引药下行，并能强壮腰脊。

若瘀血明显，腰痛入夜更甚；加全蝎、蜈蚣、白花蛇等虫类药以通络止痛；若有跌仆、扭伤、挫闪病史，加乳香、青皮行气活血止痛；若腰痛日久肾虚者，兼见腰膝酸软无力，眩晕，耳鸣，小便频数，加桑寄生、杜仲、续断、熟地黄以强壮腰肾。

4. 肾虚腰痛

（1）肾阴虚证

症状：腰部隐隐作痛，酸软无力，缠绵不愈，心烦少寐，口燥咽干，面色潮红，手足心热。舌红少苔，脉弦细数。

分析：腰部隐隐作痛，酸软无力，缠绵不愈为肾阴亏虚，腰府失养；心烦少寐为肾阴不足，不能上济心火，致虚火内生，扰乱心神；口燥咽干为肾阴不足，失于濡润；面色潮红，手足心热为虚火内扰；舌红少苔，脉弦细数为肾阴亏虚之象。

治法：滋补肾阴，濡养筋脉。

方药：左归丸加减。

方中重用熟地黄滋肾填精，大补真阴；山茱萸养肝滋肾，涩精敛汗；山药补脾益阴，滋肾固精；枸杞子补肾益精，养肝明目；龟板胶、鹿角胶二胶，为血肉有情之品，峻补精髓，龟板胶偏于补阴，鹿角胶偏于补阳，在补阴之中配伍补阳药，取"阳中求阴"之义；菟丝子、川牛膝益肝肾，强腰膝，健筋骨。诸药合用，共奏滋阴补肾，填精益髓之效。

若肾阴不足，常有相火偏亢，可酌情选用知柏地黄丸或大补阴丸加减化裁；若虚劳腰痛，日久不愈，阴阳俱虚，阴虚内热者，可选用杜仲丸。

（2）肾阳虚证

症状：腰部隐隐作痛，酸软无力，缠绵不愈，局部发凉，喜温喜按，遇劳更甚，卧则减轻，常反复发作，少腹拘急，面色㿠白，肢冷畏寒。舌质淡，脉沉细无力。

分析：腰部隐隐作痛，酸软无力，缠绵不愈，局部发凉，喜温喜按为肾阳不足，不能温煦；少腹拘急为肾阳衰惫，阴寒内盛，气血运行不畅；面色㿠白为阳虚不能温运气血上荣于面，面部血络失充；肢冷畏寒为肾阳不足，四肢失于温煦；舌质淡，脉沉细无力为肾阳不足之象。

治法：补肾壮阳，温煦经脉。

方药：右归丸加减。

方中附子、肉桂、鹿角胶培补肾中元阳，温里祛寒；熟地黄、山萸肉、枸杞子、山药滋阴益肾，养肝补脾，填精补髓，取"阴中求阳"之义；再用菟丝子、杜仲补肝肾，强腰膝，配以当归养血和血，并补肝肾精血。诸药合用，以温肾阳为主而阴阳兼顾，肝脾肾并补。

若肾虚日久，不能温煦脾土，或久行久立，劳力太过，腰肌劳损，常致脾气亏虚，甚则中气下陷，症见腰痛乏力，食少便溏，甚或脏器下垂者，应补肾为主，佐以健脾益气，升举清阳，加黄芪、党参、升麻、柴胡、白术等补气升提之药，以助脾气升举；若无明显阴阳偏盛者，可服用青娥丸，补肾治腰痛；若房劳过度而致肾虚腰痛者，可用血肉有情之品调理，如河车大造丸、补髓丹等。

四、预防调护

预防腰痛，生活习惯很重要，坐卧少动，长时间维持一个体位，气血运行不畅，易致瘀血阻滞，经脉痹阻，不通则痛。故平日里应保持正确的坐、立、卧、行体位，避免劳欲太过，防止感受外邪，避免强力负重，避免坐卧湿地，避免腰部跌仆闪挫。

急性腰痛，应及时就医治疗，愈后注意休息调养，以巩固疗效。慢性腰痛除药物治疗外，注意腰部保暖，或加用腰托固护，避免腰部损伤。平日里应经常活动腰部，并加强腰背肌肉锻炼，或进行腰部自我按摩，如揉按肾俞穴，搓擦腰骶，或做"小燕飞"动作等，打太极拳、做五禽戏等亦有助于本病的恢复。此外，注意合理饮食，均衡营养，戒烟限酒，控制体重，勿睡软床，养成良好的作息习惯。

五、小 结

腰痛是以腰脊或脊旁部位疼痛为主要临床表现的病证，病因有外感和内伤、跌仆闪挫。其基本病机为经脉痹阻，腰府失养。发病常以肾虚为本。肾精亏虚或肾阳不足，腰府失养，属虚；寒湿、湿热、瘀血阻络经脉，气血运行不畅，属实。实证延久可致正虚，虚证又易感邪致病。寒湿犯腰当温经散寒祛湿，湿热犯腰当清利湿热舒筋，瘀血犯腰当活血化瘀通络。虚证重在扶正，补肝肾、强腰脊、健脾气是常用之法。一般初起以祛邪为主，病久则予补益肝肾、健脾培本，或扶正和祛邪并用。平日以养护为主，避免劳欲过度，防止感受外邪，适当腰部锻炼。

 临证验案

沈某，男，65岁。1975年4月24日初诊。

初诊：腰痛已久，初时作，近则每日疼痛，两臀股冷及脐腹有下坠感，二便尚正常，曾针灸治疗半年多无效，此肾着也，宜暖土胜水，并温下焦。

处方：炙甘草9g 干姜9g 茯苓12g 白术15g 川桂枝9g 鹿角霜6g 晚蚕沙(包煎)9g 小茴香1.2g拌炒当归9g

7剂。

二诊（1975年5月2日）：上方服7剂后，腰痛愈，脐腹冷亦减，饮食如常，苔薄，仍以温脾胜湿为治。

处方：炙甘草9g 干姜9g 茯苓12g 白术15g 川桂枝6g 厚朴9g 广木香4.5g 鹿角霜6g 红枣3枚

7剂。

按 腰为肾府，故腰痛一证，往往与肾脏相关。致病原因之一，如感受外邪、劳累过度、寒湿、湿热、外伤、瘀血、肾虚等，都可引起腰痛。本例腰痛时间已长，初则时作时止，近则天天疼痛，而且两臀发冷及于脐腹部位，有下坠感，对精神和工作带来很大影响。《金匮要略》云："肾着之病，其人身体重，腰中冷……小便自利，饮食如故，病属下焦。身劳汗出，衣里冷湿，久久得之。腰以下冷痛……甘草干姜茯苓白术汤主之。"陆渊雷云："肾在腰部，故腰以下之病证，古人漫称肾病，其实非肾脏病也。此因水气停积于腰部，故腰以下冷痛……身劳汗出三句，言其病因，然此病不必因于衣里冷湿，但湿之伤人，下部为甚。"尤怡云："肾受冷湿，著而不去，则为肾著。其病不在肾之中脏，而在肾之外腑，故其治法，不在温肾以散寒，而在燠土以胜水。"此证属寒湿腰痛，由寒湿阻滞经络，阳气受伤，不能温煦，故腰以下臀股及脐腹部发冷；寒湿为阴邪，其舌质必白腻，阴雨天痛必加重，本例取姜甘苓术汤暖土胜水为主，加桂枝温和卫阳而利血脉，鹿角霜温补肾阳，晚蚕沙和脾除湿，小茴香拌炒当归活血理气，以通肝肾络脉。服药7剂后，疼痛冷减，将原方去小茴香、晚蚕沙，加广木香以利气机，厚朴苦温燥湿健脾。

（何若苹.中国百年百名中医临床家丛书·何任[M].北京：中国中医药出版社.2001）

文献摘录

（1）《三因极一病证方论·腰痛病论》："夫腰痛，虽属肾虚，亦涉三因所致，在外则脏腑经络受邪，在内则忧思恐怒，以至房劳坠堕，皆能致之。"

（2）《丹溪心法·腰痛》："凡诸痛皆属火，寒凉药不可峻用，必用温散之药。诸痛不可用参，补气则疼愈甚。"

（3）《景岳全书·腰痛》："腰痛证，凡悠悠戚戚，屡发不已者，肾之虚也。遇阴雨或久坐，痛而重者，湿也。遇诸寒而痛，或喜暖而恶寒者，寒也。遇诸热而痛，及喜寒而恶热者，热也。郁怒而痛者，气之滞也。忧愁思虑而痛者，气之虚也。劳动即痛者，肝肾之衰也。当辨其所因而治之。"

（4）《医宗必读·腰痛》："《内经》言太阳腰痛者，外感六气也；言肾经腰痛者，内伤房欲也。假令作强伎巧之官，谨其闭蛰封藏之本，则州都之地。真气布护，虽六气苟毒，弗之能害。惟以欲竭其精，以耗散其真，则肾脏虚伤，膀胱之府安能独足？于是六气乘虚侵犯太阳，故分别施治。有寒、有湿、有风、有热、有挫闪、有瘀血、有滞气、有痰积，皆标也，肾虚其本也。"

文献推介

（1）闵文，成舟，谭峰，等.加味肾着汤治疗寒湿型腰椎间盘突出症的临床观察[J].中华中医药杂志，2018，33（11）：5239-5242.

（2）张琪.张琪临床经验辑要[M].北京：中国医药科技出版社，1998：334-337.

附录一 方剂汇编

一 画

一贯煎(《柳州医话》):北沙参、麦冬、当归、生地黄、枸杞子、川楝子。

二 画

二冬汤(《医学心悟》):天冬、麦冬、花粉、黄芩、知母、甘草、人参、荷叶。

二地二冬汤(《医略六书》):生地黄、麦冬、熟地黄、天冬。

二至丸(《证治准绳》):女贞子、墨旱莲。

二阴煎(《景岳全书》):生地黄、麦冬、酸枣仁、生甘草、玄参、茯苓、黄连、木通、灯心草或(竹叶)。

二陈汤(《太平惠民和剂局方》):半夏、橘红、茯苓、甘草、生姜、乌梅。

二妙丸(《丹溪心法》):黄柏、苍术。

丁香散(《古今医统大全》):丁香、柿蒂、高良姜、炙甘草。

十灰散(《十药神书》):大蓟、小蓟、侧柏叶、荷叶、茜草根、山栀、茅根、大黄、牡丹皮、棕榈皮。

十枣汤(《伤寒论》):大枣、芫花、甘遂、大戟。

十香丸(《景岳全书》):木香、沉香、泽泻、乌药、陈皮、丁香、小茴香、香附、荔核、皂角。

七味白术散(《小儿药证直诀》):人参、白茯苓、炒白术、甘草。

七福饮(《景岳全书》):人参、熟地黄、当归、炒白术、炙甘草、枣仁、远志。

人参乌梅汤(《温病条辨》):人参、乌梅、莲子、甘草、木瓜、山药。

人参养荣汤(《太平惠民和剂局方》):黄芪、当归、桂心、甘草、陈皮、白术、人参、白芍、熟地黄、五味子、茯苓、远志。

人参蛤蚧散(《博济方》):蛤蚧、人参、茯苓、知母、贝母、桑白皮、甘草、大杏仁。

八正散(《太平惠民和剂局方》):车前子、瞿麦、萹蓄、滑石、山栀子、炙甘草、木通、大黄、灯心草。

八珍汤(《瑞竹堂经验方》):人参、白术、白茯苓、当归、白芍、川芎、熟地黄、炙甘草。

三 画

三才封髓丹(《卫生宝鉴》):天冬、熟地、人参、黄柏、砂仁、甘草。

三子养亲汤(《韩氏医通》):白芥子、紫苏子、莱菔子。

三仁汤(《温病条辨》):杏仁、飞滑石、白通草、白蔻仁、竹叶、厚朴、生薏苡仁、半夏。

三甲散(《温疫论》):鳖甲、龟甲、穿山甲、蝉蜕、僵蚕、牡蛎、䗪虫、白芍、当归、甘草。

三圣散(《儒门事亲》):瓜蒂、防风、藜芦。

三拗汤(《太平惠民和剂局方》):甘草、麻黄、杏仁。

大七气汤(《医学入门》):青皮、陈皮、桔梗、藿香、官桂、甘草、三棱、莪术、香附、益智仁、生姜、大枣。

大补元煎(《景岳全书》):人参、炒山药、熟地黄、杜仲、枸杞、当归、山茱萸、炙甘草。

大补阴丸(《丹溪心法》):知母、黄柏、熟地黄、龟板、猪骨髓。

大定风珠（《温病条辨》）：生白芍、阿胶、生龟板、干地黄、麻仁、五味子、生牡蛎、麦冬、炙甘草、鸡子黄、鳖甲。

大建中汤（《金匮要略》）：川椒、干姜、人参、饴糖。

大承气汤（《伤寒论》）：大黄、芒硝、厚朴、枳实。

大秦艽丸（《素问病机气宜保命集》）：秦艽、甘草、川芎、当归、白芍、细辛、羌活、防风、黄芩、石膏、白芷、白术、生地、熟地、白茯苓、独活。

大柴胡汤（《伤寒论》）：柴胡、黄芩、大黄、枳实、半夏、白芍、大枣、生姜。

大黄甘草汤（《金匮要略》）：大黄、甘草。

大黄附子汤（《金匮要略》）：大黄、附子、细辛。

大黄黄连泻心汤（《伤寒论》）：大黄、黄连、黄芩。

大黄䗪虫丸（《金匮要略》）：大黄、䗪虫、水蛭、虻虫、蛴螬、干漆、桃仁、杏仁、黄芩、干地黄、芍药、甘草。

小半夏加茯苓汤（《金匮要略》）：半夏、生姜、茯苓。

小半夏汤（《金匮要略》）：半夏、生姜。

小青龙加石膏汤（《金匮要略》）：麻黄、芍药、桂枝、细辛、干姜、五味子、半夏、石膏、炙甘草。

小青龙汤（《伤寒论》）：麻黄、芍药、细辛、干姜、炙甘草、桂枝、五味子、半夏。

小建中汤（《伤寒论》）：饴糖、桂枝、芍药、炙甘草、大枣、生姜。

小承气汤（《伤寒论》）：大黄、厚朴、枳实。

小柴胡汤（《伤寒论》）：柴胡、黄芩、半夏、人参、炙甘草、生姜、大枣。

小蓟饮子（《济生方》）：生地黄、小蓟、滑石、木通、蒲黄、藕节、淡竹叶、当归、山栀子、炙甘草。

千金犀角散（《备急千金要方》）：犀角（用水牛角代）、黄连、升麻、栀子、茵陈。

川芎茶调散（《太平惠民和剂局方》）：川芎、荆芥、薄荷、羌活、细辛、白芷、甘草、防风。

门冬清肺饮（《广嗣纪要》）：天冬、麦冬、桑白皮、杏仁、黄芩、五味子、阿胶、桔梗、生甘草、苏叶、乌梅肉。

己椒苈黄丸（《金匮要略》）：防己、椒目、葶苈子、大黄。

四　画

天王补心丹（《摄生秘剖》）：生地黄、人参、玄参、天冬、麦冬、丹参、当归、茯苓、远志、五味子、酸枣仁、柏子仁、朱砂、桔梗。

天台乌药散（《医学发明》）：乌药、木香、小茴香、青皮、高良姜、槟榔、川楝子、巴豆。

天麻钩藤饮（《中医内科杂病证治新义》）：天麻、钩藤、生决明、山栀、黄芩、川牛膝、杜仲、益母草、桑寄生、夜交藤、朱茯神。

无比山药丸（《太平惠民和剂局方》）：山药、肉苁蓉、熟地黄、山茱萸、茯神、菟丝子、五味子、赤石脂、巴戟天、泽泻、杜仲、牛膝。

木香顺气散（《沈氏尊生书》）：木香、青皮、橘皮、甘草、枳壳、川朴、乌药、香附、苍术、砂仁、桂心、川芎。

五仁丸（《世医得效方》）：桃仁、杏仁、松子仁、柏子仁、郁李仁、陈皮。

五生饮（《世医得效方》）：生南星、生半夏、生白附子、川乌、黑豆。

五汁安中饮（《新增汤头歌诀》）：牛乳、韭汁、姜汁、藕汁、梨汁。

五皮饮（《中藏经》）：桑白皮、陈皮、生姜皮、大腹皮、茯苓皮。

五苓散（《伤寒论》）：泽泻、白术、茯苓、猪苓、桂枝。
五味消毒饮（《医宗金鉴》）：金银花、野菊花、蒲公英、紫花地丁、紫背天葵。
五磨饮子（《医方考·卷六》）：木香、沉香、槟榔、枳实、乌药。
止嗽散（《医学心悟》）：桔梗、荆芥、紫菀、百部、白前、甘草、陈皮。
少腹逐瘀汤（《医林改错》）：小茴香、干姜、延胡索、没药、当归、川芎、官桂、赤芍、蒲黄、灵脂。
中和汤（《鸡峰普济方》）：白术、黄橘皮、厚朴、人参、茯苓、甘草。
中满分消丸（《兰室秘藏》）：白术、人参、炙甘草、猪苓、姜黄、茯苓、干姜、砂仁、泽泻、陈皮、知母、黄芩、黄连、半夏、枳实、厚朴。
气虚柴胡汤（《症因脉治》）：柴胡、黄芩、广皮、甘草、人参、黄芪、地骨皮、金石斛。
升阳益胃汤（《内外伤辨惑论》）：黄芪、半夏、人参、炙甘草、独活、防风、白芍、羌活、橘皮、茯苓、柴胡、泽泻、白术、黄连。
化肝煎（《景岳全书》）：青皮、陈皮、白芍、牡丹皮、栀子、泽泻、贝母。
化积丸（《类证治裁》）：三棱、莪术、阿魏、海浮石、香附、雄黄、槟榔、苏木、瓦楞子、五灵脂。
化斑汤（《温病条辨》）：石膏、知母、生甘草、玄参、犀角（水牛角代）、白粳米。
月华丸（《医学心悟》）：天冬、麦冬、生地黄、熟地黄、山药、百部、沙参、川贝母、茯苓、真阿胶、广三七、獭肝、白菊花、桑叶。
丹参饮（《时方歌括》）：丹参、檀香、砂仁。
丹栀逍遥散（《内科摘要》）：白术、柴胡、当归、茯苓、甘草、牡丹皮、山栀、芍药、薄荷、生姜。
乌头汤（《金匮要略》）：川乌、麻黄、芍药、黄芪、甘草、蜂蜜。
乌头赤石脂丸（《金匮要略·胸痹心痛短气病脉证治》）：蜀椒、乌头、附子、干姜、赤石脂。
乌头桂枝汤（《金匮要略》）：乌头、桂枝、芍药、甘草、生姜、大枣。
乌梅丸（《伤寒论》）：乌梅、黄连、细辛、干姜、当归、黄柏、桂枝、人参、附子、蜀椒。
六一散（《伤寒直格》）：滑石、甘草。
六君子汤（《医学正传》）：人参、甘草、茯苓、白术、陈皮、半夏。
六味地黄丸（《小儿药证直诀》）：熟地黄、山萸肉、山药、泽泻、牡丹皮、茯苓。
六味回阳饮（《景岳全书》）：人参、制附子、炮姜、炙甘草、熟地黄、当归身。
六磨汤（《世医得效方》）：大槟榔、沉香、木香、乌药、大黄、枳壳。
孔圣枕中丹（《备急千金要方》）：远志、石菖蒲、龟甲、龙骨。
双合汤（《万病回春》）：当归、川芎、生地黄、白芍、桃仁、红花、白芥子、茯苓、法半夏、陈皮、竹沥、甘草。

五　画

玉女煎（《景岳全书》）：石膏、熟地黄、麦冬、知母、牛膝。
玉枢丹（《百一选方》）：山慈菇、千金子霜、大戟、麝香、雄黄、朱砂、五倍子。
玉屏风散（《世医得效方》）：防风、黄芪、白术。
正气天香散（《保命歌括》）：乌药、香附、陈皮、苏叶、干姜。
甘麦大枣汤（《金匮要略·妇人杂病脉证并治》）：甘草、小麦、大枣。
甘草干姜汤（《伤寒论》）：炙甘草、川白姜（炮）。
甘姜苓术汤（《金匮要略》）：甘草、干姜、茯苓、白术。
甘遂半夏汤（《金匮要略》）：甘遂、半夏、芍药、甘草。

甘露消毒丹（《温热经纬》）：滑石、茵陈、黄芩、石菖蒲、川贝母、木通、藿香、射干、连翘、薄荷、白蔻仁。

左归丸（《景岳全书》）：怀熟地、山药、山茱萸、枸杞子、菟丝子、鹿角胶、龟板胶、川牛膝。

左归饮（《景岳全书·卷五十一》）：熟地黄、山药、枸杞子、炙甘草、茯苓、山茱萸。

左金丸（《丹溪心法》）：黄连、吴茱萸。

右归丸（《景岳全书》）：怀熟地、山药、山茱萸、枸杞、菟丝子、鹿角胶、杜仲、肉桂、当归、制附子。

右归饮（《景岳全书》）：熟地黄、山药、山茱萸、枸杞子、甘草、杜仲（姜制）、肉桂、制附子。

石韦散（《证治汇补》）：石韦、冬葵子、瞿麦、滑石、车前子。

石刻安肾丸（《世医得效方》）：苍术、川乌、附子、川楝子、巴戟、白术、陈皮、肉苁蓉、补骨脂、茯苓、肉豆蔻、木香、当归、杜仲、熟地黄、菟丝子、茴香、黑牵牛、山药、晚蚕蛾、葫芦巴、肉桂、石斛、川牛膝。

龙胆泻肝汤（《医方集解》）：龙胆草、黄芩、栀子、泽泻、木通、车前子、当归、柴胡、生地黄、生甘草。

平胃散（《太平惠民和剂局方》）：苍术、厚朴、陈皮、甘草、生姜、大枣。

归芍六君子汤（《笔花医镜》）：当归身、白芍、人参、白术、茯苓、陈皮、半夏、炙甘草。

归脾丸（《中国药典》2015年版）：党参、炒白术、炙黄芪、炙甘草、茯苓、制远志、炒酸枣仁、龙眼肉、当归、木香、大枣（去核）。

归脾汤（《济生方》）：白术、茯神、黄芪、龙眼肉、酸枣仁、人参、木香、炙甘草、当归、远志、生姜、大枣。

四七汤（《太平惠民和剂局方》）：苏叶、制半夏、厚朴、茯苓、生姜、大枣。

四君子汤（《太平惠民和剂局方》）：人参、白术、茯苓、炙甘草。

四妙丸（《成方便读》）：苍术、黄柏、牛膝、薏苡仁。

四苓散（《丹溪心法》）：白术、茯苓、猪苓、泽泻。

四味回阳饮（《景岳全书·卷五十一》）：人参、制附子、炮姜、炙甘草。

四物汤（《仙授理伤续断秘方》）：白芍、当归、熟地黄、川芎。

四逆加人参汤（《伤寒论·卷第七》）：附子、干姜、炙甘草、人参。

四神丸（《证治准绳》）：肉豆蔻、补骨脂、五味子、吴茱萸、大枣、生姜。

四海舒郁丸（《疡医大全》）：昆布、海带、海藻、海螵蛸、海蛤壳、青木香、青皮、陈皮。

生地黄散（《太平圣惠方》）：生地黄、黄芩、赤芍药、黄连、蒲黄、地骨皮。

生脉注射液（《卫生部颁药品标准（中药成方制剂第十八册）》）：红参、麦冬、五味子。

生脉散（《医学启源》）：人参、麦冬、五味子。

生姜甘草汤（《备急千金要方》）：生姜、人参、生甘草、大枣。

生铁落饮（《医学心悟》）：天冬、麦冬、胆南星、贝母、橘红、远志、石菖蒲、连翘、茯苓、茯神、玄参、钩藤、丹参、辰砂、生铁落。

失笑散（《太平惠民和剂局方·卷之九》）：五灵脂、蒲黄。

代抵当丸（《证治准绳》）：大黄、归尾、生地黄、穿山甲、芒硝、桃仁、肉桂。

白头翁汤（《伤寒论》）：白头翁、黄连、黄柏、秦皮。

白虎加人参汤（《伤寒论》）：知母、石膏、甘草、粳米、人参。

白虎加桂枝汤（《金匮要略》）：石膏、知母、炙甘草、粳米、桂枝。

白虎汤（《伤寒论》）：石膏、知母、甘草、粳米。

白金丸（验方）：白矾、郁金。

瓜蒌桂枝汤（《金匮要略》）：瓜蒌根、桂枝、白芍、甘草、生姜、大枣。

瓜蒌薤白半夏汤（《金匮要略·胸痹心痛短气病脉证治》）：瓜蒌实、薤白、半夏、白酒。

半夏白术天麻汤（《医学心悟》）：半夏、天麻、茯苓、橘红、白术、甘草、生姜、大枣。

半夏泻心汤（《伤寒论》）：半夏、人参、干姜、炙甘草、黄连、黄芩、大枣。

半夏厚朴汤（《金匮要略》）：半夏、厚朴、茯苓、生姜、紫苏。

半夏秫米汤（《灵枢·邪客》）：半夏、秫米。

加味不换金正气散（验方）：厚朴、苍术、陈皮、甘草、藿香、佩兰、草果、半夏、槟榔、石菖蒲、荷叶。

加味四君子汤（《三因极一病证方论》）：人参、茯苓、白术、炙甘草、黄芪、白扁豆。

加味四物汤（《金匮翼》）：白芍、当归、生地黄、川芎、蔓荆子、菊花、黄芩、炙甘草。

加味清胃散（《张氏医通》）：生地黄、牡丹皮、当归、黄连、连翘、犀角（用水牛角代）、升麻、生甘草。

加减葳蕤汤（《重订通俗伤寒论》）：葳蕤、葱白、桔梗、白薇、淡豆豉、薄荷、甘草、红枣。

圣愈汤（《兰室秘藏》）：熟地黄、白芍、川芎、党参、黄芪、当归。

六　画

地骨皮散（《玉诀》）：地骨皮、黄芪、柴胡、人参、白茯苓、甘草。

地黄饮子（《圣济总录》）：熟干地黄、巴戟天、山茱萸、石斛、肉苁蓉、附子、五味子、官桂、白茯苓、麦门冬、菖蒲、远志、生姜、大枣。

地榆散（《太平圣惠方》）：地榆、黄芩、黄连、栀子、犀角屑（现用水牛角代替）、茜根、当归、龙骨、川芎、阿胶珠、乌贼骨、炮姜、艾叶、白术、蒲黄、熟地黄、牛角鳃。

芍药甘草汤（《伤寒论》）：芍药、甘草。

芍药汤（《素问病机气宜保命集》）：芍药、当归、黄连、槟榔、木香、甘草、大黄、黄芩、肉桂。

芎芷石膏汤（《医宗金鉴》）：川芎、白芷、石膏、菊花、藁本、羌活。

再造散（《伤寒六书》）：黄芪、人参、桂枝、甘草、熟附子、细辛、羌活、防风、川芎、生姜、大枣、芍药。

百合固金汤（《医方集解》）：生地黄、熟地黄、麦冬、贝母、百合、当归、白芍、生甘草、玄参、桔梗。

至宝丹（《太平惠民和剂局方》）：生乌犀（水牛角代）、生玳瑁、琥珀、朱砂、雄黄、牛黄、龙脑、麝香、安息香、金箔、银箔。

当归贝母苦参丸（《金匮要略》）：当归、贝母、苦参。

当归六黄汤（《兰室秘藏》）：当归、生地黄、黄芩、黄柏、黄连、熟地黄、黄芪。

当归龙荟丸（《宣明论方》）：当归、龙胆草、芦荟、青黛、栀子、黄连、黄芩、黄柏、大黄、木香、麝香。

当归四逆汤（《伤寒论·卷第九》）：当归、桂枝、芍药、细辛、通草、甘草、大枣。

当归补血汤（《内外伤辨惑论·卷中》）：黄芪、当归。

回阳救急汤（《伤寒六书》）：熟附子、干姜、人参、炙甘草、白术、肉桂、陈皮、五味子、茯苓、半夏。

朱砂安神丸（《医学发明·卷五》）：朱砂、黄连、生地黄、当归、炙甘草。

竹叶石膏汤（《伤寒论》）：竹叶、石膏、半夏、麦冬、人参、炙甘草、粳米。

竹茹汤（《普济本事方》）：竹茹、半夏、干姜、甘草、生姜、大枣。

血府逐瘀汤（《医林改错·脏腑记叙》）：当归、生地黄、桃仁、红花、枳壳、赤芍、柴胡、甘草、桔梗、川芎、牛膝。

血虚柴胡汤（《症因脉治》）：柴胡、黄芩、广皮、甘草、人参、黄芪、当归、白芍。

全鹿丸（《古今医统大全》）：全鹿干、补骨脂、肉苁蓉、锁阳、杜仲、川牛膝、菟丝子、楮实子、巴戟天、续断、葫芦巴、花椒、小茴香、五味子、覆盆子、芡实、人参、黄芪、茯苓、白术、山药、炙甘草、熟地黄、生地黄、当归、天冬、麦冬、枸杞子、大青盐、陈皮、沉香、川芎。

交泰丸（《韩氏医通·卷下》）：黄连、肉桂。

安宫牛黄丸（《温病条辨》）：牛黄、郁金、犀角（水牛角代）、黄连、朱砂、梅片、麝香、珍珠、山栀、雄黄、黄芩、金箔衣。

安神定志丸（《医学心悟·第四卷》）：人参、茯苓、茯神、姜远志、石菖蒲、龙齿。

导赤散（《小儿药证直诀》）：生地黄、木通、生甘草梢、竹叶。

导痰汤（《校注妇人良方·卷方》）：半夏、胆南星、枳实、茯苓、橘红、甘草、生姜。

防己黄芪汤（《金匮要略》）：防己、甘草、白术、黄芪。

防风汤（《宣明论方》）：防风、当归、赤茯苓、杏仁、黄芩、秦艽、葛根、麻黄、肉桂、甘草、生姜、大枣。

防风通圣散（《宣明论方》）：防风、荆芥、连翘、麻黄、薄荷、川芎、当归、白芍、黑山栀、大黄、芒硝、石膏、黄芩、桔梗、甘草、滑石。

如金解毒散（《景岳全书》）：桔梗、黄连、黄芩、黄柏、山栀、甘草。

七　画

麦门冬汤（《金匮要略》）：麦冬、半夏、人参、甘草、粳米、大枣。

麦味地黄丸（《医集》）：熟地黄、山萸肉、山药、泽泻、丹皮、茯苓、麦冬、五味子。

苇茎汤（《备急千金要方》）：苇茎、瓜瓣、薏苡仁、桃仁。

苍术二陈汤（《杂病源流犀烛》）：苍术、白术、茯苓、陈皮、甘草、半夏。

苏子降气汤（《太平惠民和剂局方》）：紫苏子、半夏、当归、甘草、厚朴、姜汁、肉桂、前胡。

苏合香丸（《太平惠民和剂局方》）：白术、朱砂、麝香、诃黎勒皮、香附子、沉香、青木香、丁香、安息香、白檀香、荜茇、犀角、熏陆香、苏合香、龙脑香。

杜仲丸（《医学入门》）：杜仲、龟板、黄柏、知母、枸杞子、五味子、当归、芍药、黄芪、补骨脂、猪脊髓。

杏苏散（《温病条辨》）：苏叶、杏仁、半夏、茯苓、前胡、陈皮、桔梗、枳壳、甘草、生姜、大枣。

杞菊地黄丸（《医极》）：枸杞子、菊花、熟地黄、山茱萸、山药、泽泻、牡丹皮、茯苓。

更衣丸（《先醒斋医学广笔记》）：朱砂、芦荟。

还少丹（《洪氏集验方》）：干山药、牛膝、山茱萸、白茯苓、五味子、肉苁蓉、石菖蒲、巴戟、远志、杜仲、楮实、茴香、枸杞子、熟干地黄、大枣。

连朴饮（《霍乱论》）：黄连、厚朴、石菖蒲、制半夏、芦根、栀子、香豉。

连理汤（《张氏医通》）：人参、白术、炙甘草、干姜、茯苓、黄连。

吴茱萸汤（《伤寒论》）：吴茱萸、人参、生姜、大枣。

牡蛎散（《太平惠民和剂局方》）：黄芪、麻黄根、牡蛎。

何人饮（《景岳全书》）：何首乌、当归、人参、陈皮、生姜。

身痛逐瘀汤（《医林改错》）：秦艽、川芎、桃仁、红花、甘草、羌活、没药、香附、五灵脂、牛膝、地龙、当归。

龟鹿二仙膏（《医便》）：鹿角、人参、枸杞子、龟板。

羌活胜湿汤（《内外伤辨惑论》）：羌活、独活、川芎、蔓荆子、甘草、防风、藁本。

沙参麦冬汤（《温病条辨》）：沙参、玉竹、生甘草、桑叶、生扁豆、天花粉、麦冬。

沉香散（《金匮翼》）：沉香、石韦、滑石、当归、橘皮、白芍、冬葵子、甘草、王不留行。

良附丸（《良方集腋》）：高良姜、香附子。

启阳娱心丹（《辨证录》）：人参、远志、茯神、菖蒲、甘草、橘红、砂仁、柴胡、菟丝子、白术、生枣仁、当归、白芍、山药、神曲。

启膈散(《医学心悟》):沙参、丹参、茯苓、川贝母、郁金、砂仁壳、荷叶蒂、杵头糠。

补天大造丸(《医学心悟》):人参、白术、当归、酸枣仁、炙黄芪、远志、白芍、山药、茯苓、枸杞子、紫河车、龟甲胶、鹿角胶、熟地黄。

补中益气汤(《脾胃论》):黄芪、炙甘草、人参、当归、橘皮、升麻、柴胡、白术。

补气运脾汤(《证治准绳》):人参、白术、橘红、茯苓、炙黄芪、砂仁、甘草。

补阳还五汤(《医林改错》):黄芪、当归尾、赤芍、地龙、川芎、红花、桃仁。

补肝汤(《医学六要·卷七》):当归、生地黄、白芍、川芎、酸枣仁、木瓜、炙甘草。

补肺汤(《永类钤方》):人参、黄芪、熟地黄、五味子、紫菀、桑白皮。

补髓丹(《百一选方》):杜仲、补骨脂、鹿茸、没药。

阿胶鸡子黄汤(《通俗伤寒论》):陈阿胶、生白芍、石决明、双钩藤、大生地、清炙甘草、生牡蛎、络石藤、茯神木、鸡子黄。

附子理中汤(《三因极一病证方论》):制附子、人参、白术、干姜、炙甘草。

附子理苓汤(《内经拾遗》):附子、干姜、人参、白术、猪苓、泽泻、茯苓、桂枝、甘草。

附子粳米汤(《金匮要略》):附子、半夏、甘草、大枣、粳米。

妙香散(《沈氏尊生书》):山药、茯苓、茯神、远志、黄芪、人参、桔梗、甘草、木香、朱砂、麝香。

纯阳正气丸(《饲鹤亭集方》):广藿香、半夏、青木香、陈皮、丁香、肉桂、苍术、白术、茯苓、朱砂、硝石、硼砂、雄黄、金礞石、麝香、冰片。

八　画

青娥丸(《太平惠民和剂局方》):补骨脂、杜仲、胡桃肉、大蒜头。

青麟丸(《中药成方配本》):大黄、黄柏、黄芩、猪苓、赤苓、泽泻、木通、车前子、米仁、粉草薢、生侧柏、玄参、广皮、薄荷、制香附。

抵当丸(《伤寒论》):大黄、水蛭、虻虫、桃仁。

苓甘五味姜辛汤(《金匮要略》):茯苓、甘草、五味子、干姜、细辛。

苓桂术甘汤(《金匮要略》):茯苓、桂枝、白术、甘草。

虎潜丸(《丹溪心法》):熟地黄、龟甲、虎骨、白芍、知母、黄柏、锁阳、陈皮、干姜。

肾气丸(《金匮要略》):地黄、山药、山茱萸、泽泻、茯苓、牡丹皮、桂枝、炮附子。

知柏地黄丸(《医方考》):熟地黄、山萸肉、干山药、泽泻、牡丹皮、茯苓、知母、黄柏。

金水六君煎(《医门八法》):当归、熟地黄、陈皮、法半夏、茯苓、炙甘草。

金匮肾气丸(《金匮要略》):干地黄、薯蓣、山茱萸、泽泻、茯苓、牡丹皮、桂枝、炮附子。

金锁固精丸(《医方集解》):沙苑蒺藜、芡实、莲须、龙骨、牡蛎、莲肉。

炙甘草汤(《伤寒论·卷第四》):炙甘草、生姜、桂枝、人参、生地黄、阿胶、麦冬、火麻仁、大枣。

河车大造丸(《扶寿精方》):紫河车、龟甲、黄柏、杜仲、牛膝、麦冬、天冬、熟地黄、人参。

泻心汤(《金匮要略》):大黄、黄芩、黄连。

泻白散(《小儿药证直诀》):地骨皮、桑白皮、炙甘草、粳米。

泽泻汤(《金匮要略》):泽泻、白术。

定喘汤(《摄生众妙方》):白果、麻黄、苏子、甘草、款冬花、杏仁、桑白皮、黄芩、法半夏。

定痫丸(《医学心悟》):天麻、川贝母、半夏、茯苓、茯神、胆南星、石菖蒲、全蝎、甘草、僵蚕、真琥珀、陈皮、远志、丹参、麦冬、辰砂、生姜、竹沥。

实脾饮(《济生方》):厚朴、白术、木瓜、木香、草果仁、大腹子、附子、白茯苓、干姜、甘草、生姜、大枣。

参术汤（《兰室秘藏》）：黄柏、当归、柴胡、升麻、人参、陈皮、青皮、神曲末、甘草、苍术、黄芪。

参苏饮（《太平惠民和剂局方》）：人参、苏叶、葛根、半夏、前胡、茯苓、枳壳、桔梗、木香、陈皮、甘草、生姜、大枣。

参附龙牡汤（《方剂学》）：人参、制附子、龙骨、牡蛎。

参附汤（《重订严氏济生方》）：人参、炮附子、生姜。

参附注射液（《卫生部药品标准中药成方制剂第十八册》）：红参、附片。

参苓白术散（《太平惠民和剂局方》）：莲子肉、薏苡仁、砂仁、桔梗、白扁豆、茯苓、人参、甘草、白术、山药。

参赭培气汤（《医学衷中参西录》）：党参、天门冬、生赭石、清半夏、淡苁蓉、知母、当归身、柿霜饼。

驻车丸（《备急千金要方》）：黄连、干姜、当归、阿胶。

九　画

春泽汤（《医方集解》）：白术、桂枝、猪苓、泽泻、茯苓、人参。

荆防败毒散（《摄生众妙方》）：羌活、柴胡、前胡、独活、枳壳、茯苓、荆芥、防风、桔梗、川芎、甘草。

茜根散（《济生方》）：茜根、黄芩、阿胶、侧柏叶、生地黄、炙甘草、小蓟、羚羊角、白芍、白术、当归。

茵陈五苓散（《金匮要略》）：茵陈、桂枝、茯苓、白术、泽泻、猪苓。

茵陈术附汤（《医学心悟》）：茵陈、白术、附子、干姜、炙甘草、肉桂。

茵陈四苓散（《杏苑生春》）：茵陈、茯苓、白术、泽泻、猪苓、栀子。

茵陈蒿汤（《伤寒论》）：茵陈蒿、栀子、大黄。

枳术丸（《脾胃论》）：枳实、白术。

枳实导滞丸（《内外伤辨惑论》）：枳实（炒），大黄，黄连（姜汁炙），黄芩，炒六神曲，炒白术，茯苓，泽泻。

枳实消痞丸（《兰室秘藏》）：干生姜、炙甘草、麦芽曲、白茯苓、白术、半夏曲、人参、厚朴、枳实、黄连。

枳实薤白桂枝汤（《金匮要略·胸痹心痛短气病脉证治》）：枳实、厚朴、薤白、桂枝、瓜蒌。

栀子柏皮汤（《金匮要略》）：栀子、甘草、黄柏。

栀子清肝汤（《类证治裁》）：柴胡、栀子、牡丹皮、当归、白芍、牛蒡子、川芎、茯苓。

胃关煎（《景岳全书》）：熟地黄、山药、白扁豆、炙甘草、焦干姜、吴茱萸、炒白术。

胃苓汤（《丹溪心法》）：甘草、茯苓、苍术、陈皮、白术、官桂、泽泻、猪苓、厚朴、生姜、大枣。

香苏散（《太平惠民和剂局方》）：香附、紫苏叶、陈皮、甘草。

香茸丸（《证治准绳》）：麝香、鹿茸、麋茸、苁蓉、熟地黄、沉香、五味子、茯苓、龙骨。

香砂六君子汤（《古今名医方论·卷一》）：木香、砂仁、陈皮、半夏、生姜、人参、白术、茯苓、甘草。

复方丹参滴丸（《中华人民共和国药典》）：丹参、三七、冰片。

顺气导痰汤（验方）：半夏、陈皮、茯苓、甘草、生姜、胆南星、枳实、木香、香附。

保元汤（《博爱心鉴·卷上》）：人参、黄芪、肉桂、甘草、生姜。

保和丸（《丹溪心法·卷之十八》）：山楂、神曲、半夏、茯苓、陈皮、连翘、莱菔子。

保真汤（《十药神书》）：人参、黄芪、白术、甘草、赤茯苓、白茯苓、五味子、当归、生地黄、熟地黄、天冬、麦冬、赤芍、白芍、柴胡、厚朴、地骨皮、黄柏、知母、陈皮、生姜、大枣。

独参汤（《医方类聚》）：人参。

独活寄生汤（《备急千金要方》）：独活、桑寄生、秦艽、防风、细辛、当归、芍药、川芎、干地黄、杜仲、牛膝、人参、茯苓、甘草、桂心。

养心汤（《证治准绳》）：黄芪、茯苓、茯神、当归、川芎、炙甘草、半夏曲、柏子仁、酸枣仁、远志、五味子、人参、肉桂。

济川煎（《景岳全书》）：当归、牛膝、肉苁蓉、泽泻、升麻、枳壳。

济生肾气丸（《张氏医通》）：肉桂、附子、牛膝、熟地黄、山茱萸、山药、茯苓、泽泻、车前子、牡丹皮。

宣痹汤（《温病条辨》）：汉防己、薏苡仁、滑石、半夏、赤小豆、晚蚕沙、杏仁、连翘、山栀子。

神香散（《景岳全书》）：丁香、白豆蔻。

神犀丹（《温热经纬》）：乌犀角尖、石菖蒲、黄芩、生地黄、金银花、金汁、连翘、板蓝根、玄参、香豆豉、花粉、紫草。

十 画

秦艽鳖甲散（《卫生宝鉴》）：地骨皮、柴胡、鳖甲、秦艽、知母、青蒿、乌梅、当归。

真人养脏汤（《太平惠民和剂局方》）：人参、当归、白术、肉豆蔻、肉桂、炙甘草、白芍、木香、诃子、罂粟壳。

真武汤（《伤寒论》）：茯苓、芍药、生姜、炮附子、白术。

桂附理中丸（《饲鹤亭集方》）：肉桂、附片、党参、白术、炮姜、炙甘草。

桂枝甘草龙骨牡蛎汤（《伤寒论》）：桂枝、甘草、牡蛎、龙骨。

桂枝加大黄汤（《伤寒论》）：桂枝、芍药、甘草、生姜、大枣、大黄。

桂枝加芍药汤（《伤寒论》）：桂枝、芍药、甘草、生姜、大枣。

桂枝加黄芪汤（《金匮要略》）：桂枝、白芍、炙甘草、生姜、大枣、黄芪。

桂枝芍药知母汤（《金匮要略》）：桂枝、芍药、炙甘草、麻黄、生姜、白术、知母、防风、炮附子。

桂枝汤（《伤寒论》）：桂枝、芍药、炙甘草、大枣、生姜。

桂枝牡蛎汤（《金匮要略》）：桂枝、白芍、甘草、生姜、大枣、龙骨、牡蛎。

桂枝茯苓丸（《金匮要略》）：桂枝、茯苓、牡丹皮、桃仁、芍药。

桔梗汤（《伤寒论》）：桔梗、甘草。

桔梗杏仁煎（《景岳全书》）：桔梗、杏仁、甘草、阿胶、金银花、麦冬、百合、夏枯草、连翘、贝母、枳壳、红藤。

桃仁红花煎（《陈素庵妇科补解》）：红花、当归、桃仁、香附、延胡索、赤芍、川芎、乳香、丹参、青皮、生地黄。

桃红四物汤（《医宗金鉴·妇科心法要诀》）：当归、熟地黄、川芎、白芍、桃仁、红花。

桃花汤（《伤寒论》）：赤石脂、干姜、粳米。

桃核承气汤（《伤寒论》）：桃仁、大黄、芒硝、甘草、桂枝。

柴胡桂枝干姜汤（《伤寒论》）：柴胡、桂枝、干姜、瓜蒌根、黄芩、牡蛎、炙甘草。

柴胡散（《太平圣惠方》）：柴胡、白术、白茯苓、甘草、五味子、干姜、附子、防风、桂心。

柴胡疏肝散（《景岳全书·卷五十六》）：陈皮、柴胡、川芎、香附、枳壳、芍药、炙甘草。

柴胡截疟饮（《医宗金鉴》）：柴胡、黄芩、人参、半夏、生姜、大枣、甘草、常山、槟榔、乌梅、桃仁。

柴枳半夏汤（《医学入门》）：柴胡、半夏、黄芩、瓜蒌仁、枳壳、桔梗、杏仁、青皮、甘草、白术、陈皮、麦门、生姜、大枣。

逍遥散（《太平惠民和剂局方·卷九》）：柴胡、白术、白芍、当归、茯苓、炙甘草、薄荷、煨生姜。

秘方定心丸（《赤水玄珠》）：天麻、秦艽、全蝎、细辛、熟地、生地、当归、川芎、芍药、防风、荆芥、白术、黄芪、威灵仙。

射干麻黄汤（《金匮要略》）：射干、麻黄、生姜、细辛、紫菀、款冬花、大枣、半夏、五味子。

凉膈散（《太平惠民和剂局方》）：川大黄、朴硝、甘草、山栀子仁、薄荷、黄芩、连翘、竹叶。

益气聪明汤（《东垣试效方》）：黄芪、人参、升麻、葛根、蔓荆子、白芍、黄柏、甘草。

益胃汤（《温病条辨》）：沙参、麦冬、冰糖、细生地、玉竹。

消渴方（《丹溪心法》）：黄连末、天花粉末、生地汁、藕汁、人乳汁、姜汁、蜂蜜。

消瘰丸（《医学心悟》）：玄参、牡蛎、浙贝母。

海藻玉壶汤（《医宗金鉴》）：海藻、昆布、海带、青皮、陈皮、半夏、浙贝母、连翘、甘草、当归、独活、川芎。

涤痰汤（《奇效良方》）：制南星、半夏、枳实、茯苓、橘红、石菖蒲、人参、竹茹、甘草、生姜。

润肠丸（《沈氏尊生书》）：当归、生地、桃仁、麻子仁、枳壳。

调营饮（《证治准绳》）：莪术、川芎、当归、延胡索、赤芍、瞿麦、大黄、槟榔、陈皮、大腹皮、葶苈子、赤茯苓、桑白皮、细辛、官桂、炙甘草、白芷、生姜、大枣。

通关散（《中国药典》2015年版）：猪牙皂、细辛、鹅不食草。

通幽汤（《脾胃论》）：桃仁、红花、生地黄、熟地黄、当归身、炙甘草、升麻。

通窍活血汤（《医林改错·脏腑记叙》）：赤芍、川芎、桃仁、红花、麝香、葱、鲜姜、大枣、酒。

通瘀煎（《景岳全书·卷五十一》）：当归尾、山楂、香附、红花、乌药、青皮、泽泻、木香。

桑杏汤（《温病条辨》）：桑叶、杏仁、沙参、象贝、香豉、栀子皮、梨皮。

桑菊饮（《温病条辨》）：桑叶、菊花、杏仁、连翘、薄荷、桔梗、甘草、芦根。

十 一 画

理中丸（《伤寒论》）：人参、白术、干姜、炙甘草。

理阴煎（《景岳全书》）：熟地黄、当归、炙甘草、干姜。

排气饮（《景岳全书》）：陈皮、木香、藿香、香附、枳壳、泽泻、乌药、厚朴。

控涎丹（《三因极一病证方论》，又名妙应丸、子龙丸）：甘遂、大戟、白芥子。

黄土汤（《金匮要略》）：灶心黄土、黄芩、阿胶、附子、白术、地黄、甘草。

黄芪汤（《金匮翼》）：黄芪、白蜜、陈皮、麻子仁。

黄芪建中汤（《金匮要略》）：黄芪、芍药、桂枝、生姜、大枣、炙甘草、饴糖。

黄连汤（《伤寒论》）：黄连、炙甘草、干姜、桂枝、人参、半夏、大枣。

黄连阿胶汤（《伤寒论·卷第六》）：黄连、黄芩、白芍、鸡子黄、阿胶。

黄连清心饮（《沈氏尊生书》）：黄连、生地、当归、甘草、酸枣仁、茯神、远志、人参、莲子肉。

黄连温胆汤（《六因条辨》）：黄连、竹茹、枳实、半夏、陈皮、甘草、生姜、茯苓。

黄连解毒汤（《外台秘要》）：黄连、黄芩、黄柏、栀子。

银翘散（《温病条辨》）：连翘、金银花、苦桔梗、薄荷、竹叶、荆芥穗、淡豆豉、牛蒡子、生甘草、芦根。

猪苓汤（《伤寒论》）：猪苓、茯苓、泽泻、阿胶、滑石。

麻子仁丸（《伤寒论》）：麻子仁、芍药、枳实、大黄、厚朴、杏仁。

麻黄杏仁甘草石膏汤（《伤寒论》）：麻黄、杏仁、石膏、炙甘草。

麻黄连翘赤小豆汤（《伤寒论》）：麻黄、杏仁、生梓白皮、连翘、赤小豆、甘草、生姜、大枣。

麻黄附子细辛汤（《伤寒论》）：麻黄、附子、细辛。

鹿角散（《洞玄子》）：鹿角、柏子仁、菟丝子、蛇床子、车前子、远志、五味子、肉苁蓉。

鹿茸补涩丸（《杂病源流犀烛》）：人参、黄芪、菟丝子、桑螵蛸、莲肉、茯苓、肉桂、山药、附子、鹿茸、桑白皮、龙骨、补骨脂、五味子。

旋覆代赭汤（《伤寒论》）：旋覆花、代赭石、人参、半夏、炙甘草、生姜、大枣。

羚角钩藤汤（《通俗伤寒论·卷二》）：羚羊角（水牛角代）、桑叶、川贝母、鲜生地黄、钩藤、菊花、白芍、生甘草、鲜竹茹、茯神。

清中汤（《证治准绳》）：黄连、山栀、陈皮、茯苓、半夏、草豆蔻、甘草。

清气化痰丸（《医方考》）：陈皮、杏仁、枳实、黄芩酒炒、瓜蒌仁、茯苓、胆南星、制半夏。

清金化痰汤（《杂病广要》引《医学统旨》）：黄芩、栀子、桔梗、麦冬、贝母、橘红、茯苓、桑皮、知母、瓜蒌仁、甘草。

清肺饮（《证治汇补》）：茯苓、黄芩、桑白皮、麦冬、车前子、山栀、木通。

清骨散（《证治准绳》）：银柴胡、胡黄连、秦艽、鳖甲、地骨皮、青蒿、知母、甘草。

清营汤（《温病条辨》）：犀角（水牛角代）、生地黄、玄参、竹叶心、麦冬、丹参、黄连、金银花、连翘。

清瘟败毒饮（《疫疹一得》）：生地、黄连、黄芩、丹皮、石膏、栀子、甘草、竹叶、玄参、犀角（水牛角代）、连翘、芍药、知母、桔梗。

清瘴汤（验方）：青蒿、柴胡、茯苓、知母、陈皮、半夏、黄芩、黄连、枳实、常山、竹茹、益元散（滑石、甘草、朱砂）。

清燥救肺汤（《医门法律》）：桑叶（霜）、煅石膏、生甘草、胡麻仁、真阿胶、枇杷叶（蜜炙）、人参、麦冬、炒杏仁。

十二画

琥珀养心丹（《证治准绳·类方》）：琥珀、龙齿、远志、石菖蒲、茯神、人参、酸枣仁、生地黄、当归、黄连、柏子仁、朱砂、牛黄、金箔。

斑龙丸（《医学正传》）：鹿角胶、鹿角霜、菟丝子、柏子仁、熟地黄、白茯苓、补骨脂。

越婢加术汤（《金匮要略》）：麻黄、石膏、甘草、大枣、白术、生姜。

越鞠丸（《丹溪心法》）：川芎、苍术、香附、神曲、栀子。

葛根汤（《太平惠民和剂局方》）：葛根、麻黄、桂枝、生姜、甘草、芍药、大枣。

葛根芩连汤（《伤寒论》）：葛根、黄芩、黄连、炙甘草。

葱白七味饮（《外台秘要》）：葱白、淡豆豉、葛根、生姜、麦冬、地黄。

葶苈大枣泻肺汤（《金匮要略》）：葶苈子、大枣。

椒目瓜蒌汤（《校注医醇剩义》）：椒目、瓜蒌子、桑白皮、葶苈子、橘红、半夏、茯苓、苏子、蒺藜、生姜。

硝石矾石散（《金匮要略》）：硝石、矾石。

紫雪丹（《太平惠民和剂局方》）：滑石、石膏、寒水石、磁石、羚羊角、青木香、犀角（水牛角代）、沉香、丁香、升麻、玄参、甘草、朴硝、朱砂、麝香、黄金、硝石。

黑锡丹（《太平惠民和剂局方》）：沉香、附子、葫芦巴、阳起石、茴香、补骨脂、肉豆蔻、金铃子、木香、肉桂、黑锡、硫黄。

程氏萆薢分清饮（《医学心悟》）：川萆薢、黄柏、石菖蒲、茯苓、白术、莲子心、丹参、车前子。

痛泻要方（《丹溪心法》）：白术、白芍、陈皮、防风。

温胆汤（《三因极一病证方论》）：半夏、竹茹、枳实、橘皮、炙甘草、白茯苓。

温脾汤（《备急千金要方》）：附子、干姜、人参、甘草、大黄。

滋肾通关丸（《兰室秘藏》）：知母、黄柏、肉桂。

犀角地黄汤（《备急千金要方》）：犀角（用水牛角代）、生地黄、芍药、牡丹皮。
犀黄丸（《外科证治全生集》）：牛黄、麝香、没药、乳香、黄米饭。
疏凿饮子（《济生方》）：商陆、茯苓、椒目、木通、泽泻、赤小豆、大腹皮、槟榔、羌活、秦艽、生姜皮。

十 三 画

槐角丸（《丹溪心法》）：槐角、地榆、黄芩、当归、防风、枳壳。
暖肝煎（《景岳全书》）：当归、枸杞子、小茴香、肉桂、乌药、沉香、茯苓。
解语丹（《妇人大全良方》）：白附子（炮）、石菖蒲、远志、天麻、全蝎（酒炒）、羌活、僵蚕、木香、胆南星。
新加香薷饮（《温病条辨》）：香薷、金银花、鲜扁豆花、厚朴、连翘。

十 四 画

截疟七宝饮（《杨氏家藏方》）：槟榔、草果、陈皮、青皮、厚朴、常山、甘草。
酸枣仁汤（《金匮要略·血痹虚劳病脉证并治》）：酸枣仁、甘草、知母、茯苓、川芎。
膈下逐瘀汤（《医林改错》）：五灵脂、当归、川芎、桃仁、牡丹皮、赤芍、乌药、延胡索、甘草、香附、红花、枳壳。
膏淋汤（《医学衷中参西录》）：山药、芡实、龙骨、牡蛎、生地黄、党参、白芍。

十 五 画

增液汤（《温病条辨》）：玄参、麦冬、细生地。
增液承气汤（《温病条辨》）：玄参、麦冬、生地黄、大黄、芒硝。
镇肝熄风汤（《医学衷中参西录》）：怀牛膝、生赭石、生龙骨、生牡蛎、生龟甲、生杭芍、玄参、天冬、川楝子、生麦芽、茵陈、甘草。

十 六 画

薏苡仁汤（《类证治裁》）：薏苡仁、川芎、当归、麻黄、桂枝、羌活、防风、川乌、独活、苍术、生姜、甘草。
橘皮竹茹汤（《金匮要略》）：橘皮、竹茹、大枣、生姜、甘草、人参。
赞育丸（《景岳全书》）：熟地黄、白术、当归、枸杞、仙茅、杜仲、山茱萸、淫羊藿、巴戟天、肉苁蓉、韭菜子、蛇床子、制附子、肉桂。

十 七 画

黛蛤散（《中国药典》2010年版）：青黛、煅海蛤粉。

十 八 画

礞石滚痰丸（《泰定养生主论·卷十四》）：青礞石、沉香、黄芩、大黄。

十 九 画

藿香正气散（《太平惠民和剂局方》）：大腹皮、白芷、紫苏、茯苓、半夏曲、白术、陈皮、厚朴、苦桔梗、藿香、甘草、生姜、大枣。
鳖甲煎丸（《金匮要略》）：鳖甲、乌扇、黄芩、柴胡、鼠妇、干姜、大黄、芍药、桂枝、葶苈、石韦、厚朴、牡丹皮、瞿麦、紫葳、半夏、人参、䗪虫、阿胶、蜂巢、赤硝、蜣螂、桃仁。

第二十一画

癫狂梦醒汤（《医林改错》）：桃仁、柴胡、香附、木通、赤芍、半夏、陈皮、大腹皮、青皮、桑白皮、苏子、甘草。

麝香天麻丸（《太平惠民和剂局方》）：麝香、天麻、浮萍、麻黄、防风、没药、朱砂、安息香、乳香、血竭、槐胶。

麝香保心丸（《中华人民共和国药典》）：人工麝香、人参提取物、人工牛黄、肉桂、苏合香、蟾酥、冰片。

第二十三画

蠲痹汤（《医学心悟》）：羌活、独活、桂心、秦艽、当归、川芎、甘草、海风藤、桑枝、乳香。